男性不育

对生活方式和环境因素的全面指导

Male Infertility

A Complete Guide to Lifestyle and Environmental Factors

原　著　Stefan S. du Plessis
Ashok Agarwal
Edmund S. Sabanegh Jr.
主　译　李宏军（中国医学科学院，北京协和医院泌尿外科）
陈　斌（上海交通大学医学院附属仁济医院，上海市男科学研究所）
刘继红（华中科技大学同济医学院附属同济医院泌尿外科）

北京大学医学出版社

NANXING BUYU：DUI SHENGHUO FANGSHI HE HUANJING YINSU DE QUANMIAN ZHIDAO

图书在版编目（CIP）数据

男性不育：对生活方式和环境因素的全面指导/（南非）普莱西原著；李宏军等译．—北京：北京大学医学出版社，2015.5（2015.7重印）

书名原文：Male Infertility. A Complete Guide to Lifestyle and Environmental Factors

ISBN 978-7-5659-1106-4

Ⅰ．①男…　Ⅱ．①普…②李…　Ⅲ．①男性不育—研究　Ⅳ．①R698

中国版本图书馆CIP数据核字（2015）第076455号

北京市版权局著作权合同登记号：图字：**01-2015-2345**

Translation from English language edition：

Male Infertility. A Complete Guide to Lifestyle and Environmental Factors

Stefan S. du Plessis，Ashok Agarwal and Edmund S. Sabanegh，Jr.（Eds.）

男性不育：对生活方式和环境因素的全面指导

主　　译：李宏军　陈　斌　刘继红
出版发行：北京大学医学出版社
地　　址：（100191）北京市海淀区学院路38号　北京大学医学部院内
电　　话：发行部010-82802230；图书邮购010-82802495
网　　址：http://www.pumpress.com.cn
E - mail：booksale@bjmu.edu.cn
印　　刷：中煤涿州制图印刷厂北京分厂
经　　销：新华书店
责任编辑：王智敏　　**责任校对**：金彤文　　**责任印制**：李　啸
开　　本：787mm×1092mm　1/16　　**印张**：15.75　　**字数**：395千字
版　　次：2015年5月第1版　　2015年7月第2次印刷
书　　号：ISBN 978-7-5659-1106-4
定　　价：80.00元

译者名单（按姓氏汉语拼音排序）

白　刚　（山东大学附属生殖医院）

陈　斌　（上海交通大学医学院附属仁济医院，上海市男科学研究所）

陈　亮　（北京大学第一医院生殖中心）

陈瑞宝　（华中科技大学同济医学院附属同济医院泌尿外科）

陈向锋　（上海交通大学医学院附属仁济医院，上海市男科学研究所）

黄燕平　（上海交通大学医学院附属仁济医院，上海市男科学研究所）

李　浩　（华中科技大学同济医学院附属同济医院泌尿外科）

李　红　（南京医科大学附属苏州市立医院生殖遗传中心）

李　瑞　（华中科技大学同济医学院附属同济医院泌尿外科）

李宏军　（中国医学科学院，北京协和医院泌尿外科）

李明超　（华中科技大学同济医学院附属同济医院泌尿外科）

刘　卓　（华中科技大学同济医学院附属同济医院泌尿外科）

刘继红　（华中科技大学同济医学院附属同济医院泌尿外科）

陆金春　（武警江苏总队南京医院）

栾　阳　（华中科技大学同济医学院附属同济医院泌尿外科）

平　萍　（上海交通大学医学院附属仁济医院，上海市男科学研究所）

阮亚俊　（华中科技大学同济医学院附属同济医院泌尿外科）

史铁超　（南京医科大学附属苏州市立医院生殖遗传中心）

宋　文　（华中科技大学同济医学院附属同济医院泌尿外科）

谭　艳　（湖北医药学院附属人民医院男科）

汤育新　（中南大学湘雅三医院泌尿外科）

王　涛　（华中科技大学同济医学院附属同济医院泌尿外科）

杨　竣　（华中科技大学同济医学院附属同济医院泌尿外科）
杨　琪　（上海交通大学医学院附属仁济医院，上海市男科学研究所）
张　涛　（上海交通大学医学院附属仁济医院，上海市男科学研究所）
张　岩　（华中科技大学同济医学院附属同济医院泌尿外科）
赵　勇　（海军总医院生殖中心男科）

著者名单

Asghar Abbasi Division of Exercise Immunology and Genetics, Institute of Clinical and Experimental Transfusion Medicine (IKET) /University Hospital Tübingen, Tuebingen, Germany

Ashok Agarwal, PhD Center for Reproductive Medicine, Cleveland Clinic Foundation/Glickman Urological and Kidney Institute, Cleveland, OH, USA

Natalie Aneck-Hahn, DTech Department of Urology, University of Pretoria, Pretoria, South Africa

Yagil Barazani, MD Department of Urology, Cleveland Clinic, Cleveland, OH, USA

S. C. Basu, MBBS, FRCS (Edinburgh), FRCS (England), FICS, FACS Surgery and Urology, Consultant Urologist and Male Infertility Specialist, Fortis C-DOC Healthcare Ltd, New Delhi, India

Edson Borges Jr., MD, PhD Clinical Department, Fertility—Centro de Fertilizaçáo Assistida, Sāo Paulo, Silo Paulo, Brazil

Riana Bornman, MBChB, PhD Department of Urology, University of Pretoria, Pretoria, South Africa

Yihan Chen, BA Department of Urology, Tulane University School of Medicine, New Orleans, LA, USA

Marcello Cocuzza, MD, PhD Human Reproduction Center and Department of Andrology, University of São Paulo, São Paulo, São Paulo, Brazil

Marzo Edir Da Silva-Grigoletto, PhD Department of Physical Education, Federal University of Sergipe, Aracaju, Sergipe, Brazil

Damayanthi Durairajanayagam, PhD Center for Reproductive Medicine, Cleveland Clinic, Cleveland, OH, USA

Stefan S. du Plessis, BSc (Hons), MSc, MBA, PhD (Stell) Division of Medical Physiology, Department of Biomedical Sciences, Faculty of Medicine and Health Sciences, Stellenbosch University, Tygerberg, Western Cape, South Africa

Sandro C. Esteves, MD, PhD ANDROFERT, Andrology and Human Reproduction Clinic, Referral Center for Male Reproduction, Campinas, São Paulo, Brazil

Margot Flint, BSe, BSe (Hons), MSe Division of Medical Physiology, Faculty of Medicine and Health Sciences, Stellenbosch University Tygerberg, Western Cape, South Africa

Sonja Grunewald, MD Department of Dermatology, University of Leipzig, European Training Centre of Andrology, Leipzig, Saxony, Germany

Ahmet Gudeloglu, MD Department of Urology, University of Florida & Winter Haven Hospital, Winter Haven, FL, USA

Omar Haque, BS Center for Reproductive Medicine, Cleveland Clinic, Foundation/Glickman Urological and Kidney Institute, Cleveland, OH, USA

Wayne J. G. Hellstrom, MD, FACS Department of Urology, Tulane University School of Medicine, New Orleans, LA, USA

Collins E. Jana, MSe Department of Basic Medical Sciences, College of Medicine, University of Malawi, Blantyre, Malawi

Karishma Khullar，BA Center for Reproductive Medicine，Cleveland Clinic Foundation/Glickman Urological and Kidney Institute，Cleveland，OH，USA

Edmund Y. Ko，MD Department of Urology，Loma Linda University，Loma Linda，CA，USA

Fanuel Lampiao，PhD Department of Basic Medical Sciences，College of Medicine，University of Malawi，Blantyre，Malawi

Juan Manuel García Manso，BS，MS，PhD Department of Physical Education，Universidad de Las Palmas de Grancanaria，Las Palmas de Gran Canaria，Islas Canarias（Gran Canaria），Spain

David Moon Lee，BA Center for Reproductive Medicine，Cleveland Clinic Foundation，Winter Haven，FL，USA

Taryn Loekey，BSe，BSe（Hons） Division of Medical Physiology，Department of Biomedical Sciences，Faculty of Medicine and Health Sciences，Stellenbosch University，Tygerberg，Western Cape，South Africa

Pieter Johann Maartens，BSc，BSc（Hons），MSc Division of Medical Physiology，Department of Biomedical Sciences，Stellenbosch University，Tygerberg，Western Cape，South Africa

Diana Maria Vaamonde Martin，BS，MS，PhD Department of Morphological Sciences，University of Cordoba，Cordoba，Spain

John J. MeGilI，MD Urology Institute，University Hospitals—case Medical Center，Cleveland，OH，USA

Jaime Mendiola，PhD Department of Preventive Medicine and Public Health，University of Murcia，Espinardo，Murcia，Spain

Lidia Mínguez-Alarcón，PhD Department of Preventive Medicine and Public Health，University of Murcia，Espinardo，Murcia，Spain

Uwe Paasch，MD，PhD Department of Dermatology，University of Leipzig，European Training Centre of Andrology，Leipzig，Saxony，Germany

Sijo J. Parekattil，MD Department of Urology，University of Florida & Winter Haven Hospital，Winter Haven，FL，USA

Fábio Firmbach Pasqualotto，MD，PhD Departamento de Urologia，Universidade de Caxias do Sul e Conception-Centro de Reprodução Assistida，Caxias do Sul，Rio Grande do Sul，Brazil

Amanda Rosencrans，MS，BA Department of Urology，Tulane University School of Medicine，New Orleans，LA，USA

Edmund S. Sabanegh Jr.，MD Glickman Urological and Kidney Institute，Cleveland Clinic，Cleveland Clinic Main Campus，Cleveland，OH，USA

Rakesh K. Sharma，PhD Center for Reproductive Medicine，Cleveland Clinic，Cleveland，OH，USA

William B. Smith Ⅱ，MBA，BA Department of Urology，Tulane University School of Medicine，New Orleans，LA，USA

Alberto M. Torres-Cantero，MD，DrPH Department of Preventive Medicine and Public Health，University. of Murcia，Espinardo，Murcia，Spain

Landon W. Trost，MD Department of Urology，Mayo Clinic Rochester，MN，USA

Joseph A. Vitale Center for Reproductive Medicine，Cleveland Clinic Foundation，Cleveland，OH，USA

译者前言

近年来，各种环境问题，包括雾霾、杀虫剂、洗涤剂、食品添加剂、辐射等，以及不良生活方式与精神心理等各种有害因素，均被认为对男性的生育能力具有不良影响。辅助生殖技术的发展，使得重度少弱精子症、无精子症的患者都有希望拥有遗传学意义上的后代，但是这种治疗毕竟绕过了人类的自然选择过程，对子代的长期深远影响效应还需要继续深入观察。探究男性不育症的遗传因素并进行干预，对于人类生育健康非常重要。深入研究和综合分析这些因素对男性生殖功能的影响，对认识男性不育的病因并指导诊疗工作具有重要意义。

我们组织翻译的 *Male Infertility—A Complete Guide to Lifestyle and Environmental Factors* 恰恰是一本内容新颖、丰富的关于男性不育的权威专著。本书评述了各类环境及生活方式因素对男性生育的影响，尤其着重阐述影响精子生成及使精子活力受损的机制。本书共有 16 章，围绕着不同的主题，每一章都由国际知名科学家及临床医生撰写，作者包括基础领域科学家、男科学家及胚胎学家。本书适合从事生殖医学、男科、泌尿外科等相关领域工作的临床医师、研究人员及其他医疗专业人员参阅。

我们选择了活跃在男性不育研究和临床诊疗领域的一线中青年骨干来翻译本书，尽量保持原书的撰写特色，并在文字表述上更加注重通俗易读，力争将原著“原汁原味”地呈现给大家。恳请各位读者提出宝贵意见和建议，以利于再版时修订。

李宏军

2015 年 3 月 22 日星期日

原 著 序

男性不育症发生率逐年升高。某些已被公认的致病因素，例如精索静脉曲张，对于多数医生来说并不陌生。尽管被假定可能在男性不育发生中起一定的作用，但是我们对生活方式和环境因素并没有进行过透彻的研究。这本专著致力于详尽地阐述影响精子功能及导致男性不育的各种因素。本书的主编，Drs. Du Plessis、Agarwal 和 Sabanegh 博士组织了多领域的专家团队致力于这本独特专著的撰写。本书涉及的男性不育的话题包括流行病学、吸烟及酒精的影响、肥胖、运动、维生素及其衍生物、非法药物、高温、性传播疾病、心理应激、电子设备、杀虫剂、内分泌干扰物、辐射、医源性因素以及年龄因素等。这些领域在某些阶段时让临床医师们很是纠结，恰恰由于针对男性不育尚缺乏确凿证据或观点冲突。作者们进行了非常精细的工作，把这些相关的影响男性不育的各种主题进行了总结和分析，并客观呈现了不同学术观点及其对男性不育潜在影响的文献资料。每位作者都是对男科学和男性不育做出过杰出贡献的专家，这些作者们高深的专业水准，使得本书独一无二。此书值得所有在医疗工作中接触育龄患者的医生们阅读。

Jay I. Sandlow, MD
威斯康辛医学院，美国
泌尿外科教授、副主任
（陈　亮 译　李宏军 审校）

原 著 前 言

在世界范围内，男性不育症的发生率都在逐年升高。男方因素在不育夫妇中所占的比重进行性增加。越来越多的证据支持环境、生活方式选择、男性的基本健康状况、全身疾病与男性生殖健康的因果关联。环境压力的逐年增大，不健康的现代生活方式等多种因素的日积月累，对男性生殖健康产生明显的不良的影响。

随着胞质内单精子注射（ICSI）技术的开展，这些不良因素对男性生育的影响可能被淡化甚至被忽略。但是，辅助生殖技术（ART）并没有解决问题的根源，诸如环境因素和生活方式问题，例如杀虫剂、饮食习惯、性传播疾病、手机辐射、酒精、烟草及药物滥用等理应被关注却很少被提及。

基于此，我们首次推出这本教科书，全方位地但又简明地评述各类环境及生活方式因素对男性生育的影响，尤其着重阐述影响精子生成及功能损害的机制。本书共有 16 章，每章围绕着不同的主题。每一章都由国际知名科学家及临床医生撰写，内容注重衔接及连续性，文笔专业又通俗易读，所以适合于那些期待获取生殖专业常识性知识的读者人群。我们希望这本书能吸引广泛的全球的读者，因为这本书不仅可以作为基础领域科学家、男科学家及胚胎学家的参考书，还能为内科医生和不育症专家提供临床指南。

感谢所有参与编写的作者所付出的辛勤劳动，尤其感谢责任编辑 Michael D. Sova 在校对稿件和出版过程中孜孜不倦的辛劳工作。我们也在此特别感谢 Stellenbosch 大学医学生理系以及 Cleveland 临床中心 Glickman 泌尿外科研究所提供的制度性支持。最后，感谢我们的家庭成员，是亲人们对我们的支持和耐心使得我们能顺利完成这项工作。我们相信这本书会成为生殖专业领域的重要参考资料。

Stefan S. du Plessis

Ashok Agarwal

Edmund S. Sabanegh Jr

（陈　亮　白　刚 译　李宏军 审校）

缩略语

AA	Arachidonic acid	花生四烯酸
ABP	Androgen-binding protein	雄激素结合蛋白
ADMA	Asymmetric dimethylarginine	非对称二甲基精氨酸
AGD	Anogenital distance	肛门-生殖器距离
ALA	Alpha-lipoic acid	α-硫辛酸
APEs	Alkylphenolethoxylates	烷基酚聚氧乙烯醚
ART	Assistive reproductive technology	辅助生殖技术
BBB	Blood - brain barrier	血-脑屏障
BBP	Butyl benzyl phthalate	邻苯二甲酸丁苄酯
BMI	Body mass index	体重指数
BPA	Bisphenol- A	双酚 A
BTB	Blood-testis barrier	血-睾屏障
BzBP	Benzylbutyl phthalate	丁酸苄酯酞酸盐
CIS	Carcinoma in situ	原位癌
CoQ10	Co-enzyme Q10	辅酶 Q10
DBP	Dibutyl phthalate	邻苯甲二酸二丁酯
DCHP	Dicyclohexylphthalate	邻苯二甲酸二环己酯
DDE	Dichlorodiphenyldichloroethane	二氯二苯二氯乙烷
DDT	Dichlorodiphenyltrichloroethane	二氯二苯基三氯乙烷
DEHP	Di-2-ethylhexyl phthalate	二-2-乙基已基苯二甲酸酯
DEP	Diethyl phthalate	邻苯二甲酸二乙酯
DES	Diethylstilbestrol	已烯雌酚
DHA	Docosahexaenoic acid	二十二碳六烯酸
DHT	Dihydrotestosterone	双氢睾酮

DIGE	Difference gel electrophoresis	差异凝胶电泳
DiNP	Di-isononyl phthalate	邻苯二甲酸二异壬酯
DMP	Dimethyl phthalate	邻苯二甲酸二甲酯
DOP	Di- n -octyl phthalate	邻苯二甲酸二辛酯
DRE	Digital rectal examination	直肠指检
EDCs	Endocrine disrupting chemicals	内分泌干扰物
EMWs	Electromagnetic waves	电磁波
EPC	Eppin protein complex	Eppin 蛋白质复合物
FSH	Follicle-stimulating hormone	卵泡刺激素
GHz	Gigahertz	千兆（吉）赫
GnRH	Gonadotropin-releasing hormone	促性腺激素释放激素
Gy	Gray	戈［瑞］
HPG axis	The hypothalamic-pituitary-gonadal （HPG）axis	下丘脑-垂体-性腺（HPG）轴
hsp	Heat shock protein	热休克蛋白
ICSI	Intracytoplasmic sperm injection	胞质内单精子注射
IL-6	Interleukin-6	白细胞介素-6
IR	Ionizing radiation	电离辐射
IVF	In vitro fertilization	体外受精
kV/m	Kilovolts/meter	千伏/米
LAC	L-Acetyl carnitine	L-乙酰肉毒碱（乙酰左旋肉毒碱）
LC	L-Carnitine	L-肉碱（左旋肉碱）
LH	Luteinizing hormone	黄体生成素
MBP	Mono- n -butyl phthalate	邻苯二甲酸单丁酯
MBzP	Mono-benzyl phthalate	邻苯二甲酸单苄酯
MEHP	Mono-ethylhexyl phthalate	邻苯二甲酸单乙基己基酯
MEP	Mono-ethyl phthalate	邻苯二甲酸单乙酯
MHz	Megahertz	兆赫
MIS	Müllerian-inhibiting substance	苗勒管抑制物
MMP	Mitochondrial membrane potential	线粒体膜电位

MRH	Male reproductive health	男性生殖健康
mSv	Millisievert	毫希［沃特］
NAC	N -Acetyl cysteine	N-乙酰半胱氨酸
NMDRCs	Nonmonotonic dose response curves	非单调剂量效应曲线
NO	Nitric oxide	一氧化氮
NOS	Nitric oxide synthase	一氧化氮合酶
NP	Nonylphenol	壬基苯酚
NPEs	Nonylphenolethoxylates	聚氧乙烯壬基酚醚
NTP	National toxicology program	美国国家毒理学计划
OAT	Oligoasthenoteratospermia	少弱畸精子症
8-OH-2G	8-Hydroxy-2deoxyguanasine	8-羟基脱氧鸟苷
OP	Octylphenol	辛基酚
OPEs	Octylphenolethoxylates	辛基酚聚氧乙烯醚
OS	Oxidative stress	氧化应激
PBDEs	Polybrominateddiphenyl ethers	多溴联苯醚
PCBs	Polychlorinated biphenyls	多氯联苯
PDE	Phosphodiesterase	磷酸二酯酶
PKC	Protein kinase C	蛋白激酶 C
POPs	Persistent organic pollutants	持久性有机污染物
PPAR	Peroxisome proliferators	过氧化酶体增殖物
PSA	Prostate-specific antigen	前列腺特异抗原
PUFA	Polyunsaturated fatty acid	多不饱和脂肪酸
RCT	Randomized controlled trials	随机对照试验
RF	Radiofrequency	射频
ROS	Reactive oxygen species	活性氧
SA	Semen analysis	精液分析
SAR	Specific absorption rate	特异吸收率
SHBG	Sex-hormone-binding globulin	性激素结合球蛋白
SOCS-3 pathway	Suppressor of cytokine signaling 3 pathway	细胞因子信号转导抑制因子 3 通路

SRY	Sex-determining region Y	Y染色体性别决定区
StAR	Steroid acute regulatory protein	类固醇生成性急性期调节蛋白
STP	Sewage treatment plant	污水处理厂
TAC	Total antioxidant capacity	总抗氧化能力
TDS	Testicular dysgenesis syndrome	睾丸发育不全综合征
TGCTs	Testicular germ cell tumors	睾丸生殖细胞肿瘤
TGF-β	Transforming growth factor-β	转化生长因子-β
TNF-α	Tumor necrosis factor-alpha	肿瘤坏死因子-α
UDT	Undescended testes	睾丸未降
UMI	Unexplained male infertility	不明原因的男性不育
W/kg	Watts/kg	瓦/千克
WBC	White blood cells	白细胞
WHO	World Health Organization	世界卫生组织
WHR	Waist-to-hip ratio	腰臀围比
WMD	Weighted mean difference	加权平均差

（赵　勇 译）

目　录

第一部分　生活方式/个人因素

第二部分　职业暴露

第三部分　影响男性生育的其他因素

1 男性生育力降低的流行病学研究

Marcello Cocuzza 和 Sandro C. Esteves
栾 阳 译 王 涛 刘继红 审校

一、概述

（一）重要性

Carlsen 及其同事在一篇论文中展示了精液质量降低的证据并对其进行了讨论。本项研究开启了人们对该主题的辩论，许多相关的研究也随之不断出现[1-2]。在过去的 50 年中，一百多篇有关该主题的论文发表在同行评议的期刊上。虽然许多研究均报道精子质量有所下降，但也有研究并未检测到精子质量有任何变化[2]。由于早期研究存在受试人群选择和精液分析方法偏倚等方法学错误[3]，有关精液质量是否变化的问题至今依然存在争议。男性生育力仅在一定程度上与精子数量相关，因此，评估这些结果能否真实反映男性生育力的降低十分重要[4]。

有报道显示：在过去几十年里，有生育力的男性精液指标的降低与衰老无关。同时，该报道还指出这些精液质量指标的变化似乎并非在地理上呈均匀分布，而且精液参数降低可能与一些特定的因素有关[5]。比起遗传因素，环境因素更容易引起男性泌尿生殖功能的显著恶化。比如地理位置不同引起的差异可能与污染、工业制品或重金属等职业暴露以及吸烟、摄入咖啡因或饮酒等生活方式有关。

还有许多其他因素可能与精液质量降低相关。男性生殖系统功能失调似乎可作为不同危害的高质量敏感指标。精液质量变化的重要生物学意义在于它常常伴随睾丸癌、隐睾和尿道下裂等泌尿生殖系统疾病的发生，提示那些未知因素对男性性腺功能也有严重影响[6]。

人类精子是在受激素调节的高特异性细胞系中经过复杂的生物学过程形成的终产物。精子产生的过程起始于青春期并持续存在于男性的整个生命周期。因此，精液变化是环境、职业和生活方式暴露所引起的直接毒副作用和激素破坏的敏感指标。尽管损伤可发生于生命的任何阶段，但内分泌系统建立和器官发育过程决定了胎儿早期是发生损伤的关键时间段[7]。不管怎样，依然有很多问题尚未解决，我们对影响男性生育力的许多其他因素还知之甚少。

（二）本章目标

本章详细探讨精液质量降低问题可能对社会产生的直接影响。首先，我们检测真正的精液质量和男性生育力降低对人类健康可能的影响。其次，我们将仔细分析“抗内分泌干扰物理论”解释精液质量降低的基础。最后，我们将讨论在本专业领域依然存在的有关精液质量的不确定的和错误的信息。

二、流行病学趋势

（一）精液指标降低证据

早在20世纪80年代，许多科学家和临床医师就开始关注精液质量降低问题[8-11]。为了更好地阐明这个问题，Carlsen及其同事在1992年综合分析了来自61篇文献14 947名无不育症既往史的男性，并发表了一篇meta分析。作者得出结论：在1938—1990年间，健康男性的平均精子数量每年下降1%[1]。除此之外，他们根据每篇研究的受试人数设定权重并通过线性回归方法分析发现：1940年和1990年相比，平均精子数量从113×10^6/ml下降到66×10^6/ml，降低约50%，精液量从3.40 ml下降到2.75 ml，均具有显著的统计学意义。这些结果提示，精子产生比精子密度降低的程度更加明显。

1995年后，许多学者对上述结果表示怀疑，并开展了基于本国的流行病学研究。这些研究多数是从精子库或捐精注册处获得的数据。然而结果不尽相同，有的证实了精液质量降低的趋势，而有的并未得出相同的结论[12-13]。

1997年，Swan及其同事发表了一篇重分析全球数据趋势的论文[14]。作者在控制禁欲时间、年龄、有生育力男性比例以及样本采集方法因素后，发现美国和欧洲/澳大利亚人群精子密度显著降低，降低程度分别为大约每年1.5%和3%，比Carlsen及其同事报道的平均降低水平（约每年1%）[1]稍高。然而，由于数据有限，Swan及其同事并未发现非西方国家人群的精子密度有降低趋势。在2000年，Swan及其同事又更新了meta分析的数据，确认了降低趋势的结论[15]。除了先前已经纳入的研究，作者新增了从1934—1996年发表的47项研究，并使用同样的方法进行分析。结果显示：平均精子数量的降低程度与先前Carlsen及其同事报道的结果无异，且数据与他们的早期研究相似。作者指出他们报道的结果不依赖于包含Carlsen及其同事在内的特定研究，而对1938—1990年研究报道分析得出的趋势与对1934—1996年研究分析得到的趋势相同[1,14-15]。在相同时期，有充分的证据显示：精液质量降低相关疾病——睾丸生殖细胞癌症的发病率呈世界性上升[6,16-17]。

在芬兰，总体人群的精液质量在1998—2006年期间出现短暂时间的降低。近期出生的男性与几年前出生的男性相比精液指标有所下降[18]。此外，Jorgensen及其同事在2012年发表了一篇有关从1996年开始评估总体人群中男性生殖健康及监测精液质量变化的论文[19]。这项大样本前瞻性对照研究对来自丹麦总体人群中4 867名青年男性每年进行精液质量检测。结果发现：在过去15年内，精子浓度和总精子数量都有显著升高。然而，与近来检测的有生育力男性和过去队列研究中针对不育夫妇中男性伴侣相比，总体人群中男性的精子浓度和总精子数量都显著降低。同时，仅有1/4的男性有最理想的精液质量。因此，作者认为有必要关注丹麦青年男性未来的生育力。还有一些影响力较小的横断面研究显示欧洲其他国家男性精子数量降低的发生率普遍较高[18,20-21]。

因此，精液质量降低似乎是被广泛观察到的事实。这种认识和丹麦逐步增高的生育治疗需求相符[22]。表1.1汇总了自1995年后明确发现精子数量降低的主要研究，结果显示精子总数和精子浓度降低的范围为16%～31.5%。

表 1.1　1995 年后明确发现精子数量降低的研究汇总

年份	作者	地点	研究周期	样本量
1995	Auger[23]	法国	1973—1992	1 351
1996	Irvine[24]	苏格兰	1984—1995	557
1996	Van Waeleghem[25]	比利时	1977—1995	416
1996	de Mouzon[26]	法国	1989—1994	7 714
1996	Menchini-Fabris[27]	意大利	1970—1990	4 518
1996	Adamopoulos[28]	希腊	1977—1993	2 385
1999	Ulstein[29]	挪威	1975—1994	4 072
1998	Bonde[30]	丹麦	1986—1995	1 196
1999	Bilotta[31]	意大利	1981—1995	1 068
1999	Zhang[32]	中国	1983—1996	9 292
2003	Almagor[33]	以色列	1990—2000	2 638
2003	Vicari[34]	意大利	1982—1999	716
2005	Lackner[35]	奥地利	1986—2003	7 780
2007	Sripada[36]	苏格兰	1994—2005	4 832
2008	Liang[37]	中国	1980—2005	5 834
2009	Feki[38]	突尼斯	1996—2007	2 940
2010	Molina[39]	阿根廷	1995—2004	9 168
2012	Geoffroy-Siraudin[40]	法国	1988—2007	10 932
2012	Haimov-Kochman[41]	以色列	1995—2009	2 182
2013	Mendiola[42]	西班牙	2001—2011	273

（二）反对观点

在 1992 年前，许多关于男性不育症的地区性研究显示：在主要的欧洲国家，精子数量或其他精液指标都有所下降[6-15]。同一时期，Macleod 和 Wang 在美国发表的一篇大样本研究指出：精液指标并无一致的趋势变化[43]。尽管这几十年来没有取得重要进展，但对这些差异研究结果的讨论仍在不断进行中。然而，哥本哈根大学 Carlsen 及其同事所发表的论文改变了这一境况[1]。由于 1940—1990 年精子数量下降近 50%这一惊人的发现，这篇包含 61 项早期研究的 meta 分析引起了全世界媒体的关注。同时，作者还指出：精液指标降低的原因是由具有雌激素样活性化合物和其他环境污染物引起。尽管医学界对此结果表示怀疑并对其方法学进行了批判，这个结论依然给人们带来了巨大的负面影响。许多科学家都对该项研究进行了分析，我们将在下一段总结现有的主要批评观点。

第一，所选的 61 项研究可能存在潜在的选择偏倚，以致无法有效代表研究人群。事实上，本篇 meta 分析的作者也并未纳入那些精子数量未降低的研究。令人惊讶的是，在所有受试者群体中，精液指标无变化的人数是指标降低人数的十倍。第二，作者并未提及所纳入研究中存在的地理差异。1970 年以前，所有研究均来自美国且其中 80%的研究源于精子数量最高的纽约。1970 年以后，仅有 3 项研究来自美国，且许多研究源于精子数量最低的第三世界国家。当考虑到地理差异因素并对本篇 meta 分析进行重分析后，发现精子数量并未呈现下降趋势[44]。第三，应用不合适的统计分析方法也是导致该结果的原因之一。在对 Carlsen 及其同事的研究再次进行综合统计分析时发现：他们所应用的线性回归模型并不合适。许多其他数学模型比线性模型能更好地描述这些数据并得出了完全不同于作者提出的假设[45]。事实上，这些数据仅能很好地反映研究时期最后 20 年的变化，并且除了线性模型外，其他模型均提示精子数量不变或略有升高[44]。鉴于方法学的瑕疵，有人提出任何支持精子数量或其他精液指标降低的综述都应排除 Carlsen 及其同事的这项研究。本项研究对指导更多学者探索精液质量问题的重要性有限[3]。

尽管我们不能改变过去研究的数据质量，但我们能更好地设计将来的研究。迄今为止，Danish 在过去 15 年中每年获得的数据为我们提供了最好的纵向精液数据[19]。这项研究很好地控制了受试者和检测方法的一致性，并使用前瞻性研究方法，比回顾性研究更好地评估了数据趋势。Danish 的研究结果显示：在过去 15 年中精液质量并未改变。然而，在 2000 年以后，总体人群中男性的精液指标显著低于近来检测的有生育力男性和一项过去的队列研究中不育夫妇中的男性伴侣。不幸的是，针对总体人群中男性精液质量的历史数据并不存在，并且在 Danish 的研究中唯一可获得的比较数据是从男科学先驱 Richard Hammen 医生在 70 年前对男性精液质量的研究中获得[19]。尽管过去的队列研究中精子计数方法和现代研究中所用方法极其相似并与世界卫生组织（WHO）推荐的方法一致，但早期的精液样本是来源于不育夫妇的男性伴侣[46]。

表 1.2 汇总了自 1995 年以来发现精子数量未降低或有所升高的主要研究。在表 1.1 中，包含 79 884 名受试者的 20 项研究报道了精子数量的降低，而在表 1.2 中，包含 107 701 名受试者的 24 项研究报道了精子数量未降低或有所升高。比较而言，自 1995 年以来，报道精子数量未降低或有所升高的研究受试者人数比报道精子数量降低的研究受试者人数多了近 30%。表 1.2 中所包含的所有研究都尽可能地控制了以下即将讨论到的混杂变异。

表 1.2　1995 年后发现精子数量未降低或有所升高的研究汇总

年份	作者	地点	研究周期	样本量	精子计数[a]
1996	Bujan[47]	法国	1977—1992	302	NC
1996	Vierula[48]	芬兰	1967—1994	5 719	NC
1996	Paulsen[49]	美国	1972—1993	510	NC
1996	Fisch[50]	美国	1970—1994	1 283	↑
1997	Berling[51]	瑞典	1985—1995	718	↑
1997	Benshushan[52]	以色列	1980—1995	188	NC
1997	Handelsman[53]	澳大利亚	1980—1995	689	NC
1997	Rasmussen[54]	丹麦	1950—1970	1 055	NC

续表

年份	作者	地点	研究周期	样本量	精子计数[a]
1997	Zheng[55]	丹麦	1968—1992	8 608	NC
1998	Emanuel[56]	美国	1971—1994	374	NC
1998	Younglai[57]	加拿大	1984—1996	48 968	NC
1999	Andolz[58]	西班牙	1960—1996	20 411	NC
1999	Gyllenborg[59]	丹麦	1977—1995	1 927	↑
1999	Ulstein[29]	挪威	1975—1994	1 108	NC
1999	Zorn[60]	斯洛文尼亚	1983—1996	2 343	NC
2000	Acacio[61]	美国	1951—1997	1 347	NC
2001	Itoh[62]	日本	1975—1998	711	NC
2002	Costello[63]	澳大利亚	1983—2001	448	NC
2003	Marimuthu[64]	印度	1990—2000	1 176	NC
2003	Chen[65]	美国	1989—2000	551	↑
2005	Carlsen[66]	丹麦	1996—2001	158	NC
2010	Mukhopadhyay[67]	印度	1980—2000	3 729	NC
2011	Axelsson[21]	瑞典	2000—2010	511	NC
2012	Jorgensen[19]	丹麦	1996—2010	4 867	↑

[a]：↑，显著增加；NC，无显著变化

三、可能影响人类精子产生的混杂因素

精液质量的研究有三种可能的基本错误来源。第一，精液质量高度可变。精子浓度、精液量和精子形态等指标不仅在个体间变化广泛，而且同一个体内也存在较大变化[46,68]。第二，招募受试者进行精液分析等生殖研究十分困难，选择偏倚非常常见。提供精液样本的研究人群多为捐精者、评估男性因素不育者以及输精管结扎术术前评估者[46]。尽管其中有些研究群体相对于其他研究确实更容易出现偏倚，但这些人群均无法代表大样本随机群体，并且每一类人群都存在选择偏倚[46,49]。第三，有关人类精液质量的文献几乎都未提及精液指标在不同地理位置的显著变化[50,70-71]。由于广泛和不可预计的地理因素造成的精液质量变异，使得研究者无法纳入真正的随机群体，以致成为潜在方法学错误的重要原因[44]。目前，还没有数据阐明所观察到的地理变异对精液指标的影响。

那些发表了高水平精液质量研究的作者们十分清楚其中一些甚至全部的错误来源[12-13]。有些研究已经试图去控制变异，例如禁欲时间、精液分析方法以及精子收集和检测方案。更长的禁欲时间会导致精液指标变化，包括增多的精子数量、精液量以及异常形态精子的百分率[23,72-73]。不同的甚至相同的实验室和技术员在检测中同样存在差

异[74]。同一个体两次检测间也可能有差异，因此，精液分析应至少进行两次[74-75]。由于精子并非平均分布，因此需要应用对数或立方根形式对数据进行合理变换以提高统计分析效能[75]。当年龄、受试者人数和季节等混杂因素存在时，在不同中心之间进行数据比较时应考虑控制这些因素[12]。很少有精液质量的研究涉及精子浓度的季节性波动，但平均而言，该指标在春季最高而在夏季最低[59]。

另一个潜在错误的来源是未对吸烟或吸毒等生活方式因素进行控制。已有研究证实了吸烟与精液质量降低之间的相关性[76-77]。香烟中生物碱、亚硝胺、尼古丁、羟基尼古丁等有害物质可产生自由基[78]。吸烟男性比非吸烟男性表现出更高的精液氧化应激水平，可能与精液中白细胞浓度显著增高有关[79]。香烟中的致癌物和诱变剂也可能导致DNA链断裂水平的显著增高[80]。长期吸食大麻也与精液中白细胞水平升高相关[79]。基础和临床研究均证实四氢大麻酚对精子浓度等精液指标有恶化作用[81]。不同的地理位置和短期吸食大麻可能是许多精液质量研究的混杂因素。

就单个上述缺陷来看，它的存在将引起对研究结果的怀疑；然而，就所有缺陷而言，将会引起对过去50年中部分研究质量的深度怀疑。许多研究并未考虑到这些潜在的错误来源以致结果缺乏可信度。表1.3中列举了包含研究群体特性和方法学中可能影响精液指标检测值的混杂因素。

表1.3　精液质量研究的混杂因素

研究群体特性	方法学
精液质量的地理变异	精液分析方法
个体内和个体间变异	同一检测员和不同检测员间的变异
药物和疾病	季节对样本运输的影响
生活方式因素	统计学方法
研究人群的纳入标准	禁欲时间
受试者年龄	精液分析次数

四、临床参考值的变化

尽管精液分析是一种预测男性生育力的重要方法之一，但真正的金标准是能否引起女性怀孕[82]。合适的实验室精液检测对于评估男性不育十分重要，然而精液指标并不能完全作为判定是否不育的标准[83]。

需要明确的是，虽然统计学上受孕概率会随着精液质量的降低而下降，但并不会降至零。同时，临床研究显示常规的精液分析不一定能检测出精子功能的缺陷，而且精子指标较差的男性也可以使女性伴侣自主受孕[84]。WHO近十年所检测和研究的精子数量、活动精子比例以及精子形态等常规的精液指标仅能代表患者群体，因而价值有限[46,85-86]。

对正常精液质量的定义一直在发生变化。最新的WHO指南将人群检测范围的95%区间定义为常规实验室检查的“正常”参考范围[46]。最新的WHO指南将精子浓度参考值下限从20×10^6/ml下调至15×10^6/ml。基于95%人群界定的参考值可能适用于精液钠、钾水平等某些临床检测，但不适用于整体人群易受干扰的公共健康问题。

从已知生育力的捐精者所提供的精液指标检测结果来看，有生育力和低生育力的男性精子特征之间存在明显的重叠[83,87]。目前使用的精液指标正常值无法满足临床和统计标准，并且存在引起生育力状态分类错误的风险[87]。此外，临床实践中引入这些新的参考值很可能会导致许多不育夫妇被重新分类[84]。尤其是那些之前因精子指标低于参考界限而被诊断为男性因素不育的夫妇，由于精子指标高于新的参考界限而使诊断变更为特发性或女性因素不育。事实上，应用 WHO 目前的临界值最容易导致一些先前精液分析异常的患者变为“正常”者，并导致临床上仅对这类人群进行后期评估或不处理[69,84]。总而言之，由于许多实际生育力低下的男性可能出现精子数量高于 WHO 规定的正常下限，因此，最新 WHO 指南中有关正常精液质量的内容应谨慎参考。

2010 年的 WHO 指南指出，过去 20 年有大量报道显示精子数量等精液指标的参考值下限在逐渐降低[88]。然而，可能还存在另外两个因素来解释目前和过去 WHO 指南中参考值的不同。一是许多实验室在精子形态学等检测上是否遵循了高质量的控制标准。二是过去 WHO 指南中的参考值主要基于研究者的临床经验，他们选取的是妊娠时间未知的健康有生育力的男性，而非像最新 WHO 指南中对选取的有生育力的男性人群进行了严格控制[46,85]。由于这些因素的存在，根据总体精子质量降低的证据在最新 WHO 指南中下调参考值时需要非常谨慎。这些参考值的不同更有可能是因计算方法不同造成的[84]。

我们必须明确对 2010 年 WHO 指南中有关精液指标新参考范围的理解：精液指标在 95%参考区间内并不保证一定有生育力，而检测数值在参考区间以外也并不意味着不育[46]。因此，我们急需新的方法来评估男性生育力及精液质量的变化趋势。

五、环境因素和职业暴露对男性生殖系统的影响

证实以及检测环境和职业暴露对精子发生的真实影响是极其复杂的。在过去 10 年中，发达国家和发展中国家快速发展的化工行业导致过多的外源性化学物质释放到环境中[7]。外源性化学物质是指不存在于生态系统的任何外源性分子，包含杀虫剂、除草剂、化妆品、防腐剂、清洁剂、个人废弃物和制药产物等，它们以各种方式影响着我们的生活。尽管近年来人们对化学毒性物质生物危害性的认识有很大提高，但大部分化学物质半衰期很长，被释放到环境中几十年后仍可检测到。

环境污染已经成为诱发某些癌症的首要危险因素，也开始逐步明显地影响生殖系统，特别是男性。它可通过多种机制影响激素平衡和其他代谢系统，进而影响男性生殖系统。

精细胞分化受干扰进而引起精子质量降低可能涉及两种完全不同的暴露途径。

第一，外源性化学物质和放射等其他环境因素可在成熟睾丸内直接作用于男性精细胞。产生精子的干细胞有极为有效的 DNA 校对和修复功能，因此它们是全身自发突变率最低的细胞之一[89]。然而，当这些细胞进行减数分裂时，DNA 修复能力减弱，同时应对这些损伤应有的程序性细胞死亡能力也逐渐消失。因此，一旦精子离开生殖上皮将不再受到睾丸支持细胞的保护。精细胞将在附睾中运动 2～12 天，然后在女性生殖道中游动 2 天寻找卵细胞。该期间是精子因各种环境因素发生 DNA 损伤的主要时期[90]。由于单独存在时间较长并且缺乏保护、修复和自毁机制，精子毫无疑问比卵子更容易受到损伤。

外源性化学物质影响男性生殖功能的第二种途径并非直接作用，而是通过妊娠期暴露引起男性胚胎生殖道发育损伤。这种途径可同时影响精细胞和男性生殖道，引起一系列复杂的病理改变，称为先天性睾丸发育不全综合征。睾丸发育不全综合征的特点包括精液质量低下、尿道下裂、睾丸癌以及隐睾。该病发生于胚胎时期，具体发病机制不明，但发病率似乎有所升高[91]。多种睾丸发育不全综合征的特点，例如低出生体重和胎盘残留，有着共同的风险因素，提示它们在受干扰的胚胎发育过程中有着共同的病理生理机制[92]。目前，我们对男性生殖细胞中外源性物质——代谢酶——的本质还知之甚少，因此，不同种类的化合物通过氧化应激机制诱导遗传损伤的能力还不清楚[7]。然而，如果外源性化学物质可以引起睾丸发育不全，它们一定是作用于胚胎发育的早期阶段。

许多试剂包括重金属、有机溶剂以及二溴氯丙烷等杀虫剂都有性腺毒性[93-94]。同时，工业暴露可直接对曲细精管和下丘脑垂体轴产生有害影响，引起精子数量和活力降低、形态改变并最终导致不育[94-96]。此外，所有的暴露评估方法均已证实芳香族溶剂和精液指标受损之间的相关性[95]。环境中雌激素是目前研究最多的化合物之一。这些酚类化合物通常存在于植物中，也存在于某些人工合成产物中，它们可与体内天然固醇类雌激素竞争结合受体。“雌激素假说”提出：精子数量降低等男性生殖发育疾病发生率明显增加的原因是新生儿期雌激素暴露增加[97]。因此，降低的精子数量可能与环境中雌激素抑制胎儿垂体产生卵泡刺激素（follicle-stimulating hormone，FSH）有关。由于FSH在睾丸发育过程中可刺激睾丸支持细胞生长，因此该细胞数量会随之减少[98]。睾丸支持细胞通常不能分裂，并且每个细胞仅能支持有限数量的精子分化。因此，这类细胞数量的减少对男性精细胞发育有不可逆的影响[97]。

环境污染是活性氧（ROS）产物的主要来源，并且与精子质量降低的发病机制有关[99]。在De Rosa及其同事的一项研究中，持续暴露于环境污染物的收费站员工与未暴露于相当汽车污染物水平的当地居民相比，血液中高铁血红蛋白和铅含量增高而精子指标恶化，两者呈负相关。这些结果提示：一氧化氮和铅均是汽车尾气的组分且对精液质量有副作用[100]。此外，工业化发展导致剧毒的重金属排放至大气。根据最近研究，男性暴露于铅、砷、汞等重金属与生育力降低和延迟妊娠相关[101-102]。环境暴露引起的氧化应激被认为是不利于健康的重要因素[96]。

环境因素引起异常形态精子数量增加与地理位置无特定关系。未来的研究将阐明这种不良趋势是否会继续，但如果精液功能变化与特定的环境影响有关，那也将很容易得到校正。

六、近几十年泌尿生殖异常发生率为什么发生变化?

成年后所患的系统性疾病可通过各种机制影响生育力。由于可诱发内分泌紊乱、营养不良、发热引起的高代谢率以及免疫紊乱等，肿瘤通常能对精子生成造成明显损害[103]。此外，霍奇金病和睾丸生殖细胞肿瘤等特殊的恶性肿瘤可直接产生明显的性腺毒性作用。

有些报道指出睾丸癌的发病率在过去50年中有所增加，尽管各国增加幅度不同，但在工业国家增高十分明显[17-18,104-105]，尤其是在有些欧洲人的后代人群中有显著增高。相比而言，东亚人群睾丸癌发病率一直较稳定或有所降低[6]。值得注意的是，同一时期女性生殖道癌症如卵巢癌和子宫癌发病率无变化而宫颈癌发病率降低[7]。所有报道过的发达国家均有类似的趋势[17]。鉴于全球睾丸癌发病率增加的趋势，我们应该明确：相对于女性生殖道而言，男性生殖系统正在受到攻击。尽管没有一个独立的假说能解释睾丸癌发病率增高的原因，但其中一个可能的解释是在包括阴囊检查等全身检查过程中广泛使用的超声[105-106]。另一个可能的解释是人类寿命的延长。然而，我们认为这些解释的价值有限，因为睾丸癌见于青年男性并且容易通过自我体检发现。尽管睾丸癌是罕见疾病，但它发病率的增高足以引起我们的重视。

有研究提示，丹麦和芬兰男性之间存在男性生殖病理发病率的不一致，并提示精子数量降低和睾丸癌之间存在潜在关联[18]。在欧洲国家中，丹麦男性的精子数量最少而睾丸癌和隐睾等生殖道畸形发病率最高[107]。相反，芬兰男性睾丸癌的发病率比丹麦人低三倍，生殖道畸形也很少发生，但他们的平均精子数量在欧洲最高[108]。男性生殖疾病似乎总是同时伴随发生，正如那些睾丸癌高发国家的人比癌症低发国家的人更容易合并精液质量降低[107]。目前，对于为什么两个国家的男性生殖状况如此不同尚无确切的解释[107]。尽管如此，近期关于妊娠期吸烟的研究显示女性吸烟与后代睾丸癌有强烈的地理和时间相关性[109]。尽管对该理论还缺乏满意有效的评估，但这类疾病的增长趋势可通过一级预防得到改善[109]。

值得注意的是，近 40 年间睾丸癌发病率有显著增加，提示环境因素的严重危害性。不同种族和民族背景的男性睾丸癌发病率有较大差异，提示遗传易感性可能也是重要的决定因素[6]。众多工业国家睾丸癌发病率的上升应引起泌尿科和男科医师对睾丸症状的关注和认识，如：无痛性睾丸肿块、睾丸疼痛、肿胀、变硬或睾丸炎，并且重点推荐青少年和青年男性进行睾丸的自我检查[17]。

七、总结

研究提示人类精子产生和精液质量在近几十年有所下降。这些变化可能是工业国家生育率下降的原因。许多研究在进行时并没有考虑到引起结果误差的可能来源，例如：个体间和个体内精子产生的生物学变异、研究人群的异质性、小样本评估、受试者特征信息不足以及精液分析方法和标准的不确定性，这些混杂因素的存在均使得对精液质量变化趋势的解释极为困难。

尽管如此，精液质量下降的报道还是引起了人们极大的兴趣，因为它的发生与睾丸癌和睾丸下降不全等其他男性疾病发病率升高相关。现有的证据提示：精液质量降低的趋势与不良生活方式和环境暴露造成的内分泌损害有关。

重金属、有机溶剂和除草剂（如二溴氯丙烷）等多种物质的职业暴露与男性和女性生殖功能障碍广泛相关。化学试剂对男性生殖健康副作用的可能机制包括对生殖器官的直接效应和间接效应，导致与生长、性发育和其他重要生理功能相关的激素平衡紊乱。无论何种暴露途径，环境因素毫无疑问可以影响男性生殖道的发育和功能，但我们也必须知道多种行为、药物和其他因素也有损伤男性生殖道的潜在危险。所有这些因素都将引起生育率的降低，但阐明这个现象所需进行的研究非常复杂，并且需要人口学家、流行病学家、临床医师、生物学家、野生动物研究者、遗传学家和分子生物学家共同合作。如果没有政府资助和统筹立项，该项研究几乎无法开展。

考虑到本章涉及的所有研究的不足与质量，有充分的能力来提供可信赖的资料。如果研究人群的精子数量确实降低，这些分析检测便能够将其识别。因此，本章可得出两点结论：一，没有足够的数据证实精子数量或其他精液指标有全球性的降低；二，至今还没有一种内分泌干扰物与精子发生降低之间有因果联系。我们坚信我们无法对20世纪后期精子质量变化情况得出确切的结论。这些不确定性强调了对高质量研究的持续需求，其中不仅包括对精液质量、生殖激素和外源性化学物质的研究，也应包含有关寻找如妊娠时间等能更好反映夫妇生育力指标的研究。

参考文献

1. Carlsen E, Giwercman A, Keiding N, Skakkebaek NE. Evidence for decreasing quality of semen during past 50 years. BMJ. 1992;305(6854):609–13.
2. Skakkebaek NE, Andersson AM, Juul A, Jensen TK, Almstrup K, Toppari J, Jorgensen N. Sperm counts, data responsibility, and good scientific practice. Epidemiology. 2011;22(5):620–1.
3. Fisch H. Declining worldwide sperm counts: disproving a myth. Urol Clin North Am. 2008;35(2):137–46, vii.
4. Joffe M. Decreased fertility in Britain compared with Finland. Lancet. 1996;347(9014):1519–22.
5. Skakkebaek NE, Jorgensen N, Main KM, Rajpert-De Meyts E, Leffers H, Andersson AM, Juul A, Carlsen E, Mortensen GK, Jensen TK, Toppari J. Is human fecundity declining? Int J Androl. 2006;29(1):2–11.
6. Chia VM, Quraishi SM, Devesa SS, Purdue MP, Cook MB, McGlynn KA. International trends in the incidence of testicular cancer, 1973-2002. Cancer Epidemiol Biomarkers Prev. 2010;19(5):1151–9.
7. Aitken RJ, Koopman P, Lewis SE. Seeds of concern. Nature. 2004;432(7013):48–52.
8. Menkveld R, Van Zyl JA, Kotze TJ, Joubert G. Possible changes in male fertility over a 15-year period. Arch Androl. 1986;17(2):143–4.
9. Osser S, Liedholm P, Ranstam J. Depressed semen quality: a study over two decades. Arch Androl. 1984;12(1):113–6.
10. James WH. Secular trend in reported sperm counts. Andrologia. 1980;12(4):381–8.
11. Murature DA, Tang SY, Steinhardt G, Dougherty RC. Phthalate esters and semen quality parameters. Biomed Environ Mass Spectrom. 1987;14(8):473–7.
12. Jouannet P, Wang C, Eustache F, Kold-Jensen T, Auger J. Semen quality and male reproductive health: the controversy about human sperm concentration decline. APMIS. 2001;109(5):333–44.
13. Merzenich H, Zeeb H, Blettner M. Decreasing sperm quality: a global problem? BMC Public Health. 2010;10:24.
14. Swan SH, Elkin EP, Fenster L. Have sperm densities declined? A reanalysis of global trend data. Environ Health Perspect. 1997;105(11):1228–32.
15. Swan SH, Elkin EP, Fenster L. The question of declining sperm density revisited: an analysis of 101 studies published 1934-1996. Environ Health Perspect. 2000;108(10):961–6.
16. Schmiedel S, Schuz J, Skakkebaek NE, Johansen C. Testicular germ cell cancer incidence in an immigration perspective, Denmark, 1978 to 2003. J Urol. 2003;183(4):1378–82.
17. Huyghe E, Matsuda T, Thonneau P. Increasing incidence of testicular cancer worldwide: a review. J Urol. 2003;170(1):5–11.
18. Jorgensen N, Vierula M, Jacobsen R, Pukkala E, Perheentupa A, Virtanen HE, Skakkebaek NE, Toppari J. Recent adverse trends in semen quality and testis cancer incidence among Finnish men. Int J Androl. 2011;34(4 Pt 2):e37–48.
19. Jorgensen N, Joensen UN, Jensen TK, Jensen MB, Almstrup K, Olesen IA, Juul A, Andersson AM, Carlsen E, Petersen JH, Toppari J, Skakkebaek NE. Human semen quality in the new millennium: a prospective cross-sectional population-based study of 4867 men. BMJ Open. 2012;2(4):e000990.
20. Jorgensen N, Asklund C, Carlsen E, Skakkebaek NE. Coordinated European investigations of semen quality: results from studies of Scandinavian young men is a matter of concern. Int J Androl. 2006; 29(1):54–61; discussion 105–8.
21. Axelsson J, Rylander L, Rignell-Hydbom A, Giwercman A. No secular trend over the last decade in sperm counts among Swedish men from the general population. Hum Reprod. 2011;26(5):1012–6.
22. Jensen TK, Sobotka T, Hansen MA, Pedersen AT, Lutz W, Skakkebaek NE. Declining trends in conception rates in recent birth cohorts of native Danish women: a possible role of deteriorating male reproductive health. Int J Androl. 2008;31(2):81–92.
23. Auger J, Kunstmann JM, Czyglik F, Jouannet P. Decline in semen quality among fertile men in Paris during the past 20 years. N Engl J Med. 1995;332(5):281–5.
24. Irvine S, Cawood E, Richardson D, MacDonald E, Aitken J. Evidence of deteriorating semen quality in the United Kingdom: birth cohort study in 577 men in Scotland over 11 years. BMJ. 1996;312(7029):467–71.
25. Van Waeleghem K, De Clercq N, Vermeulen L, Schoonjans F, Comhaire F. Deterioration of sperm quality in young healthy Belgian men. Hum Reprod. 1996;11(2):325–9.
26. de Mouzon J, Thonneau P, Spira A, Multigner L. Declining sperm count. Semen quality has declined

among men born in France since 1950. BMJ. 1996;313(7048):43; author reply 4–5.
27. Menchini-Fabris F, Rossi P, Palego P, Simi S, Turchi P. Declining sperm counts in Italy during the past 20 years. Andrologia. 1996;28(6):304.
28. Adamopoulos DA, Pappa A, Nicopoulou S, Andreou E, Karamertzanis M, Michopoulos J, Deligianni V, Simou M. Seminal volume and total sperm number trends in men attending subfertility clinics in the greater Athens area during the period 1977-1993. Hum Reprod. 1996;11(9):1936–41.
29. Ulstein M, Irgens A, Irgens LM. Secular trends in sperm variables for groups of men in fertile and infertile couples. Acta Obstet Gynecol Scand. 1999;78(4):332–5.
30. Bonde JP, Ramlau-Hansen CH, Olsen J. Trends in sperm counts: the saga continues. Epidemiology. 1998;22(5):617–9.
31. Bilotta P, Guglielmo R, Steffe M. [Analysis of decline in seminal fluid in the Italian population during the past 15 years]. Minerva Ginecol. 1999;51(6):223–31.
32. Zhang SC, Wang HY, Wang JD. Analysis of change in sperm quality of Chinese fertile men during 1981-1996. Reprod Contracept. 1999;10(1):33–9.
33. Almagor M, Ivnitzki I, Yaffe H, Baras M. Changes in semen quality in Jerusalem between 1990 and 2000: a cross-sectional and longitudinal study. Arch Androl. 2003;49(2):139–44.
34. Vicari E, Conticello A, Battiato C, La Vignera S. [Sperm characteristics in fertile men and healthy men of the south-east Sicily from year 1982 to 1999]. Arch Ital Urol Androl. 2003;75(1):28–34.
35. Lackner J, Schatzl G, Waldhor T, Resch K, Kratzik C, Marberger M. Constant decline in sperm concentration in infertile males in an urban population: experience over 18 years. Fertil Steril. 2005;84(6): 1657–61.
36. Sripada S, Fonseca S, Lee A, Harrild K, Giannaris D, Mathers E, Bhattacharya S. Trends in semen parameters in the northeast of Scotland. J Androl. 2007;28(2):313–9.
37. Liang XW, Lu WH, Chen ZW, Wang XH, Zhao H, Zhang GY, Gu YQ. [Changes of semen parameters in Chinese fertile men in the past 25 years]. Zhonghua Nan Ke Xue. 2008;14(9):775–8.
38. Feki NC, Abid N, Rebai A, Sellami A, Ayed BB, Guermazi M, Bahloul A, Rebai T, Ammar LK. Semen quality decline among men in infertile relationships: experience over 12 years in the South of Tunisia. J Androl. 2009;30(5):541–7.
39. Molina RI, Martini AC, Tissera A, Olmedo J, Senestrari D, de Cuneo MF, Ruiz RD. Semen quality and aging: analysis of 9.168 samples in Cordoba. Argentina. Arch Esp Urol. 2010;63(3):214–22.
40. Geoffroy-Siraudin C, Loundou AD, Romain F, Achard V, Courbiere B, Perrard MH, Durand P, Guichaoua MR. Decline of semen quality among 10 932 males consulting for couple infertility over a 20-year period in Marseille, France. Asian J Androl. 2012;14(4):584–90.
41. Haimov-Kochman R, Har-Nir R, Ein-Mor E, Ben-Shoshan V, Greenfield C, Eldar I, Bdolah Y, Hurwitz A. Is the quality of donated semen deteriorating? Findings from a 15 year longitudinal analysis of weekly sperm samples. Isr Med Assoc J 14(6):372–7.
42. Mendiola J, Jorgensen N, Minguez-Alarcon L, Sarabia-Cos L, Lopez-Espin JJ, Vivero-Salmeron G, Ruiz-Ruiz KJ, Fernandez MF, Olea N, Swan SH, Torres-Cantero AM. Sperm counts may have declined in young university students in Southern Spain. Andrology. 2013;1(3):408–13.
43. MacLeod J, Wang Y. Male fertility potential in terms of semen quality: a review of the past, a study of the present. Fertil Steril. 1979;31(2):103–16.
44. Olsen GW, Bodner KM, Ramlow JM, Ross CE, Lipshultz LI. Have sperm counts been reduced 50 percent in 50 years? A statistical model revisited. Fertil Steril. 1995;63(4):887–93.
45. Bahadur G, Ling KL, Katz M. Statistical modelling reveals demography and time are the main contributing factors in global sperm count changes between 1938 and 1996. Hum Reprod. 1996;11(12):2635–9.
46. World Health Organization (WHO). WHO laboratory manual for the examination and processing of human semen. 5th ed. Geneva, Switzerland: WHO Press; 2010.
47. Bujan L, Mansat A, Pontonnier F, Mieusset R. Time series analysis of sperm concentration in fertile men in Toulouse, France between 1977 and 1992. BMJ. 1996;312(7029):471–2.
48. Vierula M, Niemi M, Keiski A, Saaranen M, Saarikoski S, Suominen J. High and unchanged sperm counts of Finnish men. Int J Androl. 1996; 19(1):11–7.
49. Paulsen CA, Berman NG, Wang C. Data from men in greater Seattle area reveals no downward trend in semen quality: further evidence that deterioration of semen quality is not geographically uniform. Fertil Steril. 1996;65(5):1015–20.
50. Fisch H, Goluboff ET, Olson JH, Feldshuh J, Broder SJ, Barad DH. Semen analyses in 1,283 men from the United States over a 25-year period: no decline in quality. Fertil Steril. 1996;65(5):1009–14.
51. Berling S, Wolner-Hanssen P. No evidence of deteriorating semen quality among men in infertile relationships during the last decade: a study of males from Southern Sweden. Hum Reprod. 1997; 12(5):1002–5.
52. Benshushan A, Shoshani O, Paltiel O, Schenker JG, Lewin A. Is there really a decrease in sperm parameters among healthy young men? A survey of sperm donations during 15 years. J Assist Reprod Genet. 1997;14(6):347–53.
53. Handelsman DJ. Sperm output of healthy men in Australia: magnitude of bias due to self-selected volunteers. Hum Reprod. 1997;12(12):2701–5.
54. Rasmussen PE, Erb K, Westergaard LG, Laursen SB. No evidence for decreasing semen quality in four birth cohorts of 1,055 Danish men born between 1950 and 1970. Fertil Steril. 1997;68(6): 1059–64.
55. Zheng Y, Bonde JP, Ernst E, Mortensen JT, Egense J. Is semen quality related to the year of birth among Danish infertility clients? Int J Epidemiol. 1997;

26(6):1289–97.
56. Emanuel ER, Goluboff ET, Fisch H. MacLeod revisited: sperm count distributions in 374 fertile men from 1971 to 1994. Urology. 1998;51(1):86–8.
57. Younglai EV, Collins JA, Foster WG. Canadian semen quality: an analysis of sperm density among eleven academic fertility centers. Fertil Steril. 1998;70(1):76–80.
58. Andolz P, Bielsa MA, Vila J. Evolution of semen quality in North-eastern Spain: a study in 22,759 infertile men over a 36 year period. Hum Reprod. 1999;14(3):731–5.
59. Gyllenborg J, Skakkebaek NE, Nielsen NC, Keiding N, Giwercman A. Secular and seasonal changes in semen quality among young Danish men: a statistical analysis of semen samples from 1927 donor candidates during 1977-1995. Int J Androl. 1999; 22(1):28–36.
60. Zorn B, Virant-Klun I, Verdenik I, Meden-Vrtovec H. Semen quality changes among 2343 healthy Slovenian men included in an IVF-ET programme from 1983 to 1996. Int J Androl. 1999;22(3):178–83.
61. Acacio BD, Gottfried T, Israel R, Sokol RZ. Evaluation of a large cohort of men presenting for a screening semen analysis. Fertil Steril. 2000;73(3): 595–7.
62. Itoh N, Kayama F, Tatsuki TJ, Tsukamoto T. Have sperm counts deteriorated over the past 20 years in healthy, young Japanese men? Results from the Sapporo area. J Androl. 2001;22(1):40–4.
63. Costello MF, Sjoblom P, Haddad Y, Steigrad SJ, Bosch EG. No decline in semen quality among potential sperm donors in Sydney, Australia, between 1983 and 2001. J Assist Reprod Genet. 2002; 19(6):284–90.
64. Marimuthu P, Kapilashrami MC, Misro MM, Singh G. Evaluation of trend in semen analysis for 11 years in subjects attending a fertility clinic in India. Asian J Androl. 2003;5(3):221–5.
65. Chen Z, Isaacson KB, Toth TL, Godfrey-Bailey L, Schiff I, Hauser R. Temporal trends in human semen parameters in New England in the United States, 1989-2000. Arch Androl. 2003;49(5):369–74.
66. Carlsen E, Swan SH, Petersen JH, Skakkebaek NE. Longitudinal changes in semen parameters in young Danish men from the Copenhagen area. Hum Reprod. 2005;20(4):942–9.
67. Mukhopadhyay D, Varghese AC, Pal M, Banerjee SK, Bhattacharyya AK, Sharma RK, Agarwal A. Semen quality and age-specific changes: a study between two decades on 3,729 male partners of couples with normal sperm count and attending an andrology laboratory for infertility-related problems in an Indian city. Fertil Steril. 2010;93(7):2247–54.
68. Ombelet W, Bosmans E, Janssen M, Cox A, Vlasselaer J, Gyselaers W, Vandeput H, Gielen J, Pollet H, Maes M, Steeno O, Kruger T. Semen parameters in a fertile versus subfertile population: a need for change in the interpretation of semen testing. Hum Reprod. 1997;12(5):987–93.
69. Andersen AG, Jensen TK, Carlsen E, Jorgensen N, Andersson AM, Krarup T, Keiding N, Skakkebaek NE. High frequency of sub-optimal semen quality in an unselected population of young men. Hum Reprod. 2000;15(2):366–72.
70. Jorgensen N, Andersen AG, Eustache F, Irvine DS, Suominen J, Petersen JH, Andersen AN, Auger J, Cawood EH, Horte A, Jensen TK, Jouannet P, Keiding N, Vierula M, Toppari J, Skakkebaek NE. Regional differences in semen quality in Europe. Hum Reprod. 2001;16(5):1012–9.
71. Jorgensen N, Carlsen E, Nermoen I, Punab M, Suominen J, Andersen AG, Andersson AM, Haugen TB, Horte A, Jensen TK, Magnus O, Petersen JH, Vierula M, Toppari J, Skakkebaek NE. East-West gradient in semen quality in the Nordic-Baltic area: a study of men from the general population in Denmark, Norway, Estonia and Finland. Hum Reprod. 2002;17(8):2199–208.
72. Blackwell JM, Zaneveld LJ. Effect of abstinence on sperm acrosin, hypoosmotic swelling, and other semen variables. Fertil Steril. 1992;58(4):798–802.
73. Agarwal A, Sidhu RK, Shekarriz M, Thomas Jr AJ. Optimum abstinence time for cryopreservation of semen in cancer patients. J Urol. 1995; 154(1):86–8.
74. Auger J, Eustache F, Ducot B, Blandin T, Daudin M, Diaz I, Matribi SE, Gony B, Keskes L, Kolbezen M, Lamarte A, Lornage J, Nomal N, Pitaval G, Simon O, Virant-Klun I, Spira A, Jouannet P. Intra- and inter-individual variability in human sperm concentration, motility and vitality assessment during a workshop involving ten laboratories. Hum Reprod. 2000;15(11):2360–8.
75. Berman NG, Wang C, Paulsen CA. Methodological issues in the analysis of human sperm concentration data. J Androl. 1996;17(1):68–73.
76. Kunzle R, Mueller MD, Hanggi W, Birkhauser MH, Drescher H, Bersinger NA. Semen quality of male smokers and nonsmokers in infertile couples. Fertil Steril. 2003;79(2):287–91.
77. Sadeu JC, Hughes CL, Agarwal S, Foster WG. Alcohol, drugs, caffeine, tobacco, and environmental contaminant exposure: reproductive health consequences and clinical implications. Crit Rev Toxicol. 2010;40(7):633–52.
78. Traber MG, van der Vliet A, Reznick AZ, Cross CE. Tobacco-related diseases. Is there a role for antioxidant micronutrient supplementation? Clin Chest Med. 2000;21(1):173–87, x.
79. Close CE, Roberts PL, Berger RE. Cigarettes, alcohol and marijuana are related to pyospermia in infertile men. J Urol. 1990;144(4):900–3.
80. Potts RJ, Newbury CJ, Smith G, Notarianni LJ, Jefferies TM. Sperm chromatin damage associated with male smoking. Mutat Res. 1999;423(1–2): 103–11.
81. Nahas GG, Frick HC, Lattimer JK, Latour C, Harvey D. Pharmacokinetics of THC in brain and testis, male gametotoxicity and premature apoptosis of spermatozoa. Hum Psychopharmacol. 2002;17(2):103–13.
82. Aziz N, Fear S, Taylor C, Kingsland CR, Lewis-Jones DI. Human sperm head morphometric distribution and its influence on human fertility. Fertil

Steril. 1998;70(5):883–91.

83. Guzick DS, Overstreet JW, Factor-Litvak P, Brazil CK, Nakajima ST, Coutifaris C, Carson SA, Cisneros P, Steinkampf MP, Hill JA, Xu D, Vogel DL. Sperm morphology, motility, and concentration in fertile and infertile men. N Engl J Med. 2001;345(19): 1388–93.
84. Esteves SC, Zini A, Aziz N, Alvarez JG, Sabanegh Jr ES, Agarwal A. Critical appraisal of World Health Organization's new reference values for human semen characteristics and effect on diagnosis and treatment of subfertile men. Urology. 2012;79(1): 16–22.
85. World Health Organization (WHO). WHO laboratory manual for the examination of human semen and sperm-cervical mucus interaction. New York, NY: Cambridge University Press; 1999.
86. World Health Organization (WHO). WHO laboratory manual for the examination of human semen and sperm-cervical mucus interaction. Cambridge, UK: Cambridge University Press; 1992.
87. Nallella KP, Sharma RK, Aziz N, Agarwal A. Significance of sperm characteristics in the evaluation of male infertility. Fertil Steril. 2006;85(3): 629–34.
88. Bromwich P, Cohen J, Stewart I, Walker A. Decline in sperm counts: an artefact of changed reference range of "normal"? BMJ. 1994;309(6946):19–22.
89. Hill KA, Buettner VL, Halangoda A, Kunishige M, Moore SR, Longmate J, Scaringe WA, Sommer SS. Spontaneous mutation in Big Blue mice from fetus to old age: tissue-specific time courses of mutation frequency but similar mutation types. Environ Mol Mutagen. 2004;43(2):110–20.
90. Aitken RJ, Sawyer D. The human spermatozoon—not waving but drowning. Adv Exp Med Biol. 2003;518:85–98.
91. Fisher JS, Macpherson S, Marchetti N, Sharpe RM. Human 'testicular dysgenesis syndrome': a possible model using in-utero exposure of the rat to dibutyl phthalate. Hum Reprod. 2003;18(7): 1383–94.
92. Skakkebaek NE. Testicular dysgenesis syndrome: new epidemiological evidence. Int J Androl. 2004; 27(4):189–91.
93. Lipshultz LI, Ross CE, Whorton D, Milby T, Smith R, Joyner RE. Dibromochloropropane and its effect on testicular function in man. J Urol. 1980; 124(4):464–8.
94. Kumar S. Occupational exposure associated with reproductive dysfunction. J Occup Health. 2004; 46(1):1–19.
95. Tielemans E, Burdorf A, te Velde ER, Weber RF, van Kooij RJ, Veulemans H, Heederik DJ. Occupationally related exposures and reduced semen quality: a case-control study. Fertil Steril. 1999;71(4):690–6.
96. Fowler BA, Whittaker MH, Lipsky M, Wang G, Chen XQ. Oxidative stress induced by lead, cadmium and arsenic mixtures: 30-day, 90-day, and 180-day drinking water studies in rats: an overview. Biometals. 2004;17(5):567–8.
97. Sharpe RM. The 'oestrogen hypothesis'—where do we stand now? Int J Androl. 2003;26(1):2–15.
98. Sharpe RM, Rivas A, Walker M, McKinnell C, Fisher JS. Effect of neonatal treatment of rats with potent or weak (environmental) oestrogens, or with a GnRH antagonist, on Leydig cell development and function through puberty into adulthood. Int J Androl. 2003;26(1):26–36.
99. Gate L, Paul J, Ba GN, Tew KD, Tapiero H. Oxidative stress induced in pathologies: the role of antioxidants. Biomed Pharmacother. 1999;53(4):169–80.
100. De Rosa M, Zarrilli S, Paesano L, Carbone U, Boggia B, Petretta M, Maisto A, Cimmino F, Puca G, Colao A, Lombardi G. Traffic pollutants affect fertility in men. Hum Reprod. 2003;18(5):1055–61.
101. Sallmen M, Lindbohm ML, Anttila A, Taskinen H, Hemminki K. Time to pregnancy among the wives of men occupationally exposed to lead. Epidemiology. 2000;11(2):141–7.
102. Sallmen M, Lindbohm ML, Nurminen M. Paternal exposure to lead and infertility. Epidemiology. 2000;11(2):148–52.
103. Costabile RA, Spevak M. Cancer and male factor infertility. Oncology (Williston Park). 1998; 12(4):557–62, 65; discussion 66–8, 70.
104. Coleman MP, Esteve J, Damiecki P, Arslan A, Renard H. Trends in cancer incidence and mortality. IARC Sci Publ. 1993;121:1–806.
105. Carmignani L, Gadda F, Mancini M, Gazzano G, Nerva F, Rocco F, Colpi GM. Detection of testicular ultrasonographic lesions in severe male infertility. J Urol. 2004;172(3):1045–7.
106. Horstman WG, Haluszka MM, Burkhard TK. Management of testicular masses incidentally discovered by ultrasound. J Urol. 1994;151(5): 1263–5.
107. Nordkap L, Joensen UN, Blomberg Jensen M, Jorgensen N. Regional differences and temporal trends in male reproductive health disorders: semen quality may be a sensitive marker of environmental exposures. Mol Cell Endocrinol. 2012;355(2):221–30.
108. Slama R, Eustache F, Ducot B, Jensen TK, Jorgensen N, Horte A, Irvine S, Suominen J, Andersen AG, Auger J, Vierula M, Toppari J, Andersen AN, Keiding N, Skakkebaek NE, Spira A, Jouannet P. Time to pregnancy and semen parameters: a cross-sectional study among fertile couples from four European cities. Hum Reprod. 2002;17(2):503–15.
109. Pettersson A, Kaijser M, Richiardi L, Askling J, Ekbom A, Akre O. Women smoking and testicular cancer: one epidemic causing another? Int J Cancer. 2004;109(6):941–4.

第一部分
生活方式/个人因素

2

吸烟对男性不育的影响

Omar Haque，Joseph A. Vitale，Ashok Agarwal 和
Stefan S. duPlessis
宋 文 译 杨 俊 刘继红 审校

一、概述

吸烟对人体寿命、呼吸和心血管生理以及一般健康状况的不良影响受到了广泛的关注，然而它和男性不育症之间的关系却鲜为人知。全球 15 岁以上的人群中，有 1/3 的人每天吸烟，而且在处于生育年龄的年轻男性最为多见[1]。因此，确定香烟烟雾中的化学物质是否会导致男性不育问题变得十分重要。在美国，尽管有 30％的男性和 35％的女性在生育年龄吸烟，但目前的证据还不能完全肯定吸烟和男性不育症之间的因果关系。大部分文献认为吸烟是男性不育症的一个危险因素[2]。香烟烟雾中的化学物质导致男性不育症的生物化学机制仍是不清楚的。

本章的目的有以下四点：首先，讨论吸烟导致的各种不利的生育因素；其次，分析不支持吸烟与男性不育症因果关系的证据，探讨文献报道中不一致的观点；再次，总结吸烟可能导致男性不育症的机制；最后，本章将会讨论相关方面的研究应如何进行以更好地在临床指导男性不育吸烟者。

二、香烟烟雾包含的物质

香烟烟雾包含的物质在世界各地均已表现出对男性不育症巨大的影响。1 支点燃的香烟，通过氢化、热解、氧化、脱羧和脱水反应，可以释放出大约 4000 种化学物质，这些化学物质由气体、汽化的液体和微粒组成。香烟烟雾包含两种相态：气态和微粒态。尼古丁和焦油以微粒态的形式被释放，而一氧化碳以气态的方式存在[3]。放射性钋、苯丙芘、二甲基苯丙蒽、萘、甲基萘、多囊芳烃以及镉（cadmium，Cd）是香烟中常见的致癌物质和诱变剂[4-5]。在每天吸烟超过 20 支的男性中，已经发现他们精液中 Cd 含量的升高[6-7]。以往的研究发现，Cd 会造成环境污染，并且是早期高血压的一个危险因素，现在 Cd 又与男性不育症产生联系，而且精液中 Cd 的含量与每天吸烟的数量直接相关[8]。

当 1 支香烟被点燃时，会产生两种烟雾：主流烟雾和侧流烟雾。吸烟者将烟雾从香烟中吸入，经过肺部过滤后吐出，就产生了主流烟雾；侧流烟雾仅仅是香烟燃烧的副产物[9]。香烟烟雾中含有的高水平活性氧（ROS），如氢氧根负离子、过氧化氢、羟自由基等，是一种活性物质[1]。此外，致癌物质，例如 *N*-亚硝胺（N-nitrosamine，TS-NA）、*N'*-亚硝基去甲基尼古丁（N'-nitrosonornicotine，NNN），在无烟烟草（包括鼻烟和嚼用烟草）中也被发现。最后，在无烟烟草中还发现了 4-(甲基亚硝胺)-1-(3-吡

啶)-1-丁酮[4-(methylnitrosamino)-1-(3-pyridyl)-1-butanone，MNPA]，它通过破坏单链而对 DNA 造成不利的影响。有烟烟草中发现的很多有害的化学物质和活性成分（尼古丁、Cd 和苯）也存在于无烟烟草中[10]。

三、吸烟对男性不育的影响

大部分研究认为吸烟可从多方面对男性生殖系统造成不利的影响。我们将在接下来的部分讨论吸烟造成的各种不利因素，正是由于这些不利的因素使得精子受精的能力下降（图 2.1），并且胚胎植入的成功率也降低[11-12]。

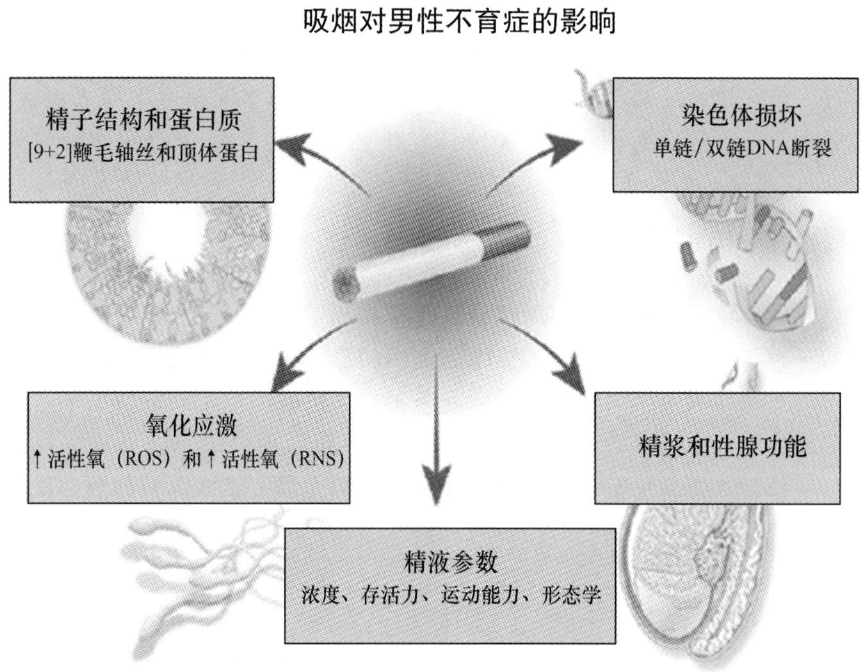

图 2.1　吸烟对男性不育症的影响。图中显示香烟烟雾包含的物质导致单链/双链 DNA 断裂，精浆量减少，性腺功能降低，精液参数降低，ROS 和 RNS 水平升高，以及精子鞭毛轴丝形态学异常[Reprinted with permission，Cleveland Clinic Center for Medical Art & Photography © 2012. All Rights Reserved]

（一）精液参数

香烟烟雾的不良影响使得几乎所有的精液参数（精子数目、运动能力和形态学）均偏离正常的生理水平。更有学者报道香烟烟雾的吸入量对精子质量没有“安全”剂量，而且某些精液参数，如精液量，和吸烟量呈明显负相关[13]。尼古丁是一种从茄属植物中提取的生物碱，其对精子的形态学和数量均有不利影响（因为人类精子有尼古丁受体），并且在吸烟者体内浓度较高[14]。在大鼠动物实验中，尼古丁对精液参数有着剂量依赖的不良影响，降低了大鼠的生育能力，去除尼古丁后这种影响减弱，这说明尼古丁与精液质量下降存在因果关系[15]。大量的临床研究报道吸烟者精子数量减少[16-19]和显著的精子浓度下降[6,20-23]。这些研究发现吸烟者容易罹患精子减少症，甚至精子缺乏症，使具有受精能力的精子减少甚至缺乏，从而导致不育问题。研究还发现，吸烟者的精子与不吸烟者的精子相比，吸烟者精子的运动能力减弱[16,18-19,22,24-28]，并且精子质量也有所下降[21]。具体来说，吸烟者的精子表现出较弱的运动能力[23]，在直线运动中出现更明显的偏离[29]，并且在射精后更快地液化[13]。最后，吸烟者的精液中包含更多形态学异常的精子[20,22,24,29]，和正常精子相比，这些形态学的变化包括椭圆形的精子[16]、精子头部缺陷[6,27]、胞质小滴[30]等。因此，大量吸烟不仅可以导致少精子症和畸形活精子症，严重时可导致无精子症[13]。

（二）精子结构和蛋白质

尽管精液参数是一种评价生育能力很方便的指标，但是不同的人之间变异很大。因此，为了进一步评价香烟烟雾对精子的影响，需要从生物学的角度来深入观察。首先，研究发现吸烟者精子的鞭毛轴丝在数量和定位上均有波动[31]。纤毛和鞭毛中微管排列为经典的 9＋2 模式（2 条中央微管，外周环绕 9 组 2 联管）。由香烟烟雾介导的鞭毛轴丝结构的改变（例如精子尾部丝状结构的卷绕），妨碍了鞭毛的运动，从而导致了吸烟者精子的病理性运动[32]。

其次，吸烟者精子顶体蛋白的催化活性似乎也受到了影响[33]。顶体蛋白是由 ACR 基因编码的一种消化酶，它可以降解卵细胞周围的透明带。顶体蛋白在顶体反应的过程中被释放，通过使卵膜退化而帮助精子进入卵子。在精液参数正常的情况下，吸烟者精子顶体酶的活性较不吸烟者的低[33]。顶体酶活性的降低为评估男性不育症提供了一个新的方案，即使精液完全正常，但由于其他的生物学因素，比如说某种酶功能下降，也可以导致男性不育症。

（三）精浆和性腺

精浆是精液的液体部分，它在男性生育中扮演着重要的角色。这种复杂的液体包含各种各样的有机和无机的物质，为精子提供营养，并在精子穿过生殖器官的过程中提供保护作用。实验表明，当将不吸烟者的精子放入吸烟者的精浆时，精子的运动能力和顶体反应下降，相反，将吸烟者的精子放入不吸烟者的精浆中时，精子没有明显变化[34]。从这个实验可以看出，异常的精浆可以导致男性不育症。因此，当临床评估男性不育症时，精子的质量不能作为唯一的考虑因素。

附属性腺负责产生精浆，并产生各种化学物质，以满足机体生物学和代谢的需要。男性的附属性腺包括精囊、前列腺和尿道球腺，这些腺体分泌物质润滑男性的生殖道，并为精子提供营养物质，另外，它们还作为精子运输的中转站。精囊分泌一种富含果糖的液体，这种液体给予精子能量并促使它运动；前列腺分泌一种碱性乳白色液体，这种液体占精液体积的 30%；尿道球腺分泌一种透明的液体营养精子。通过用不同的腺体标志物（精囊为总磷酸盐，前列腺为锌和酸性磷酸酶，附睾为 α-1，4-葡糖苷酶）来检测精液，可以对 3 种腺体的功能进行分析。统计学上发现吸烟者的精囊和前列腺参数是显著降低的[35]。这个结果重申了吸烟对男性生殖的影响，延伸了以前认为的吸烟仅仅影响精液参数和精子质量的观点。

(四) 活性氧、活性氮和氧化应激

活性氧（reactive oxygen species，ROS）是具有生物学活性的氧自由基，能够破坏DNA和细胞。当ROS的产生和中和这一平衡被打破时，氧化应激（oxidative stress，OS）就出现了，导致脂质、核酸、蛋白质以及糖类被破坏。由于精子细胞质很少，而细胞中包含修复酶和抗氧化剂，所以精子极易受到OS的影响。OS可以损坏精子，使其存活力、运动能力和受精能力降低。与此类似，活性氮（reactive nitrogen species，RNS）连同ROS作用，引起了亚硝基应激。精子中常见的ROS有超氧化物和过氧化氢，常见的RNS有一氧化氮和过氧亚硝酸盐[36]。

必须指出，ROS在男性的生育环境中同时起着生理性和病理性的作用。从生理角度来看，ROS在精子成熟的过程中促进染色体浓缩，在精子获能时促进顶体反应、精子超活化以及精子与卵子融合。但是，当平衡被打破或者ROS出现在不恰当的部位，将会出现病理性作用。ROS的病理作用包括脂质过氧化、细胞凋亡以及DNA破坏。吸烟是可以导致RNS和ROS水平升高的众多因素之一，最终导致OS。有研究发现，吸烟会导致精液中白细胞数上升48%，ROS水平上升107%[1]。考虑到ROS和RNS水平上升的影响和危险性，香烟烟雾包含的物质导致OS这一发现为吸烟与不育症的因果关系提供了强有力的证据。

抗氧化剂保护生物体内的化学物质免受氧化，拮抗了ROS的作用，最终阻断了OS。抗坏血酸作为人类精子中基本的抗氧化剂，是一种温和的还原剂。生理情况下，精浆中抗坏血酸的浓度可达10 mg/dl，是血浆中抗坏血酸浓度的9倍多[37]。然而，吸烟者血清中抗坏血酸的浓度下降了20%～40%，通过为经常吸烟者补充抗坏血酸能够提高他们的精子质量[37-38]，这提示了一种因果关系。抗坏血酸对之前提到的精液参数，例如精子数量、运动能力以及形态学都有积极的作用[39]。另外，超氧化物歧化酶（superoxide dismutase，SOD）是一种负责催化超氧自由基发生歧化反应转化为过氧化氢的酶，研究表明这种酶在吸烟者中的浓度是下降的，并且其浓度和吸烟的时间和数目呈负相关[23,40]。有学者认为香烟烟雾中的化学物质可以穿透血-睾屏障，从而导致了OS介导的DNA断裂和精子质量下降[41]。

(五) 染色体损害

目前研究已经公认DNA的损坏能够降低精子的质量，甚至可以阻断卵子受精[42]。并且，如果一个DNA损坏的精子使一个卵子受精，受精卵的发育将会出现异常甚至完全终止。基于以上原因，DNA损坏可能是导致男性不育症的一个重要原因。相关的研究发现染色体DNA在高尔基体期和顶帽期有损坏。在高尔基体期精子表现出极性，DNA浓缩，转录不活跃；顶帽期时，顶体帽形成。在这些研究中，1.15%的吸烟不育男性和0.82%不吸烟不育男性的精子在高尔基体期和顶帽期有染色体DNA的损坏[42]。而且，吸烟导致单链DNA转化为双链DNA的比例增加[43]。尽管确切的数值是变化的，片段DNA的数量在吸烟者中也要比不吸烟者的高[41,44]。通过对精子获能后DNA损坏的分析发现，烟草确实对DNA有不利的影响而导致DNA损坏[45]，证实了之前的研究趋势。最后，吸烟危害最大的地方，也许是它被证实能够诱导二倍体精子——拥有对同一染色体多次拷贝的精子——增加了非整倍体性的风险[46]。

（六）精索静脉曲张

精索静脉曲张是阴囊处异常的静脉扩张，沿着精索延伸，引流男性睾丸的血流。研究发现当精索静脉曲张和吸烟同时存在时，少精子症的发病率与有精索静脉曲张的不吸烟者相比，增加了 10 倍[47]。对这个现象的生理学机制推测是吸烟导致肾上腺髓质分泌儿茶酚胺。儿茶酚胺是一系列酪氨酸的衍生物，包括肾上腺素、去甲肾上腺素和多巴胺，在血液中循环。这些化学物质经由精索静脉通过血液倒流进入睾丸[48]，导致精索静脉曲张、少精子症和男性不育问题。

四、咀嚼烟草

由于咀嚼（无烟）烟草并不是本章的要点，所以分析其对男性不育的影响主要强调一些基本的观点。总之，咀嚼烟草比吸烟的危害小得多[49]，并不显著增加呼吸道肿瘤的患病风险[50]。尽管这两种形式的烟草包含类似的活性化合物，但是吸烟时烟草燃烧产生的有害反应并不会发生在咀嚼烟草中。此外，咀嚼烟草的心血管疾病风险比吸烟低得多[51]。然而，随着咀嚼烟草的消费正在逐步增加，证明它比此前预期的危害要大。仅在美国，咀嚼烟草的消费已经增长了 3 倍，制造业产生的可咀嚼烟草已连续 8 年逐年增长[52]。同时，越来越多的关于咀嚼烟草和不育症联系的研究表明，尽管其危害相对较小，但依然能导致男性生殖问题。在非常频繁的咀嚼烟草者中无精子症的发生率为 14%[10]。那些已经进行了不育评价的咀嚼烟草者的精液质量（精子计数、活动力、形态和生存力）已有显著统计学差异。但是，那些轻度到中度的咀嚼烟草者的精液参数没有显著改变[10]。这些研究表明，咀嚼烟草比吸烟的危害小，但是重度咀嚼烟草依然能导致不育。因此，应当劝告那些不吸烟但是咀嚼烟草的不育患者，他们的不良生活习惯对精子质量有不利影响。

五、产前烟草暴露

吸烟对男性不育可能有长期影响。已有研究表明产前接触香烟烟雾会导致男性在成年后出现不育症。这一关系是通过计算 600 对夫妻的非避孕周期得来[53]。因此，香烟烟雾不仅能影响众多因素导致男性不育，而且能影响新生儿包括尚未出生的下一代的生育能力。一项来自丹麦的队列研究也表明母亲吸烟与男性成年后精子总数呈负相关关系——与在母亲体内发育时未暴露在香烟烟雾中的男性相比，男性在新生儿发育时期暴露在每天 19 支香烟的环境下精液量会减少 19%，精子数量降低 38%，精子密度降低 17%。然而另一项研究发现，没有迹象表明夫妻在产前暴露于香烟烟雾中会降低下一代的生育能力[53]。

六、矛盾的结果

尽管多数研究认为吸烟和男性不育症有显著的统计学相关性，但也有些研究结果认为两者之间无显著相关性。这些研究认为烟草消费并不降低精液质量[54-55]，烟草对不育症的影响更多的是通过行为学改变（例如，使用药物、较差的社会经济地位、营养不良）而不是生物学改变[56-57]。此外，研究发现吸烟对精液参数[57-59]、性激素[48]和 DNA 的分布没有影响。就 DNA 而言，少数学者通过比较吸烟者（轻度或者重度）与非吸烟者的精子发现吸烟与 DNA 片段（被剪切或分离的 DNA）没有显著联系[61]。就产前烟草暴露而言，持反对观点的研究表明吸烟者与非吸烟者子代的精子数量并无显著差异[62]。

众多因素导致了这些不同的联系。首先，矛盾的结论来自于样本人群的差异——正常的、患病的、健康的、可生育的、不育男性被不同程度地混合后影响了这些实验。其次，轻、中、重度吸烟的划分在不同研究之间是不一致的。因此很难控制干扰因素（例如使用药物、性生活、社会经济地位、不同的生殖器检查），尤其是在吸烟的样本人群中，并且有关专题研究就筛选什么样的背景因素进行临床前瞻性研究也未能达成一致意见[1]。比如，在 Saleh 团队 2002 年的一项研究中，饮酒或使用娱乐性药物的男性被剔除以减少偏倚。在该研究中进行过化疗、放疗或曾接触过农药的男性也被剔除。然而许多其他的相关研究并没有使用这些具体的纳入标准，文献中也很少有解释这种分歧的原因。在吸烟导致男性不育的研究中，需要对纳入标准进行标准化，以便多个研究间的不同样本人群能更有效地进行比较。关于吸烟对男性不育症的影响也很难达成一致意见，因为不育症是由众多因素及参数异常导致的，而只有部分异常参数是受吸烟的影响。最后，吸烟与男性不育症关系的生物、生物化学和生理途径仍不清楚，文中提出的假设机制也有待进一步证实。

七、吸烟导致男性不育的机制

尽管吸烟导致男性不育症的确切机制仍不清楚，但是文献中也有一些较为可靠的推测，并且为将来的基础研究奠定了基础。下文将总结这些主要理论（见图 2.2）。

（一）活性氧（ROS）机制

关于吸烟与男性不育的关系，一个基本原则是吸烟会导致氧化应激（OS）。这个事实特别重要，因为精子质膜含有大量的多不饱和脂肪酸（容易导致高水平的脂质过氧化作用）和少量的保护酶[41-44]，所以精子对 ROS 诱导的损伤高度易感[63]。况且，精子内的抗氧化酶不具备保护顶体和尾部细胞膜的作用。因此，成熟精子在很大程度上被迫依赖于精浆环境的保护。就精子活力而言，这种依赖性导致了两个弱点：第一，完全健康的精子居住在低质量的精浆中（精浆中活性氧水平很高）会受到损害[45]；第二，精浆中的自由基清除剂，例如尿酸、抗坏血酸盐和活性氧代谢酶（过氧化氢酶、谷胱甘肽过氧化物酶、超氧化物歧化酶）成为抵御活性氧损伤的唯一防线[61]。

附睾上皮所含有的抗氧化酶也为精子抵御活性氧损伤提供了屏障。因此，几个 OS 相关的基因家族，例如谷胱甘肽过氧化物酶（GPX）、谷胱甘肽 S-转移酶（GSTs）和铜-锌超氧化物歧化酶（Cozen-SOD），在附睾均高表达。当男性生殖道的活性氧水平升高，这些保护性的 OS 相关基因就会启动转录和翻译。谷氨酸半胱氨酸连接酶是一种抗氧化剂和还原剂，能促进谷胱甘肽（GSH）的生物合成，保护细胞内结构免受活性氧和过氧化物的损伤。另一代谢物 GPX 能将氢过氧化物和过氧化氢还原为乙醇和水，从而保

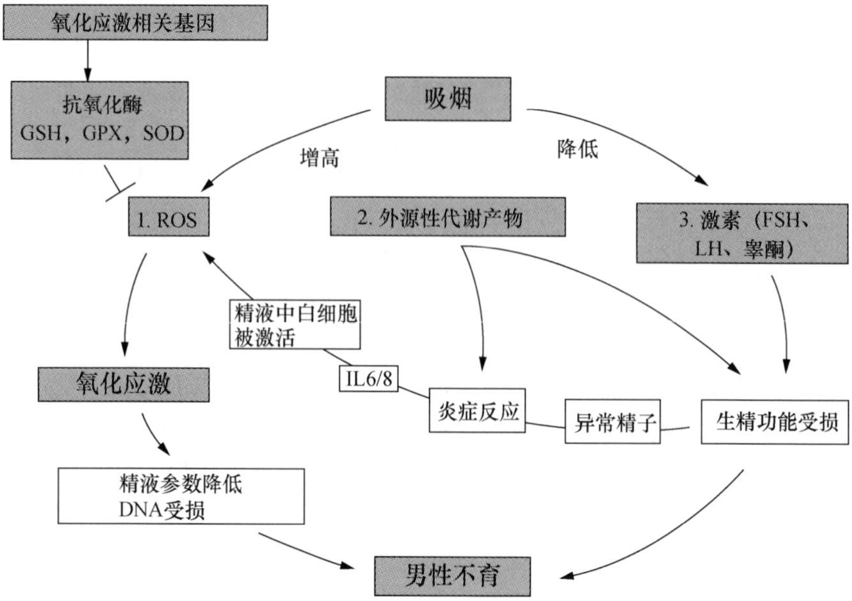

图 2.2　香烟烟雾中的物质与男性不育关系的机制总结。①吸烟可以增加 ROS 导致氧化应激、DNA 损伤、精子形态和功能异常，并最终导致男性不育。②吸烟还可以增加外源性代谢物的水平，引起炎症反应，升高白介素（IL）6 和 IL8 的水平，激活精液中的白细胞，进而导致更高的 ROS 水平。③吸烟会降低男性 FSH、LH 和睾酮水平，导致生精功能受损。这些异常的未成熟的精子会直接导致不育问题，并引起类似的炎症反应，导致 ROS 水平升高。④氧化应激相关基因编码的酶，例如 GSH、GPX、SOD，能降低 ROS 水平，修复氧化应激通路及不育（ROS，活性氧；FSH，卵泡刺激素；LH，黄体生成素；GSH，谷胱甘肽；GPX，谷胱甘肽过氧化物酶；SOD，超氧化物歧化酶）

护机体避免氧损伤[64]。CuZn-SODs 是一种包含铜离子和锌离子的酶，能够降低超氧离子的稳态[65]。但是吸烟会增加生殖道中外源性 ROS，打破抗氧化和 ROS 这两者的微妙平衡，导致 OS 及男性不育问题。关于这一病理过程的发生有以下几种假设。

一种假设是在不育的吸烟者精液中升高的 ROS 来自于精液中白细胞浓度的升高。吸烟的代谢物诱导炎性反应，并刺激白细胞介素（IL-6 和 IL-8）释放入男性生殖道中。白介素作为免疫系统的调解员能激活白细胞产生 ROS[28]，破坏抗氧化防御系统，导致 OS 及男性不育问题[1,20]。OS 已被证实对精子质膜的质量和 DNA 完整性有强烈的破坏作用[4]。

具有同样结果的另一种不同机制认为吸烟产生的有毒代谢产物会阻碍生精功能，增加男性生殖道中异常精子的数目。这些有缺陷的细胞会刺激白细胞进入生殖道吞噬精子[13]，导致 OS 诱发的少精子症和不育。最终，吸烟导致 ROS 水平的升高可能仅仅是由于香烟中的 ROS（超氧阴离子自由基、羟基自由基和过氧化氢）[4,19]。这种 ROS 水平的升高会导致 OS 诱导的精子功能障碍，精子 DNA 损伤[66]，精子细胞核完整性的破坏[67]。这种 DNA 损伤会促进生精细胞凋亡，导致精子数量减少[68]。

在分子水平上，研究表明香烟烟雾能够与 DNA 直接结合或者通过其代谢产物间接结合形成 DNA 加合物[69-70]。DNA 加合物是一种 DNA 片段，能够与多种化合物通过共价键结合，导致 DNA 损伤，复制受损，甚至癌症。香烟烟雾中的 ROS 促进加合物的形成，这种加合物的增多已经在吸烟者的胚胎中观测到，这表明从亲代遗传给子代的受损的 DNA 是由于亲代吸烟导致的[69]。

（二）毒性化合物和激素机制

除了 ROS 介导的损伤机制外，香烟也包含多环芳烃（polycyclic aromatic hydrocarbons，PAHs）。多环芳烃具有很强的致癌性，例如萘和苯并芘，并且已被证实会降低睾丸支持细胞的功能[71]，减少睾丸间质细胞产生的睾酮[72]。由于精子发生的晚期是睾酮依赖性的，所以睾酮浓度的降低会破坏精子的形成。另外，由于睾酮在睾丸中的浓度是血浆中的 100 倍，所以 PAHs 诱导的激素水平的轻微下降会导致精子产生的显著减少[71]。

最终，香烟烟雾可以通过激素作用导致男性不育。例如，尼古丁可以通过刺激生长激素、血管加压素和催产素改变下丘脑-垂体-性腺轴，进而影响生殖激素的浓度。这些激素会抑制黄体生成素（luteinizing hormone，LH）和催乳素。研究表明非吸烟者体内有更高水平的 FSH。FSH 是一种由垂体前叶分泌的分子，能作用于男性睾丸支持细胞诱导精子发生。每天吸 9 支烟的男性体内 FSH 浓度比非吸烟男性低 17%[19]。

这些理论仍有待更多的研究来验证。可是，由于现有文献中的强烈共识认为香烟烟雾中的物质能导致 OS，OS 会导致男性不育，所以香烟烟雾与男性不育的联系目前的这种机制较为被学者们认可。虽然大多数结果验证了这一结论，但是仍难以达成非常一致意见，这里面的生物化学机制需要更多的研究进行深入探究。

八、结论

虽然吸烟与男性不育之间的因果关系还有待证实，但是文献已形成强烈共识认为吸烟是男性不育的一个危险因素，有不育问题的吸烟者应该减少或者完全停止吸烟。根据现有研究，可推导出以下两个相关性结论：①吸烟会产生 ROS，导致 OS；②OS 会破坏精子质量，导致男性不育。因此，合乎逻辑的下一步骤自然就是已经存在于香烟中的 ROS 以及精液中白细胞诱导产生的 ROS 导致了男性不育。目前，有猜测认为如果吸烟不会直接导致健康男性 DNA 损伤，那它也能通过 OS 加速这一过程，从而导致男性吸烟者的不育问题[1]。

可是矛盾的研究依然存在，由于研究设计的千变万化，不同的患者入选标准，以及对于低、中、重度吸烟程度的判定缺乏一致意见。因此，即使大多数研究都能发现吸烟与男性不育的关系，但无法阐明具体的生物机制，无法得出最终的结论。本章总结了有关吸烟对男性不育影响的主要研究成果，并已证明除较差的精液参数外，香烟烟雾中有众多因素可以导致男性不育问题。

虽然关于此问题已有不少研究，但仍需要进一步探索。首先，未来研究应遵循以前的纳入标准，以保证前后研究的一致性，使趋势更容易确定。其次，阐明不育的男性吸烟者停止吸烟后是否能重获生育能力的逆转研究仍有不足。再次，在男性吸烟人群中有几个混杂因素，从用药到社会经济地位，在比较不同研究的实验数据时需要被特别处理。

最后，本章所讨论的吸烟对男性不育的影响有现实的临床意义。那些给予不育的男性吸烟者建议的医生应告知吸烟者烟草消费（包括吸烟和咀嚼烟草）的后果。此外，吸烟已显示出会对辅助生殖技术（assisted reproductive technique，ART）产生负面影响，因此不育的吸烟者不能单靠临床干预以保证其生育的成功[73]。虽然每日一定剂量的抗氧化剂可能有助于抵消 ROS，减少 OS 对精子造成的伤害，但是对于不育的吸烟者，最好的建议仍是远离吸烟。

要点

- 超过 15 岁的世界人口中有 1/3 会每天吸烟，并且在青壮年男性的生育年龄时最流行。
- 多数研究发现长期吸烟者精子的受精能力会下降，当与卵子相遇形成胚胎时，则会显示出较低的成功植入率。
- 香烟烟雾几乎能使所有的精液参数（精子计数、精子活力和形态）远离正常生理水平。此外，关于精液质量似乎没有一个安全的吸烟剂量。
- 吸烟会影响众多与生育相关的因素，除精子质量外，还包括精浆、激素和附属性腺。
- 也有文献报道矛盾的研究显示吸烟与男性不育没有显著相关性，这可能是由于研究中的入选标准和对于混杂变量控制的不一致所导致。
- 许多解释吸烟诱导男性不育的机制涉及增多的 ROS 导致 OS 和精子质量的降低。
- 虽然对吸烟会导致男性不育症尚未达成共识，但目前普遍认为吸烟是男性不育症的危险因素。
- 不育的男性吸烟者应当戒烟，因为吸烟会降低辅助生殖技术的成功率，从而进一步降低他们的生育能力。

参考文献

1. Saleh RA, et al. Effect of cigarette smoking on levels of seminal oxidative stress in infertile men: a prospective study. Fertil Steril. 2002;78(3):491–9.
2. Practice Committee of American Society for Reproductive Medicine. Smoking and infertility. Fertil Steril. 2008;90(5 Suppl):S254–9.
3. Hammond D, et al. Cigarette yields and human exposure: a comparison of alternative testing regimens. Cancer Epidemiol Biomarkers Prev. 2006;15(8): 1495–501.
4. Colagar AH, Jorsaraee GA, Marzony ET. Cigarette smoking and the risk of male infertility. Pak J Biol Sci. 2007;10(21):3870–4.
5. Richthoff J, et al. Association between tobacco exposure and reproductive parameters in adolescent males. Int J Androl. 2008;31(1):31–9.
6. Chia SE, et al. Effect of cadmium and cigarette smoking on human semen quality. Int J Fertil Menopausal Stud. 1994;39(5):292–8.
7. Saaranen M, et al. Human seminal plasma cadmium: comparison with fertility and smoking habits. Andrologia. 1989;21(2):140–5.
8. Keck C, Bramkamp G, Behre HM, Muller C, Jockenhovel F, Nieschlag E. Lack of correlation between cadmium in seminal plasma and fertility status of nonexposed individuals and two cadmium-exposed patients. Reprod Toxicol. 1995;9:35–40.
9. Edwards K, et al. Mainstream and sidestream cigarette smoke condensates suppress macrophage responsiveness to interferon gamma. Hum Exp Toxicol. 1999; 18(4):233–40.
10. Said TM, Ranga G, Agarwal A. Relationship between semen quality and tobacco chewing in men undergoing infertility evaluation. Fertil Steril. 2005;84(3): 649–53.
11. Soares SR, et al. Cigarette smoking affects uterine receptiveness. Hum Reprod. 2007;22(2):543–7.
12. Ramlau-Hansen CH, et al. Parental subfecundity and risk of decreased semen quality in the male offspring: a follow-up study. Am J Epidemiol. 2008;167(12): 1458–64.
13. Gaur DS, Talekar M, Pathak VP. Effect of cigarette smoking on semen quality of infertile men. Singapore Med J. 2007;48(2):119–23.
14. Gornig VM, Schirren C. [Effect of exogenous toxins on fertility]. Fortschr Med. 1996;114(14):169–71.
15. Oyeyipo IP, Raji Y, Emikpe BO, Bolarinwa AF. Effects of nicotine on sperm characteristics and

fertility profile in adult male rats: a possible role of cessation. J Reprod Infertil. 2011;12:201–7.
16. Close CE, Roberts PL, Berger RE. Cigarettes, alcohol and marijuana are related to pyospermia in infertile men. J Urol. 1990;144(4):900–3.
17. Ochedalski T, et al. [Evaluating the effect of smoking tobacco on some semen parameters in men of reproductive age]. Ginekol Pol. 1994;65(2):80–6.
18. Kunzle R, et al. Semen quality of male smokers and nonsmokers in infertile couples. Fertil Steril. 2003; 79(2):287–91.
19. Ramlau-Hansen CH, et al. Is smoking a risk factor for decreased semen quality? A cross-sectional analysis. Hum Reprod. 2007;22(1):188–96.
20. Reina Bouvet B, Vicenta Paparella C, Nestor Feldman R. [Effect of tobacco consumption on the spermatogenesis in males with idiopathic infertility]. Arch Esp Urol. 2007;60(3):273–7.
21. Vine MF. Smoking and male reproduction: a review. Int J Androl. 1996;19:323–37.
22. Merino G, Lira SC, Martinez-Chequer JC. Effects of cigarette smoking on semen characteristics of a population in Mexico. Arch Androl. 1998;41(1):11–5.
23. Zhang JP, et al. Effect of smoking on semen quality of infertile men in Shandong, China. Asian J Androl. 2000;2(2):143–6.
24. Shaarawy M, Mahmoud KZ. Endocrine profile and semen characteristics in male smokers. Fertil Steril. 1982;38(2):255–7.
25. Rantala ML, Koskimies AI. Semen quality of infertile couples—comparison between smokers and nonsmokers. Andrologia. 1987;19(1):42–6.
26. Saaranen M, et al. Cigarette smoking and semen quality in men of reproductive age. Andrologia. 1987; 19(6):670–6.
27. Chia SE, Ong CN, Tsakok FM. Effects of cigarette smoking on human semen quality. Arch Androl. 1994;33(3):163–8.
28. Hassa H, et al. Effect of smoking on semen parameters of men attending an infertility clinic. Clin Exp Obstet Gynecol. 2006;33(1):19–22.
29. Moskova P, Popov I. Sperm quality in smokers and nonsmokers among infertile families. Akush Ginekol (Sofiia). 1993;32(1):28–30.
30. Mak V, et al. Smoking is associated with the retention of cytoplasm by human spermatozoa. Urology. 2000; 56(3):463–6.
31. Zavos PM, et al. An electron microscope study of the axonemal ultrastructure in human spermatozoa from male smokers and nonsmokers. Fertil Steril. 1998;69(3):430–4.
32. Yeung CH, et al. Coiled sperm from infertile patients: characteristics, associated factors and biological implication. Hum Reprod. 2009;24(6):1288–95.
33. Gerhard I, et al. Relationship of sperm acrosin activity to semen and clinical parameters in infertile patients. Andrologia. 1989;21(2):146–54.
34. Arabi M, Moshtaghi H. Influence of cigarette smoking on spermatozoa via seminal plasma. Andrologia. 2005;37(4):119–24.
35. Pakrashi A, Chatterjee S. Effect of tobacco consumption on the function of male accessory sex glands. Int J Androl. 1995;18(5):232–6.
36. Kothari S, et al. Free radicals: their beneficial and detrimental effects on sperm function. Indian J Exp Biol. 2010;48(5):425–35.
37. Dawson EB, et al. Effect of ascorbic acid supplementation on the sperm quality of smokers. Fertil Steril. 1992;58(5):1034–9.
38. Smith JL, Hodges RE. Serum levels of vitamin C in relation to dietary and supplemental intake of vitamin C in smokers and nonsmokers. Ann N Y Acad Sci. 1987;498:144–52.
39. El-Karaksy A, et al. Seminal mast cells in infertile asthenozoospermic males. Andrologia. 2007;39(6): 244–7.
40. Elshal MF, et al. Sperm head defects and disturbances in spermatozoal chromatin and DNA integrities in idiopathic infertile subjects: association with cigarette smoking. Clin Biochem. 2009;42(7–8):589–94.
41. Sepaniak S, et al. [Negative impact of cigarette smoking on male fertility: from spermatozoa to the offspring]. J Gynecol Obstet Biol Reprod (Paris). 2004;33(5):384–90.
42. Lahdetie J. Micronucleated spermatids in the seminal fluid of smokers and nonsmokers. Mutat Res. 1986; 172(3):255–63.
43. Sokol RZ, Mishell DR, Lobo RA, editors. The year book of infertility and reproductive endocrinology. St. Louis, MO: Mosby Elsevier Health Science; 1996.
44. Sun JG, Jurisicova A, Casper RF. Detection of deoxyribonucleic acid fragmentation in human sperm: correlation with fertilization in vitro. Biol Reprod. 1997;56(3):602–7.
45. Viloria T, et al. Sperm selection by swim-up in terms of deoxyribonucleic acid fragmentation as measured by the sperm chromatin dispersion test is altered in heavy smokers. Fertil Steril. 2007;88(2):523–5.
46. Shi Q, et al. Cigarette smoking and aneuploidy in human sperm. Mol Reprod Dev. 2001;59(4):417–21.
47. Klaiber EL, et al. Interrelationships of cigarette smoking, testicular varicoceles, and seminal fluid indexes. Fertil Steril. 1987;47(3):481–6.
48. Pasqualotto FF, et al. Cigarette smoking is related to a decrease in semen volume in a population of fertile men. BJU Int. 2006;97(2):324–6.
49. Bates C, et al. European Union policy on smokeless tobacco: a statement in favour of evidence based regulation for public health. Tob Control. 2003;12(4): 360–7.
50. Rodu B, Cole P. Smokeless tobacco use and cancer of the upper respiratory tract. Oral Surg Oral Med Oral Pathol Oral Radiol Endod. 2002;93(5):511–5.
51. Asplund K. Smokeless tobacco and cardiovascular disease. Prog Cardiovasc Dis. 2003;45(5):383–94.
52. Lando HA, et al. Smokeless tobacco use in a population of young adults. Addict Behav. 1999;24(3): 431–7.
53. Baird DD, Wilcox AJ. Future fertility after prenatal exposure to cigarette smoke. Fertil Steril. 1986;46(3): 368–72.
54. Dikshit RK, Buch JG, Mansuri SM. Effect of tobacco consumption on semen quality of a population of hypofertile males. Fertil Steril. 1987;48(2):334–6.

55. Goverde HJ, et al. Semen quality and frequency of smoking and alcohol consumption—an explorative study. Int J Fertil Menopausal Stud. 1995;40(3):135–8.
56. de Mouzon J, Spira A, Schwartz D. A prospective study of the relation between smoking and fertility. Int J Epidemiol. 1988;17(2):378–84.
57. Holzki G, Gall H, Hermann J. Cigarette smoking and sperm quality. Andrologia. 1991;23(2):141–4.
58. Dunphy BC, et al. Male cigarette smoking and fecundity in couples attending an infertility clinic. Andrologia. 1991;23(3):223–5.
59. Osser S, Beckman-Ramirez A, Liedholm P. Semen quality of smoking and non-smoking men in infertile couples in a Swedish population. Acta Obstet Gynecol Scand. 1992;71(3):215–8.
60. Oldereid NB, et al. Cigarette smoking and human sperm quality assessed by laser-Doppler spectroscopy and DNA flow cytometry. J Reprod Fertil. 1989;86(2):731–6.
61. Sergerie M, et al. Lack of association between smoking and DNA fragmentation in the spermatozoa of normal men. Hum Reprod. 2000;15(6):1314–21.
62. Jensen MS, et al. Lower sperm counts following prenatal tobacco exposure. Hum Reprod. 2005;20(9):2559–66.
63. Hassan A, et al. Seminal plasma cotinine and insulin-like growth factor-I in idiopathic oligoasthenoteratozoospermic smokers. BJU Int. 2009;103(1):108–11.
64. Jervis KM, Robaire B. Dynamic changes in gene expression along the rat epididymis. Biol Reprod. 2001;65(3):696–703.
65. Valentine JS, Doucette PA, Zittin Potter S. Copper-zinc superoxide dismutase and amyotrophic lateral sclerosis. Annu Rev Biochem. 2005;74:563–93.
66. Aitken RJ, Baker MA. Oxidative stress, sperm survival and fertility control. Mol Cell Endocrinol. 2006;250(1–2):66–9.
67. Agarwal A, Saleh RA. Role of oxidants in male infertility: rationale, significance, and treatment. Urol Clin North Am. 2002;29(4):817–27.
68. Agarwal A, Allamaneni SS. The effect of sperm DNA damage on assisted reproduction outcomes. A review. Minerva Ginecol. 2004;56(3):235–45.
69. Zenzes MT, Bielecki R, Reed TE. Detection of benzo(a)pyrene diol epoxide-DNA adducts in sperm of men exposed to cigarette smoke. Fertil Steril. 1999;72(2):330–5.
70. Fraga CG, et al. Ascorbic acid protects against endogenous oxidative DNA damage in human sperm. Proc Natl Acad Sci U S A. 1991;88(24):11003–6.
71. Raychoudhury SS, Kubinski D. Polycyclic aromatic hydrocarbon-induced cytotoxicity in cultured rat Sertoli cells involves differential apoptotic response. Environ Health Perspect. 2003;111(1):33–8.
72. Inyang F, et al. Disruption of testicular steroidogenesis and epididymal function by inhaled benzo(a)pyrene. Reprod Toxicol. 2003;17(5):527–37.
73. Waylen AL, et al. Effects of cigarette smoking upon clinical outcomes of assisted reproduction: a meta-analysis. Hum Reprod Update. 2009;15(1):31–44.

3 体重指数和肥胖

Karishma Khullar，Ashok Agarwal 和 Stefan S. du Plessis
张 岩 译 杨 竣 刘继红 审校

一、概述

世界卫生组织（World Health Organization，WHO）将肥胖定义为“可损害健康的异常或过量脂肪累积”。1980—2008 年[1]，世界肥胖症人数增长了近一倍。WHO 估计 20 岁及以上的成人中有超过 15 亿人超重，约 10%的成人肥胖[1]。越来越多的人出现过量脂肪组织累积不仅由于高糖及高胆固醇饮食摄入增加，也与久坐不动的生活方式有关[1]。肥胖与很多疾病有关，如心血管疾病、代谢综合征及多种内分泌异常。近期研究还发现肥胖与男性不育也有着潜在的关联[2-4]。过去十年中，由于越来越多的成年男性出现肥胖、不育及精子质量下降，已有研究开始探索它们之间的联系[5-6]。通过综合分析肥胖与不育有关的研究和综述，本章旨在阐明肥胖导致的激素水平异常及其对精液参数的可能影响，以及生活方式变化改善肥胖不良影响的可能性。最后，肥胖与男性不育之间关系受到越来越多的关注，本章有望合并其中的重要及最新信息。

WHO 及研究人员对体重测量最常用的工具是体重指数（body mass index，BMI）。BMI 的计算公式为体重（千克）除以身高（米）的平方。WHO 根据 BMI 值设定标准将体重分为过轻、正常、超重或肥胖。BMI 值 18.5～24.99 kg/m^2 为正常，25～29.99 kg/m^2 为超重，30～34.99 kg/m^2 为Ⅰ度肥胖，35～39.99 kg/m^2 为重度肥胖，超过 40 kg/m^2 为病态肥胖[1]。虽然 BMI 是衡量身体肥胖最常用的方法之一，内脏脂肪被认为是肥胖导致诸多不良影响的重要原因，但是近年来 BMI 衡量内脏脂肪的有效性开始受到质疑。其原因可能是由于体重与脂肪并没有直接的关系，体内的肌肉含量也起到重要的作用。研究人员开始使用腰臀比例（waist-to-hip ratio，WHR）、腰围、腹部矢状径、CT、MRI 及超声等作为衡量体重的另一种选择[7]。Noble 发表在 *The Western Journal of Medicine* 杂志上的研究表明与 BMI 相比，WHR 更能衡量伴有高胆固醇血症的肥胖和超重[8]。由于脂肪组织更倾向于堆积在腹部周围，测量 WHR 能够比 BMI 更准确地鉴别肥胖和超重。目前，BMI 仍然是最普遍使用的衡量肥胖的方法，而 WHR 测量还是比较新的方法。由于存在不同的测量体系对肥胖进行分类，本章对每个研究中记录结果的方式进行了特别的关注，以保证其结果在 WHO 设定标准基础上的可比较性。

二、脂肪组织、脂肪细胞因子和活性氧

直到最近，脂肪组织仅仅被认为是脂肪的被动储存器官。但是，近期的研究和脂肪特异性激素的发现证实脂肪组织具有内分泌功能。脂肪组织主要分泌两类分子：脂肪细

胞因子和脂肪源性激素。这些物质在体内对人体发挥重要的影响，它们会引起肥胖者体内出现慢性炎症状态及高胰岛素血症，均与生殖功能异常有关。白介素-6（interleukin-6，IL-6）和肿瘤坏死因子-α（tumor necrosis factor alpha，TNF-α）都是重要的脂肪细胞因子，是细胞间信号传递的蛋白质；而瘦素、脂联素和抵抗素都是脂肪源性激素，由脂肪细胞分泌[9-10]。瘦素和脂联素具有增加胰岛素敏感性的作用，而抵抗素、IL-6 和 TNF-α 在胰岛素抵抗中起到重要作用。一些研究证实，某些脂肪细胞因子促进胰岛素抵抗的原因可能在于游离脂肪酸氧化。游离脂肪酸氧化增加 ATP 含量用于糖异生，因此增加了血糖浓度，可能导致高胰岛素血症及精子发生下降[7]。

脂肪细胞因子和脂肪特异性激素除了通过引起高胰岛素血症而影响男性生殖外，部分分子还在活性氧（reactive oxygen species，ROS）的产生中起作用。ROS 是导致体内氧化应激的一系列自由基分子。氧化应激是体内 ROS 和抗氧化防御机制的失衡，对男性精液参数和男性不育起到不利影响[11]。IL-6 和 TNF-α 促进白细胞产生 ROS。而且，瘦素也与氧化应激水平升高有关。虽然 BMI 对 ROS 和精液质量的影响仍需进一步的研究证实，Tunc 等发现 BMI 与精液巨噬细胞活化之间有着较小的关系且该关系具有统计学显著性。然而，ROS 生成对精液参数的影响尚不清楚，因为该研究中未发现精子 DNA 完整性及精子活力出现显著下降[12]。因此，脂肪细胞因子具有重要的内分泌作用，并对男性生殖系统具有重要影响能力，但是它对最终生殖潜能的影响仍然存在争议。

三、肥胖、精子参数和生殖潜能之间的关系

由于肥胖人口有越来越多的增长趋势同时伴随着男性精子质量的逐渐下降的趋势，许多科学家已经在研究肥胖对精子参数的影响。研究中评估精子的特征包括活力、形态、活率、密度、计数及 DNA 损伤。然而，过去十年中的这些研究并未得出一致的结论。比如，Jensen 等 2004 年发现 BMI 大于 25 的男性精子密度、计数和正常精子比例均较低。而在 2005 年 Fejes 等仅发现其他衡量肥胖的方法与男性精液参数下降有关。Fejes 等发现臀围和腰围均与总精子计数和活力呈负相关，且臀围与精子密度呈负相关[13]。这两项研究均报道了体重与精液参数之间的关系，但是由于采用衡量肥胖的方法不同而难以达成标准化的结果。Sallmen 等进一步研究了体重对精液参数的影响的证据，他们发现 BMI 与精子参数呈直接负相关，BMI 与低运动型精子计数（2006 年）和低精子浓度有关（2008 年）[5,14]。另外，2010 年 Martini 等报道 BMI 与精子密度无显著关系，而与精子活力呈负相关。Hofny 等发现 BMI 与异常形态精子比例呈正相关，而与精子密度、精子活力和睾酮呈负相关[15-16]。Stewart 和 Tunc 等 2010 年均发现肥胖男性的精子密度显著下降[12,17]。与此类似，在一项 2011 年的研究中 Shayeb 等发现肥胖男性比正常 BMI 的男性更容易出现精液量减少和正常形态精子数量减少的情况[18]。Fariello 的近期研究结果表明与正常 BMI 的男性相比，精子的前向运动在肥胖和超重男性中显著降低。他们发现肥胖男性的精子 DNA 片段化比例高于超重和正常 BMI 男性[19]。Hammiche 等进一步证实了这些结果，采用 BMI 衡量体重，他们发现超重男性精子的前向运动显著降低，肥胖与精液体积、精子密度和总活动精子计数呈负相关。当采用腰围衡量体重时，他们得到了类似的结论，大于或等于 102 cm 的腰围与精子密度和总活动精子呈负相关[20]。另外，在他们 2012 年的一项研究中，Sermondade 等发现超重和肥

胖出现少精子症和无精子症的风险显著高于正常体重男性[20]。La Vignera 等发现超重和肥胖男性前向运动精子计数显著减少，精子染色质去凝缩率升高。他们同时报道了肥胖男性的正常形态精子比例和精子活率下降，而精子 DNA 片段化比例上升[22]。

虽然目前已经有很多研究表明 BMI 升高与精子参数呈负相关，但是还有大量研究的结论恰恰与此相反，这应当引起我们的注意。Zorn 等 2006 年发现 BMI 与精液参数无显著关系，同时 Aggerholm 等 2007 年报道 BMI 与精子计数之间无显著关系[23-24]。Pauli 等 2008 年的研究进一步确认了这些证据，他们发现 BMI 与精液参数如精子密度、精液体积、精子活力及精子形态无关[25]。Rybar 等的近期研究发现 BMI 并没有显著影响精液参数，Chavarro 等 2010 年的研究显示肥胖男性的精子浓度、形态及活力与正常男性比较无显著改变[6,26]。实际上，Chavarro 等仅发现 BMI 大于 35 的男性的精子计数较低且 DNA 损伤数量增加。这表明 BMI 对精液参数的影响可能仅限于那些极度肥胖的男性[26]。此外，Lotti 等人报道 BMI 较高的男性可能有前列腺炎的迹象，如前列腺体积增大，白介素-8 水平较高及彩色多普勒超声发现巨大钙化灶，质地不均一及高峰值动脉收缩期血流速度，但是 BMI 与精液参数无关[27]。因此，虽然有证据支持肥胖影响生殖潜能的理论，但是仍然有很多已发表的研究表明 BMI 与精子参数无关。因此，肥胖与不育之间的关系仍然是有争论的。调查 BMI 与精液参数之间关系的研究结果汇总见表 3.1。

表 3.1　调查 BMI 对生殖系统影响的研究

作者	发表年份	精液参数相关的发现	激素相关的发现
Chavarro 等	2010	肥胖男性的精子浓度、形态及活力与正常男性比较无显著改变。BMI 大于 35 的男性的精子计数较低且 DNA 损伤增加	BMI 与血清总睾酮、性激素结合球蛋白（SHBG）和抑制素水平呈负相关，与血清雌二醇水平呈正相关
Winters 等	2006	—	年轻肥胖男性中的抑制素水平下降 26%。SHBG 和总睾酮随 BMI 增高而降低，但是 FSH/LH 无变化
Zorn 等	2006	精子活力和形态与瘦素水平无明显关系。瘦素水平与精子计数呈负相关，但是当 BMI 为对照变量时该关系不存在	BMI 与抑制素 B、总睾酮和 SHBG 水平呈负相关
Martini 等	2010	BMI 与精子活力和快速运动能力呈反比，但与精子浓度或睾酮无明显关系	BMI 与 NAG 水平呈负相关，并与果糖水平呈正相关
Pauli 等	2008	BMI 及皮褶厚度与精液参数（密度、体积、活力和形态）无关。有后代男性的 BMI 及皮褶厚度都要低一些	BMI 与睾酮、FSH、抑制素及睾酮呈负相关。同时，BMI 与雌激素呈正相关
Hofny 等	2010	BMI 与异常精子形态有关，并与精子浓度和活力呈负相关	患有少精子症男性的 BMI、FSH、LH、雌激素、催乳素（PRL）及瘦素水平均增高。BMI 与睾酮呈负相关

续表

作者	发表年份	精液参数相关的发现	激素相关的发现
Aggerholm 等	2007	超重男性的精子计数和浓度都比正常男性要低，但肥胖男性的精子计数没有变化。这些变化均没有显著性	肥胖男性的睾酮和抑制素 B 较正常男性低，而雌激素则较高
Fejes 等	2005	臀围与精子浓度呈负相关。臀围及腰围与总精子计数和活力呈负相关。精液体积与腰围及腰臀比有关	BMI 和 WHR 与睾酮、SHBG 及睾酮/雌激素比例呈负相关
Hammond 等	2008	BMI 与精子浓度和运动精子计数降低有关	—
Rybar 等	2010	BMI 与精子参数无明显相关	—
Sallmen 等	2006	BMI 与精子参数呈直接负相关	—
Tunc 等	2010	BMI 增加引起精液中巨噬细胞活化进而导致精子内氧化应激增加。但是精子 DNA 完整性或精子活力与 ROS 含量增加无明显关系。BMI 增高也与精子浓度降低有关	BMI 增加与睾酮降低及雌激素升高有关
Jensen 等	2004	BMI 高于 25 的男性的精子浓度和总计数较 BMI 介于 20～25 的男性低。高 BMI 的男性正常精子百分比较低，但是该差异没有统计学意义。精液体积及活动精子百分比没有变化	BMI 增高的男性的血清睾酮、SHBG、抑制素 B 降低，而雌激素水平升高
Stewart	2009	肥胖男性的精子浓度显著降低，但是 BMI 与其他精液参数没有关系	BMI 增高和肥胖与 SHBG、抑制素 B 及睾酮呈负相关
Monti 等	2006	—	瘦素与 BMI 呈正相关，而胃促生长素则与 BMI 呈负相关。并未出现随 BMI 变化而激素水平突然变化的情况
Lotti 等	2011	高 BMI 值与前列腺炎有关，但与精液参数无关	—
Shayeb 等	2011	与正常 BMI 值男性相比，高 BMI 男性更容易出现低精子密度和正常形态精子数量减少的情况	—
Fariello 等	2012	肥胖和超重男性的前进精子活力明显低于正常男性。而且，肥胖男性的 DNA 片段化的精子比例明显高于超重或正常男性	—
Hammiche 等	2012	超重会导致精子前进活力降低。肥胖与精液体积、精子浓度及总活性精子计数呈负相关。而且，腰围≥102 cm 的男性精子浓度及总活性精子计数较低	—

续表

作者	发表年份	精液参数相关的发现	激素相关的发现
Sermondade 等	2012	超重或肥胖男性出现少精子症和无精子症的风险显著高于正常体重的男性	—
La Vignera 等	2012	超重或肥胖男性的前进精子数量显著降低，染色质结构松散的精子比例升高，但只有肥胖男性的正常形态精子比例及存活精子比例降低，DNA 片段化精子比例升高	超重及肥胖男性的 17β-雌二醇和 SHBG 水平较正常体重男性高

四、肥胖患者的激素异常

虽然肥胖对精液参数的影响仍然有着广泛的争论，但是 BMI 较高的男性体内激素异常已经很明确了。正常男性体内下丘脑-垂体-性腺（hypothalamic-pituitary-gonadal，HPG）轴是一个神经内分泌系统，可保证生殖系统功能正常。下丘脑释放促性腺激素释放激素（gonadotropin-releasing hormone，GnRH），GnRH 与下丘脑促性腺激素细胞膜上的 G 蛋白偶联受体结合后可促进黄体生成素（luteinizing hormone，LH）和卵泡刺激素（follicle-stimulating hormone，FSH）的释放。然后，LH 与睾丸间质细胞膜上的受体结合，促进睾酮合成酶的生成。睾酮和雌激素可通过负反馈抑制 LH 分泌[28]。BMI 正常的男性体内 HPG 轴功能良好，而肥胖者体内 HPG 轴功能失调导致激素水平异常。

大量研究表明，肥胖者体内睾酮水平下降，而雌激素水平升高，因而表明肥胖对男性生殖系统有显著的负影响[13,16,23-26,29-31]。肥胖者体内睾酮/雌激素比例降低的机制可能与细胞色素 p450 芳香化酶活性增高有关。细胞色素 p450 芳香化酶在体内可将雄激素转变为雌激素[32-33]。芳香化酶是细胞色素 p450 家族中的一员，由 CYP19 基因转录翻译产生，其内含子 4 中的四核苷酸重复序列数量与该基因的活性呈正相关。2010 年，Hammoud 等发现在严重肥胖男性中，仅有四核苷酸重复序列增多的男性，其体内的芳香化酶活性增强，且雌激素水平升高[34]。该研究认为遗传学本身是导致肥胖者体内雄激素减少、雌激素增多的主要原因。然而，许多研究并没有检测基因变化对芳香化酶的影响，因此肥胖者体内芳香化酶活性改变的机制还有待进一步的研究。

瘦素水平升高是肥胖者体内已报道的另外一种激素异常[16,23]。瘦素是一种蛋白激素，受 Ob 基因调控，由脂肪细胞分泌。其生理作用主要是调节体重，但是肥胖者体内瘦素水平异常增高，对身体产生负面影响，尤其是对生殖系统[9,23,33,35]。瘦素水平升高导致肥胖者促性腺激素分泌减少和精子发生下降的机制包括直接和间接两种病理机制。在生理条件下，睾丸间质细胞受到 LH 刺激后会产生蛋白酶 A，加速类固醇生成。其中，直接病理机制目前已在大鼠体内阐述得比较清楚，主要是由于穿过血睾屏障的瘦素增多，进而抑制睾丸间质细胞合成类固醇生成因子、类固醇生成性急性期调节蛋白和生成类固醇的 mRNA，从而抑制了睾酮的分泌。在直接病理机制中瘦素的作用靶器官是睾丸，而在间接病理机制中其作用靶器官是下丘脑。生理条件下，瘦素以可饱和转运系统透过血脑屏障，并结合于大脑中 kisspeptin 神经元上的瘦素受体进而刺激促性腺激素的释放。而在肥胖者体内瘦素透过血脑屏障增多，但是下丘脑中的神经元并未有效活化，导致释放的促性腺激素减少。因此，瘦素在体内虽然水平较高，但在下丘脑水平，其实际上并未有效地起到促进作用[33,36]。Teerds 等的近期研究也利用动物模型验证了肥胖男性体内的瘦素水平增加。他们认为高瘦素水平会引起神经肽 Y（neuropeptide Y，NPY）的高表达，并减弱其对 kisspeptin 神经元的刺激作用。这两种变化共同对 HPG 轴及男性生殖产生负面影响[30]。可能病理机制通路见图 3.1。

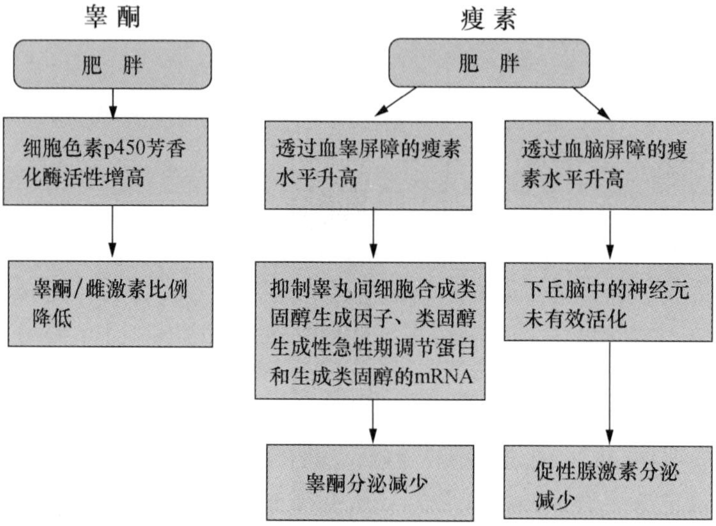

图 3.1　肥胖患者睾酮及瘦素异常的可能病理机制

BMI 增高不仅导致瘦素水平异常，胃促生长素水平也会发生变化。胃促生长素是一种主要由胃腺及小肠合成的激素。与瘦素不同，它对促进食欲起着重要的作用。而且，它可以通过影响类固醇的合成和睾酮分泌从而影响男性生殖系统。很特别的是，与身体其他部位相比，胃促生长素与其受体结合在睾丸内更为常见[37]。它通过抑制与类固醇合成相关的酶如类固醇生成性急性期调节蛋白（steroid acute regulatory protein，StAR）、p450 胆固醇侧链裂解酶、3β-羟基类固醇脱氢酶及 3 型 17β-羟基类固醇脱氢酶，进而抑制睾酮分泌。研究发现肥胖者体内的胃促生长素的功能受损，其含量水平明显下降，而这一下降的机制尚需进一步研究。由于动物及人类的研究均发现睾酮可调控胃促生长素受体的表达，而肥胖者睾酮水平显著降低，因此胃促生长素水平降低也是可以解释的[37-38]。

除了上述几种激素外，肥胖者体内抑制素 B 水平也出现明显下降[24-26,29,31]。抑制素 B 由睾丸支持细胞合成，在抑制 FSH 和睾酮合成中起着重要作用。抑制素 B 通常与Ⅱ型激活素受体结合，从而抑制激活素。而激活素具有刺激合成 FSH 的作用。然而，抑制素 B 并非对所有含激活素的组织都是有效的。有研究表明，抑制素与垂体中 p120 及 betaglylcan 两种新发现的抑制素受体结合从而发挥作用[29,39]。由于抑制素 B 降低后并未导致预期的 FSH 水平升高，因而 BMI 增高的男性抑制素 B 下降提示着其下丘脑垂体轴（HPA）异常。虽然该病理机制不明，但是肥胖男性的抑制素 B 降低与异常精子发生及不育之间关系密切[25,40]。最近，Robeva 等发现患有代谢综合征的肥胖男性体内抑制素 B 显著降低，且肥胖是代谢综合征各项激素异常的独立危险因子。他们认为抑制素 B 水平下降与精子发生异常有关。因此，肥胖引起的抑制素 B 水平异常与男性不育之间的关系还有待进一步证实[41]。

另一种可能与肥胖导致下丘脑垂体睾丸轴异常相关的激素为抵抗素。抵抗素是一种与调控脂肪形成和促进胰岛素抵抗有关的蛋白质。抵抗素基因在脂肪细胞分化过程中表达，主要由成熟脂肪细胞分泌。抵抗素是由脂肪细胞分泌的，因此一些研究发现肥胖男性的抵抗素水平升高，这并不令人吃惊。由于抵抗素会促进胰岛素抵抗，因此其会对男性生殖系统产生负面影响[7,10]。抵抗素在人类体内的作用机制仍有争议，Luo 等提出抵抗素通过细胞因子信号转导抑制因子 3（suppressor of cytokine signaling 3，SOCS-3）通路，促进细胞内葡萄糖-6-磷酸激酶和磷酸烯醇式丙酮酸羧激酶表达，并抑制胰岛素受体底物 2 及葡萄糖转运体 2 的表达从而对 HepG2 发挥作用。另外，抵抗素还通过 AMPK 依赖的机制抑制胰岛素介导的 Akt 磷酸化[42]。高胰岛素血症不仅与不育及精子发生降低有关，还会影响性激素结合球蛋白（sex-hormone-binding globulin，SHBG）的水平。SHBG 可以与睾酮或雌激素结合降低其活性。研究发现肥胖男性体内 SHBG 水平下降，这意味着循环系统中的雌激素过剩。过多的雌激素进一步增强其对促性腺激素释放的负反馈调节，并影响男性生殖功能[13,23,26,29-31,43]。

五、肥胖对身体的不良影响

肥胖不仅对体内激素水平有着不利影响，它也与有害的生理效应有关。肥胖产生的两种明显影响是勃起功能障碍发病率的升高以及阴囊温度升高。勃起功能障碍是指在性生活中不能达到或维持勃起。勃起功能障碍是 BMI 增加导致的最困扰肥胖人群的身体表现之一。肥胖会使勃起功能障碍的风险增加 30%。勃起功能障碍或性欲减退的患者中约有 76%是肥胖或超重[25,44]。其通过两个主要途径导致勃起功能障碍。首先，肥胖会促进肾素-血管紧张素系统活化增强。肾素-血管紧张素系统可导致血管收缩并破坏内衬于阴茎血管的内皮，进而导致勃起功能障碍。其次，正如前面讲到的，脂肪细胞因子在引起肥胖患者体内出现慢性炎症中起着重要的作用，而慢性炎症则可促进勃起功能障碍的发生。其中，IL-6 和 TNF-α 通过产生大量 ROS 而使一氧化氮合酶（nitric oxide synthase，NOS）辅因子四氢生物蝶呤减少并延缓 NOS 抑制剂非对称性二甲基精氨酸（asymmetric dimethylarginine，ADMA）的水解，破坏阴茎内皮。由于一氧化氮在正常勃起过程中起着促进作用，因此肥胖导致的这些分子异常引起了勃起功能障碍[45]。肥胖导致勃起功能障碍的可能机制见图 3.2。

不仅勃起功能障碍是肥胖的有害生理效应，阴囊温度升高也是其产生的一种负面后果[31]。正常情况下，睾丸温度比体温要低 3 ℃，该温度对精子发生具有促进作用；因此，即使阴囊温度出现小幅升高，即睾丸热应激，都会损伤男性生殖功能[33,46]。Mieusset 等的研究证实了热应激对男性生殖的不利影响，他们发现睾丸热应激显著降低精子发生、精子活力及精子计数[47]。Hjollund 等于 2000 年的研究进一步证实了该结论。该研究发现阴囊温度升高的男性的精子浓度及精子计数下降[46]。虽然睾丸热应激的病因很多，近年来肥胖被认为是导致阴囊温度升高的主要原因。目前尚无研究报道肥胖男性

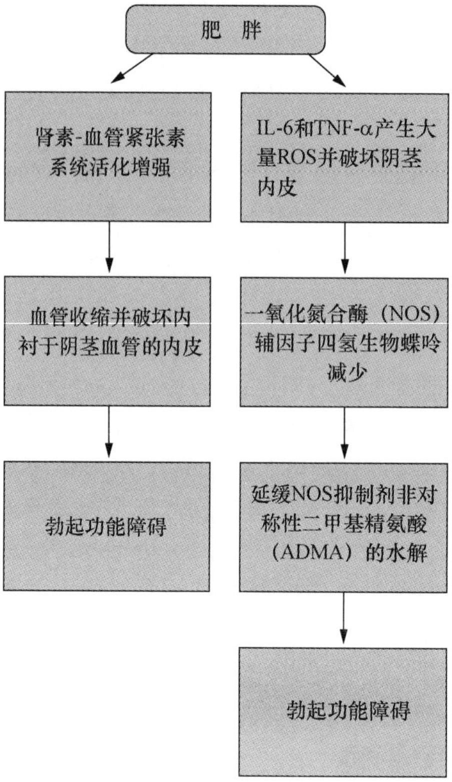

图 3.2　肥胖导致勃起功能障碍的可能机制

的阴囊温度升高，但是肥胖男性由于久坐不动的生活方式和过多的脂肪组织导致脂肪堆积于耻骨上区周围，因此可能产生大量的睾丸热应激。这些睾丸热应激引起精液参数异常降低而对男性生殖潜能产生不利影响[33,48-49]。热应激引起人类不育的确切病理机制尚不清楚，但是对小鼠的研究表明睾丸热应激通过破坏生精小管内的连接及诱导产生转化生长因子-β而影响精子发生。因此，勃起功能障碍和睾丸热应激是男性生育中的生理障碍，而肥胖在这两种生理障碍的产生中起到了重要作用。

六、蛋白质组学与肥胖

近年来，肥胖产生的激素及生理效应已经得到了深入的研究，然而BMI增高对分子水平的影响目前仍然不清楚。最近有研究开始致力于阐明蛋白质与肥胖之间的关系。Kriegel等利用差异凝胶电泳技术（difference gel electrophoresis，DIGE）进行了一项精子蛋白质组学研究，发现9种精子蛋白质与肥胖有关[51]。Paasch等进一步研究了参与精子发生的蛋白质与肥胖的关系。该项研究报道了附睾蛋白酶抑制剂蛋白复合体（eppin protein complex，EPC）在肥胖男性中水平升高。EPC由聚集素、乳铁蛋白及精囊蛋白-1组成，并与附睾蛋白酶抑制剂结合。这些蛋白质附着在射出的精子表面或存在于精浆中，在男性生殖中发挥多种生理功能，如保护精子、调节精子活力及为精子获能准备。在肥胖男性中，聚集素、乳铁蛋白及精囊蛋白-1存在共价修饰。值得一提的是肥胖男性中的精囊蛋白-1及聚集素分子量变小，表明这两种蛋白质出现退化。尽管乳铁蛋白形态出现改变，但是其分子量并未发生变化。肥胖男性的精囊蛋白-1 及聚集素的形态发生改变，有可能分别导致精子获能异常及精子活力下降，但是乳铁蛋白在精子发生中的功能仍然不清楚[52]。因此，近期肥胖男性蛋白质组学研究证明 BMI 增高对男性生殖功能有关的蛋白质会产生不利影响。当然，仍需进一步研究证实上述研究并发现更多的受肥胖影响的蛋白质。

七、改变生活方式避免肥胖对生育的影响

虽然世界范围内肥胖的发生率持续增高而不见颓势，但是肥胖被认为是一种可以预防的疾病。主要有两种因素导致肥胖：基因因素及环境因素。其中，环境因素的因果效应是最易于控制和改变的。导致肥胖的环境因素在西方文化中根深蒂固，并在许多发展中国家中也越来越普遍。环境因素主要包括快餐店提供的高热量食物和运动锻炼减少。这些因素导致久坐不动的生活方式，并逐渐变成许多人的日常生活。运动锻炼与热量摄入之间失衡导致肥胖人群快速增加[4,53]。幸运的是，肥胖导致的这些有害影响都可以通过多种生活方式改变避免，比如自然或手术减肥和使用芳香化酶抑制剂。

自然减肥或手术减肥是避免肥胖对男性生殖系统不利影响的最显著的方法之一。自然减肥是通过运动锻炼，减少热量摄入和加强营养而达到减肥效果，被认为是避免肥胖不良影响的最佳方法。有研究发现肥胖男性通过节食和运动锻炼的自然减肥方法减轻体重后，体内雄激素和抑制素 B 水平升高，精液质量也有所提高[3]。Kaukua 等报道肥胖男性低热量饮食 4 个月后 SHBG 和睾酮水平升高，胰岛素和瘦素水平降低。自然减肥引起体内激素水平改变，并成功提高精子质量而改善生育能力[48,54]。自然减肥不仅可减轻肥胖导致的激素异常，还可以起到逆转勃起功能障碍的作用。Esposito 等为伴有勃起功能障碍的肥胖男性制订增加运动锻炼的减肥方案，经过 2 年后其中约有三分之一的人恢复性功能[44]。因此，自然减肥虽然可能比其他减肥方法难度大，但是它还是可以实现的，并获得改善男性生殖潜能的良好结果。

自然减肥是最受青睐的减轻肥胖的生活方式改变，但手术减肥方法可在自然减肥不可行的情况下采用。其中，去除睾丸部位的脂肪以使睾丸温度降至正常的手术叫阴囊脂肪切除术，被证明是一种非常有效的方法。Shafik 和 Olfat 对不育和可生育男性阴囊脂肪类型的研究证明了该结论。他们发现阴囊脂肪切除术后 65％患者的精子质量有所提升，并帮助 20％不育男性成功生育[55]。不仅阴囊脂肪切除术是减轻肥胖对生育不利影响一种潜在的生活方式改变，胃旁路术也是也是一种有效的手术减肥方法。关于肥胖人行胃旁路术的研究很有限。1998 年 Bastounis 等对一组垂直捆绑胃成形术后的病理性肥胖患者进行了一年的随访，证实了胃旁路术的有效性。他们发现这些患者的 FSH、睾酮及 SHBG 水平升高，而雌二醇水平降低[56]。虽然这些结果表明正常 HPA 功能得到恢复，但是胃旁路术引起体重快速下降，会对身体产生较大的冲击，并使精子发生暂停[57]。Lazaros 等在 2012 年的对两名男性患者的一项研究中提及胃旁路术的不良影响。研究中，这两名男性为肥胖患者，并已经通过辅助生殖技术（assistive reproductive technology，ART）获得后代。减肥手术后，两名患者在第二次生育治疗的检查中分别出现严重的少弱精子症和无精子症。该研究结果表明减肥手术对男性生育产生不利影响，术后精液参数降低的时间可达 18 个月，但仍需进一步研究确认该结果[58]。Sermondade 等最近对肥胖治疗手术的负面影响作了进一步的研究。他们的研究发现 3 名接受肥胖治疗手术的男性术后一年出现严重少弱畸形精子症、隐匿精子症和少精子症[59]。精子参数变化的机制可能与正常 GnRH 分泌受到破坏，铁、钙、维生素 B_1、维生素 B_{12}、维生素 B_9 等营养缺乏及术后脂溶性有毒物质大量释放有关。然而，Sermondade 等报道称通过使用卵胞质内新鲜精子注射可恢复生育能力，从而逆转这种不利因素[59]。因此，很多研究已经证实了手术方法在恢复肥胖导致的男性不育中的积极作用，使手术方法成为似乎可行的生活方式改变。但是仍需进一步研究证实其改善激素水平的积极作用是否大于胃旁路术后很快出现的对男性生育能力的负面作用[31]。

手术或自然减肥作为一种首选的生活方式改变均可显著改善肥胖及其导致的男性不育等不良影响，而芳香化酶抑制剂的使用则是最近提出的相对比较新的一种治疗肥胖的方法。如前所述，脂肪组织内的芳香化酶细胞色素 p450 可将雄激素转变为雌激素[32,49]。当它活性过高时产生大量雌激素，并负反馈减少下丘脑释放 GnRH 进而改变精子发生，从而破坏 HPG 轴[60]。相反，阿那曲唑、来曲唑和睾内酯等芳香化酶抑制剂会对抗芳香化酶的影响并提高睾酮/雌激素比例[32]。比如，Zumoff 等开展的一项研究发现肥胖患者采用睾内酯治疗后，低促性腺激素型性腺功能减退症缓解，正常 HPA 功能和精子发生均得到恢复[61]。最近，Elkhiat 等对芳香化酶抑制剂缓解肥胖导致的男性不育中所起的作用做了进一步研究。他们推测高剂量芳香化酶抑制剂可能对精液参数没有改善，而低剂量可以将雌激素维持在精子发生的最低限度而对不育产生治疗作用。他们进一步研究发现芳香化酶抑制剂对治疗非梗阻性无精子症是特别有用的，可诱导精子发生，适用于低睾酮、高雌二醇或睾酮/雌二醇比例降低的肥胖男性[62]。因此，虽然芳香化酶抑制剂在男性中还没有被广泛地研究，但是已经有证据表明对芳香化酶活性增高而引起异常的肥胖男性进行相应的药物治疗可能是有效的[61]。

八、小结

全球肥胖人口增加伴随着男性精液质量下降已经开始引起学者注意到肥胖与男性不育之间的可能关系。然而，目前的研究在肥胖影响生殖潜能的程度上尚未达成一致结论。肥胖导致激素异常的机制研究仍在继续，大量研究已经证实肥胖男性的睾酮、胃促生长素和抑制素 B 水平降低，雌激素、抵抗素和瘦素水平升高[10,16,23,25-26,29,37]。目前研究比较深入的影响精子发生的激素机制包括芳香化酶活性增高、下丘脑内瘦素功能不全和睾丸内瘦素过饱和、胃促生长素导致的 StAR 和 β 羟基类固醇脱氢酶抑制及抵抗素刺激 SOCS-3 通路[33-34,36-37,42]。虽然这些异常对 HPA 产生影响，但这些变化并不一定会导致精子潜能改变，比如 Pauli 等、Rybar 等和 Martini 等的研究[6,15,25]。

虽然肥胖导致的激素异常可能并不影响精子质量，BMI 增高可以通过对身体和蛋白质组学的负面效应而抑制男性的生殖能力。与肥胖有关的身体不良影响包括勃起功能障碍和睾丸温度升高，它们均会引起不育[31]。肥胖通过刺激肾素-血管紧张素系统和干扰正常一氧化氮功能而引起勃起功能障碍，还可导致耻骨上区周围脂肪组织堆积而使阴囊温度升高[33,45,48]。肥胖不仅产生不利生理效应而导致不育，还能影响精子蛋白质组继而损害生殖潜能，需要进一步的研究探索精子内分子的变化。聚集素、乳铁蛋白及精囊蛋白-1 是 EPC 的重要组成部分，它们的分子变化与精子质量下降有着密切的关系[52]。

已经有研究证实肥胖导致的激素异常、身体改变和蛋白质组学变化对男性的生殖潜能有不良影响，因此阐明避免肥胖导致的不良影响的方法就显得尤为重要了。幸运的是，共有三种主要改变生活方式的方法：自然减肥、手术减肥和芳香化酶抑制剂。这三种方法可使激素水平恢复正常、改善男性生殖潜能。自然减肥法被认为是治疗肥胖的最佳方法，可使患者体内睾酮、SHBG和抑制素B水平增加，同时还可降低瘦素和胰岛素水平[3,54]。而且，自然减肥联合增加运动锻炼能够逆转勃起功能障碍[44]。手术减肥方法包括阴囊脂肪切除术和胃旁路术，有研究发现该方法可提高精液质量并分别使FSH、睾酮、SHBG和雌二醇水平正常化。自然减肥法和手术减肥法对改善肥胖导致的不良影响均有帮助作用，但是某些手术减肥法由于术后立即出现的体重迅速下降可能会抑制精子发生及对精液参数产生不良影响，而自然减肥法则可避免这些情况[55-56,58-59]。不仅减肥是一种缓解肥胖导致的不良影响的重要生活方式改变，药物干预也能够缓解肥胖导致的有害影响。虽然该方面的研究很有限，研究者正在不断努力证明芳香化酶抑制剂的治疗作用[32,62]。因此，虽然肥胖对不育的影响尚未达成一致结论，对于肥胖产生的不良影响、其可能的机制和生活方式改变仍需坚持不懈的进一步研究，这具有重要的临床意义，进而可改善肥胖男性精液质量和减少男性因素导致的不育比例[48]。

参考文献

1. World Health Organization. Office of health communications and public relations. Obesity and overweight. Geneva: World Health Organization; 2006.
2. Pasquali R. Obesity, fat distribution and infertility. Maturitas. 2006;54(4):363–71.
3. Kasturi SS, Tannir J, Brannigan RE. The metabolic syndrome and male infertility. J Androl. 2008;29(3):251–9.
4. Ferris WF, Crowther NJ. Once fat was fat and that was that: our changing perspectives on adipose tissue. Cardiovasc J Afr. 2011;22(3):147–54.
5. Hammoud AO, Wilde N, Gibson M, Parks A, Carrell DT, Meikle AW. Male obesity and alteration in sperm parameters. Fertil Steril. 2008;90(6):2222–5.
6. Rybar R, Kopecka V, Prinosilova P, Markova P, Rubes J. Male obesity and age in relationship to semen parameters and sperm chromatin integrity. Andrologia. 2011;43(4):286–91.
7. Bulcao C, Ferreira SR, Giuffrida FM, Ribeiro-Filho FF. The new adipose tissue and adipocytokines. Curr Diabetes Rev. 2006;2(1):19–28.
8. Noble RE. Waist-to-hip ratio versus BMI as predictors of cardiac risk in obese adult women. West J Med. 2001;174(4):240–1.
9. Gong D, Yang R, Munir KM, Horenstein RB, Shuldiner AR. New progress in adipocytokine research. Curr Opin Endocrinol Diabetes. 2003;10(2):115–21.
10. Pittas AG, Joseph NA, Greenberg AS. Adipocytokines and insulin resistance. J Clin Endocrinol Metab. 2004;89(2):447–52.
11. Ramya T, Misro MM, Sinha D, Nandan D. Sperm function and seminal oxidative stress as tools to identify sperm pathologies in infertile men. Fertil Steril. 2010;93(1):297–300.
12. Tunc O, Bakos HW, Tremellen K. Impact of body mass index on seminal oxidative stress. Andrologia. 2011;43(2):121–8.
13. Fejes I, Koloszar S, Szollosi J, Zavaczki Z, Pal A. Is semen quality affected by male body fat distribution? Andrologia. 2005;37(5):155–9.
14. Sallmen M, Sandler DP, Hoppin JA, Blair A, Baird DD. Reduced fertility among overweight and obese men. Epidemiology. 2006;17(5):520–3.
15. Martini AC, Tissera A, Estofan D, Molina RI, Mangeaud A, de Cuneo MF, et al. Overweight and seminal quality: a study of 794 patients. Fertil Steril. 2010;94(5):1739–43.
16. Hofny ER, Ali ME, Abdel-Hafez HZ, Kamal Eel D, Mohamed EE, Abd El-Azeem HG, et al. Semen parameters and hormonal profile in obese fertile and infertile males. Fertil Steril. 2010;94(2):581–4.
17. Stewart TM, Liu DY, Garrett C, Jorgensen N, Brown EH, Baker HW. Associations between andrological measures, hormones and semen quality in fertile Australian men: inverse relationship between obesity and sperm output. Hum Reprod. 2009;24(7):1561–8.
18. Shayeb AG, Harrild K, Mathers E, Bhattacharya S. An exploration of the association between male body mass index and semen quality. Reprod Biomed Online. 2011;23(6):717–23.
19. Fariello RM, Pariz JR, Spaine DM, Cedenho AP, Bertolla RP, Fraietta R. Association between obesity and alteration of sperm DNA integrity and mitochondrial activity. BJU Int. 2012;110(6):863–7.
20. Hammiche F, Laven JSE, Twigt JM, Boellaard WPA, Steegers EAP, Steegers-Theunissen RP. Body mass index and central adiposity are associated with sperm quality in men of subfertile couples. Hum Reprod. 2012;27(8):2365–72.
21. Sermondade N, Faure C, Fezeu L, Lévy R, Czernichow

S, Group O-FC. Obesity and increased risk for oligozoospermia and azoospermia. Arch Intern Med. 2012;172(5):440–2.
22. La Vignera S, Condorelli RA, Vicari E, Calogero AE. Negative effect of increased body weight on sperm conventional and nonconventional flow cytometric sperm parameters. J Androl. 2012;33(1):53–8.
23. Zorn B, Osredkar J, Meden-Vrtovec H, Majdic G. Leptin levels in infertile male patients are correlated with inhibin B, testosterone and SHBG but not with sperm characteristics. Int J Androl. 2007;30(5):439–44.
24. Aggerholm AS, Thulstrup AM, Toft G, Ramlau-Hansen CH, Bonde JP. Is overweight a risk factor for reduced semen quality and altered serum sex hormone profile? Fertil Steril. 2008;90(3):619–26.
25. Pauli EM, Legro RS, Demers LM, Kunselman AR, Dodson WC, Lee PA. Diminished paternity and gonadal function with increasing obesity in men. Fertil Steril. 2008;90(2):346–51.
26. Chavarro JE, Toth TL, Wright DL, Meeker JD, Hauser R. Body mass index in relation to semen quality, sperm DNA integrity, and serum reproductive hormone levels among men attending an infertility clinic. Fertil Steril. 2010;93(7):2222–31.
27. Lotti F, Corona G, Colpi GM, Filimberti E, Degli Innocenti S, Mancini M, et al. Elevated body mass index correlates with higher seminal plasma interleukin 8 levels and ultrasonographic abnormalities of the prostate in men attending an andrology clinic for infertility. J Endocrinol Invest. 2011;34(10):336–42.
28. Mah PM, Wittert GA. Obesity and testicular function. Mol Cell Endocrinol. 2010;316(2):180–6.
29. Winters SJ, Wang C, Abdelrahaman E, Hadeed V, Dyky MA, Brufsky A. Inhibin-B levels in healthy young adult men and prepubertal boys: is obesity the cause for the contemporary decline in sperm count because of fewer Sertoli cells? J Androl. 2006; 27(4):560–4.
30. Teerds KJ, de Rooij DG, Keijer J. Functional relationship between obesity and male reproduction: from humans to animal models. Hum Reprod Update. 2011;17(5):667–83.
31. Reis LO, Dias FG. Male fertility, obesity, and bariatric surgery. Reprod Sci. 2012;19(8):778–85.
32. Roth MY, Amory JK, Page ST. Treatment of male infertility secondary to morbid obesity. Nat Clin Pract Endocrinol Metab. 2008;4(7):415–9.
33. Phillips KP, Tanphaichitr N. Mechanisms of obesity-induced male infertility. Expert Rev Endocrinol Metab. 2010;5(2):229–51.
34. Hammoud AO, Griffin J, Meikle AW, Gibson M, Peterson CM, Carrell DT. Association of aromatase (TTTAn) repeat polymorphism length and the relationship between obesity and decreased sperm concentration. Hum Reprod. 2010;25(12):3146–51.
35. Wozniak SE, Gee LL, Wachtel MS, Frezza EE. Adipose tissue: the new endocrine organ? A review article. Dig Dis Sci. 2009;54(9):1847–56.
36. Barash IA, Cheung CC, Weigle DS, Ren H, Kabigting EB, Kuijper JL, et al. Leptin is a metabolic signal to the reproductive system. Endocrinology. 1996; 137(7):3144–7.
37. Pasquali R. Obesity and androgens: facts and perspectives. Fertil Steril. 2006;85(5):1319–40.
38. Monti V, Carlson JJ, Hunt SC, Adams TD. Relationship of ghrelin and leptin hormones with body mass index and waist circumference in a random sample of adults. J Am Diet Assoc. 2006;106(6):822–8; quiz 9–30.
39. Meachem SJ, Nieschlag E, Simoni M. Inhibin B in male reproduction: pathophysiology and clinical relevance. Eur J Endocrinol. 2001;145(5):561–71.
40. Pierik FH, Burdorf A, de Jong FH, Weber RF. Inhibin B: a novel marker of spermatogenesis. Ann Med. 2003;35(1):12–20.
41. Robeva R, Tomova A, Kirilov G, Kumanov P. Anti-Müllerian hormone and inhibin B levels reflect altered Sertoli cell function in men with metabolic syndrome. Andrologia. 2012;44(1):329–34.
42. Luo Z, Zhang Y, Li F, He J, Ding H, Yan L, et al. Resistin induces insulin resistance by both AMPK-dependent and AMPK-independent mechanisms in HepG2 cells. Endocrine. 2009;36(1):60–9.
43. Jensen TK, Andersson AM, Jorgensen N, Andersen AG, Carlsen E, Petersen JH, et al. Body mass index in relation to semen quality and reproductive hormones among 1,558 Danish men. Fertil Steril. 2004; 82(4):863–70.
44. Esposito K, Giugliano F, Di Palo C, Giugliano G, Marfella R, D'Andrea F, et al. Effect of lifestyle changes on erectile dysfunction in obese men: a randomized controlled trial. JAMA. 2004;291(24): 2978–84.
45. Tamler R. Diabetes, obesity, and erectile dysfunction. Gend Med. 2009;6 Suppl 1:4–16.
46. Hjollund NH, Bonde JP, Jensen TK, Olsen J. Diurnal scrotal skin temperature and semen quality. The Danish First Pregnancy Planner Study Team. Int J Androl. 2000;23(5):309–18.
47. Mieusset R, Bujan L, Mansat A, Pontonnier F, Grandjean H. Hyperthermia and human spermatogenesis: enhancement of the inhibitory effect obtained by 'artificial cryptorchidism'. Int J Androl. 1987;10(4): 571–80.
48. Hammoud AO, Gibson M, Peterson CM, Meikle AW, Carrell DT. Impact of male obesity on infertility: a critical review of the current literature. Fertil Steril. 2008;90(4):897–904.
49. Cabler S, Agarwal A, Flint M, du Plessis SS. Obesity: modern man's fertility nemesis. Asian J Androl. 2010;12(4):480–9.
50. Cai H, Ren Y, Li XX, Yang JL, Zhang CP, Chen M, et al. Scrotal heat stress causes a transient alteration in tight junctions and induction of TGF-beta expression. Int J Androl. 2011;34(4):352–62.
51. Kriegel TM, Heidenreich F, Kettner K, Pursche T, Hoflack B, Grunewald S, et al. Identification of diabetes- and obesity-associated proteomic changes in human spermatozoa by difference gel electrophoresis. Reprod Biomed Online. 2009;19(5):660–70.
52. Paasch U, Heidenreich F, Pursche T, Kuhlisch E, Kettner K, Grunewald S, et al. Identification of increased amounts of eppin protein complex components in sperm cells of diabetic and obese individuals by difference gel electrophoresis. Mol Cell Proteomics.

2011;10(8):M110 007187.
53. James PT, Leach R, Kalamara E, Shayeghi M. The worldwide obesity epidemic. Obes Res. 2001;9 Suppl 4:228S–33S.
54. Kaukua J, Pekkarinen T, Sane T, Mustajoki P. Sex hormones and sexual function in obese men losing weight. Obes Res. 2003;11(6):689–94.
55. Shafik A, Olfat S. Scrotal lipomatosis. Br J Urol. 1981;53(1):50–4.
56. Bastounis EA, Karayiannakis AJ, Syrigos K, Zbar A, Makri GG, Alexiou D. Sex hormone changes in morbidly obese patients after vertical banded gastroplasty. Eur Surg Res. 1998;30(1):43–7.
57. di Frega AS, Dale B, Di Matteo L, Wilding M. Secondary male factor infertility after Roux-en-Y gastric bypass for morbid obesity: case report. Hum Reprod. 2005;20(4):997–8.
58. Lazaros L, Hatzi E, Markoula S, Takenaka A, Sofikitis N, Zikopoulos K, et al. Dramatic reduction in sperm parameters following bariatric surgery: report of two cases. Andrologia. 2012;44(6):428–32.
59. Sermondade N, Massin N, Boitrelle F, Pfeffer J, Eustache F, Sifer C, et al. Sperm parameters and male fertility after bariatric surgery: three case series. Reprod BioMed Online. 2012;24:206–10.
60. Hammoud AO, Gibson M, Peterson CM, Hamilton BD, Carrell DT. Obesity and male reproductive potential. J Androl. 2006;27(5):619–26.
61. Zumoff B, Miller LK, Strain GW. Reversal of the hypogonadotropic hypogonadism of obese men by administration of the aromatase inhibitor testolactone. Metabolism. 2003;52(9):1126–8.
62. Elkhiat Y, Fahmy I. Aromatase inhibitors in the treatment of male infertility. Hum Androl. 2011;1(2):35–8.

4 运动对男性不育的影响

Diana Maria Vaamonde Martin，Marzo Edir Da Silva-Grigoletto，Asghar Abbasi 和 Juan Manuel García Manso
阮亚俊 译　陈瑞宝　刘继红 审校

一、概述

尽管越来越多的人开始进行体育锻炼，然而，如果不能科学地锻炼，有时可能会带来一些负面效应（损伤、病变等）。这些负面效应甚至会导致骨肌损伤、血压和过度训练相关的各种问题。只有在掌握了足够的知识后，规律适量地进行体育锻炼才是有益健康的。

众所周知，吸烟、不良饮食习惯、酗酒、肥胖、心理压力大、久坐等生活方式是影响男性的生殖能力和生育能力的重要因素，并可能对其后代的生育能力产生影响[1]。但是，我们对体育运动怎样影响生殖能力和生育能力却知之甚少。有些研究表明长期过度的锻炼可能会对生理系统，尤其是生殖系统和生育能力，产生不利影响[2-5]，也有研究认为规律的锻炼对个人的身体健康是有利的。在过去的十年中，研究者们更加强调运动对男性生育能力会产生不利影响[6-7]。尤其是长期过度运动对生育相关激素[5,7-9]和精液质量产生负面影响[3,5,7,10-11]。最近的研究表明，在男性运动员中，强化训练可以导致精子的氧化应激和 DNA 损伤[12-13]。

运动量是最早被认为会影响生育能力的最主要因素[10,14]，而随后的研究表明运动强度对生育能力的影响，至少在引起的不利影响中，与运动量是不相上下的[7,15]。运动方式的不同可能会改变运动对生育能力的影响程度，例如骑车时，车座会对会阴部产生更多的摩擦[16]。一些研究者认为，运动只在生殖系统先前存在病变时对生育能力有潜在的害处[17-18]。然而，鉴于男性生殖系统不同参数在个体间差异较大，建立一个明确而肯定的关系是极其困难的[19]。毫无疑问，男性生殖系统是受多种复杂因素影响的系统。所以，关于上述两者间的关系总是未达成共识，可能是由于运动员在训练时使用的运动参数不同。

然而，有些研究发现运动对生育有潜在的益处。Vaamonde 等最近的研究表明，与久坐的人相比，积极锻炼的个体其精液参数更好且激素水平更高[20]。

因此，本章内容旨在探讨体育锻炼对男性生育能力的影响。

二、体力活动与体育锻炼

我们必须对体力活动、体育锻炼以及不同锻炼方式中的参数有基本的了解，以便更好地理解本章节的内容。体力活动、体育锻炼和体育训练，不论在其涵盖范围，还是在其要求与目标上，均有许多不同。

体力活动是指引起肌肉收缩的一切动作，包括各种日常活动，例如园艺、散步、爬楼梯、做家务等。体育锻炼是有目的有计划的体力活动，通常是为了增强身体素质。它包括了游泳、跑步、骑自行车以及其他类型的运动。本章节中纳入的文献大部分是讨论体育训练，小部分是讨论体育锻炼，对生育的影响。两种最重要的锻炼形式——耐力运动和力量运动，二者在很多方面都有不同，其中最主要的是代谢途径的不同。

耐力运动是以提高耐力和增强运动能力为目的的，它主要训练身体有氧系统而非厌氧系统。耐力运动会引起许多中枢和外周的生理适应，因此，它会涉及多个系统。在耐力运动过程中，分解代谢和氧化是最为关键的事件，提高脂肪和糖原利用能力（糖原分解、糖酵解和脂肪分解）以满足高能量需求和高效率氧运输及分布。典型的耐力运动包括长跑、骑行和游泳。这些运动的组合，如铁人两项和铁人三项也是耐力运动[21]。

力量训练通常借助某种阻力（重物、自身体重、橡皮筋等），使肌肉产生收缩从而达到增加力量、提高无氧耐力和肌肉塑形的目的。力量训练是可以带来功能性益处的无氧活动，尤其可以改善骨骼肌肉的代谢和对激素的反应性。典型的力量训练包括健美、举重和力量举。

参数

运动时，需要考虑以下几个参数。

训练负荷是运动时的运动总量。主要指运动对身体的刺激程度，这将导致身体产生一系列的变化和适应。训练负荷必须与运动者的身体和心理状态相适应，以达到最佳的训练效果。

训练量是指运动中完成的工作量（总千米数、总千克数、总次数等）。训练量是长远训练计划中的重要参数（循环数、待训肌群练习数、每次锻炼动作套数、每套动作重复数、间隔休息时间等）[22]。

训练强度是运动中的定性指标，反映了运动者在运动中感受到的困难程度。它通常由一些变量的百分数来描述，例如最大摄氧量（VO_{2max}）、心率（HR）和一次重复最大负荷量（1RM）。

训练密度是指运动时长和休息时长之间的关系[23]。用于描述每次运动时休息的时间和两次运动间休息的时间[24]。它会影响运动产生的急慢性效应。

三、锻炼对男性生育的影响

下丘脑-垂体-性腺（HPG）轴，是通过负反馈环路调节，对于男性生育极其重要。男性性腺即睾丸，负责产生类固醇激素（主要是睾酮）和精子的生成。睾酮，可以反过来调节睾丸的功能[25]。促性腺激素释放激素（GnRH）是下丘脑以脉冲方式分泌的激素，可刺激下列激素的释放：黄体生成素（LH）和卵泡刺激素（FSH）。LH 负责睾丸间质细胞的睾酮分泌，而 FSH 是精子正常生成的基础。在这套系统中的任何改变都可能对生育产生影响。关于锻炼对男性生育能力的影响，许多研究的结果是相互矛盾的，因此争议重重：一些研究报道精液质量没有任何改变[26-27]，而另一些研究报道精液发生了显著的变化[3,5,10,15,28-29]。锻炼对男性生育能力的负面和正面影响都将在本章进行讨论。

（一）负面影响

运动对人们的健康有很多好处，但是有越来越多的证据表明，过度锻炼可能对生理系统产生不利影响，尤其会对生殖系统和生育能力产生不利影响[2,4]。已有研究认为运动与女性生殖功能障碍有关，这种疾病以黄体期缺失、闭经、无排卵和不孕为特征，称为女性运动相关性生殖功能障碍[30]。而在男性中，由于实验设计不合理和不同个体精液参数间的巨大差异，研究结果总是存在争议。但特别是在特发性不育患者中，运动仍可能是男性不育的根本原因。本章将对体育运动影响男性生育的病理改变做详细讨论。

1. 抗阻训练

（1）类固醇

这种运动方式和同化激素的使用密切相关，因此，必须谨慎对待。就像一些运动员为了提高成绩而使用兴奋剂类的药物，抗阻训练中常使用同化激素来增加肌肉力量和大小。这些类固醇的促合成效果多与雄激素有关。

由于运动者使用类固醇激素的现象十分普遍，这些物质对于生育的潜在危害必须加以说明。因此，本章节将对这些物质的作用做详细的说明。

（2）激素的变化

抗阻训练对激素的影响是促进合成的，因此，睾酮会如预期增加。事实上，睾酮介导的促合成效应主要通过两种途径：一是直接刺激蛋白质的合成和肌肉的生长；另一方面作用于神经系统，间接促进生长激素释放，增加肌肉力量[31]。单次抗阻训练通常会引起睾酮水平的迅速升高，它可以增加睾酮分泌的频率和幅度。睾酮的这类升高是和大的肌肉群参与运动或者是中到大量的训练有关[32]。作为长期适应的一部分，体内睾酮水平升高，同时，适量的训练还能增加肌肉增强力量[33]。

虽然大多数的研究都报道抗阻训练后，体内睾酮水平提高；Arce 等人发现，接受耐力和阻力训练的运动员，其体内总睾酮和游离睾酮水平较不运动者低；因此，他们推测，这种类型的训练可能对男性生殖相关激素产生影响[10]。

当合成代谢类固醇（如氧雄龙、美雄酮、司坦唑醇、癸酸诺龙和十一碳烯酸去甲睾酮）发挥作用时，内源性睾酮分泌明显受阻，这是由于生殖激素负反馈调节所致[34]。

（3）精液的变化

至今只有一项研究报道单纯抗阻训练下，精子质量会改变；但有几项研究报道了合用雄激素类蛋白同化激素的抗阻训练作用效果。Arce 等人报道，与耐力运动不同，进行抗阻训练者其精液密度，精子活力、形态，以及精子体外宫颈黏液穿透能力没有改变[10]。

许多蛋白质同化激素滥用者声称他们并未使用该类药物，并且在滥用激素的同时合用一些其他药物［芳香酶抑制剂，抗雌激素和人绒毛膜促性腺激素（HCG）］，以掩盖滥用药物的事实和抵消使用同化激素带来的性腺功能减退和男性乳房发育等不良影响[35-36]。此外，有时 HCG 和氯米芬会同时使用，来刺激内源性睾酮的生成，防止睾丸的萎缩[37]。

然而，当摄入的同化激素超过生理水平，可以导致 FSH 和 LH 的降低，以及增加 HPG 轴负反馈从而减少内源性睾酮的生成。进而导致睾丸的改变（萎缩，性腺功能减退），和精子生成中的改变［少精子症，无精子症，活力降低，畸形精子增多（尤其是头部和中段的畸形）］[34,36,38-40]。人们让雄性大鼠运动的同时服用癸酸诺龙，发现大鼠睾丸重量和精液参数均降低，大鼠生殖细胞凋亡增加[41]。尽管该研究使用的运动模式是典型的耐力锻炼——游泳，但是耐力训练者几乎不使用超生理剂量的同化激素，此时产生的仍为负面影响。

一些研究报道在终止使用同化激素后 4～6 个月，精子的生成可恢复正常[42]，而另一些则报道，需要 3 年或更长的时间[43]。这种时间上的差异可能是因为所使用的同化激素类型不同以及合用的药物不同。因此，明确同化激素的作用尤其是关于使用后对精子生成的影响是极其困难的。

2. 耐力和超耐力锻炼

（1）激素的作用

据报道，不论短时间运动还是长期的运动，下丘脑和睾丸的内分泌功能都会受到抑制。这种运动诱导的血清睾酮水平下降与运动时促性腺激素的释放抑制了内源性 GnRH 有关[44]。由于雄激素在精子生成过程启动和维持中至关重要，因此，完整的下丘脑-垂体-性腺轴是正常精液产生的先决条件。

我们必须意识到不同的训练参数对于激素水平的影响是不同的。因此，我们在讨论不同研究时必须考虑到运动参数的不同。

跑步是多数评估耐力锻炼对激素影响的研究选择的项目。目前，许多研究都表明低到中等训练量对游离睾酮或总睾酮水平影响不显著[6,27,45]。然而，另一组研究报道，接受低到中等训练量的运动者血清总睾酮[26,46-47]和游离睾酮[47]水平显著下降。

在讨论大运动量训练的跑步研究中，以下研究值得我们关注。

Roberts[48]和 De Souza[6]两项研究报道运动者总睾酮水平下降，后者还发现游离睾酮水平下降。在 Arce 等的研究中，与久坐不动者相比，接受耐力训练和抗阻训练的运动员其血清总睾酮和游离睾酮水平显著降低[10]。一些采用连续取样的方法评估激素水平的研究却有与此相反的结果；MacConnie 和他的同事[49]研究发现 LH 降低，总睾酮水平正常，而 Hackney 的团队[50]研究发现游离睾酮和总睾酮水平降低，但 LH 的分泌频率和幅度都没有明显的差异。

Hackney 等随后的研究报道，耐力训练会增加脑垂体生成催乳素（PRL），同时减少 LH 的释放。这种改变会直接影响 HPT 轴的功能，导致睾酮的基础水平下降。然而，他们的研究中，PRL 和 LH 的改变是由于外源性多巴胺和 GnRH 的使用导致的，因此，外源性药物的使用可能干扰了运动本身的影响。

大多数的研究并没有评估 LH 的改变，而评估了 LH 的研究表明，LH 并没有改变，或者虽有变化但不具有统计学意义[47,50-51]；还有一些研究表明 LH 只在分泌的频率或幅度上有显著性改变[49,52]。

针对骑自行车这项运动，它对激素影响的效果也是不明确且极具争议的。Lucia 的研究结果显示自行车选手，其体内激素的水平没有显著的改变[11]；然而，Fernández-Garcia 及其同事的研究表明，自行车手体内睾酮水平在比赛期间有所下降[53]。

另一方面，增加优秀游泳运动员的运动负荷，持续 4 周，其体内激素（睾酮和皮质醇）水平仍没有改变[54]；然而，其他的研究者观察到，在恢复运动期，运动员体内的激素水平下降[55]。

当以运动强度作为主要区分参数时，我们可以发现，运动强度可以影响激素水平。

关于锻炼对生殖激素和精液质量的影响的研究数量很多，在目前最全面的一项对照研究中，研究人员纳入了 286 名受试者，将其随机分为中等强度运动组（最大摄氧量的 60%），高强度运动组（最大摄氧量的 80%）[5]。每周 5 次 120 分钟的跑台运动，持续 60 周，随后是 36 周的低强度恢复训练。这两种强度的训练下，睾酮、LH 和 FSH 都自 12 周起开始减少，同时性激素结合球蛋白增加。GnRH 激发试验呈阴性。然而，在恢复训练结束后，激素水平可以恢复至基线值。

在此前的一项研究，受试者被施以短时间（2 周）最大强度的训练，研究者发现 FSH、LH、PRL、脱氢表雄酮（DHEA）和皮质醇有显著改变，而睾酮、孕酮或雌二醇的变化无统计学意义。经过 3 天的恢复，体内激素可降至训练前水平[7]（图 4.1）。

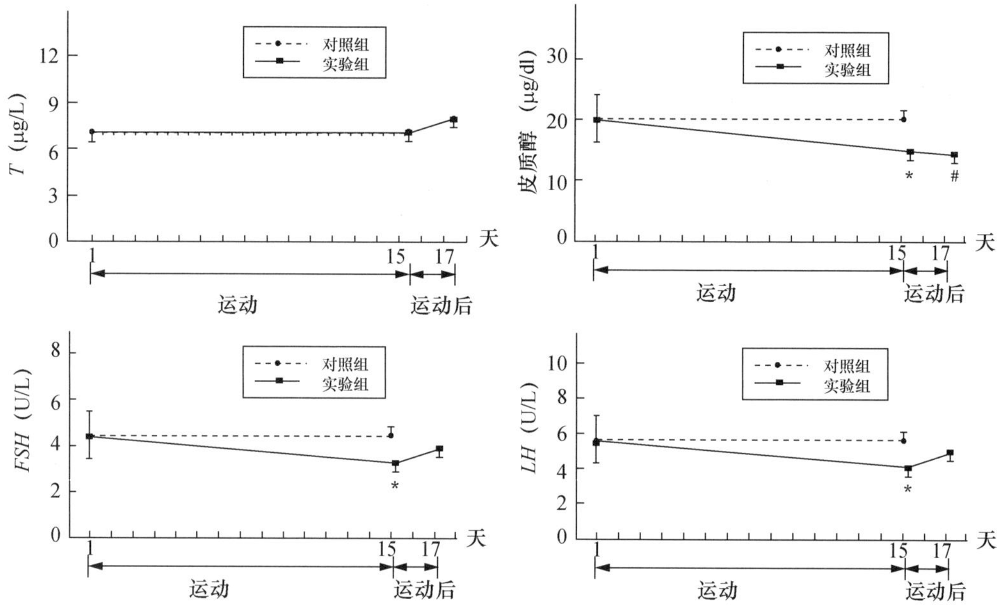

图 4.1　与 2 周的耐力强化训练效果最相关的激素（Reprinted from Vaamonde D, Da Silva ME, Poblador MS, Lancho JL. Reproductive profi le of physically active men after exhaustive endurance exercise. Int J Sports Med. 2006；27：680-9）

虽然，这两项研究的结果都表明，激素水平的改变是暂时的，是能够恢复到正常范围的；但是，如果训练没有足够的恢复时间，或者由急性运动变为慢性运动，那么由此产生的激素改变则会成为不可逆的变化，对于在青春期就开始训练的运动员尤其如此。

超耐力运动可以为心血管和造血系统，以及身体组分改善带来益处，同时也会对神经内分泌系统和生殖健康产生不利影响[9,56]。

尽管评估运动对生殖健康影响的研究主要针对的是耐力训练的运动员，最近的一些研究将研究对象聚焦在进行超耐力训练的男性运动员。有研究表明，通过每周 10～20 小时的跑步或骑车进行慢性超耐力训练的男性运动员基础睾酮分泌减少，性腺功能低下[57]。很少有文献报道不同的运动持续时间和运动强度对男性激素水平的影响，然而阐明运动对神经内分泌和男性生殖健康开始产生负面效应的时间是十分重要的。最近，

Fitzgerald 等的研究表明，与自行车手和积极参加运动的男性相比，铁人三项运动员体内雌二醇和睾酮总量较低[8]，尽管在此之前的 Lucia 等报道无差异[11]。由此，我们可以得出结论：较抗阻训练者和普通男性相比，参加高强度耐力训练者，其体内睾酮水平较低。这也就意味着运动相关性激素紊乱是可能存在的[58-59]。此外，运动员糖皮质激素水平多数会升高，可以直接减少睾丸间质细胞 LH 受体的数目，从而影响了类固醇激素的生成[60]。

很显然，运动对激素水平的影响会因运动强度和运动量的不同而不同。当我们对待不同的研究结果时，应当把研究设计中不同的受试者，不同的运动类型之间的异质性纳入考量范围。不论何时，我们都应当牢记，激素的调节是由一个复杂的抑制和刺激环路完成的。

（2）精液的变化

关于耐力训练能否影响精子的生成与精液的质量，至今尚无定论。但是，长期的力竭性训练会降低精液质量，对生殖有潜在危害，这一点是毫无疑问的[3,28]。

一些研究报道，跑步者的精液质量有所下降，甚至有高达 10％的受试者有严重的少精子症[26]；然而，其他的一些研究者却认为，在跑步者与对照受试者间，精液质量没有差异，即使存在改变，这种差异也不具有临床意义[10,14,27,46]。还有些研究报道发现精液中的非精子成分（如圆形细胞[10]）增加，表明可能存在感染和（或）炎症。与对照受试者相比，进行大运动量者较小运动量者，精液质量变化更大[14]。研究者推测至少每周 100 千米的运动量才能导致精液参数的改变[10]。有研究报道持续 6 周的强化训练（逐渐增加至正常训练量的 186％）伴随 2 周的恢复训练（正常训练量的 50％），对于精子数、活性和形态无明显影响[61]。然而，另一项研究结果却显示精子密度，精子活力和形态，以及体外宫颈黏液穿透试验都有所下降[10]。与此一致，Safarinejad 和他的同事也观察到，与中运动强度者相比，高运动强度者精液质量明显下降。有趣的是，在恢复期之后，上述所有的参数都恢复到了训练前的水平[5]。

对于那些经常参加比赛的高水平运动员，他们通常已经接受了许多年的训练，因此，很难估计这些运动员的精液质量何时开始下降。然而，有报道证实大运动量的自行车训练和精子形态的异常有关[28,62]。每周 300 千米的骑行训练与严重的精子形态异常有关[28]（图 4.2）。

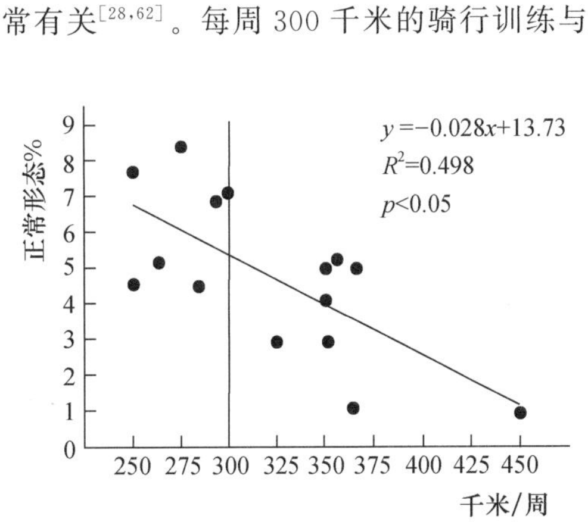

图 4.2　精子形态与每周骑行训练量之间的相关性（Reprinted from Vaamonde D，Da Silva-Grigoletto ME，García-MansoJM，Cunha-FilhoJS，Vaamonde-Lemos R. Sperm morphology normalcy is inversely correlated to cycling kilometers in elite triathletes. Rev Andal Med Deporte. 2009；02：43-6）

比赛期间的自行车手，较比赛期间的业余马拉松选手（$P<0.05$）或休息期间的自行车手（$P<0.01$），精子活力低下（46.2±19.5％）[11]。另外一项研究结果显示，长距离的自行车赛车手正常形态精子比例较对照组低，锥形头畸形精子比例较对照组高，而精液量和精子活力、活率及密度无明显差异[29]。即便是业余选手，如果将运动量提高至力竭水平，也可导致精液质量和激素水平的变化[7]。如果男性生殖系统先前存在病变，例如精索静脉曲张的患者，运动对其而言，可能是一种加剧损害的促进因素，这些患者的精液质量可能已经受到这种病变的影响[17]。

在一项动物研究中，研究者发现给予大鼠游泳应激后，大鼠的生育能力以及新生幼鼠的形态未受影响，而精子细胞的数目减少[63]。Manna 等的研究，同样使用大鼠，报道在接受游泳应激后，大鼠不仅精子细胞数目减少，而且在精子形成过程中的其他细胞数目也减少[64]；同时也报道，大鼠血清中参与激素转化的酶和激素，以及抗氧化应激的保护剂（过氧化氢酶等）都有所下降。Vaamonde 等的研究结果显示，在强迫游泳应激的小鼠中，精子形态同样有改变，但这种改变可以通过补充抗氧化剂和白藜芦醇[65]进行预防。

对于超耐力运动，一项研究比较了参加三种不同运动方式（体力活动男性，水球选手和铁人三项选手）的男性精液质量，其结果显示，精液密度、精子数量、活力和形态在三组受试者间存在显著差异。精子形态是差异最显著的指标（铁人三项组正常形态精子数<5％）[3]。此外，铁人三项选手因为训练和比赛，已经有了系统性的氧化应激损伤[66]。

由于自行车座对会阴的摩擦可导致会阴部轻微创伤和压迫，连续的剧烈骑行可能会导致勃起功能障碍的发生[16]。

如上所述，使用固定参数（类型、运动量和运动强度）的运动来探究运动与生育的关系是十分必要的。

与评估激素改变的研究相似，评估精液质量改变的研究，其运动量和运动强度也都不尽相同。虽然如此，我们仍可得出这样的结论：接受高强度高负荷训练的运动员精液质量似乎更差。如果运动员已经接受了很多年这样的训练或自青春期左右开始训练，这样的损害往往是不可逆的。

（3）氧化应激指标和 DNA 损伤

关于运动对男性个体氧化应激损伤指标的影响的研究较少。最近的一项研究表明，与业余运动员和不运动男性相比，优秀男性运动员精液中 8-异构前列腺素、活性氧（ROS）、丙二醛（MDA）和精子 DNA 碎片含量较高，而超氧化物歧化酶（SOD）、过氧化氢酶和抗氧化缓冲物（TAC）水平较低。此项研究还报道了，精子 DNA 碎片与最大摄氧量、精液 8-异构前列腺素、ROS 和 MDA 存在显著的正相关的关系。这也就表明，较业余选手和不运动男性，优秀运动员更容易发生精子功能损伤[13]。Vaamonde 研究小组的初步研究结果提示，与精子形态相同，精子 DNA 损伤同样受自行车骑行训练量直接影响。平均每周训练量较大的运动员精子 DNA 损伤就更加严重[12]。此外，一些研究报道运动员体内白细胞数目及免疫反应发生了改变，在接受过度训练者中改变尤为明显[67]。

还有一些运动（如足球、篮球、橄榄球、手球等），它们是抗阻运动和耐力运动的混合模式。在这种情况下的研究只是将运动作为存在先前疾病时的加剧因素[17-18]。然而，此类运动时无法明确不同参数下运动对生殖的影响，甚至很难明确运动时所采用的代谢途径。因此，需要更多的研究来探讨此类运动对男性生殖能力的影响。

综上所述，运动强度和运动量都会影响运动后激素和精液质量的改变。此外，这一过程中一些其他的参数和运动本身固有特征也可发挥作用。相同的，受训者自身的特点和他们适应能力也会影响这些改变。运动可以加剧先前存在的生殖系统病变。基于上述事实，我们应当进一步评估运动与生殖能力的关系。

（二）正面影响

人们普遍认为，有规律的锻炼对于包括心肺系统、免疫系统、内分泌系统、脑、肌肉和其他的器官是有好处的，并且可以预防许多疾病，例如肥胖、心血管疾病、糖尿病、骨质疏松和慢性全身性炎症等。那么，运动似乎对于生殖系统也是有益的。

1. 抗阻运动

对于调控体内同化激素浓度和同化激素/异化激素比例，运动可以从多个方面发挥有利作用。自运动员的角度出发，体内同化激素的增加可以减少体内脂肪，增加无脂体重，增强肌肉力量，从而提高运动水平[68]。同化激素和局部负载敏感的自分泌/旁分泌生长因子可以有效地调节肌肉对运动的适应能力。生长激素（GH）、类胰岛素生长因子（IGF-1）和睾酮（T）可以促进肌蛋白的合成，因此，它们可以直接参与肌肉对运动的适应，已有报道证实睾酮和局部表达的 IGF-1 可以激活肌肉干细胞[69]。事实上，使用睾酮可以提高健康老年男性无脂体重，增加最大自主肌力[69]。

抗阻运动可以增加睾酮的浓度，睾酮可作用于其他利于男性生育的激素。睾酮对于运动的急性改变是短暂上升后下降至（甚至低于）静息状态时浓度[70-71]。

Tremblay 等的一项研究表明，经过一轮的抗阻训练，运动者体内总睾酮水平上升，而经过恢复训练后，总睾酮明显下降。游离睾酮水平在运动期间显著下降。抗阻训练后，游离睾酮虽有增加，但经过恢复训练后，睾酮水平仍会显著下降。睾酮在抗阻运动[72]后 4～4.5 小时，可增加至基线水平。在此项研究中，人们还发现，抗阻运动后体内 LH 水平高于静息状态或跑步运动后。此外，在进行抗阻运动者中，LH 水平升高，并且可以持续至恢复训练之后。短期低强度的抗阻运动可以大大提高男性受试者的睾酮水平[73]。接受抗阻训练的受试者已被证明具有较高的基础睾酮水平[74-75]。睾酮水平在短期抗阻训练后升高[76]，业余抗阻运动者经过一组训练后体内免疫反应性生长激素（iGH）也会升高[77]。

2. 耐力运动

（1）激素的改变

大多数探究运动对雄激素影响的研究都聚焦于短期训练的急性期效果，并且这些研究的结论大多表明，运动可以暂时提高睾酮水平，随后则降低至或低于基础水平。而对其他的雄激素水平影响则报道各异[55,78-80]。关于长期中等强度的有氧运动对男性体内激素水平的影响的研究目前尚无报道。运动对健康影响的急性期和慢性期效果不同，急性期效果多与肌肉的生长和组织的重塑有关，而慢性期效果多与长期健康相关[71,81]。一项针对中老年男性的横断面研究表明，进行规律运动的运动者循环中的睾酮水平较高[82-83]。关于数周的耐力训练能否提高睾酮水平，一些回顾性非随机研究对此做出了回答[84-86]。其中一项研究表明，低脂饮食伴随日常无氧运动，可以提高性激素结合球蛋白水平，从而抵消睾酮的生物学活性[87]。长期运动者也具有较高的性激素结合球蛋白[88]。一项为期 12 个月的随机临床研究表明，中等强度的有氧运动可增加久坐不动男性短期（3 个月）和长期（12 个月）血清的双氢睾酮（DHT）和性激素结合球蛋白水平[58]。最近，Vaamonde 和他的同事报道，与久坐不动的人相比，体力活动更多者，其体内 FSH、LH、睾酮以及 T/C（合成与分解代谢指数）比更高，这也进一步表明运动可以提高体内激素水平[20]。

（2）精液的变化

a. 精液参数

并没有太多的研究表明运动对提高精液质量有利。然而，Vaamonde 等的一项新发现表明体力活动较多者（PA），其精子质量较久坐不动者（SE）更优。前向运动（PA：60.94 ± 5.03；SE：56.07 ± 4.55）和精子形态（PA：15.54 ± 1.38，SE：14.40 ± 1.15）间的差异具有统计学意义。这些观察到的改变与激素的改变一致[20]。Palmer 的研究也发现了，在对 C57BL6 的小鼠进行 8 周的游泳训练后，其精子活力（1.2 倍）和形态（1.1 倍）都有显著提高（$P<0.05$）[89]。

b. 氧化应激和 DNA 损伤

最近的研究报道雄性小鼠练习游泳 8 周后，其精子 DNA 损伤、活性氧和线粒体膜电位分别下降 1.5 倍、1.1 倍和 1.2 倍[89]（表 4.1）。

表 4.1　运动对男性生育能力的慢性影响[a]

	耐力运动		抗阻运动		
	正面影响（中度运动）	负面影响（高强度运动）	正面影响（中度运动）	抗阻运动+合用 AAS	负面影响（高强度运动）
激素水平	↑ T，DHT，FSH，LH，T/C	↓ GnRH，FSH，LH，T，E2，DHEA，T/C ↑ PRL，C	↑ T，LH，T/C，GH ↓ Myostatin	↓ FSH，LH，T	↓ T，T/C ↑ C
精液参数	活力 ↑ 异常形态精子 DNA 受损 ↓	少精子症，异常形态精子、圆形细胞数目、DNA 受损 ↑ 精子计数、活力、生殖细胞系数目 ↓		无精子症 少精子症 生殖细胞系、异常形态精子 ↑ 活力 ↓	
氧化应激	↓ ROS	↑ ROS，MDA ↓ SOD，CAT，TAC			
勃起障碍		在某些运动中（包括骑自行车）↑ ED			

缩写：AAS，蛋白同化激素；T，睾酮；DHT，双氢睾酮；FSH，卵泡刺激素；LH，黄体生成素；T/C，睾酮/皮质醇比；GnRH，促性腺激素释放激素；E2，雌二醇；DHEA，脱氢表雄酮；PRL，催乳素；C，皮质醇；GH，生长激素；ROS，活性氧；MDA，丙二醛；SOD，超氧化物歧化酶；CAT，过氧化氢酶；TAC，总抗氧化能力；ED，勃起功能障碍。

[a] 该影响呈负荷相关

四、小结和建议

虽然运动可以减少患病风险，促进健康，但是力竭运动及过度运动却可能影响男性的生育能力和下丘脑-垂体-性腺轴（HPG 轴）的功能。高负荷运动对于生育能力，不论从激素水平还是精液质量都有负面影响，可能导致男性的不育。尽管很多研究都表明，停止运动后，激素水平和精液质量可完全恢复，但是我们仍要意识到运动可能是男性不育的潜在原因。此外，我们需要谨慎对待运动员的训练年限和开始训练的时间。然而，我们也可以看到规律的锻炼可以提高激素水平和精液质量。综上所述，我们应当开展更多的研究来进一步阐明运动与男性不育的关系。

参考文献

1. Homan GF, Davies M, Norman R. The impact of lifestyle factors on reproductive performance in the general population and those undergoing infertility treatment: a review. Hum Reprod Update. 2007;13:209–23.
2. Mastaloudis A, Yu TW, O'Donnell RP, Frei B, Dashwood RH, Traber MG. Endurance exercise results in DNA damage as detected by the comet assay. Free Radic Biol Med. 2004;36:966–75.
3. Vaamonde D, Da Silva-Grigoletto ME, Garcia-Manso JM, Vaamonde-Lemos R, Swanson RJ, Oehninger SC. Response of semen parameters to three training modalities. Fertil Steril. 2009;92:1941–6.
4. Olive DL. Exercise and fertility: an update. Curr Opin Obstet Gynecol. 2010;22:259–63.
5. Safarinejad MR, Azma K, Kolahi AA. The effects of intensive, long-term treadmill running on reproductive hormones, hypothalamus-pituitary-testis axis, and semen quality: a randomized controlled study. J Endocrinol. 2009;20:259–71.
6. De Souza MJ, Arce JC, Pescatello LS, Scherzer HS, Luciano AA. Gonadal hormones and semen quality in male runners. A volume threshold effect of endurance training. Int J Sports Med. 1994;15:383–91.
7. Vaamonde D, Da Silva ME, Poblador MS, Lancho JL. Reproductive profile of physically active men after exhaustive endurance exercise. Int J Sports Med. 2006;27:680–9.
8. Fitzgerald LZ, Robbins WA, Kesner JS, Xun L. Reproductive hormones and interleukin-6 in serious leisure male athletes. Eur J Appl Physiol. 2012; 112:3765–73.
9. Maimoun L, Lumbroso S, Manetta J, Paris F, Leroux JL, Sultan C. Testosterone is significantly reduced in endurance athletes without impact on bone mineral density. Horm Res Paediatr. 2003;59:285–92.
10. Arce JC, De Souza MJ, Pescatello LS, Luciano AA. Subclinical alterations in hormone and semen profile in athletes. Fertil Steril. 1993;59:398–404.
11. Lucia A, Chicharro JL, Perez M, Serratosa L, Bandres F, Legido JC. Reproductive function in male endurance athletes: sperm analysis and hormonal profile. J Appl Physiol. 1996;81:2627–36.
12. Vaamonde D, Da Silva-Grigoletto ME, Garcia-Manso JM, Vaamonde-Lemos R. Differences in sperm DNA fragmentation between high- and low-cycling volume triathletes: preliminary results. Fertil Steril. 2012;98(3 Suppl):S85.
13. Tartibian B, Maleki BH. Correlation between seminal oxidative stress biomarkers and antioxidants with sperm DNA damage in elite athletes and recreationally active men. Clin J Sport Med. 2012;22:132–9.
14. De Souza MJ, Miller BE. The effect of endurance training on reproductive function in male runners. A 'volume threshold' hypothesis. Sports Med. 1997; 23:357–74.
15. Jensen CE, Wiswedel K, McLoughlin J, van der Spuy Z. Prospective study of hormonal and semen profiles in marathon runners. Fertil Steril. 1995;64:1189–96.
16. Brock G. Erectile function of bike patrol officers. J Androl. 2002;23:758–9.
17. Di Luigi L, Gentile V, Pigozzi F, Parisi A, Giannetti D, Romanelli F. Physical activity as a possible aggravating factor for athletes with varicocele: impact on the semen profile. Hum Reprod. 2001;16:1180–4.
18. Naessens G, De Slypere JP, Dijs H, Driessens M. Hypogonadism as a cause of recurrent muscle injury in a high level soccer player. A case report. Int J Sports Med. 1995;16:413–7.
19. WHO. WHO laboratory manual for the examination of human semen and sperm-cervical mucus interaction. 4th ed. Cambridge, UK: Cambridge University Press; 1999.
20. Vaamonde D, Da Silva-Grigoletto ME, García-Manso JM, Barrera N, Vaamonde-Lemos R. Physically active men show better semen parameters and hormone values than sedentary men. Eur J Appl Physiol. 2012; 112:3267–73.
21. Wilmore JH, Costill DL, Kenney WL. Physiology of sport and exercise. 4th ed. Champaign, IL: Human Kinetics; 2008.
22. Pradet M. La Preparación Física. INDE: Barcelona, Spain; 1999.
23. Nacleiro F. Entrenamiento de la fuerza y prescripción del ejercicio. In: Jiménez A, editor. Entrenamiento

Personal. Bases, fundamentos y aplicaciones. Barcelona, Spain: INDE; 2005. p. 99.
24. Heredia JR, Isidro F, Peña G, Moral S, Mata F, Martín M, Segarra V, Da Silva ME. Criterios básicos para el diseño de programas de acondicionamiento neuromuscular saludable en centros de fitness. Revista Digital 2012;17:170. EFDeportes.com, Buenos Aires.
25. Hackney AC. Endurance training and testosterone levels. Sports Med. 1989;8:117–27.
26. Ayers JW, Komesu Y, Romani T, Ansbacher R. Anthropomorphic, hormonal, and psychologic correlates of semen quality in endurance-trained male athletes. Fertil Steril. 1985;43:917–21.
27. Bagatell CJ, Bremner WJ. Sperm counts and reproductive hormones in male marathoners and lean controls. Fertil Steril. 1990;53:688–92.
28. Vaamonde D, Da Silva-Grigoletto ME, García-Manso JM, Cunha-Filho JS, Vaamonde-Lemos R. Sperm morphology normalcy is inversely correlated to cycling kilometers in elite triathletes. Rev Andal Med Deporte. 2009;2:43–6.
29. Gebreegziabher Y, Marcos E, McKinon W, Rogers G. Sperm characteristics of endurance trained cyclists. Int J Sports Med. 2004;25:247–51.
30. Mastorakos G, Pavlatou M, Diamanti-Kandarakis E, Chrousos GP. Exercise and the stress system. Hormones. 2005;4:73–89.
31. McArdle WD, Katch FI, Katch VL. Essentials of exercise physiology. 3rd ed. Philadelphia, PA: Williams and Wilkins; 2006.
32. Kraemer WJ. Endocrine responses to resistance exercise. Med Sci Sport Exerc. 1988;20(5 Suppl):S152–7.
33. Hakkinen K, Pakarinen A, Kraemer WJ, Newton RU, Alen M. Basal concentrations and acute responses of serum hormones and strength development during heavy resistance training in middle-aged and elderly men and women. J Gerontol A Biol Sci Med Sci. 2000;55:B95–105.
34. Fronczak CM, Kim ED, Barqawi AB. The insults of illicit drug use on male fertility. J Androl. 2012; 33:515–28.
35. Kanayama G, Brower KJ, Wood RI, Hudson JI, Pope Jr HG. Anabolic-androgenic steroid dependence: an emerging disorder. Addiction. 2009;104:1966–78.
36. Karila T, Hovatta O, Seppala T. Concomitant abuse of anabolic androgenic steroids and human chorionic gonadotrophin impairs spermatogenesis in power athletes. Int J Sports Med. 2004;25:257–63.
37. Hoffman JR, Kraemer WJ, Bhasin S, Storer T, Ratamess NA, Haff GG, Willoughby DS, Rogol AD. Position stand on androgen and human growth hormone use. J Strength Cond Res. 2009;23(5 Suppl):S1–59.
38. Schurmeyer T, Knuth UA, Belkien L, Nieschlag E. Reversible azoospermia induced by the anabolic steroid 19-nortestosterone. Lancet. 1984;1:417–20.
39. Torres-Calleja J, Gonzalez-Unzaga M, DeCelis-Carrillo R, Calzada-Sanchez L, Pedron N. Effect of androgenic anabolic steroids on sperm quality and serum hormone levels in adult male bodybuilders. Life Sci. 2001;68:1769–74.
40. Bonetti A, Tirelli F, Catapano A, Dazzi D, Dei Cas A, Solito F, Ceda G, Reverberi C, Monica C, Pipitone S, Elia G, Spattini M, Magnati G. Side effects of anabolic androgenic steroids abuse. Int J Sports Med. 2008;29:679–87.
41. Shokri S, Aitken RJ, Abdolvahhabi M, Abolhasani F, Ghasemi FM, Kashani I, Ejtemaeimehr S, Ahmadian S, Minaei B, Naraghi MA, Barbarestani M. Exercise and supraphysiological dose of nandrolone decanoate increase apoptosis in spermatogenic cells. Basic Clin Pharmacol Toxicol. 2010;106:324–30.
42. Knuth UA, Maniera H, Nieschlag E. Anabolic steroids and semen parameters in bodybuilders. Fertil Steril. 1989;52:1041–7.
43. Schurmeyer Menon DK. Successful treatment of anabolic steroid-induced azoospermia with human chorionic gonadotropin and human menopausal gonadotropin. Fertil Steril. 2003;79 Suppl 3: 1659–61.
44. Kujala UM, Alen M, Huhtaniemi IT. Gonadotrophin-releasing hormone and human chorionic gonadotrophin tests reveal that both hypothalamic and testicular endocrine functions are suppressed during acute prolonged physical exercise. Clin Endocrinol. 1990;33:219–25.
45. Mathur DN, Toriola AL, Dada OA. Serum cortisol and testosterone levels in conditioned male distance runners and nonrunners after maximal exercise. J Sports Med Phys Fitness. 1986;26:245–50.
46. Griffith RO, Dressendorfer RH, Fullbright CD, Wade CE. Testicular function during exhaustive endurance training. Phys Sports Med. 1990;18:54–64.
47. Wheeler GD, Singh M, Pierce WD, Epling WF, Cumming DC. Endurance training decreases serum testosterone levels in men without change in luteinizing hormone pulsation release. J Clin Endocrinol Metab. 1991;72:422–5.
48. Roberts AC, McClure RD, Weiner RI, Brooks GA. Overtraining affects male reproductive status. Fertil Steril. 1993;60:686–92.
49. MacConnie SE, Barkan A, Lampman RM, Schork MA, Beitins IZ. Decreased hypothalamic gonadotropin-releasing hormone secretion in male marathon runners. N Engl J Med. 1986;315:411–7.
50. Hackney AC, Sinning WE, Bruot BC. Reproductive hormonal profiles of endurance-trained and untrained males. Med Sci Sports Exerc. 1988;20:60–5.
51. Hackney AC, Sinning WE, Bruot BC. Hypothalamic-pituitary-testicular axis function in endurance-trained males. Int J Sports Med. 1990;11:298–303.
52. McColl EM, Wheeler GD, Gomes P, Bhambhani Y, Cumming DC. The effects of acute exercise on pulsatile LH release in high-mileage male runners. Clin Endocrinol. 1989;68:402–11.
53. Fernández-Garcia B, Lucía A, Hoyos J, Chicharro JL, Rodriguez-Alonso M, Bandrés F, Terrados N. The response of sexual and stress hormones of male procyclists during continuous intense competition. Int J Sports Med. 2002;23:555–60.
54. Mackinnon LT, Hooper SL, Jones S, Gordon RD, Bachmann AW. Hormonal, immunological, and hematological responses to intensified training in elite swimmers. Med Sci Sports Exerc. 1997;29:1637–45.
55. Bonifazi M, Bela E, Carli G, et al. Influence of train-

ing on the response of androgen plasma concentrations to exercise in swimmers. Eur J Appl Physiol Occup Physiol. 1995;70:109–14.
56. Izquierdo M, Ibáñez J, Häkkinen K, Kraemer WJ, Ruesta M, Gorostiaga EM. Maximal strength and power, muscle mass, endurance and serum hormones in weightlifters and road cyclists. J Sports Sci. 2004;22:465–78.
57. Hackney AC, Moore AW, Brownlee KK. Testosterone and endurance exercise: development of the exercise-hypogonadal male condition. Acta Physiol Hung. 2005;92:121–37.
58. Hawkins VN, Foster-Schubert K, Chubak J, Sorensen B, Ulrich CM, Stancyzk FZ, Plymate S, Stanford J, White E, Potter JD, McTiernan A. Effect of exercise on serum sex hormones in men: a 12-month randomized clinical trial. Med Sci Sports Exerc. 2008; 40:223–33.
59. Hackney AC. Endurance exercise training and reproductive endocrine dysfunction in men: alterations in the hypothalamic-pituitary-testicular axis. Curr Pharm Des. 2001;7:261–73.
60. Bambino TH, Hsueh AJ. Direct inhibitory effect of glucocorticoids upon testicular luteinizing hormone receptor and steroidogenesis in vivo and in vitro. Endocrinology. 1981;108:2142–8.
61. Hall HL, Flynn MG, Carroll KK, Brolinson PG, Shapiro S, Bushman BA. Effects of intensified training and detraining on testicular function. Clin J Sport Med. 1999;9:203–8.
62. Du Plessis S, Kashou A, Vaamonde D, Agarwal A. Is there a link between exercise and male factor infertility? Open Reprod Sci J. 2011;3:105–13.
63. Mingoti GZ, Pereira RN, Monteiro CM. Fertility of male adult rats submitted to forced swimming stress. Braz J Med Biol Res. 2003;36:677–81.
64. Manna I, Jana K, Samanta PK. Effect of different intensities of swimming exercise on testicular oxidative stress and reproductive dysfunction in mature male albino Wistar rats. Indian J Exp Biol. 2004; 42:816–22.
65. Vaamonde D, Diaz A, Rodriguez I. Preliminary results of trans-resveratrol as an effective protector against exercise-induced morphology abnormalities on mice sperm. Fertil Steril. 2011;96(3 Suppl):S166–7.
66. Knez WL, Jenkins DG, Coombes JS. Oxidative stress in half and full Ironman triathletes. Med Sci Sports Exerc. 2007;39:283–8.
67. Lehmann M, Dickhuth HH, Gendrisch G, Lazar W, Thum M, Kaminski R, Aramendi JF, Peterke E, Wieland W, Keul J. Training-overtraining. A prospective, experimental study with experienced middle- and long-distance runners. Int J Sports Med. 1991;12(5):444–52.
68. Myhal M, Lamb DR. Hormones as performance enhancing drugs. In: Warren MP, Constantini NW, editors. Sport endocrinology. Totowa, NJ: Ilumana; 2000. p. 433–76.
69. Giannoulis MG, Martin FC, Nair KS, Umpleby AM, Sonksen P. Hormone replacement therapy and physical function in healthy older men. Time to talk hormones? Endocr Rev. 2012;33:314–77.
70. Bloomer RJ, Sforzo GA, Keller BA. Effects of meal form and composition on plasma testosterone, cortisol, and insulin following resistance exercise. Int J Sport Nutr Exerc Metab. 2000;10:415–24.
71. Kraemer WJ, Ratamess NA. Hormonal responses and adaptations to resistance exercise and training. Sports Med. 2005;35:339–61.
72. Tremblay MS, Copeland JL, Van Helder W. Effect of training status and exercise mode on endogenous steroid hormones in men. J Appl Physiol. 2004;96:531–9.
73. Kon M, Ikeda T, Homma T, Suzuki Y. Effects of low-intensity resistance exercise under acute systemic hypoxia on hormonal responses. J Strength Cond Res. 2012;26:611–7.
74. Hakkinen K, Pakarinen A, Alen M, Kauhanen H, Komi PV. Neuromuscular and hormonal adaptations in athletes to strength training in two years. J Appl Physiol. 1988;65:2406–12.
75. Kraemer WJ, Hakkinen K, Newton RU, Nindl BC, Volek JS, McCormick M, Gotshalk LA, Gordon SE, Fleck SJ, Campbell WW, Putukian M, Evans WJ. Effects of heavy-resistance training on hormonal response patterns in younger vs. older men. J Appl Physiol. 1999;87:982–92.
76. Pullinen T, Mero A, Huttunen P, Pakarinen A, Komi PV. Resistance exercise-induced hormonal responses in men, women, and pubescent boys. Med Sci Sports Exerc. 2002;34:806–13.
77. Migiano MJ, Vingren JL, Volek JS, Maresh CM, Fragala MS, Ho JY, Thomas GA, Hatfield DL, Häkkinen K, Ahtiainen J, Earp JE, Kraemer WJ. Endocrine response patterns to acute unilateral and bilateral resistance exercise in men. J Strength Cond Res. 2010;24:128–34.
78. Hackney AC, Premo MC, McMurray RG. Influence of aerobic versus anaerobic exercise on the relationship between reproductive hormones in men. J Sports Sci. 1995;13:305–11.
79. Kraemer WJ, Hakkinen K, Newton RU, et al. Acute hormonal responses to heavy resistance exercise in younger and older men. Eur J Appl Physiol Occup Physiol. 1998;77:206–11.
80. Willoughby DS, Taylor L. Effects of sequential bouts of resistance exercise on androgen receptor expression. Med Sci Sports Exerc. 2004;36:1499–506.
81. Herbst KL, Bhasin S. Testosterone action on skeletal muscle. Curr Opin Clin Nutr Metab Care. 2004;7:271–7.
82. Ari Z, Kutlu N, Uyanik BS, Taneli F, Buyukyazi G, Tavli T. Serum testosterone, growth hormone, and insulin-like growth factor-1 levels, mental reaction time, and maximal aerobic exercise in sedentary and long-term physically trained elderly males. Int J Neurosci. 2004;114:623–37.
83. Muller M, den Tonkelaar I, Thijssen JH, Grobbee DE, van der Schouw YT. Endogenous sex hormones in men aged 40–80 years. Eur J Endocrinol. 2003; 149.583–9.
84. Sallinen J, Hoglund I, Engstrom M, et al. Pharmacological characterization and CNS effects of a novel highly selective alpha2C-adrenoceptor antagonist JP-1302. Br J Pharmacol. 2007;150:391–402.
85. Izquierdo M, Hakkinen K, Ibanez J, et al. Effects of

strength training on muscle power and serum hormones in middle-aged and older men. J Appl Physiol. 2001;90:1497–507.

86. Nicklas BJ, Ryan AJ, Treuth MM, et al. Testosterone, growth hormone and IGF-I responses to acute and chronic resistive exercise in men aged 55–70 years. Int J Sports Med. 1995;16:445–50.
87. Tymchuk CN, Tessler SB, Aronson WJ, Barnard RJ. Effects of diet and exercise on insulin, sex hormone-binding globulin, and prostate-specific antigen. Nutr Cancer. 1998;31:127–31.
88. Cooper CS, Taaffe DR, Guido D, Packer E, Holloway L, Marcus R. Relationship of chronic endurance exercise to the somatotropic and sex hormone status of older men. Eur J Endocrinol. 1998;138:517–23.
89. Palmer NO, Bakos HW, Owens JA, Setchell BP, Lane M. Diet and exercise in an obese mouse fed a high-fat diet improve metabolic health and reverse perturbed sperm function. Am J Physiol Endocrinol Metab. 2012;302:E768–80.

5 饮食、维生素、营养失调和营养缺乏对男性生育的影响

Landon W. Trost，Ahmet Gudeloglu，Edmund Y. Ko 和 Sijo J. Parekattil
李 瑞 译 刘 卓 刘继红 审校

一、概述

男性不育是一种常见疾病，发生率高达 1/20，在全球范围内有多达 8000 万患者[1-2]。在试图生育的夫妻中，15%出现不育的情况，其中由男性因素导致的不育占到 50%[3-4]。

不育症的发病率随时间的变化趋势目前尚无定论，部分研究显示最近数十年不育症的患病率上升[5]。随着时间的推移，社会也在发生着许多变化，包括环境、饮食以及生活方式的改变，许多研究者试图找到不育症与这些因素的联系。尽管不育症的真实发病率以及随时间的变化趋势尚无定论，探讨男性不育症的发病机制和可能的致病因素仍是目前的一个重要课题。

男性不育的可能病因很多，包括先天性、激素性、医源性、感染性以及其他的原因。除了这些已知的因素，还有高达 20%～40%的患者为特发性不育[6-7]。同样，在行不育检查的男性中只有 50%的人精液参数存在异常[8]。这表明，除了已知的原因，一些未知因素可能对总体生育力状况存在显著影响。

二、活性氧

男性不育的一个潜在病因是活性氧（reactive oxygen species，ROS）水平的升高。活性氧是正常精子发生过程中（精子获能，顶体反应和受精）的产物和必需物质[9]。活性氧产生过量，会导致精子细胞膜脂质过氧化、DNA 损伤，降低精子活动力，破坏细胞膜的完整性，损害受精能力[10-15]。而异常的精子会产生更多的活性氧，这进一步加剧了活性氧失衡和精子损伤。

内源性（酶）和外源性（维生素）抗氧化剂［如维生素 C 和维生素 E，超氧化物歧化酶（superoxide dismutase，SOD），谷胱甘肽过氧化物酶，过氧化氢酶，硫氧还蛋白以及其他物质］能够使活性氧在精液和精子中保持平衡状态[1,18]。抗氧化剂作为自由基清除剂可以减少氧化损伤，并且有可能通过饮食来补充[17]。图 5.1 显示自由基化合物的抗氧化转化。精液抗氧化水平与精液参数和生育结局密切相关[1,17,19-21]。

很多研究评估了饮食营养补充在提高男性生育力方面的效果。迄今为止，已经对一些维生素、矿物质和具有抗氧化剂性能的脂肪酸开展了研究，包括 α-硫辛酸（ALA），花青素，L-精氨酸，虾青素，β-胡萝卜素，生物素，左旋肉毒碱（LC）/ 左旋乙酰肉毒碱（LAC），钴胺素，辅酶 Q10（CoQ10），半胱乙酯，叶酸，谷胱甘肽，纤维醇，番茄

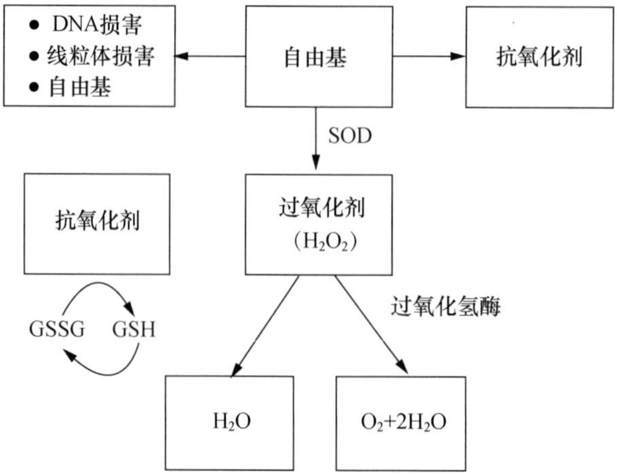

图 5.1　内源性和外源性抗氧化剂在活性氧代谢过程中的变换。GSH，还原型（激活型）谷胱甘肽过氧化物酶；GSSG，氧化型（非激活型）谷胱甘肽过氧化物酶；SOD，过氧化物歧化酶

红素，镁，N-乙酰半胱氨酸（NAC），己酮可可碱，磷酸二酯酶（PDE）5 抑制剂，多不饱和脂肪酸（PUFAs），硒，维生素 A、C、D 和 E 和锌。除了这些营养素，一些研究还评估了饮食模式和肥胖对生育的影响。

现有研究的一些缺陷可能对结论产生影响。比如大多数研究是非随机设计，缺乏安慰剂对照，样本量小，随访期短，缺乏标准化剂量或者明确的定义，缺乏针对其他不育因素的对照，基础营养状况不同等。最近一项针对随机对照试验（randomized controlled trial，RCT）的 meta 分析表明，这些研究的证据级别较低[22]。所以我们需要特别谨慎地去解读现有的一些结果，只有通过设计严谨的更大规模的随机对照试验才能最终确认疗效。

本章拟探讨饮食成分以及不同的饮食方案对于男性不育的影响。我们将简要讨论肥胖与减肥的影响，回顾现有的关于单独或组合的饮食补充对男性不育治疗效果的研究，同时还会涉及食物补充剂的分类和作用机制研究。为了进行这个综述，研究人员使用男性不育、不孕、补充剂、饮食、维生素、营养和抗氧化剂等条目搜索了 PubMed 上从 1970 年到现在所有出版的英文文献，并且优先关注最近发表的文献、meta 分析和随机对照试验。

三、营养对男性生育能力的作用

尽管关于营养、锻炼以及身体组成与女性生育力关系的研究已经很多，但与男性生育力关系的研究还比较少[23-24]。生活方式改变带来的影响包含多个方面，锻炼和应用外源性物质（烟草、酒精、补充睾酮等）不在本章讨论范围，本章重点讨论饮食和营养的作用。

（一）饮食和肥胖

几项研究已经确认了男性生育能力障碍和饮食模式之间的关系。研究人员对 701 名丹麦未服兵役的男性进行了常规筛查，发现饱和脂肪酸摄入量高的人比摄入量低的人精子计数较低 41%[25]。这项研究结果得到了 Gaskin 等对 188 名来自罗切斯特大学的 18～22 岁的男性调查结果的支持[26]：在比较西方饮食模式者（大量摄入红肉、精制谷物、比萨、小吃、高能量糖果）和谨慎饮食模式者（大量摄入鱼、鸡、水果、蔬菜、豆类、五谷杂粮）的精液分析（semen analysis，SA）结果后，作者发现谨慎饮食模式有助于提升精子活力。进一步的研究已经证实摄入水果、蔬菜、家禽、脱脂牛奶和海产品越多，弱精子症的风险越低，而摄入加工肉类和甜食越多，风险则越高（分别是 OR 2.0，CI 1.7～2.4 和 OR 2.1，CI 1.1～2.3）[27-28]。

辅助生殖技术（assisted reproductive technology，ART）的结果也显示了这样一种趋势，就是那些坚持谨慎饮食模式的夫妇比那些西方饮食模式的夫妇有更高的怀孕率（分别是 OR 1.4，CI 1.0～1.9 和 OR 0.8，CI 0.6～1.0）。

除了特定的饮食，精液质量还和体重指数（body mass index，BMI）有关。在调查了 250 对进行胞质内单精子注射（intracytoplasmic sperm injection，ICSI）的夫妇的结果后，发现精子活动力和浓度与 BMI 指数呈负相关，而减肥后可以改善精子数量[30]。精液参数与高摄入谷类和豆类食品呈正相关。

动物研究已经多次证实食物对保持最理想的精液特性和生育能力的作用。Rato 等评估了高能量（高脂）饮食的大鼠的生育参数，发现异常形态的精子数目增加、氧化应激标志物升高[31]。在肥胖和高胆固醇血症动物模型中也有相似发现——精子质量，运动能力，获能和顶体反应降低[32-34]。生育能力的受损可以通过饮食和（或）运动来改善。针对肥胖动物的一项研究显示，正常饮食可以显著改善精子活动力（1.2 倍），精子形态（1.1 倍），降低精子 DNA 损伤（1.5 倍），活性氧（1.1 倍），而且精子的结合率是之前的 1.4 倍[35]。

除了对生育能力的直接影响外，肥胖可能损害宿主对暴露毒物的防御机制。相比偏瘦的小鼠，肥胖小鼠在接受丙烯酰胺（生殖毒素）治疗后成功怀孕率要更低[34]。虽然部分原因可能是由于肥胖引起更高的 DNA 损伤率，但具体机制仍不清楚[36]。

Fullston 等报道了也许是最有趣的关于肥胖对生育能力影响的研究[37]。他们研究高脂饲料喂养的大鼠后发现，大鼠生育的后两代，即使给予正常饮食，无论雄雌生育率都会受到影响。这些研究结果表明，肥胖不仅损害本身的生育能力，而且还会影响后代的生育能力。可能的解释为后代形体的改变对受精卵着床、胎盘形成和胎儿成长产生负面影响[38]。这些结果表明饮食和肥胖对于自身以及后代的生育能力有着显著的影响。

（二）营养失调/营养缺乏

适当的营养可能对保持最佳生育能力有很重要的作用。虽然目前尚没有十分可靠的数据，但通过观察性实验和动物模型已经确认了维生素和矿物质的低摄入与低生育力/不育之间的关系[39-44]。由于很多维生素和矿物质具有直接或间接的抗氧化活性，它们摄入水平的降低会导致活性氧和抗氧化剂之间比例的失衡，从而使总的抗氧化能力（total antioxidant capacity，TAC）下降[39,45]。

一些研究已经确认了某些维生素/矿物质的最佳摄入范围，补充不足或者过度都会对损害生育能力。两项评估小鼠体中硒元素作用的研究表明，摄入过量或不足最终都会导致氧化应激引起精子细胞凋亡[43,46]。还有研究报道了维生素 D 的最佳范围，以及在血清中水平异常时对生育能力的损害[44,47]。

虽然关于补充过量带来的危害这方面的数据极为有限，但理论上所有的营养成分都有可能有一定的阈值，一旦超出可能带来负面或者有害的影响。很多研究给受试者使用不同剂量或不同组合的维生素/矿物质，而且不同个体可能会有不同程度的营养不足，这可以一定程度解释为什么检测各种营养物质的效果时会得出矛盾的结果。

四、营养素补充对于男性不育的作用

与不育相关的营养素的研究很多，把它们综合到一起列出一份清单是个浩大的工程。由于每个研究的证据级别不同，本节重点介绍具有最高证据级别的研究。如果缺乏随机对照试验，则选取相对高质量的研究。当然，非随机对照试验的结果证据级别是较低的。以下清单并不代表所有的营养素和补充剂，而是那些被大量文章报道过的营养素和补充剂。每种营养素都会附上对它的分类和机制的简单描述，展示支持数据和反对数据并由作者进行总结。表 5.1 是对营养素补充剂和现有数据的一个简要总结，包括药剂的分类、可能的作用机制和改善生育能力的效果。

表 5.1　营养素补充治疗男性不育的总结

种类	分类/功能	可能的机制	对不育症治疗效果总结
抗氧化剂（总体）	降低活性氧	改善精子功能、DNA 完整性和受精能力	可能改善存活率、怀孕率、DNA 碎片、精子活动性
左旋精氨酸	氨基酸，一氧化氮（NO）的供体	腐胺、亚精胺和精胺的前体，精子获能必需	数据相互冲突且不充分
左旋肉毒碱/乙酰左旋肉毒碱	季铵化合物，转运脂肪酸到线粒体	抗氧化剂；对精子成熟和活动力起辅助作用	可能会增高怀孕率
钴胺素	维生素 B_{12} 的一种	和叶酸联合在 DNA 合成中发挥作用	缺乏会导致不育，没有足够的数据说明补充治疗对生育有帮助
辅酶 Q10	线粒体内的类维生素物质，通过电子呼吸链产生腺苷三磷酸	脂溶性抗氧化剂，可能通过线粒体活性增加精子活动力	能改善氧化应激；没有足够的数据说明补充治疗对生育有帮助
叶酸	维生素 B_9	在 DNA 合成、修复、甲基化和精子发生中发挥重要作用，间接发挥抗氧化剂的作用	缺乏会导致不育；没有足够的数据说明补充治疗对生育有帮助
谷胱甘肽	内源性抗氧化剂	内源性抗氧化剂；是其他抗氧化剂的燃料；在去除异物和致癌物中发挥作用	可能改善精子活动力、精子形态、DNA 完整性；可以用于辅助生殖技术（ART）时的精液介质中
番茄红素	非必需类胡萝卜素	抗氧化剂；在基因表达、细胞调控、免疫介导方面发挥作用	在抗氧化方面数据相互冲突；没有随机对照试验表明对生育的影响
N-乙酰半胱氨酸	半胱氨酸的衍生物	抗氧化剂；参与谷胱甘肽再生	数据相互冲突且不充分

续表

种类	分类/功能	可能的机制	对不育症治疗效果总结
己酮可可碱	甲基黄嘌呤衍生物；非选择性的 PDE 抑制剂（PDEI）	可能通过 PDEI 降低炎症	可能改善精子活动力；可以用于 ART 时的精液介质中
多不饱和脂肪酸	三酰甘油混合物（ω-3,-6,-9）	介导炎症反应；在精子获能和精子形成过程中发挥作用	数据相互冲突且不充分
硒	行使细胞正常功能所必需的化学组分	行使内源性抗氧化剂功能所必需	缺乏会导致不育；联合维生素 E 治疗可以提高精子活动力
维生素 C	各种酶反应（如胶原合成）的维生素辅因子	直接和间接的抗氧化作用	缺乏会导致不育；可能改善 DNA 碎片；对精液的影响方面数据相互冲突
维生素 E	脂溶性维生素，包含生育酚和生育三烯酚	抗氧化剂，恢复其他的抗氧化剂至还原状态	可能改善怀孕率和存活率
锌	代谢组分；酶反应的辅因子	为生殖腺生长和精子发挥正常功能所必需	缺乏会导致不育；可能对精液参数、怀孕率、存活率有帮助

（一）左旋精氨酸

1. 分类和机制

左旋精氨酸是一种氨基酸，通过一氧化氮合酶合成一氧化氮（nitric oxide，NO）的前体。一氧化氮随后起到内源性活性氧的作用，并且在精子获能的信号转导中发挥作用[48]。左旋精氨酸也可以被用来合成腐胺、亚精胺和精胺，这些物质调控多种细胞过程并且与精子能动性相关[49]。

2. 支持数据

关于左旋精氨酸用来改善男性生育能力的数据极为有限。在最初的人体试验报道中，左旋精氨酸补充剂的给药量高达每天 4 g，可以改善精子浓度和活动力[50-52]。一项由 50 人组成的随机对照试验表明，给予补充剂 Prelox（左旋精氨酸和抗氧化剂碧萝芷的组合）能显著改善精子浓度、体积和活动力[53-54]。但由于是联合给药，所以并不清楚是哪一种成分发挥了作用。

3. 反对数据

一些关于人类和动物的研究报道了直接补充精氨酸或者通过其下游产物一氧化氮并不能改善受损的生育能力。两项早期的人体研究未能证明对精液参数和怀孕率的改善，而且近期有研究表明补充左旋精氨酸后生育能力受损，精子活动力下降，以及精子和透明带结合减少[55-59]。

4. 结论

精氨酸对精液参数和怀孕率的影响存在争议。

（二）左旋肉毒碱（L-carnitine，LC）和左旋乙酰肉毒碱（L-acetyl carnitine，LAC）

1. 分类和机制

LC 以及 LAC 是季胺类化合物，可以在转运脂肪酸进入线粒体中发挥作用。从生育角度讲，肉毒碱作为一个抗氧化剂在精子成熟、运动及各种功能中发挥作用[60]。

2. 支持数据

左旋肉毒碱和左旋乙酰肉毒碱是男性生育能力方面被研究最多的营养物质，经常与不育男性的精子浓度和活动力的下降以及 DNA 完整性受损联系在一起[61]。并且与正常对照组相比，不育男性精液中游离肉毒碱的水平较低[62]。LC 以及 LAC 在多个随机对照试验中被用来和安慰剂及其他药物做效果比较，最近也有 meta 分析对结果汇总[22,63-71]。结果表明给予 LC 或者 LC 联合 LAC 能明显改善妊娠结局（OR 4.5 和 5.1；CI 1.5～17.1 和 1.8～11.4）[63-66,68]。在比较 LC 联合 LAC 与维生素 E 联合维生素 C 治疗结果后发现：与维生素组相比，肉毒碱组在 3 个月内能够改善精子浓度和活动力（分别是 OR 23.1；CI 20.2～25.9 和 OR 15.5；CI 12.5～18.5）[67]。

2007 年的一项 meta 分析显示，应用 LC/LAC 后引起了怀孕率的改善（OR 4.1；CI 2.1～8.1），精子活动力的改善［加权平均差（WMD）7.43；CI 1.7～13.1］，和形态上的改善（WMD 5.7；CI 3.6-7.9）[72]，但并没有提到精液量和精子浓度的改变。

一些单中心研究显示了 LC/LAC 对精液参数多方面的改善。Cavallini 等报道在没有或仅有轻中度精索静脉曲张的男性中，给予肉毒碱和辛诺昔康（非甾体抗炎药）治疗可以改善精子浓度、活动力和形态，但是对较严重的精索静脉曲张患者没有效果[64]。对前列腺-精囊-睾丸炎患者进行肉毒碱和辛诺昔康联合治疗能选择性地改善精囊中白细胞含量达到 100 万/ml 的患者的精子活动力[69]。少弱畸精子症（oligoasthenoteratospermia，OAT）患者行 ICSI 时，联合 LC+LAC 和辛诺昔康治疗能改善精子形态，降低非整倍性，从而提高怀孕率和存活率[73]。

De Rosa 等对弱精子症患者（精子活动力<50%）补充肉毒碱治疗，能明显提高精子活动力、存活精子数、子宫颈穿透能力[61]。另一项对比 LC+维生素 E 和单独使用维生素 E 治疗效果的研究发现，联合治疗能明显改善精子活动力（45% *vs.* 28%，$p<0.01$），提高妊娠率（31.1% *vs.* 3.8%），但精液浓度和精子形态没有变化。

3. 反对数据

LC/LAC 对精子活动力的效应还不确定，meta 分析得出 3 个月和 6 个月的结果是完全相反的[22]。LC 治疗 9 个月后能明显改善精子活动力，但是 meta 分析发现 LC、LAC 和 LC+LAC 联合分别治疗 6 个月和 9 个月后都不能改善精子浓度[63,66]。当对比 LC+LAC 和维生素 E+维生素 C 时，在怀孕率方面没有明显差异（OR 2.9，CI 0.9～9.5）[67]。另一项随机对照试验也表明 LC 治疗并不能改善精液量、精液浓度、精子活动力和精子形态[70]。

4. 结论

现有的数据表明 LC±LAC 对精液特性的改善是不确定的，但是能明显提高怀孕率。由于置信区间范围很大，尚需进一步的研究。

(三) 钴胺素 (维生素 B_{12})

1. 分类和机制

钴胺素是多种维生素 B_{12} 中的一种，在生理学方面可以等同于维生素 B_{12}。其可通过 DNA 合成、抗氧化酶激活或是甲基化供体形成在生育方面发挥作用，但具体机制还不清楚。

2. 支持数据

钴胺素缺陷常常导致生育能力低下/不育，在非阻塞性无精子症中观察发现其水平降低[40,74-75]。行体外受精（in vitro fertilization，IVF）或 ICSI 治疗的男性患者，其精子密度和钴胺素水平呈正相关[76]。

日本早期进行了多项研究评估甲基钴胺素补充治疗对生育能力和精液参数的影响[77-80]。大多数的实验认为补充治疗能明显改善精子密度和精子活动力。但是这些研究的证据级别不高，自从这些早期报告后，再没有其他的关于这方面的实验。

3. 反对数据

尽管大多数的实验认为钴胺素缺乏与生育能力低下/不育密切相关，但是超过阈值的钴胺素浓度未必会导致精液参数的改变[41]。一个多中心、随机双盲、安慰剂对照试验表明钴胺素补充治疗并不能改善精子活动力和精液浓度[77]。

4. 结论

钴胺素缺乏（由恶性贫血引起）和不育密切相关。超过最低需要量之上的钴胺素补充治疗对男性生育能力的影响还不确切，仍需进一步研究。

(四) 辅酶 Q10

1. 分类和机制

辅酶 Q10 是存在于线粒体中的类维生素样物质，通过呼吸链产生腺苷三磷酸。从生育角度来讲，辅酶 Q10 一方面通过脂溶性抗氧化发挥作用，另一方面通过提高线粒体的活性从而提高精子活动力[81]。

2. 支持数据

精液中辅酶 Q10 的浓度和精液数量、精子活动力相关，辅酶 Q10 变为氧化状态的比例和畸形精子的比例呈正相关[82]。

一项包含两个随机对照试验的 meta 分析表明，使用辅酶 Q10 治疗 6 个月能明显改善精子活动力（OR 4.5，CI 3.9～5.1)，但是结果不能持续到 9 个月（OR 0.0，CI

—1.1～6.2）。不过其中一个实验结果的可靠性存在疑问，需要进一步验证。另外两个随机试验表明患者服用辅酶 Q10 能明显改善氧化应激（包括增高的过氧化氢酶、SOD 和 TAC）[84-85]。还有一个实验表明辅酶 Q10 的浓度和正常精子比例成正相关[85]。

3. 反对数据

有研究表明服用辅酶 Q10 并不能明显改善怀孕率（OR 2.2，CI 0.5～8.8）和 6、9 个月后的精子浓度（6 个月：OR 3.9，CI 2.1～9.8；9 个月：OR 1.5，CI 0.5～2.6）。另外两个随机对照试验表明 OAT 患者服用辅酶 Q10 能增高体内 TAC 的水平，但并不能明显改善精子浓度和精子活动力[84-85]。

4. 结论

服用辅酶 Q10 能明显改善氧化应激和 TAC。但是，对精液参数和怀孕率的影响还需进一步研究。

（五）叶酸（维生素 B_9）

1. 分类和机制

叶酸是水溶性维生素，在 DNA 合成、修复和甲基化过程中发挥重要作用，是一种必不可少的辅因子。叶酸通过形成甲基化供体复合物发挥间接的抗氧化作用，进而在正常的精子发生过程中发挥重要作用。

2. 支持数据

叶酸水平和精子特性相关，包括染色体的非整倍性和精子浓度，和不孕呈负相关[20,41,88]。几项随机对照试验表明叶酸对精液参数和怀孕率发挥积极作用。Wong 等最早比较了叶酸，锌，叶酸＋锌，安慰剂治疗 211 例不育男性的效果[89]，结果表明混合治疗组患者的精子数量增加了 74%，精子形态也发生了改变。随后 Ebisch 等进行的随机对照试验表明：和对照组相比，叶酸＋锌治疗能改善精子浓度[90-91]。

3. 反对数据

反对使用叶酸的数据有限，Wong 等发现不管是单独使用叶酸还是锌治疗并不能改善患者的精子浓度、活动力和形态，但是联合治疗有明显改善[89]。这可能是统计限制所致或是表明需要联合治疗才能达到改善精液参数的效果。另外的研究表明不管是正常男性还是精液量少的男性使用叶酸治疗并不能改善精液量、精子活动力以及 DNA 含量。

4. 结论

目前相关数据有限，不能证明叶酸治疗能改善精液参数和怀孕率。

（六）谷胱甘肽

1. 分类和机制

谷胱甘肽是内源性的抗氧化剂，在机体内含量丰富。其在抗氧化、去除致癌物和其他异物（例如维生素 C 和维生素 E）中发挥重要作用[93-94]。

2. 支持数据

多项研究表明降低谷胱甘肽的水平和低生育能力有相关性，包括降低精子活动力和形态[95]。然而，谷胱甘肽是一种内源性的抗氧化剂，在体内水平越低，氧化应激的水平越高。ART 时在形成的精液混合物中加入谷胱甘肽，精子活动力，细胞膜的完整性，总的存活率，生育成功性和 DNA 的完整性都得到了改善[96-97]。

一项研究表明对 11 例患者肌内注射谷胱甘肽，精子的活动力都得到改善[98]。1 项盲法、安慰剂对照试验包含了 20 对因精索静脉曲张或非细菌性泌尿生殖系炎症导致不孕的夫妇，服用谷胱甘肽后能改善精子活动力、精子前进能力和形态[99]。另外一项研究表明不孕男性的精液 DNA 损害程度高于正常男性，肌内注射谷胱甘肽后能够得到显著改善[100]。没有数据表明服用谷胱甘肽能够提高非 ART 情况下的怀孕率。

3. 反对数据

无。

4. 结论

现有的数据表明在行 ART 治疗时的精液介质里加入谷胱甘肽能够改善精子活动力、形态和 DNA 完整性。由于肌内注射的限制，谷胱甘肽的广泛使用也受到了限制[101]。

(七) 番茄红素

1. 分类和机制

番茄红素是非必需的胡萝卜素，没有维生素 A 活性。最近因其在基因表达、细胞调控和免疫介导方面的抗肿瘤作用而引起广泛关注。

2. 支持数据

番茄红素在睾丸、精浆等生殖器官中高度浓缩，在不孕男性中水平降低[103]。Oborna 等进行的一项安慰剂对照交叉试验证实了番茄红素能显著改善精液中的糖基化产物（氧化应激的标志物）[104]。

目前还没有人的随机对照试验来评估补充番茄红素对提高生育能力和精液参数的有效性。一项先导研究发现 OAT 导致的男性不育症患者服用番茄红素能明显改善精子数量（比中位数 2 200 万增长了 66%）和精子活动力（25%的中位数增长了 53%）[103]。接受 IVF 治疗的患者花生四烯酸（arachidonic acid，AA）转化为二十六碳六烯酸（docosahexaenoic acid，DHA）的比例较正常组更高[105]。对于精液分析没有异常的患者，进行番茄红素治疗后 AA 转化为 DHA 的比例恢复正常，但对精液分析有异常的患者给予治疗后并没有显著的改善。进一步的结果表明自然妊娠率增长了 16%，IVF 成功率增长了 42%（对照组没有相应报道）。

3. 反对数据

一项试验发现进行番茄红素治疗的患者尽管血液和精液中的番茄红素水平都增加，但是 TAC 并没有增长。

4. 结论

现有的数据并不能说明番茄红素治疗对精液参数和妊娠率有帮助。

（八）N-乙酰半胱氨酸（N-acetyl cysteine，NAC）

1. 分类和机制

NAC 是半胱氨酸的衍生物，是常见的溶剂，同时也是对乙酰氨基酚过量的治疗药物。其通过内源性谷胱甘肽再生发挥抗氧化应激从而在不育症中发挥作用。

2. 支持数据

一项包含两个随机对照试验的综述证明给予 NAC 治疗 3 个月和 6 个月后能明显改善精子活动力（OR 11.0，CI 7.9～14；OR 1.9，CI 1.0～2.8）[22,107-108]。精子浓度在 3 个月后并没有改变（OR －0.5，CI －6.7～5.8），6 个月后增高（OR 3.3，CI 1.2～5.4）；但是根据之前的报道，6 个月后结果的可靠性值得进一步研究[22,107-110]。

Comhaire 等实施了一项非随机对照研究：对 27 名男性分别进行 AA/DHA＋NAC 或是 AA/DAH＋维生素 E＋C 治疗。经过治疗，无精子症患者的精液数量从 740 万增长到了 1250 万，另外 ROS 的状况也得到了改善。随访 134 个月后的怀孕率增长了 4.5%。但是，由于缺乏对照研究以及接受 NAC 和维生素 E＋维生素 C 治疗的患者数量不明，使得这项研究的结果受到质疑。

一项糖尿病大鼠的动物研究表明经 NAC 治疗使内源性的抗氧化剂表达增高，并减轻由糖尿病引起的睾丸细胞死亡[112]。相似的，另外一项关于精液的体外实验证明体内 ROS 的表达水平与 NAC 呈现剂量依赖性[113]。此外，治疗后精液的活动力提高，但是顶体反应并没有改变。

3. 反对数据

Ciftci 等进行了一项随机对照试验，将 120 名患者随机分为 NAC 治疗组和安慰剂对照组，治疗后精子数量和形态方面并没有明显改善[107]。相似的，Comhaire 等进行的试验将 27 例男性分为接受 NAC＋AA/DHA 和维生素 E＋维生素 C＋AA/DHA 治疗组，治疗后精液活动力、形态、精液中的白细胞和圆形细胞在所有患者中并没有改变，在非无精子症患者中精液数量也没有得到改善[111]。

4. 结论

现有的数据表明 NAC 对精子活动力可能会有积极作用，但是对其他的精液参数并没有改善。没有数据表明其对怀孕率和分娩存活率的影响。

(九) 己酮可可碱

1. 分类和机制

己酮可可碱是甲基黄嘌呤的衍生物，是一种非选择性的 PDE 抑制剂。尽管具有 PDE 抑制剂的下游效应，包括降低炎症，但是其在改善生育能力方面的效应还不确切[114]。

2. 支持数据

两项安慰剂对照的随机试验表明己酮可可碱能改善精液参数[22,115-116]。和对照组相比，己酮可可碱能明显改善精液活动力（OR 12.8. CI 9.2～16.3）和 3 个月后的精液形态[22,115]。

一项体外实验表明行 ART 时在低渗膨胀试验选择优质精子时加入己酮可可碱能明显改善受精（62.1% *vs*. 41.1%）和妊娠率（32% *vs*. 16%）[117]。这些数据和其他的研究结论一致，提示己酮可可碱可作为 ART 的辅助治疗[118-120]。

3. 反对数据

Wang 等进行的随机对照试验发现己酮可可碱治疗 3 个月和 6 个月后精液浓度没有明显提高（OR 4.3，CI −0.7～9.3；OR 2.8，CI −2.6～8.2）[116]。

4. 结论

现有的数据表明己酮可可碱可能改善精液活动力，可能对行 ART 治疗的夫妇有帮助。

(十) 多不饱和脂肪酸

1. 分类和机制

多不饱和脂肪酸（polyunsaturated fatty acids，PUFAs）也叫高度不饱和脂肪酸，是三酰甘油复合物，包括 ω-3、ω-6、ω-9 簇脂肪酸。两种常见的 PUFAs 为 ω-3 簇的 AA 和 ω-6 簇的 DHA，分别有促炎和抗炎效应[121]。AA 是精子受能所必需，有观点认为 AA 和 DHA 的比例和精子的质量有关[122-124]。DHA 通过谷胱甘肽的再生发挥抗氧化应激的作用[125]。

2. 支持数据

由于 ω-3 簇多不饱和脂肪酸水平降低，ω-3 簇和 ω-6 簇比例改变与生育能力损害之间的密切联系，PUFA 在生育方面发挥重要作用[105,124]。Safarinejad 等进行的一项随机、双盲、安慰剂对照试验表明 PUFA 能改善精子数量（3 870 万～6 170 万，$P=0.001$），DHA 浓度和精液中的 SOD 和过氧化氢酶活性（氧化应激的标记物）呈正相关[126]。但是，其他作者报道的结果与此结果不一致，所以此结果的可靠性尚存争议[22,109-110]。

3. 反对数据

一项包含28例精子活力不足男性的随机、双盲、安慰对照试验验证DHA剂量对精子特性的影响[127]。结果表明不管是增加DHA的浓度还是提高DHA和AA的比例都不能促进DHA进入精子。另外，3个月后的精子活动力和浓度也没有明显改变（活动力：OR －15.2；CI －34.3～3.9；浓度：OR 1.5，CI －35.2～38.2）。

DHA对妊娠率的影响还不清楚。行IVF治疗的不孕男性，其DHA和AA的比例发生改变。服用番茄红素后，在精子正常的不孕男性上述改变的比例又能恢复正常；但是，当对成功怀孕和怀孕失败的夫妇进行对比，DHA和AA的比例没有差异[105]。

4. 结论

现有的数据表明DHA对精子特性的有效性是矛盾的和不确切的。

（十一）硒

1. 分类和机制

硒是维持人体细胞功能必需的化学元素，也是内源性的抗氧化剂谷胱甘肽过氧化物酶和硫氧还蛋白还原酶的组成部分，在机体内间接发挥抗氧化作用[128]。

2. 支持数据

硒缺乏会降低精子活动力，改变精子中段的稳定性和增加畸形精子比例[129-130]。两项安慰剂对照的随机试验评估了硒对改善精液特性的有效性。Scott等将69例患者随机分为安慰剂对照组、硒治疗组和硒联合维生素A、维生素C、维生素E治疗组[131]。单独治疗没有显著改善，但是联合治疗能明显改善精子活动力，不能改变精子浓度。联合治疗能将妊娠率从0％提高到11％。Safarinejad等报道了硒治疗6个月后能明显改善精子活动力（OR 3.2，CI 2.3～4.1）和浓度（OR 4.1，CI 1.9～6.3）。但是，这些数据可靠性尚存争议（由于抗氧化剂治疗周期较短，并且作者结论前后不一致）[22,109-110]。

一项试验随机将20名患者分为接受维生素E＋硒和维生素B两组，接受维生素E＋硒的患者能明显改善精子活动力和氧化应激水平。相似的，单独使用硒和硒＋维生素A、维生素C、维生素E治疗对精子活动力都没有明显改变[131]。

两项研究观察联合硒和维生素E治疗前后患者精子水平的变化[133-134]。Moslemi等将690例由弱畸精子症导致的男性不育症患者给予治疗100天，治疗后43％的患者精子活动力得到了改善，9％的患者形态得到改善，10.8％的患者完成自然妊娠。另一项小样本研究评估了联合维生素E和硒对9名OAT男性的治疗情况[133]。和正常组相比，精子活动力提高19％，形态增加28.6％，精子存活率增加27.9％，治疗停止又返回到基线水平。

3. 反对数据

一项试验对33例低生育能力的男性单独行硒治疗3个月[135]，结果发现精子数量、活动力和形态并没有改变，精液中硒的水平和谷胱甘肽过氧化氢酶的活性有微弱的联系。

有意思的是，两项动物研究探讨硒的不同剂量对生育能力受损男性的影响，结果发现不管硒的水平增高还是降低都会导致 ROS 表达增高，细胞凋亡[43,46]。这些发现表明行使正常功能需要特定范围的硒，不管是过高还是过低都会导致功能改变。

4. 结论

缺乏单独使用硒治疗的数据。但是，联合硒和其他维生素（特别是维生素 E）治疗会改善精子活动力。联合硒和维生素治疗妊娠的数据还不清楚。

（十二）维生素 C

1. 分类和机制

维生素 C（L-抗坏血酸）在多种酶反应中充当营养辅因子的作用，包括胶原合成等各种各样的反应。在生殖系统，维生素 C 和精液密切相关，为正常的生殖功能所必需[136]。其通过氧化型维生素 E 的降低直接或间接地发挥抗氧化剂的作用[137-138]。

2. 支持数据

几项随机对照试验评估单独使用维生素 C 和维生素 C 联合其他抗氧化剂治疗对男性生育的有效性。Dawson 等使用 200 mg/d 和 1 000 mg/d 两种剂量进行治疗，结果发现 1 000 mg/d 能明显改善精子活动力（OR 45.0，CI 15.3～74.8）[139]。Greco 等发现和安慰剂组相比，维生素 C 联合维生素 E 能明显降低 DNA 碎片（22.1% *vs.* 9.1%；OR −13.8，CI −17.5～−10.1）[140]。另一项研究比较了安慰剂、锌、锌＋维生素 E、锌＋维生素 C、维生素 E 对 45 例精子活力低下患者的治疗情况，结果发现各组之间没有明显的差异，联合治疗明显提高精子活动力（OR 26.0，CI 8.9～43.2）[18]。但是联合治疗时，不能确定起效应的是单药还是联合用药。

维生素 C 治疗可能会降低由环境因素引起的生殖毒性。一项研究发现给予 120 例暴露在电池生产厂的患者维生素 C 治疗后精子密度、活动力和形态都得到了改善[141]。一项相似的动物研究也得到了相似的结果，给予维生素 C 和维生素 E 对电磁辐射后的动物睾丸起到保护作用，并能降低氧化应激[142]。

3. 反对数据

两项安慰剂对照随机对照试验发现维生素 E 和维生素 C 联合治疗对精子活动力、密度和形态没有改善[140,143]。meta 分析也得到同样结果，治疗组和安慰剂组在精子密度方面并没有明显差异（OR 1.4，CI −10.0～12.7）[22,140,143]。

4. 结论

现有的数据表明维生素 C 在精子活动力方面的效果存在争议，维生素 C 单独治疗或联合维生素 E 治疗并不能改善精子密度和形态。维生素 C 1 000 mg/d 治疗能改善精子 DNA 碎片。

（十三）维生素 E

1. 分类和机制

维生素 E 包含多种脂溶性成分，包括生育酚类和生育三烯酚类。其通过降低 ROS 和恢复其他的抗氧化剂成分发挥抗氧化剂的效应[144-145]。

2. 支持数据

几项随机对照研究评估了维生素 E 单独使用和联合其他的抗氧化剂治疗男性不育症的效果。一项 meta 分析报道了维生素 E 单独使用能明显提高活产率（OR 6.4，CI 1.7～24.0）、妊娠率（OR 6.6，CI 1.8～23.9）和精子活动力（OR 13.0，CI 7.0～19.0），对流产率并没有明显改善（OR 5.4，CI 0.3～93.3）[22,145-146]。

和其他的维生素类似，人们进行多项研究评估维生素 E 联合其他抗氧化剂的治疗效果。Greco 等研究发现，使用维生素 C 和 E 能明显改善 DNA 碎片（OR −13.8，CI −17.5～−10.1）[140]。另一项研究也发现，维生素 E 联合锌和维生素 C、E 联合锌治疗 3 个月后能明显改善精子活动力（OR 26.0，CI 9.0～43.0；OR 26.0，CI 8.9～43.2）[18]。

另外两项未设立对照的研究也发现硒联合维生素 E 能明显改善精子活动力、形态、精子存活率和妊娠率[133-134]。

和其他的抗氧化剂类似，低水平的维生素 E 和不育症密切相关[39,147]。动物研究也发现维生素 E 能预防氧化应激（例如辐射、隐睾）引起的损害[142,148]。

3. 反对数据

Greco 等研究发现尽管维生素 E、C 联合治疗能明显改善 DNA 碎片指数，但是对精子活动力没有改善（OR 2.9，CI −7.8～13.6）[140]。另一项研究也发现，维生素 E、C 联合治疗对精子密度没有改善（OR 1.4，CI −10.0～12.7）[22,140,143]。

研究者进行了几项随机对照试验对比维生素 E 单独和联合其他的抗氧化剂的治疗效果。Akiyama 等报道不管是维生素 E 还是半胱乙酯对精子活动力（OR −1.9，CI −42.0～38.2）、密度（OR 2.2，CI −16.7～21.1）都没有改善。Li 等将患者分为维生素 C+E 组、LC 组和 LC+LAC 组，治疗 3 个月后不管有没有 LAC，LC 对精子活动力（OR 23.1，CI 20.2～25.9），密度（OR 15.5，CI 12.5～18.5）都有明显改善[67]。不管是维生素 E+硒对比维生素 B 治疗（OR 0.0，CI −10.7～10.7），维生素 E+锌治疗对比锌（OR 1.0，CI −13.0～15.0）还是维生素 E+维生素 C+锌对比锌治疗（OR 1.0，CI −17.7～19.7）对精子活动力都没有明显改善[18,22,132]。

4. 结论

尽管维生素 E 治疗对精液参数没有表现出明显效果，现部分数据表明维生素 E 在妊娠率和活产率方面发挥积极作用。

（十四）锌

1. 分类和机制

锌是多种酶促反应的组成部分和必不可少的辅因子。其和精液密切相关，是性腺发育和精子功能所必需的[87]。

2. 支持数据

一项随机对照研究报道了锌对氧化应激的标志物和生育能力影响的研究[18]。45 名精子活力不足的患者随机分为锌，锌＋维生素 E，锌＋维生素 C＋维生素 E 和安慰剂对照组，治疗 3 个月后明显改善患者的出生率（OR 3.7，CI 1.0～13.5，$P=0.05$）和妊娠率（OR 4.8，CI 1.5～15.2），对流产率没有影响（OR 7.2，CI 0.1～364.9）。不管是单独锌治疗还是联合维生素 E＋维生素 C 都能改善精子活动力并降低 DNA 碎片指数和氧化应激。精液参数在 3 组锌治疗组中没有差异。

动物研究发现锌缺乏损害精子发生，影响精液参数，导致氧化应激和睾丸细胞死亡[112,150]。锌在多项实验中被提及并在后续的章节中还会提到[151-153]。

3. 反对数据

Young 等评估了 89 例接受饮食摄入调查问卷的健康男性的精液标本[20]。根据调查问卷评估锌、叶酸、维生素 C＋维生素 E 和 β-胡萝卜素的摄入量。对比营养水平和精液的非整倍性发现，不管锌的水平高低都不会影响精子的非整倍性。根据实验设计和方法，现有的结果只能得出有限的结论。

4. 结论

有限的数据表明锌治疗对精液参数、妊娠率和出生率都有潜在的益处。

（十五）其他

另外还有多种营养素对男性生育发挥重要作用，包括非限制性 ALA，花青素，虾青素，β-胡萝卜素，生物素，半胱乙酯，纤维醇，镁，PDE5 抑制剂和维生素 A、D 等其他维生素。由于资料的有限性和局限性，对每一项提到的营养素都只进行了简短的介绍。上述提到的营养素或是通过抗氧化途径发挥作用，或是直接或间接地通过降低炎症或是恢复内源性的抗氧化剂的水平发挥作用。

上述提到的营养素中有 5 个进行了随机对照试验[70,149,154-156]。Pawlowicz 等进行了一项关于花青素的安慰剂对照的随机对照研究，结果发现花青素能明显改善精液中的果糖水平和氧化应激[154]。与此类似，一项关于类胡萝卜素虾青素的随机、双盲、安慰剂对照试验发现，虾青素能明显改善 ROS、抑制素 B、精子直线运动能力和妊娠率（54.5% *vs.* 10.5%，$p=0.03$）[155]。Akiyama 等研究发现维生素 E 和半胱乙酯治疗对精子密度和活动力没有明显改善，但是半胱乙酯治疗患者能明显降低 ROS[149]。在一项包括两种 PDE5 抑制剂（伐地那非和西地那非）的安慰剂对照的随机对照研究中，Dimitriadis 等报道和治疗前相比，上述两种 PDE5 抑制剂能明显改善精子密度、活动力、形态[70]。另外一项研究发现，乳清酸镁和安慰剂相比并不能改善精子密度、活动力和妊娠率[156]。

维生素 A 由于其抗氧化活性常和其他组分一起用于实验[131,151]。但是由于和其他组分联合使用，维生素 A 对精液参数和生育的单独作用不能确定。维生素 D 也和不孕相关，一项研究发现维生素 D 的范围是 20～50 ng/ml[44,47,157-158]，和硒类似不管是过高还是过低都会导致精液参数下降。动物研究发现 ALA 既能减弱氧化应激又能改善精液浓度、活动力和睾丸的组织学改变[159-160]。低水平的β-胡萝卜素，也就是维生素 A 的前体也和不孕相关[161]。生物素（维生素 B7）、纤维醇和 ALA 当用于辅助生殖的精液介质中时，都能改善精液参数[120,162-163]。

上述的营养素都表现出改善精液参数和提高男性生育的潜质，但是由于数据的局限性，仍需进一步的研究判断其有效性。

五、联合治疗和总体抗氧化效应

多项研究描述了联合治疗对男性生育的影响。Galatioto 等进行的包含多种营养素（NAC、维生素 C、维生素 E、维生素 A、硫胺素、核黄素、维生素 B_6、烟酰胺、泛酸、生物素、维生素 B_{12}、麦角钙化醇、钙、镁、磷酸盐、铁、锰、铜和锌）[151]和安慰剂的随机对照研究和 Tremellen 等进行的维生素 C、维生素 E、锌、叶酸、番茄红素、大蒜油和硒[152]的研究都发现联合治疗能明显提高怀孕率（OR 4.0，CI 1.4～11.3），但不能改变流产发生率（OR 0.48，CI 0.1～0.4）。大量联合治疗的治疗效果已在前文一一列出。

为了评估营养素治疗男性生育的有效性，科学家进行了一项包含所有严格标准的随机对照实验的 meta 分析[22]。结果发现营养素治疗能明显增加活产率（OR 4.9，CI 1.9～12.2）和妊娠率（OR 4.2，CI 2.7～6.6），对流产率没有影响（OR 1.5，CI 0.3～7.3）。抗氧化剂治疗能进一步改善 DNA 碎片率（OR －13.8，CI －17.5～－10.1）、精子活动力（6 个月后 OR 5.5，CI 3.8～7.2；9 个月后无意义），对精子浓度没有明显改变（3 个月 OR 6.0，CI －5.4～17.5）。

根据上述结果，作者认为精子活力低下患者的配偶行 ART 治疗时推荐在精液介质中加入抗氧化剂，但是现有的证据不确切并且质量得不到保证。

六、小结

人们很早之前就认识到男性不育症和氧化应激、增高的 ROS 密切相关。大量研究表明不育症患者不管是内源性还是外源性的抗氧化剂的水平都降低。基于这些数据，研究员进行研究评估抗氧化剂和营养素联合治疗对生育的直接（怀孕、活胎）和间接（精液参数、DNA 碎片）指标的影响。营养素（ALA，花青素，L-精氨酸，虾青素，β-胡萝卜素，生物素，LC/LAC，维生素 B_{12}，辅酶 Q10，半胱乙酯，叶酸，谷胱甘肽，纤维醇，番茄红素，镁，NAC，己酮可可碱，PDE5 抑制剂，PUFAs，硒，维生素 A、C、D、E 和锌）治疗对男性生育参数显示出了积极作用。

大量实验（包括随机对照研究）对营养素单独或联合使用改善男性不育症的效力进

行了研究。结果发现营养素单独治疗报道结果差异很大；另外，抗氧化剂治疗对怀孕率、活胎、DNA 碎片指数和精子活动力都有改善，但是抗氧化剂治疗并不能改善精子密度。数据表明任一营养素治疗都未能显示出优越性，并且哪种联合治疗的效果最佳也并不清楚。尽管缺乏决定性的数据，但是由于营养素本身相对低的风险和上述的优点，对男性不育症患者常规使用营养素是合理的。进一步的严谨的安慰剂对照试验十分必要，研究还需包括对怀孕率、活产率的影响。

参考文献

1. Tremellen K. Oxidative stress and male infertility—a clinical perspective. Hum Reprod Update. 2008;14(3):243–58. Epub 2008/02/19.
2. Tournaye H. Evidence-based management of male subfertility. Curr Opin Obstet Gynecol. 2006;18(3):253–9. Epub 2006/06/01.
3. Thonneau P, Marchand S, Tallec A, Ferial ML, Ducot B, Lansac J, et al. Incidence and main causes of infertility in a resident population (1,850,000) of three French regions (1988-1989). Hum Reprod. 1991;6(6):811–6. Epub 1991/07/01.
4. Attia AM, Al-Inany HG, Farquhar C, Proctor M. Gonadotrophins for idiopathic male factor subfertility. Cochrane Database Syst Rev. 2007;(4): CD005071. Epub 2007/10/19.
5. Swan SH, Elkin EP, Fenster L. The question of declining sperm density revisited: an analysis of 101 studies published 1934-1996. Environ Health Perspect. 2000;108(10):961–6. Epub 2000/10/26.
6. Jungwirth A, Giwercman A, Tournaye H, Diemer T, Kopa Z, Dohle G, et al. European Association of Urology guidelines on male infertility: the 2012 update. Eur Urol. 2012;62(2):324–32.
7. Anderson K, Nisenblat V, Norman R. Lifestyle factors in people seeking infertility treatment—a review. Aust N Z J Obstet Gynaecol. 2010;50(1): 8–20. Epub 2010/03/12.
8. Hirsh A. Male subfertility. BMJ. 2003; 327(7416):669–72. Epub 2003/09/23.
9. Griveau JF, Le Lannou D. Reactive oxygen species and human spermatozoa: physiology and pathology. Int J Androl. 1997;20(2):61–9. Epub 1997/04/01.
10. Lopes S, Jurisicova A, Sun JG, Casper RF. Reactive oxygen species: potential cause for DNA fragmentation in human spermatozoa. Hum Reprod. 1998;13(4):896–900. Epub 1998/06/10.
11. Aitken RJ, De Iuliis GN, Finnie JM, Hedges A, McLachlan RI. Analysis of the relationships between oxidative stress, DNA damage and sperm vitality in a patient population: development of diagnostic criteria. Hum Reprod. 2010;25(10):2415–26. Epub 2010/08/19.
12. Kao SH, Chao HT, Chen HW, Hwang TI, Liao TL, Wei YH. Increase of oxidative stress in human sperm with lower motility. Fertil Steril. 2008;89(5):1183–90. Epub 2007/08/03.
13. Aitken RJ, Clarkson JS, Fishel S. Generation of reactive oxygen species, lipid peroxidation, and human sperm function. Biol Reprod. 1989; 41(1):183–97. Epub 1989/07/01.
14. Agarwal A, Saleh RA, Bedaiwy MA. Role of reactive oxygen species in the pathophysiology of human reproduction. Fertil Steril. 2003;79(4):829–43. Epub 2003/05/17.
15. Tarozzi N, Bizzaro D, Flamigni C, Borini A. Clinical relevance of sperm DNA damage in assisted reproduction. Reprod Biomed Online. 2007;14(6):746–57. Epub 2007/06/21.
16. Henkel R, Kierspel E, Stalf T, Mehnert C, Menkveld R, Tinneberg HR, et al. Effect of reactive oxygen species produced by spermatozoa and leukocytes on sperm functions in non-leukocytospermic patients. Fertil Steril. 2005;83(3):635–42. Epub 2005/03/08.
17. Sikka SC, Rajasekaran M, Hellstrom WJ. Role of oxidative stress and antioxidants in male infertility. J Androl. 1995;16(6):464–8. Epub 1995/11/01.
18. Omu AE, Al-Azemi MK, Kehinde EO, Anim JT, Oriowo MA, Mathew TC. Indications of the mechanisms involved in improved sperm parameters by zinc therapy. Med Princ Pract. 2008;17(2):108–16. Epub 2008/02/22.
19. Eskenazi B, Kidd SA, Marks AR, Sloter E, Block G, Wyrobek AJ. Antioxidant intake is associated with semen quality in healthy men. Hum Reprod. 2005;20(4):1006–12. Epub 2005/01/25.
20. Young SS, Eskenazi B, Marchetti FM, Block G, Wyrobek AJ. The association of folate, zinc and antioxidant intake with sperm aneuploidy in healthy non-smoking men. Hum Reprod. 2008;23(5):1014–22. Epub 2008/03/21.
21. Saleh RA, Agarwal A, Nada EA, El-Tonsy MH, Sharma RK, Meyer A, et al. Negative effects of increased sperm DNA damage in relation to seminal oxidative stress in men with idiopathic and male factor infertility. Fertil Steril. 2003;79 Suppl 3:1597–605. Epub 2003/06/13.
22. Showell MG, Brown J, Yazdani A, Stankiewicz MT, Hart RJ. Antioxidants for male subfertility. Cochrane Database Syst Rev. 2011;(1):CD007411. Epub 2011/01/21.
23. Dupont C, Cordier AG, Junien C, Mandon-Pepin B, Levy R, Chavatte-Palmer P. Maternal environment and the reproductive function of the offspring. Theriogenology. 2012;78(7):1405–14. Epub 2012/08/29.
24. Mmbaga N, Luk J. The impact of preconceptual diet on the outcome of reproductive treatments. Curr Opin Obstet Gynecol. 2012;24(3):127–31. Epub

2012/04/11.
25. Jensen TK, Heitmann BL, Jensen MB, Halldorsson TI, Andersson AM, Skakkebaek NE, et al. High dietary intake of saturated fat is associated with reduced semen quality among 701 young Danish men from the general population. Am J Clin Nutr. 2013;97(2):411–8. Epub 2012/12/28.
26. Gaskins AJ, Colaci DS, Mendiola J, Swan SH, Chavarro JE. Dietary patterns and semen quality in young men. Hum Reprod. 2012;27(10):2899–907. Epub 2012/08/14.
27. Eslamian G, Amirjannati N, Rashidkhani B, Sadeghi MR, Hekmatdoost A. Intake of food groups and idiopathic asthenozoospermia: a case-control study. Hum Reprod. 2012;27(11):3328–36. Epub 2012/09/04.
28. Mendiola J, Torres-Cantero AM, Moreno-Grau JM, Ten J, Roca M, Moreno-Grau S, et al. Food intake and its relationship with semen quality: a case-control study. Fertil Steril. 2009;91(3):812–8. Epub 2008/03/04.
29. Vujkovic M, de Vries JH, Lindemans J, Macklon NS, van der Spek PJ, Steegers EA, et al. The preconception Mediterranean dietary pattern in couples undergoing in vitro fertilization/intracytoplasmic sperm injection treatment increases the chance of pregnancy. Fertil Steril. 2010;94(6):2096–101. Epub 2010/03/02.
30. Braga DP, Halpern G, Figueira Rde C, Setti AS, Iaconelli Jr A, Borges Jr E. Food intake and social habits in male patients and its relationship to intracytoplasmic sperm injection outcomes. Fertil Steril. 2012;97(1):53–9. Epub 2011/11/15.
31. Rato L, Alves MG, Dias TR, Lopes G, Cavaco JE, Socorro S, et al. High-energy diets may induce a pre-diabetic state altering testicular glycolytic metabolic profile and male reproductive parameters. Andrology. 2013;1(3):495–504. Epub 2013/03/16.
32. Fernandez CD, Bellentani FF, Fernandes GS, Perobelli JE, Favareto AP, Nascimento AF, et al. Diet-induced obesity in rats leads to a decrease in sperm motility. Reprod Biol Endocrinol. 2011;9:32. Epub 2011/03/15.
33. Saez Lancellotti TE, Boarelli PV, Monclus MA, Cabrillana ME, Clementi MA, Espinola LS, et al. Hypercholesterolemia impaired sperm functionality in rabbits. PLoS One. 2010;5(10):e13457. Epub 2010/10/27.
34. Ghanayem BI, Bai R, Kissling GE, Travlos G, Hoffler U. Diet-induced obesity in male mice is associated with reduced fertility and potentiation of acrylamide-induced reproductive toxicity. Biol Reprod. 2010;82(1):96–104. Epub 2009/08/22.
35. Palmer NO, Bakos HW, Owens JA, Setchell BP, Lane M. Diet and exercise in an obese mouse fed a high-fat diet improve metabolic health and reverse perturbed sperm function. Am J Physiol Endocrinol Metab. 2012;302(7):E768–80. Epub 2012/01/19.
36. Palmer NO, Fullston T, Mitchell M, Setchell BP, Lane M. SIRT6 in mouse spermatogenesis is modulated by diet-induced obesity. Reprod Fertil Dev. 2011;23(7):929–39. Epub 2011/08/30.
37. Fullston T, Palmer NO, Owens JA, Mitchell M, Bakos HW, Lane M. Diet-induced paternal obesity in the absence of diabetes diminishes the reproductive health of two subsequent generations of mice. Hum Reprod. 2012;27(5):1391–400. Epub 2012/02/24.
38. Dada R, Kumar M, Jesudasan R, Fernandez JL, Gosalvez J, Agarwal A. Epigenetics and its role in male infertility. J Assist Reprod Genet. 2012;29(3):213–23. Epub 2012/02/01.
39. Benedetti S, Tagliamonte MC, Catalani S, Primiterra M, Canestrari F, De Stefani S, et al. Differences in blood and semen oxidative status in fertile and infertile men, and their relationship with sperm quality. Reprod Biomed Online. 2012;25(3):300–6. Epub 2012/07/24.
40. Pront R, Margalioth EJ, Green R, Eldar-Geva T, Maimoni Z, Zimran A, et al. Prevalence of low serum cobalamin in infertile couples. Andrologia. 2009;41(1):46–50. Epub 2009/01/16.
41. Murphy LE, Mills JL, Molloy AM, Qian C, Carter TC, Strevens H, et al. Folate and vitamin B12 in idiopathic male infertility. Asian J Androl. 2011;13(6):856–61. Epub 2011/08/23.
42. Clagett-Dame M, Knutson D. Vitamin A in reproduction and development. Nutrients. 2011;3(4):385–428. Epub 2012/01/19.
43. Kaushal N, Bansal MP. Diminished reproductive potential of male mice in response to selenium-induced oxidative stress: involvement of HSP70, HSP70-2, and MSJ-1. J Biochem Mol Toxicol. 2009;23(2):125–36. Epub 2009/04/16.
44. Hammoud AO, Meikle AW, Peterson CM, Stanford J, Gibson M, Carrell DT. Association of 25-hydroxy-vitamin D levels with semen and hormonal parameters. Asian J Androl. 2012;14(6):855–9. Epub 2012/10/09.
45. Goyal A, Chopra M, Lwaleed BA, Birch B, Cooper AJ. The effects of dietary lycopene supplementation on human seminal plasma. BJU Int. 2007;99(6):1456–60. Epub 2007/05/09.
46. Kaushal N, Bansal MP. Dietary selenium variation-induced oxidative stress modulates CDC2/cyclin B1 expression and apoptosis of germ cells in mice testis. J Nutr Biochem. 2007;18(8):553–64. Epub 2007/02/27.
47. Ramlau-Hansen CH, Moeller UK, Bonde JP, Olsen J, Thulstrup AM. Are serum levels of vitamin D associated with semen quality? Results from a cross-sectional study in young healthy men. Fertil Steril. 2011;95(3):1000–4. Epub 2010/12/03.
48. Thundathil J, de Lamirande E, Gagnon C. Nitric oxide regulates the phosphorylation of the threonine-glutamine-tyrosine motif in proteins of human spermatozoa during capacitation. Biol Reprod. 2003;68(4):1291–8. Epub 2003/02/28.
49. Sinclair S. Male infertility: nutritional and environmental considerations. Altern Med Rev. 2000;5(1):28–38. Epub 2000/03/01.
50. Schachter A, Goldman JA, Zukerman Z. Treatment of oligospermia with the amino acid arginine. J Urol. 1973;110(3):311–3. Epub 1973/09/01.
51. De Aloysio D, Mantuano R, Mauloni M, Nicoletti

G. The clinical use of arginine aspartate in male infertility. Acta Eur Fertil. 1982;13(3):133–67. Epub 1982/09/01.

52. Tanimura J. Studies on arginine in human semen. II. The effects of medication with L-arginine-HCL on male infertility. Bull Osaka Med Sch. 1967;13(2):84–9. Epub 1967/10/01.
53. Nikolova V, Stanislavov R, Vatev I, Nalbanski B, Punevska M. [Sperm parameters in male idiopathic infertility after treatment with prelox]. Akush Ginekol. 2007;46(5):7–12. Epub 2007/11/03.
54. Stanislavov R, Nikolova V, Rohdewald P. Improvement of seminal parameters with Prelox: a randomized, double-blind, placebo-controlled, cross-over trial. Phytother Res. 2009;23(3):297–302. Epub 2009/01/15.
55. Miroueh A. Effect of arginine on oligospermia. Fertil Steril. 1970;21(3):217–9. Epub 1970/03/01.
56. Pryor JP, Blandy JP, Evans P, Chaput De Saintonge DM, Usherwood M. Controlled clinical trial of arginine for infertile men with oligozoospermia. Br J Urol. 1978;50(1):47–50. Epub 1978/02/01.
57. Wu TP, Huang BM, Tsai HC, Lui MC, Liu MY. Effects of nitric oxide on human spermatozoa activity, fertilization and mouse embryonic development. Arch Androl. 2004;50(3):173–9. Epub 2004/06/19.
58. Ratnasooriya WD, Dharmasiri MG. L-arginine, the substrate of nitric oxide synthase, inhibits fertility of male rats. Asian J Androl. 2001;3(2):97–103. Epub 2001/06/19.
59. Rosselli M, Dubey RK, Imthurn B, Macas E, Keller PJ. Effects of nitric oxide on human spermatozoa: evidence that nitric oxide decreases sperm motility and induces sperm toxicity. Hum Reprod. 1995;10(7):1786–90. Epub 1995/07/01.
60. Palmero S, Bottazzi C, Costa M, Leone M, Fugassa E. Metabolic effects of L-carnitine on prepubertal rat Sertoli cells. Horm Metab Res. 2000;32(3):87–90. Epub 2000/04/29.
61. De Rosa M, Boggia B, Amalfi B, Zarrilli S, Vita A, Colao A, et al. Correlation between seminal carnitine and functional spermatozoal characteristics in men with semen dysfunction of various origins. Drugs R&D. 2005;6(1):1–9. Epub 2005/04/02.
62. Ahmed SD, Karira KA, Jagdesh, Ahsan S. Role of L-carnitine in male infertility. J Pak Med Assoc. 2011;61(8):732–6. Epub 2012/02/24.
63. Balercia G, Regoli F, Armeni T, Koverech A, Mantero F, Boscaro M. Placebo-controlled double-blind randomized trial on the use of L-carnitine, L-acetylcarnitine, or combined L-carnitine and L-acetylcarnitine in men with idiopathic asthenozoospermia. Fertil Steril. 2005;84(3):662–71. Epub 2005/09/20.
64. Cavallini G, Ferraretti AP, Gianaroli L, Biagiotti G, Vitali G. Cinnoxicam and L-carnitine/acetyl-L-carnitine treatment for idiopathic and varicocele-associated oligoasthenospermia. J Androl. 2004;25(5):761–70; discussion 71–2; Epub 2004/08/05.
65. Lenzi A, Lombardo F, Sgro P, Salacone P, Caponecchia L, Dondero F, et al. Use of carnitine therapy in selected cases of male factor infertility: a double-blind crossover trial. Fertil Steril. 2003;79(2):292–300. Epub 2003/02/06.
66. Lenzi A, Sgro P, Salacone P, Paoli D, Gilio B, Lombardo F, et al. A placebo-controlled double-blind randomized trial of the use of combined l-carnitine and l-acetyl-carnitine treatment in men with asthenozoospermia. Fertil Steril. 2004;81(6):1578–84. Epub 2004/06/15.
67. Li Z, Chen GW, Shang XJ, Bai WJ, Han YF, Chen B, et al. [A controlled randomized trial of the use of combined L-carnitine and acetyl-L-carnitine treatment in men with oligoasthenozoospermia]. Zhonghua Nan Ke Xue. 2005;11(10):761–4.
68. Sigman M, Glass S, Campagnone J, Pryor JL. Carnitine for the treatment of idiopathic asthenospermia: a randomized, double-blind, placebo-controlled trial. Fertil Steril. 2006;85(5):1409–14. Epub 2006/04/08.
69. Vicari E, Calogero AE. Effects of treatment with carnitines in infertile patients with prostato-vesiculo-epididymitis. Hum Reprod. 2001;16(11):2338–42. Epub 2001/10/27.
70. Dimitriadis F, Tsambalas S, Tsounapi P, Kawamura H, Vlachopoulou E, Haliasos N, et al. Effects of phosphodiesterase-5 inhibitors on Leydig cell secretory function in oligoasthenospermic infertile men: a randomized trial. BJU Int. 2010;106(8):1181–5. Epub 2010/02/27.
71. Wang YX, Yang SW, Qu CB, Huo HX, Li W, Li JD, et al. [L-carnitine: safe and effective for asthenozoospermia]. Zhonghua Nan Ke Xue. 2010;16(5):420–2.
72. Zhou X, Liu F, Zhai S. Effect of L-carnitine and/or L-acetyl-carnitine in nutrition treatment for male infertility: a systematic review. Asia Pac J Clin Nutr. 2007;16 Suppl 1:383–90. Epub 2007/03/30.
73. Cavallini G, Magli MC, Crippa A, Ferraretti AP, Gianaroli L. Reduction in sperm aneuploidy levels in severe oligoasthenoteratospermic patients after medical therapy: a preliminary report. Asian J Androl. 2012;14(4):591–8. Epub 2012/05/01.
74. Watson AA. Seminal vitamin B12 and sterility. Lancet. 1962;2(7257):644. Epub 1962/09/29.
75. Crha I, Kralikova M, Melounova J, Ventruba P, Zakova J, Beharka R, et al. Seminal plasma homocysteine, folate and cobalamin in men with obstructive and non-obstructive azoospermia. J Assist Reprod Genet. 2010;27(9–10):533–8. Epub 2010/08/03.
76. Boxmeer JC, Smit M, Weber RF, Lindemans J, Romijn JC, Eijkemans MJ, et al. Seminal plasma cobalamin significantly correlates with sperm concentration in men undergoing IVF or ICSI procedures. J Androl. 2007;28(4):521–7. Epub 2007/02/09.
77. Kumamoto Y, Maruta H, Ishigami J, Kamidono S, Orikasa S, Kimura M, et al. [Clinical efficacy of mecobalamin in the treatment of oligozoospermia–results of double-blind comparative clinical study]. Hinyokika Kiyo. 1988;34(6):1109–32.

78. Isoyama R, Baba Y, Harada H, Kawai S, Shimizu Y, Fujii M, et al. [Clinical experience of methylcobalamin (CH3-B12)/clomiphene citrate combined treatment in male infertility]. Hinyokika Kiyo. 1986;32(8):1177–83.
79. Moriyama H, Nakamura K, Sanda N, Fujiwara E, Seko S, Yamazaki A, et al. [Studies on the usefulness of a long-term, high-dose treatment of methylcobalamin in patients with oligozoospermia]. Hinyokika Kiyo. 1987;33(1):151–6.
80. Isoyama R, Kawai S, Shimizu Y, Harada H, Takihara H, Baba Y, et al. [Clinical experience with methylcobalamin (CH3-B12) for male infertility]. Hinyokika Kiyo. 1984;30(4):581–6.
81. Balercia G, Buldreghini E, Vignini A, Tiano L, Paggi F, Amoroso S, et al. Coenzyme Q10 treatment in infertile men with idiopathic asthenozoospermia: a placebo-controlled, double-blind randomized trial. Fertil Steril. 2009;91(5):1785–92. Epub 2008/04/09.
82. Mancini A, Balercia G. Coenzyme Q(10) in male infertility: physiopathology and therapy. Biofactors. 2011;37(5):374–80. Epub 2011/10/13.
83. Safarinejad MR. Efficacy of coenzyme Q10 on semen parameters, sperm function and reproductive hormones in infertile men. J Urol. 2009;182(1):237–48. Epub 2009/05/19.
84. Nadjarzadeh A, Sadeghi MR, Amirjannati N, Vafa MR, Motevalian SA, Gohari MR, et al. Coenzyme Q10 improves seminal oxidative defense but does not affect on semen parameters in idiopathic oligoasthenoteratozoospermia: a randomized double-blind, placebo controlled trial. J Endocrinol Invest. 2011;34(8):e224–8. Epub 2011/03/15.
85. Nadjarzadeh A, Shidfar F, Amirjannati N, Vafa MR, Motevalian SA, Gohari MR, et al. Effect of coenzyme Q10 supplementation on antioxidant enzymes activity and oxidative stress of seminal plasma: a double-blind randomised clinical trial. Andrologia. 2014;46(2):177–83. Epub 2013/01/08.
86. Joshi R, Adhikari S, Patro BS, Chattopadhyay S, Mukherjee T. Free radical scavenging behavior of folic acid: evidence for possible antioxidant activity. Free Radic Biol Med. 2001;30(12):1390–9. Epub 2001/06/08.
87. Ebisch IM, Thomas CM, Peters WH, Braat DD, Steegers-Theunissen RP. The importance of folate, zinc and antioxidants in the pathogenesis and prevention of subfertility. Hum Reprod Update. 2007;13(2):163–74. Epub 2006/11/14.
88. De Sanctis V, Candini G, Giovannini M, Raiola G, Katz M. Abnormal seminal parameters in patients with thalassemia intermedia and low serum folate levels. Pediatr Endocrinol Rev. 2011;8 Suppl 2:310–3. Epub 2011/06/28.
89. Wong WY, Merkus HM, Thomas CM, Menkveld R, Zielhuis GA, Steegers-Theunissen RP. Effects of folic acid and zinc sulfate on male factor subfertility: a double-blind, randomized, placebo-controlled trial. Fertil Steril. 2002;77(3):491–8. Epub 2002/03/02.
90. Ebisch IM, van Heerde WL, Thomas CM, van der Put N, Wong WY, Steegers-Theunissen RP. C677T methylenetetrahydrofolate reductase polymorphism interferes with the effects of folic acid and zinc sulfate on sperm concentration. Fertil Steril. 2003;80(5):1190–4. Epub 2003/11/11.
91. Ebisch IM, Pierik FH, Jong FH DE, Thomas CM, Steegers-Theunissen RP. Does folic acid and zinc sulphate intervention affect endocrine parameters and sperm characteristics in men? Int J Androl. 2006;29(2):339–45. Epub 2006/03/15.
92. Landau B, Singer R, Klein T, Segenreich E. Folic acid levels in blood and seminal plasma of normo- and oligospermic patients prior and following folic acid treatment. Experientia. 1978;34(10):1301–2. Epub 1978/10/15.
93. Irvine DS. Glutathione as a treatment for male infertility. Rev Reprod. 1996;1(1):6–12. Epub 1996/01/01.
94. Pompella A, Visvikis A, Paolicchi A, De Tata V, Casini AF. The changing faces of glutathione, a cellular protagonist. Biochem Pharmacol. 2003;66(8):1499–503. Epub 2003/10/14.
95. Atig F, Raffa M, Habib BA, Kerkeni A, Saad A, Ajina M. Impact of seminal trace element and glutathione levels on semen quality of Tunisian infertile men. BMC Urol. 2012;12:6. Epub 2012/03/21.
96. Yun JI, Gong SP, Song YH, Lee ST. Effects of combined antioxidant supplementation on human sperm motility and morphology during sperm manipulation in vitro. Fertil Steril. 2013;100(2):373–8. Epub 2013/05/09.
97. Ansari MS, Rakha BA, Andrabi SM, Ullah N, Iqbal R, Holt WV, et al. Glutathione-supplemented tris-citric acid extender improves the post-thaw quality and in vivo fertility of buffalo (Bubalus bubalis) bull spermatozoa. Reprod Biol. 2012;12(3):271–6. Epub 2012/11/17.
98. Lenzi A, Lombardo F, Gandini L, Culasso F, Dondero F. Glutathione therapy for male infertility. Arch Androl. 1992;29(1):65–8. Epub 1992/07/01.
99. Lenzi A, Culasso F, Gandini L, Lombardo F, Dondero F. Placebo-controlled, double-blind, cross-over trial of glutathione therapy in male infertility. Hum Reprod. 1993;8(10):1657–62. Epub 1993/10/01.
100. Kodama H, Yamaguchi R, Fukuda J, Kasai H, Tanaka T. Increased oxidative deoxyribonucleic acid damage in the spermatozoa of infertile male patients. Fertil Steril. 1997;68(3):519–24. Epub 1997/10/07.
101. Witschi A, Reddy S, Stofer B, Lauterburg BH. The systemic availability of oral glutathione. Eur J Clin Pharmacol. 1992;43(6):667–9. Epub 1992/01/01.
102. Rao AV, Ray MR, Rao LG. Lycopene. Adv Food Nutr Res. 2006;51:99–164. Epub 2006/10/03.
103. Gupta NP, Kumar R. Lycopene therapy in idiopathic male infertility—a preliminary report. Int Urol Nephrol. 2002;34(3):369–72. Epub 2003/08/06.
104. Oborna I, Malickova K, Fingerova H, Brezinova J, Horka P, Novotny J, et al. A randomized controlled trial of lycopene treatment on soluble receptor for advanced glycation end products in seminal and blood plasma of normospermic men. Am J Reprod Immunol. 2011;66(3):179–84. Epub 2011/02/01.

105. Filipcikova R, Oborna I, Brezinova J, Novotny J, Wojewodka G, De Sanctis JB, et al. Lycopene improves the distorted ratio between AA/DHA in the seminal plasma of infertile males and increases the likelihood of successful pregnancy. Biomed Pap Med Fac Univ Palacky Olomouc Czech Repub. 2013. Epub 2013/03/01.
106. Zembron-Lacny A, Slowinska-Lisowska M, Szygula Z, Witkowski K, Szyszka K. The comparison of antioxidant and hematological properties of N-acetylcysteine and alpha-lipoic acid in physically active males. Physiol Res. 2009;58(6):855–61. Epub 2008/12/20.
107. Ciftci H, Verit A, Savas M, Yeni E, Erel O. Effects of N-acetylcysteine on semen parameters and oxidative/antioxidant status. Urology. 2009;74(1):73–6. Epub 2009/05/12.
108. Safarinejad MR, Safarinejad S. Efficacy of selenium and/or N-acetyl-cysteine for improving semen parameters in infertile men: a double-blind, placebo controlled, randomized study. J Urol. 2009; 181(2):741–51. Epub 2008/12/19.
109. Sharlip I. Rational use of dapoxetine for the treatment of premature ejaculation. Neuropsychopharmacology. 2008;33(11):2785; author reply 6-8. Epub 2008/09/13.
110. Safarinejad MR, Taghva A, Shekarchi B, Safarinejad S. Safety and efficacy of sildenafil citrate in the treatment of Parkinson-emergent erectile dysfunction: a double-blind, placebo-controlled, randomized study. Int J Impot Res. 2010;22(5):325–35. Epub 2010/09/24.
111. Comhaire FH, Christophe AB, Zalata AA, Dhooge WS, Mahmoud AM, Depuydt CE. The effects of combined conventional treatment, oral antioxidants and essential fatty acids on sperm biology in subfertile men. Prostaglandins Leukot Essent Fatty Acids. 2000;63(3):159–65. Epub 2000/09/19.
112. Zhao Y, Zhao H, Zhai X, Dai J, Jiang X, Wang G, et al. Effects of Zn deficiency, antioxidants, and low-dose radiation on diabetic oxidative damage and cell death in the testis. Toxicol Mech Methods. 2013;23(1):42–7. Epub 2012/09/21.
113. Oeda T, Henkel R, Ohmori H, Schill WB. Scavenging effect of N-acetyl-L-cysteine against reactive oxygen species in human semen: a possible therapeutic modality for male factor infertility? Andrologia. 1997;29(3):125–31. Epub 1997/05/01.
114. Peters-Golden M, Canetti C, Mancuso P, Coffey MJ. Leukotrienes: underappreciated mediators of innate immune responses. J Immunol. 2005;174(2):589–94. Epub 2005/01/07.
115. Micic S, Hadzi-Djokic J, Dotlic R, Tulic C. Pentoxifyllin treatment of oligoasthenospermic men. Acta Eur Fertil. 1988;19(3):135–7. Epub 1988/05/01.
116. Wang C, Chan CW, Wong KK, Yeung KK. Comparison of the effectiveness of placebo, clomiphene citrate, mesterolone, pentoxifylline, and testosterone rebound therapy for the treatment of idiopathic oligospermia. Fertil Steril. 1983;40(3):358–65. Epub 1983/09/01.
117. Mangoli V, Mangoli R, Dandekar S, Suri K, Desai S. Selection of viable spermatozoa from testicular biopsies: a comparative study between pentoxifylline and hypoosmotic swelling test. Fertil Steril. 2011;95(2):631–4. Epub 2010/11/16.
118. Numabe T, Oikawa T, Kikuchi T, Horuchi T. Pentoxifylline improves in vitro fertilization and subsequent development of bovine oocytes. Theriogenology. 2001;56(2):225–33. Epub 2001/08/02.
119. Gradil CM, Ball BA. The use of pentoxifylline to improve motility of cryopreserved equine spermatozoa. Theriogenology. 2000;54(7):1041–7. Epub 2000/12/29.
120. Kalthur G, Salian SR, Keyvanifard F, Sreedharan S, Thomas JS, Kumar P, et al. Supplementation of biotin to sperm preparation medium increases the motility and longevity in cryopreserved human spermatozoa. J Assist Reprod Genet. 2012;29(7):631–5. Epub 2012/04/25.
121. Lukiw WJ, Bazan NG. Docosahexaenoic acid and the aging brain. J Nutr. 2008;138(12):2510–4. Epub 2008/11/22.
122. Roqueta-Rivera M, Stroud CK, Haschek WM, Akare SJ, Segre M, Brush RS, et al. Docosahexaenoic acid supplementation fully restores fertility and spermatogenesis in male delta-6 desaturase-null mice. J Lipid Res. 2010;51(2):360–7. Epub 2009/08/20.
123. Maccarrone M, Barboni B, Paradisi A, Bernabo N, Gasperi V, Pistilli MG, et al. Characterization of the endocannabinoid system in boar spermatozoa and implications for sperm capacitation and acrosome reaction. J Cell Sci. 2005;118(Pt 19):4393–404. Epub 2005/09/08.
124. Safarinejad MR, Hosseini SY, Dadkhah F, Asgari MA. Relationship of omega-3 and omega-6 fatty acids with semen characteristics, and anti-oxidant status of seminal plasma: a comparison between fertile and infertile men. Clin Nutr. 2010;29(1):100–5. Epub 2009/08/12.
125. Arab K, Rossary A, Flourie F, Tourneur Y, Steghens JP. Docosahexaenoic acid enhances the antioxidant response of human fibroblasts by upregulating gamma-glutamyl-cysteinyl ligase and glutathione reductase. Br J Nutr. 2006;95(1):18–26. Epub 2006/01/31.
126. Safarinejad MR. Effect of omega-3 polyunsaturated fatty acid supplementation on semen profile and enzymatic anti-oxidant capacity of seminal plasma in infertile men with idiopathic oligoasthenoteratospermia: a double-blind, placebo-controlled, randomised study. Andrologia. 2011;43(1):38–47. Epub 2011/01/12.
127. Conquer JA, Martin JB, Tummon I, Watson L, Tekpetey F. Effect of DHA supplementation on DHA status and sperm motility in asthenozoospermic males. Lipids. 2000;35(2):149–54. Epub 2000/04/11.
128. Brown KM, Arthur JR. Selenium, selenoproteins and human health: a review. Public Health Nutr. 2001;4(2B):593–9. Epub 2001/10/31.
129. Watanabe T, Endo A. Effects of selenium deficiency on sperm morphology and spermatocyte chromosomes in mice. Mutat Res. 1991;262(2):93–9. Epub

1991/02/01.
130. Noack-Fuller G, De Beer C, Seibert H. Cadmium, lead, selenium, and zinc in semen of occupationally unexposed men. Andrologia. 1993;25(1):7–12. Epub 1993/01/01.
131. Scott R, MacPherson A, Yates RW, Hussain B, Dixon J. The effect of oral selenium supplementation on human sperm motility. Br J Urol. 1998;82(1):76–80. Epub 1998/08/12.
132. Keskes-Ammar L, Feki-Chakroun N, Rebai T, Sahnoun Z, Ghozzi H, Hammami S, et al. Sperm oxidative stress and the effect of an oral vitamin E and selenium supplement on semen quality in infertile men. Arch Androl. 2003;49(2):83–94. Epub 2003/03/08.
133. Vezina D, Mauffette F, Roberts KD, Bleau G. Selenium-vitamin E supplementation in infertile men. Effects on semen parameters and micronutrient levels and distribution. Biol Trace Elem Res. 1996;53(1–3):65–83. Epub 1996/01/01.
134. Moslemi MK, Tavanbakhsh S. Selenium-vitamin E supplementation in infertile men: effects on semen parameters and pregnancy rate. Int J Gen Med. 2011;4:99–104. Epub 2011/03/16.
135. Iwanier K, Zachara BA. Selenium supplementation enhances the element concentration in blood and seminal fluid but does not change the spermatozoal quality characteristics in subfertile men. J Androl. 1995;16(5):441–7. Epub 1995/09/01.
136. Yazama F, Furuta K, Fujimoto M, Sonoda T, Shigetomi H, Horiuchi T, et al. Abnormal spermatogenesis in mice unable to synthesize ascorbic acid. Anat Sci Int. 2006;81(2):115–25. Epub 2006/06/28.
137. Kefer JC, Agarwal A, Sabanegh E. Role of antioxidants in the treatment of male infertility. Int J Urol. 2009;16(5):449–57. Epub 2009/04/23.
138. Dawson EB, Harris WA, Rankin WE, Charpentier LA, McGanity WJ. Effect of ascorbic acid on male fertility. Ann N Y Acad Sci. 1987;498:312–23. Epub 1987/01/01.
139. Dawson EB, Harris WA, Powell LC. Relationship between ascorbic acid and male fertility. World Rev Nutr Diet. 1990;62:1–26. Epub 1990/01/01.
140. Greco E, Iacobelli M, Rienzi L, Ubaldi F, Ferrero S, Tesarik J. Reduction of the incidence of sperm DNA fragmentation by oral antioxidant treatment. J Androl. 2005;26(3):349–53. Epub 2005/05/04.
141. Vani K, Kurakula M, Syed R, Alharbi K. Clinical relevance of vitamin C among lead-exposed infertile men. Genet Test Mol Biomarkers. 2012;16(9):1001–6. Epub 2012/06/27.
142. Al-Damegh MA. Rat testicular impairment induced by electromagnetic radiation from a conventional cellular telephone and the protective effects of the antioxidants vitamins C and E. Clinics (Sao Paulo). 2012;67(7):785–92. Epub 2012/08/16.
143. Rolf C, Cooper TG, Yeung CH, Nieschlag E. Antioxidant treatment of patients with asthenozoospermia or moderate oligoasthenozoospermia with high-dose vitamin C and vitamin E: a randomized, placebo-controlled, double-blind study. Hum Reprod. 1999;14(4):1028–33. Epub 1999/04/30.
144. Palamanda JR, Kehrer JP. Involvement of vitamin E and protein thiols in the inhibition of microsomal lipid peroxidation by glutathione. Lipids. 1993;28(5):427–31. Epub 1993/05/01.
145. Kessopoulou E, Powers HJ, Sharma KK, Pearson MJ, Russell JM, Cooke ID, et al. A double-blind randomized placebo cross-over controlled trial using the antioxidant vitamin E to treat reactive oxygen species associated male infertility. Fertil Steril. 1995;64(4):825–31. Epub 1995/10/01.
146. Suleiman SA, Ali ME, Zaki ZM, el-Malik EM, Nasr MA. Lipid peroxidation and human sperm motility: protective role of vitamin E. J Androl. 1996;17(5):530–7. Epub 1996/09/01.
147. Diafouka F, Gbassi GK. Deficiency of alpha-tocopherol in seminal fluid as a probable factor in low fertility in Cote d'Ivoire. Afr J Reprod Health. 2009;13(3):123–5. Epub 2010/08/10.
148. Vigueras-Villasenor RM, Ojeda I, Gutierrez-Perez O, Chavez-Saldana M, Cuevas O, Maria DS, et al. Protective effect of alpha-tocopherol on damage to rat testes by experimental cryptorchidism. Int J Exp Pathol. 2011;92(2):131–9. Epub 2011/02/15.
149. Akiyama M. [In vivo scavenging effect of ethylcysteine on reactive oxygen species in human semen]. Nihon Hinyokika Gakkai Zasshi. 1999;90(3):421–8. Epub 1999/06/01.
150. Croxford TP, McCormick NH, Kelleher SL. Moderate zinc deficiency reduces testicular Zip6 and Zip10 abundance and impairs spermatogenesis in mice. J Nutr. 2011;141(3):359–65. Epub 2011/01/21.
151. Paradiso Galatioto G, Gravina GL, Angelozzi G, Sacchetti A, Innominato PF, Pace G, et al. May antioxidant therapy improve sperm parameters of men with persistent oligospermia after retrograde embolization for varicocele? World J Urol. 2008;26(1):97–102. Epub 2007/11/06.
152. Tremellen K, Miari G, Froiland D, Thompson J. A randomised control trial examining the effect of an antioxidant (Menevit) on pregnancy outcome during IVF-ICSI treatment. Aust N Z J Obstet Gynaecol. 2007;47(3):216–21. Epub 2007/06/07.
153. Busetto GM, Koverech A, Messano M, Antonini G, De Berardinis E, Gentile V. Prospective open-label study on the efficacy and tolerability of a combination of nutritional supplements in primary infertile patients with idiopathic astenoteratozoospermia. Arch Ital Urol Androl. 2012;84(3):137–40. Epub 2012/12/06.
154. Pawlowicz P, Stachowiak G, Bielak A, Wilczynski J. [Administration of natural anthocyanins derived from chokeberry (aronia melanocarpa) extract in the treatment of oligospermia in males with enhanced autoantibodies to oxidized low density lipoproteins (oLAB). The impact on fructose levels]. Ginekol Pol. 2001;72(12):983–8. Epub 2002/03/09. Zastosowanie naturalnych antocyjanow pochodzacych z ekstraktu aronii czarnoowocowej (aronia melanocarpa) w leczeniu oligospermii u mezczyzn z podwyzszonymi poziomami przeciwcial

anty-O-LDL (OLAB). Wplyw na poziom fruktozy w nasieniu.

155. Comhaire FH, El Garem Y, Mahmoud A, Eertmans F, Schoonjans F. Combined conventional/antioxidant "Astaxanthin" treatment for male infertility: a double blind, randomized trial. Asian J Androl. 2005;7(3):257–62. Epub 2005/08/20.
156. Zavaczki Z, Szollosi J, Kiss SA, Koloszar S, Fejes I, Kovacs L, et al. Magnesium-orotate supplementation for idiopathic infertile male patients: a randomized, placebo-controlled clinical pilot study. Magnes Res. 2003;16(2):131–6. Epub 2003/08/02.
157. Anagnostis P, Karras S, Goulis DG. Vitamin D in human reproduction: a narrative review. Int J Clin Pract. 2013;67(3):225–35. Epub 2013/01/09.
158. Yang B, Sun H, Wan Y, Wang H, Qin W, Yang L, et al. Associations between testosterone, bone mineral density, vitamin D and semen quality in fertile and infertile Chinese men. Int J Androl. 2012;35(6):783–92. Epub 2012/06/21.
159. Ashour AE, Abdel-Hamied HE, Korashy HM, Al-Shabanah OA, Abd-Allah AR. Alpha-lipoic acid rebalances redox and immune-testicular milieu in septic rats. Chem Biol Interact. 2011;189(3):198–205. Epub 2011/01/05.
160. Mohasseb M, Ebied S, Yehia MA, Hussein N. Testicular oxidative damage and role of combined antioxidant supplementation in experimental diabetic rats. J Physiol Biochem. 2011;67(2):185–94. Epub 2010/12/25.
161. Palan P, Naz R. Changes in various antioxidant levels in human seminal plasma related to immunoinfertility. Arch Androl. 1996;36(2):139–43. Epub 1996/03/01.
162. Colone M, Marelli G, Unfer V, Bozzuto G, Molinari A, Stringaro A. Inositol activity in oligoasthenoteratospermia—an in vitro study. Eur Rev Med Pharmacol Sci. 2010;14(10):891–6. Epub 2011/01/13.
163. Ibrahim SF, Osman K, Das S, Othman AM, Majid NA, Rahman MP. A study of the antioxidant effect of alpha lipoic acids on sperm quality. Clinics (Sao Paulo). 2008;63(4):545–50. Epub 2008/08/23.

6 饮酒对男性不育的影响

Edson Borges Jr. 和 Fábio Firmbach Pasqualotto
李 浩 译 李明超 刘继红 审校

一、概述

酗酒对健康的影响受到越来越多的关注。据报道，在英国有近 90％的人，即 3600 万人（16 岁以上）饮用酒精饮料[1]。饮酒深受广大人民的喜爱，它能让人感到放松和愉悦，有些人饮酒后并不会出现任何身体损害，但是，越来越多的人遭受到酒精带来的身体、心理和生活上的伤害。

饮酒通过醉酒、酒精依赖及其他生化作用对人体造成影响。有的人长期大量饮酒会出现慢性疾病，也有很多年轻人因为饮酒发生意外而残疾甚至死亡。

越来越多的证据表明，除了饮酒量外，饮酒的方式也会对健康产生影响。超过 60 种疾病与饮酒有直接的因果关系。饮酒可能会导致食管癌、肝癌、肝硬化、杀人犯罪、癫痫发作和交通事故的发生。此外，有人认为饮酒与不孕不育可能也有关系。

调查显示，有 10％～15％的夫妻遭受着不孕不育的困扰[2-3]。其中，40％～60％的夫妻中男性存在问题，至少 20％的夫妻中男性因素是导致不孕不育的唯一病因[4-5]。虽然我们已经进行了很多调查研究，但仍不能明确哪些生活方式和社会人口学因素可以影响夫妻的生育能力。吸烟和饮酒被认为可以导致男性不育[6-7]，但现有的一些调查结果有所差异[8-9]。原因可能是：①样本数量偏少；②所选人群（包括健康志愿者和不孕不育患者）存在差异；③吸烟和饮酒之间存在关联。

有报道称慢性酒精中毒可能引起会男性不育。与不饮酒者相比，慢性酒精中毒者的性功能障碍发生率更高[10-11]。此外，男性睾丸萎缩、男性乳腺增生和性欲低下也与酒精中毒有关。在下面的章节里，我们将从不同角度讨论饮酒对男性不育的影响。

二、全球饮酒的流行情况

酒精可能是世界上最古老的精神兴奋物质。据世界卫生组织估计，全世界大约有 20 亿人口饮用酒精饮料，7630 万人因饮酒出现身体损害。从公共卫生角度来讲，饮酒对全世界大部分地区的人群发病率和死亡率造成了巨大影响。

虽然酒精是世界上最广泛使用的精神兴奋物质，但大部分人不饮酒。全球有 46％的男性和 73％的女性不饮酒，他们中的大部分一生中未曾接触过酒精饮料。

在这些不饮酒的人群中，有些是由于宗教、文化或其他原因从而不饮酒，有些是曾经饮酒但如今不再饮酒。后者包括有害饮酒者、酒精依赖者以及受酒精毒害者。

在饮酒者中，不同人的饮酒量也有很大差异。大部分人能适度饮酒，少部分人每天都会喝 1 升以上的烈酒甚至成为酒精依赖者。不过，正是这少部分重度饮酒者消耗了世界上大部分的酒精。

不同国家的不饮酒者所占的比例也不同。从北美到地中海东部、中亚的南部、东南亚一带以及印度尼西亚群岛的大部分人都由于宗教和文化原因而不饮酒。在其他地区如欧洲，不饮酒者还不足 20%。有报道称，在英国近 90%的 16 岁以上成年人饮酒。

世界卫生组织的全球饮酒情况调查报道，不同国家在调查前一年的不饮酒者比例从卢森堡的 2.5%到埃及的 99.5%不等，终生不饮酒者的比例从拉脱维亚的 9.4%到科摩罗的 98.4%不等。

考虑到酒精在不同国家中扮演的角色，这些差异也是可以理解的。相比之下，不饮酒者的男女比例在不同国家间却较为一致，女性中的不饮酒者比例比男性要高。另外，宗教在不同国家中对饮酒习惯的影响也较为一致，比如，伊斯兰国家的不饮酒者比例通常都比较高。然而，我们应注意，即使在同一个国家，饮酒和戒酒的方式在不同人群和不同地区之间也会不同，尤其是在多文化、多民族的国家中。

三、饮酒对男性不育的影响

（一）概要

关于酒精对成年男性精子质量的影响的调查并不多，且结果不尽相同：有的显示酒精有害于精子质量[12]，而另一些则显示适量饮酒对精子质量无影响甚至有益[13]。母亲怀孕期间饮酒对儿子的精液质量是否有影响尚待考证。有调查显示，在出生前接触酒精会引起男性精子浓度下降。在怀孕期间，每周饮酒≥4.5 次的母亲所生儿子的精子浓度比每周饮酒 1 次的低大概三分之一[14]。

大鼠酒精中毒实验的结果显示，乙醇引起的氧化应激不仅局限于肝，而且可以影响很多肝外组织，包括中枢神经系统、心脏和睾丸。

乙醇是一种已知的睾丸毒性物质，酗酒可能导致睾丸的脂质过氧化。长期饮酒会引起内分泌和生殖功能损害。由于睾丸膜富含多烯脂肪酸，而多烯脂肪酸易发生过氧化而降解，所以酗酒可能通过脂质过氧化导致睾丸膜损害和性腺功能下降。与此相应的是，有研究发现酒精喂养的动物睾丸中多烯脂肪酸含量和谷胱甘肽含量比对照组要低[15]。

乙醇引起的黄嘌呤脱氢酶向黄嘌呤氧化酶的转化增加以及过氧化物酶酰基辅酶 A 氧化酶的激活可能是导致氧化应激的原因[16]。长期饮用乙醇会引起睾丸中线粒体的脂质过氧化增加和谷胱甘肽下降，这可能会引起睾丸萎缩[17]。众所周知，饮食中增加维生素 A 能减少过氧化损伤。因此，维生素 A 能够通过降低脂质过氧化来稳定睾丸膜并防止酒精引起的睾丸萎缩。研究显示，维生素 A 能够减少脂质过氧化、谷胱甘肽和睾丸形态的变化[17]。

总之，饮用酒精后睾丸的脂质过氧化增加可能是酒精性性腺损伤中的一个重要原因。

（二）酒精对精液质量和精子的影响

Dunphy 等[18]在 258 例不孕不育的夫妻中研究了饮酒和男性不育的关系，并未发现饮酒量和精子质量之间存在关联。此外，正常女性和不孕女性之间在饮酒方面并没有显著差异，每周饮酒量与生育能力之间也没有显著关联。安大略省农场家庭健康研究的数据显示，酒精对男女生殖能力并无影响[19]。然而，一个多中心的前瞻性研究评估了饮酒量和饮酒次数对体外受精结果的影响，结果显示男性每天多饮一次酒，不能获得活胎的风险提高 2.28～8.32 倍[20]。

一个针对 1984—1987 年的孕妇的队列研究在 2005—2006 年对其中 347 个已成年的男胎进行了随访[14]。结果显示，他们的精子浓度随着出生前酒精接触量的增多而减少。怀孕期间每周饮酒近 4.5 次的妇女所生儿子的精子浓度平均为 4000 万/ml，比每周只饮 1 次的妇女所生儿子的低 32%。精液量和精子数量也与母亲怀孕期间饮酒量有关，每周饮酒 1～1.5 次的妇女所生儿子的精液量和精子数量最高。

动物实验和临床研究都表明饮酒可能影响睾酮分泌和精子形成。调查显示，饮酒会引起明显的精子形态改变，包括精子头部破裂、中部膨胀以及尾部卷曲[21]。此外，饮酒者的生精小管内大都含有退化的精子并出现精子缺乏[21]。这可能是由于下丘脑-垂体-性腺轴功能的改变或者是酒精对睾丸的直接损害而产生的[21-22]。尽管酒精对于男性精子形成的影响还不清楚，但乙醇是一种 Leydig 细胞毒素[22]。最近有一个病例报告显示，一名无精子症患者在戒酒 3 个月后精子参数恢复正常[23]，这引起了我们的兴趣。在此，本文简单总结了相关的前期临床研究和临床研究。

1. 动物证据

有人用 C57B1 小鼠来研究乙醇对睾丸功能的影响[22]。该研究显示含酒精饮食改变了睾丸功能，且停酒后睾丸功能可得到一定改善。另外一个实验研究[24]则显示，酒精使异常形态的精子增多。雄鼠饮酒对于精子植入率有明显影响，但是对胎鼠出生前和出生后死亡率以及体重无影响。Dhawan 和 Sharma[25]报道乙醇会导致性欲下降（通过性交行为评判）以及精子数量下降[26]，这种对性/生殖功能的有害作用可以通过服用一种从西番莲提取物林奈分离出的三取代苯丙黄酮所抵消。Talebi 等[26]分别从饲喂酒精的大鼠和对照组大鼠的附睾尾部吸取精子，评估饮酒对精液参数和精子染色质完整性的影响，结果显示酒精组大鼠精子的前向运动和非前向运动均减弱，而两组的精子苯胺蓝染色结果无明显差异。另外，酒精组大鼠的精子色霉素 A3、甲苯胺蓝和吖啶橙染色反应明显高于对照组。

2. 临床证据

长期饮酒可以引起性功能障碍，从而导致抑郁或人际关系障碍[12-13,20,24]，这些又反过来加重饮酒。酗酒者的性功能障碍可能是由于酒精本身的抑制作用、酒精相关疾病或者是其对精神的影响而产生的。性功能障碍包括以下几个方面：

（1）性欲下降——持续或反复的性欲低下，进而引起抑郁或人际关系障碍。

（2）性厌恶——持续或反复的性厌恶、不进行性生活，进而引起抑郁或人际关系障碍。

（3）勃起功能障碍——持续或反复的不能勃起或不能维持勃起。

（4）不能达到性高潮——在正常的性兴奋期后，持续或反复的性高潮延迟或缺乏。

（5）早泄——持续或反复的在插入之前、刚插入或插入后不久射精，进而引起抑郁。

酒精对男性生殖系统的各个方面均有不利影响。它能影响下丘脑-垂体-性腺轴，干扰 LH 和 FSH 的分泌[27-28]。进展性的睾丸损伤及性激素减少又会导致第二性征缺如、勃起功能障碍和不育[12,29]。

调查显示，酒精依赖的男性的精液量和精子浓度显著下降[30]。调查中有 5 个人的血清激素检查显示睾酮减少，而 LH、FSH 和泌乳素正常。因此，低睾酮血症可能是精液量下降的原因。此外，这些男性的异常形态精子数比对照组增多，但这与饮酒量或饮酒时间无明显关联。LH、FSH 并没有代偿性增多说明酒精对下丘脑-垂体-性腺轴的中枢部分有抑制作用[31]。酒精可能会改变垂体中促性腺激素释放激素受体的功能，导致 LH 释放减少。此外，酒精还会干扰 LH 的生物活性。饮酒后出现内啡肽增加也可能会加重睾丸损伤。精子参数异常也与血清中 LH、FSH 和雌二醇增多以及睾酮减少有关，这表明饮酒可能导致原发性睾丸损伤[32]。Goverde 等[33]发现每天都饮酒的人和低生育能力者在精液量、精子浓度和活动精子百分率上没有明显的统计学区别。不过，每日饮酒者的正常形态精子百分率比低生育能力者要低[33]。一项调查显示，66 位不吸烟、不吸毒、一年内每天饮酒至少 180 ml、每周至少饮酒 5 天的人的精液量、精子数目、精子活力和正常形态精子百分率明显下降。精子形态异常主要是精子头部异常[34]。Gaur 等[35]报道，只有 12%的酗酒者精子量正常，而非饮酒者有 37%是正常的。

Kuller 等[22]研究了猝死的饮酒男性的睾丸和肝病理，其中 14%有中到重度的精子减少，但只有 9 个同时有严重的脂肪肝。这表明精子形成可能比肝更容易受到酒精损害。后续的尸检进一步研究了饮酒、精子形成以及睾丸形态之间的关系[28]。

重度饮酒者的平均睾丸重量比对照组明显降低。与精子形成正常的男性相比，精子形成停滞的重度饮酒者的睾丸重量轻微下降，而患有唯支持细胞综合征的重度饮酒者的睾丸重量明显降低。精子形成停滞与脂肪肝或肝硬化之间无明显关联，而在 5 个患有唯支持细胞综合征的男性中有 4 个患有脂肪肝。

（三）酒精影响男性生殖功能的可能机制

大鼠酒精中毒实验的结果显示，乙醇引起的氧化应激不仅局限于肝，也可以影响很多肝外组织，主要包括中枢神经系统、心脏和睾丸[15]。

乙醇是一种睾丸毒素，且慢性饮酒会导致内分泌和生殖功能紊乱，这提示酗酒可能导致睾丸脂质过氧化。由于睾丸膜富含多烯脂肪酸，而多烯脂肪酸容易发生过氧化分解，因此酗酒可能通过脂质过氧化导致睾丸膜损伤以及性腺功能障碍。酒精喂养的动物的睾丸中多烯脂肪酸和 GSH 含量下降也支持这种机制[36]。

乙醇引起的黄嘌呤脱氢酶向黄嘌呤氧化酶的转化增加以及过氧化物酶酰基辅酶 A 氧化酶的激活可能是导致氧化应激的原因。长期饮用乙醇会引起睾丸中线粒体的脂质过氧化增加和谷胱甘肽含量下降，睾丸萎缩可能与此有关。众所周知，饮食中增加维生素 A 会减少过氧化损伤。因此，维生素 A 能够通过降低脂质过氧化来稳定睾丸膜并防止酒精引起的睾丸萎缩。维生素 A 能够减少脂质过氧化、谷胱甘肽和睾丸形态的变化[37]。

总之，饮用酒精后睾丸的脂质过氧化增加可能是酒精性性腺损伤中的一个重要原因（图 6.1）。

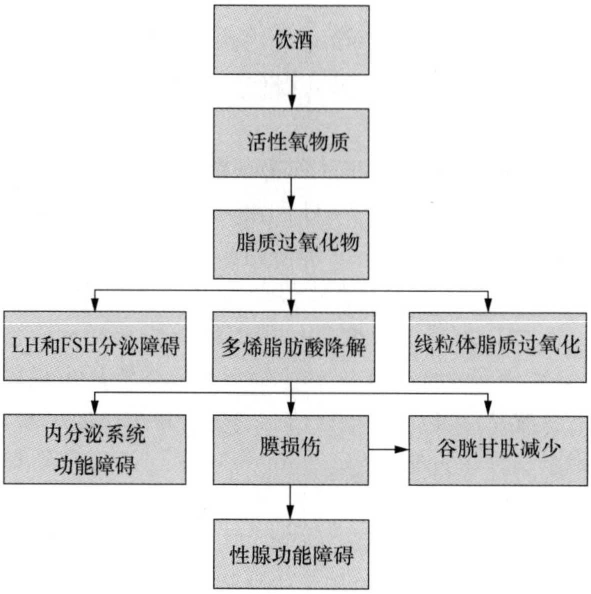

图 6.1　酒精影响男性生育能力的可能机制

饮酒和精子中的多环芳烃 DNA 加合物呈负相关[38]。不过，Horak 等研究了精子中的 DNA 加合物水平，并未发现其与酒精有关联。

（四）饮酒的个体差异：基因和其他因素的影响

还原型谷胱甘肽转移酶（GST）M1 基因型更容易发生酒精诱发的精子形成异常[39]。GST M1 基因的纯合子容易发生不可逆性酒精性肝损害。一项由 271 例尸检组成的研究分析了酒精诱发的精子形成异常与 GST M1 基因型之间的关系[40]。结果显示，中度饮酒男性中有 42%的精子形成正常，48%的精子形成部分停滞，10%的精子形成完全停滞。42.9%的精子形成正常的男性有 GST M1 基因型，接近于精子形成部分或完全停滞的男性（44.8%）。重度饮酒男性中，21.2%的精子形成正常，36.3%的精子形成部分停滞，38.2%的精子形成完全停滞，4.2%有唯支持细胞综合征。60%的精子形成正常的重度饮酒男性有 GST M1 基因型，而在精子形成异常的重度饮酒男性中 GST M1 基因型频率与中度饮酒者类似，这说明 GST M1 基因型对精子形成有保护作用。营养缺乏以及肝疾病常常会加重酒精性营养不良。由于呕吐或腹泻会引起饮食摄入减少或者微量元素的大量丢失，饮酒者经常会出现矿物质缺乏，比如锌（有助于激活碱性磷酸酶、碳酸酐酶和乙醇脱氢酶）和镁（参与代谢过程，稳定 DNA、RNA 和核糖体），此外很多器官（肝、肌肉、心脏、睾丸和男性附属性腺）还会出现叶酸缺乏和维生素（A、D、E）缺乏。

一项针对酗酒者的调查显示，酗酒者的血清睾酮、LH 和 FSH 浓度明显下降，同时伴有少精弱精症和氧化应激增多。后者是由于硫代巴比妥酸活性物质、超氧化物歧化酶和 GST 增多及谷胱甘肽、抗坏血酸、过氧化氢酶、GSH 还原酶和 GSH 过氧化物酶减少。

四、讨论和小结

酒精性损伤如今备受关注，其主要包括交通事故、火灾、中毒、跌落及溺水等。长期饮酒者还会出现性功能障碍。酒精接触与生精小管直径减小，生殖上皮减少以及精子浓度、正常形态精子百分比和精子活力降低有关[30,41]。此外，饮酒者的睾丸和血清中睾酮水平也降低[42-43]。

酒精对睾丸功能有剂量依赖性的损害。酗酒者会出现精子形成受损、原发性睾丸功能不全和 FSH、LH 代偿性增多[44-45]。

饮酒是一种消遣方式，饮酒与吸烟之间有密切关联[46-49]。Rubes 等[46]报道，饮酒与吸烟这两种行为密不可分，因为大部分吸烟者都饮酒，而大部分非吸烟者也不饮酒。以前有报道说适度饮酒不影响男性精子质量[19,50]，这些报道大都没有把只饮酒者与既吸烟又喝酒者分开[46-47]。饮酒与吸烟之间的协同或叠加作用不能被忽略。

实际上，吸烟者和和饮酒者都有精子浓度和正常形态精子百分比下降，这说明二者对于男性生殖功能的影响可能有协同或叠加作用。

很多研究都表明长期饮酒对男性生殖功能有害，酗酒者容易出现阳痿和不育。然而，由于认识不足、调查数据有限，医疗工作者常常忽略成人的物质滥用或误用问题。另外，有些人为了保护隐私，即使存在物质滥用或误用问题也不愿意告诉医生。

总之，男性朋友应该格外警惕长期饮酒对于男性生殖能力的损害，为了生育和正常的性生活应该控制饮酒[32]。

参考文献

1. Fuller E, editor. Drug use, smoking and drinking among young people in England in 2007. London, UK: The Health and Social Care Information Centre; 2008.
2. Hull MG, Glazener CM, Kelly NJ, Conway DI, Foster PA, Hinton RA, et al. Population study of causes, treatment, and outcome of infertility. Br Med J (Clin Res Ed). 1985;291:1693–7.
3. Mosher WD, Pratt WF. Fecundity and infertility in the United States: incidence and trends. Fertil Steril. 1991;56:192–3.
4. Wang C, McDonald V, Leung A, Superlano L, Berman N, Hull L, et al. Effect of increased scrotal temperature on sperm production in normal men. Fertil Steril. 1997;68:334–9.
5. Thonneau P, Marchand S, Tallec A, Ferial ML, Ducot B, Lansac J, et al. Incidence and main causes of infertility in a resident population (1,850,000) of three French regions (1988–1989). Hum Reprod. 1991;6:811–6.
6. Hull MG, North K, Taylor H, Farrow A, Ford WC. Delayed conception and active and passive smoking. The Avon Longitudinal Study of Pregnancy and Childhood Study Team. Fertil Steril. 2000; 74:725–33.
7. Hassan MA, Killick SR. Negative lifestyle is associated with a significant reduction in fecundity. Fertil Steril. 2004;81:384–92.
8. Bolumar F, Olsen J, Boldsen J. Smoking reduces fecundity: a European multicenter study on infertility and subfecundity. The European Study Group on Infertility and Subfecundity. Am J Epidemiol. 1996;143:578–87.
9. Jensen TK, Hjollund NH, Henriksen TB, Scheike T, Kolstad H, Giwercman A, et al. Does moderate alcohol consumption affect fertility? Follow up study among couples planning first pregnancy. BMJ. 1998;317:505–10.
10. Oldereid NB, Rui H, Purvis K. Lifestyles of men in barren couples and their relationships to sperm quality. Eur J Obstet Gynecol Reprod Biol. 1992;43: 51–7.
11. Marshburn PB, Sloan CS, Hammond MG. Semen quality and association with coffee drinking, cigarette smoking, and ethanol consumption. Fertil Steril. 1989;52:162–5.
12. La Vignera S, Condorelli RA, Balercia G, Vicari E, Calogero AE. Does alcohol have any effect on male reproductive function? A review of literature. Asian J Androl. 2013;15:221–5.
13. Marinelli D, Gaspari L, Pedotti P, Taioli E. Minireview of studies on the effect of smoking and drinking habits on semen parameters. Int J Hyg Environ Health. 2004;207:185–92.
14. Ramlau-Hansen CH, Toft G, Jensen MS, Strandberg-

Larsen K, Hansen ML, Olsen J. Maternal alcohol consumption during pregnancy and semen quality in the male offspring: two decades of follow-up. Hum Reprod. 2010;25:2340–5.
15. Rosenblum ER, Gavaler JS, Van Thiel DH. Lipid peroxidation: a mechanism for alcohol-induced testicular injury. Free Radic Biol Med. 1989;7:569–77.
16. Faut M, Rodriguez de Castro C, Bietto FM, Castro JA, Castro GD. Metabolism of ethanol to acetaldehyde and increased susceptibility to oxidative stress could play a role in the ovarian tissue cell injury promoted by alcohol drinking. Toxicol Ind Health. 2009;25:525–38.
17. Rosenblum E, Gavaler JS, Van Thiel DH. Lipid peroxidation: a mechanism for ethanol-associated testicular injury in rats. Endocrinology. 1985;116:311–8.
18. Dunphy BC, Barratt CL, Cooke ID. Male alcohol consumption and fecundity in couples attending an infertility clinic. Andrologia. 1991;23:219–21.
19. Curtis KM, Savitz DA, Arbuckle TE. Effects of cigarette smoking, caffeine consumption, and alcohol intake on fecundability. Am J Epidemiol. 1997;146:32–41.
20. Klonoff-Cohen H, Lam-Kruglick P, Gonzalez C. Effects of maternal and paternal alcohol consumption on the success rates of in vitro fertilization and gamete intrafallopian transfer. Fertil Steril. 2003;79:330–9.
21. Hadi HA, Hill JA, Castillo RA. Alcohol and reproductive function: a review. Obstet Gynecol Surv. 1987;42:69–74.
22. Kuller LH, May SJ, Perper JA. The relationship between alcohol, liver disease, and testicular pathology. Am J Epidemiol. 1978;108:192–9.
23. Sermondade N, Elloumi H, Berthaut I, Mathieu E, Delarouziere V, Ravel C, et al. Progressive alcohol-induced sperm alterations leading to spermatogenic arrest, which was reversed after alcohol withdrawal. Reprod Biomed Online. 2010;20:324–7.
24. Abel EL, Moore C. Effects of paternal alcohol consumption in mice. Alcohol Clin Exp Res. 1987;11:533–5.
25. Dhawan K, Sharma A. Prevention of chronic alcohol and nicotine-induced azospermia, sterility and decreased libido, by a novel tri-substituted benzoflavone moiety from Passiflora incarnata Linneaus in healthy male rats. Life Sci. 2002;71:3059–69.
26. Talebi AR, Sarcheshmeh AA, Khalili MA, Tabibnejad N. Effects of ethanol consumption on chromatin condensation and DNA integrity of epididymal spermatozoa in rat. Alcohol. 2011;45:403–9.
27. Emanuele MA, Emanuele NV. Alcohol's effects on male reproduction. Alcohol Health Res World. 1998;22:195–201.
28. Pajarinen JT, Karhunen PJ. Spermatogenic arrest and 'Sertoli cell-only' syndrome–common alcohol-induced disorders of the human testis. Int J Androl. 1994;17:292–9.
29. Beckman LJ. Reported effects of alcohol on the sexual feelings and behavior of women alcoholics and nonalcoholics. J Stud Alcohol. 1979;40:272–82.
30. Kucheria K, Saxena R, Mohan D. Semen analysis in alcohol dependence syndrome. Andrologia. 1985;17:558–63.
31. Salonen I, Pakarinen P, Huhtaniemi I. Effect of chronic ethanol diet on expression of gonadotropin genes in the male rat. J Pharmacol Exp Ther. 1992;260:463–7.
32. Muthusami KR, Chinnaswamy P. Effect of chronic alcoholism on male fertility hormones and semen quality. Fertil Steril. 2005;84:919–24.
33. Goverde HJ, Dekker HS, Janssen HJ, Bastiaans BA, Rolland R, Zielhuis GA. Semen quality and frequency of smoking and alcohol consumption–an explorative study. Int J Fertil Menopausal Stud. 1995;40:135–8.
34. Guo H, Zhang HG, Xue BG, Sha YW, Liu Y, Liu RZ. [Effects of cigarette, alcohol consumption and sauna on sperm morphology]. Zhonghua Nan Ke Xue. 2006;12:215–7, 221.
35. Gaur DS, Talekar MS, Pathak VP. Alcohol intake and cigarette smoking: impact of two major lifestyle factors on male fertility. Indian J Pathol Microbiol. 2010;53:35–40.
36. Nordmann R, Ribiere C, Rouach H. Ethanol-induced lipid peroxidation and oxidative stress in extrahepatic tissues. Alcohol Alcohol. 1990;25:231–7.
37. Nordmann R. Alcohol and antioxidant systems. Alcohol Alcohol. 1994;29:513–22.
38. Gaspari L, Chang SS, Santella RM, Garte S, Pedotti P, Taioli E. Polycyclic aromatic hydrocarbon-DNA adducts in human sperm as a marker of DNA damage and infertility. Mutat Res. 2003;535:155–60.
39. Horak S, Polanska J, Widlak P. Bulky DNA adducts in human sperm: relationship with fertility, semen quality, smoking, and environmental factors. Mutat Res. 2003;537:53–65.
40. Pajarinen J, Savolainen V, Perola M, Penttila A, Karhunen PJ. Glutathione S-transferase-M1 'null' genotype and alcohol-induced disorders of human spermatogenesis. Int J Androl. 1996;19:155–63.
41. Vine MF, Tse CK, Hu P, Truong KY. Cigarette smoking and semen quality. Fertil Steril. 1996;65:835–42.
42. Bannister P, Losowsky MS. Ethanol and hypogonadism. Alcohol Alcohol. 1987;22:213–7.
43. Adler RA. Clinical review 33: clinically important effects of alcohol on endocrine function. J Clin Endocrinol Metab. 1992;74:957–60.
44. Lindholm J, Fabricius-Bjerre N, Bahnsen M, Boiesen P, Bangstrup L, Pedersen ML, et al. Pituitary-testicular function in patients with chronic alcoholism. Eur J Clin Invest. 1978;8:269–72.
45. Villalta J, Ballesca JL, Nicolas JM, Martinez de Osaba MJ, Antunez E, Pimentel C. Testicular function in asymptomatic chronic alcoholics: relation to ethanol intake. Alcohol Clin Exp Res. 1997;21:128–33.
46. Rubes J, Lowe X, Moore II D, Perreault S, Slott V, Evenson D, et al. Smoking cigarettes is associated with increased sperm disomy in teenage men. Fertil Steril. 1998;70:715–23.
47. Wong WY, Thomas CM, Merkus HM, Zielhuis GA, Doesburg WH, Steegers-Theunissen RP. Cigarette smoking and the risk of male factor subfertility: minor association between cotinine in seminal plasma and semen morphology. Fertil Steril. 2000;74:930–5.

48. Kunzle R, Mueller MD, Hanggi W, Birkhauser MH, Drescher H, Bersinger NA. Semen quality of male smokers and nonsmokers in infertile couples. Fertil Steril. 2003;79:287–91.
49. Martini AC, Molina RI, Estofan D, Senestrari D, Fiol de Cuneo M, Ruiz RD. Effects of alcohol and cigarette consumption on human seminal quality. Fertil Steril. 2004;82:374–7.
50. Chia SE, Lim ST, Tay SK, Lim ST. Factors associated with male infertility: a case-control study of 218 infertile and 240 fertile men. BJOG. 2000; 107:55–61.

7 药物：娱乐性及提高竞技成绩类物质滥用

Fanuel Lampiao，Taryn Lockey，Collins E. Jana，
David Moon Lee 和 Stefan S. du Plessis
陈向锋 译　陈　斌　李宏军 审校

一、概述

不育症往往被认定为是一个可怕的诊断，在某些地区，生育力已经被赋予了某些传统和社会作用不可分割的意义。然而，接近有 15%的夫妇被归类为不育[1]。不育症的临床定义是夫妇婚后 1 年，未避孕，性生活规律、正常的前提下未能取得妊娠[2]。不育分为原发性不育（没有取得父母身份史）和继发性不育（有过父母身份）两大类[3]。30%不育症夫妇的病因单独缘于男方因素，如果把那些获得妊娠十分困难夫妇的男性与女性联合病因计算在内，加上夫妻双方联合因素，则男方因素在统计学上的指标达到 50%[4-6]。

近年来，滥用毒品及处方药物使用不当日益增多[7-8]。据世界卫生组织报道，大麻、阿片类药物、去氧麻黄碱、亚甲二氧甲基苯丙胺（MDMA；摇头丸）和可卡因是世界上最为常见的娱乐性毒品。尽管肌酸及类固醇的使用并不如娱乐性毒品那么普遍，但是近来随着专业运动员使用违禁药品不断受到批评，此类药品的监控也备受公众关注。不容忽视的是，多数使用此类娱乐性毒品、肌酸、合成代谢类固醇的人群是育龄期的青年人[9]。

人们滥用此类药品的目的各不相同，包括提升社交知名度、抵抗孤寂、反叛、尝鲜，以及提高运动成绩等[8]。比如，雄激素常被专业运动员、举重运动员、健身运动员等用来控制体重，也被非专业运动员用来塑形而改善身体外观[7]。目前，有大量的文献数据证明，此类药品滥用对生殖系统有副作用[10-11]。男性使用类固醇会降低 LH 及 FSH 水平，进而降低内源性睾酮的产量，抑制生精过程，甚至导致睾丸萎缩。此种作用可以导致不育[12]。

年龄小于 35 岁，未避孕，规律性生活 12 个月以上，如果仍未怀孕的男性提示应该进行男性中影响夫妇生育力因素的临床评估[13]。很多男性不育患者可以没有任何症状，其性交、勃起功能、射精过程可以完全正常[5]。

此章节中，我们旨在描述各种毒品对于生殖内分泌以及整体生育力的影响，进而讨论此类娱乐性毒品和类固醇诱发男性不育的一些治疗选择。

二、男性不育症的病因

男性不育症的病因可以粗略分为睾丸前、睾丸及睾丸后。一些睾丸前性男性不育的病因可以缘于低或高促性腺激素性性腺功能减退、卡尔曼综合征、影响下丘脑-垂体-性腺（HPG）轴的药物或遗传因素等。常见的睾丸性男性不育症病因包括精索静脉曲张、隐睾、睾丸损伤、睾丸癌以及先天性异常。就睾丸后性男性不育症的病因而言，主要有先天性双

侧输精管缺如（CBAVD）、勃起功能障碍、Young 综合征、神经损伤和性交障碍等[14]。

药物和毒品滥用之所以成为男性不育症的影响因素而受到关注，其原因是此种滥用往往通过睾丸前、睾丸后、直接影响睾丸等多个途径影响男性生育力。在这个章节里，我们旨在讨论各种常见的药物和毒品，例如大麻、阿片药物、MDMA（俗称：摇头丸）、迷幻药、可卡因、肌酸、类固醇，对于男性不育的影响机制（图 7.1）。

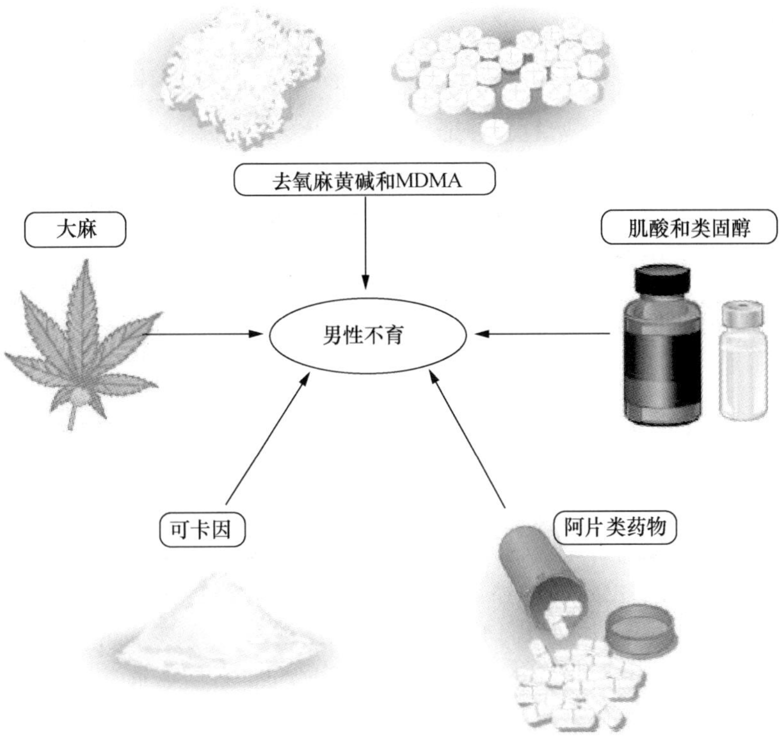

图 7.1　娱乐性及加强竞技成绩类物质滥用导致不育

三、大麻

大麻是大麻类植物的俗称。关于大麻的种类存在争议，目前的形态学和遗传学资料提示大麻存在三个种类（桑科植物大麻、印度大麻和莠草大麻），而区别于传统观点的单一大麻种类。大麻的应用可以追溯到史前时代，其应用也非常广泛。大麻籽用于燃料和食物、大麻茎秆的纤维用于绳索及衣物、大麻花用于多种多样的制药目的[15]。大麻作为精神兴奋剂可以影响人对现实的感知，导致轻度幻觉和欣快感[16]。尽管在绝大多数国家，吸食大麻被列为违法行为，但它依然是世界上最广泛使用的娱乐性毒品[17]。通过不同的受体，大麻可以体现其兴奋和抑制作用，可能的部分机制是其组成成分的广泛变异性[18]。

大麻含有 420 多种化学成分，其中主导成分的分类中具有精神类和医用价值的成分被称为大麻素。研究较多的大麻素可以分为 delta-9-四氢大麻酚（THC）、大麻酚（CBN）和大麻二酚（CBD）。尽管其中 THC 被认为是主要的精神活性作用成分，但是各种亚型间的相互作用也不容忽视，缘于大麻的类萜衍生物也需要进一步阐明[19]。THC 还被认为是大麻导致男性生育不良影响的主要成分，既往的大量研究也都集中在

THC 与不育而忽视了对大麻其他成分与不育的关注[16]。

THC 是一种脂溶性化合物，可以储备在脂肪组织内[20]。也正因为其脂溶性的特征，人们推测 THC 通过弥散作用，跨越脂质膜，进而到达相应的作用部位。然而，随着在人体内的大麻素受体的发现，此种假说被推翻[21]。由于它可以直接结合到脂蛋白上，仅需要小量的 THC 就可以阐述它的作用[16]。

（一）大麻的使用

大麻既可药用，也可作为娱乐性毒品，然而，由于它在多数国家中是非法的，它常被用做娱乐药物[22]。大麻常见的三种形式是：印度大麻（在美国称为“草”），包括大麻花、茎、叶以及籽；大麻（ganja）是无籽的不受精的大麻花；哈希什，源自大麻花的树脂毛状体混合物[23]。吸食大麻可以采用烟斗、纸烟、雾化吸入、历史上偏爱的使用方法是大麻茶饮、大麻酊以及食物制品[19,23]。

（二）大麻的内分泌作用

THC、CBN 和 CBD 与内源性的人体大麻素，称之为内源性大麻素，具有高度相似性，可以参与内源性大麻素系统（ECS）[24]相互作用，并作为大麻素受体 CB1 和 CB2 的配体。CB1 受体存在于下丘脑、垂体、睾丸、前列腺、输精管和精子，而 CB2 受体存在于下丘脑、睾丸支持细胞，并有一些存在于精子上的证据[25-27]。

研究证实，大麻主要在垂体前叶水平抑制生殖激素、生长激素、甲状腺激素的释放[28]，此种作用接受下丘脑的调控[29-31]。此外，大麻对下丘脑水平的性腺激素释放激素（GnRH）也有抑制作用，进而抑制 FSH 和 LH 的释放[29]。推测可能的机制是大麻导致大脑内儿茶酚胺蓄积，进而下调 GnRH 的释放[30]。目前普遍共识：瞬时或长期使用大麻可以导致睾酮水平下降[31-33]；然而，存在矛盾的证据认为 FSH、LH 以及睾酮水平在大麻的长期使用者中也可以无显著变化[34]。

CB1 受体存在于大脑的垂体和睾丸 Leydig 细胞，提示大麻对于这些激素的产生具有直接作用[31]；下丘脑分泌 GnRH 细胞中存在 CB1 和 CB2 两种受体，提示 ECS 可以通过间接途径调控下丘脑-垂体-性腺（HPG）轴的活动。

（三）大麻对睾丸、精子和生育力的影响

既往研究显示，大麻素可以减少前列腺、附睾以及睾丸的重量（主要是破坏生精小管），然而这些改变尚缺少人体试验的数据[30,35]。CB2 受体对于男性生殖系统的作用尚不清晰，但是研究显示，CB2 受体可以通过对抗内源性大麻素 N-花生四烯酸乙醇胺（AEA）而调控睾丸支持细胞的存活，进而对男性生殖系统确实起到重要的调控作用[36]。

CB1 受体存在于精子发生各个阶段的生殖细胞内[35,37]。THC 的两个同型异构体可以与位于精子头体部的 CB1 受体直接结合[38]，这也有助于解释了外源性大麻素下调精子活动力、浓度以及活力的缘由[38-41]。另外，CB1 受体可以通过与配体 AEA 结合而在调控精子获能及顶体反应中起重要作用[36,42-43]。已经发现在不育男性的精浆中 CB1 受体表达明显低于正常生育力的男性，进一步支持 CB1 在男性不育中的重要地位[44]。

证据支持大麻对于男性生育力具有不良作用，但是很多机制尚不清晰。此类研究特别值得关注，毕竟大麻是全世界最常使用的，尤其是在育龄期男性中常见的娱乐性药品。

四、阿片类药物

阿片属于镇痛剂的范畴，用于处方治疗急慢性疼痛，或用来缓解咳嗽以及止泻，主要来源于罂粟属植物[45]。主要的阿片类药物包括吗啡、氢可酮、羟考酮[46]。海洛因是从吗啡合成而来，是一种非法的快速起效的成瘾性阿片。阿片类药物是世界范围内第三大常见的被滥用的药物[46]。

（一）阿片类药物的使用

现代医学中，阿片类药物最常用于镇痛，而对于吸食毒品的人群则是通过超量使用获得欣快感和其他精神类愉悦。阿片类药物可以被吞食、注射、鼻吸、塞剂以及通过纸烟吸入。相应的阿片类药物制品包括片剂、液体制剂、粉末以及树脂样制剂[45]。

对人体而言，短期使用阿片类药物可以导致人的生长激素、促甲状腺激素、泌乳素升高，而 LH、睾酮、雌激素和催产素降低[47]。阿片类药物引发的这些改变可以从其直接作用于人的下丘脑、垂体以及性腺观察到[47-48]。认为阿片类药物可能通过下丘脑水平降低 LH 的表达，进而降低睾酮水平[49-50]；也有学者的解释是阿片类药物可以引发对睾酮的超敏状态而抑制 LH 的释放[51]，其依据是低剂量的睾酮在给予吗啡时可以明显抑制机体 LH 的释放[52]。

（二）阿片类药物对睾丸、精子和生育力的影响

阿片类药物对于睾丸功能的影响是通过改变 LH 和睾酮的表达而间接实现的，也有学者提出阿片类药物可以通过改变睾丸间质液（TIF）容量而直接影响睾丸功能[53]，但是这种影响模式是否存在还不清楚。阿片类药物对于精子的影响可以来源于生殖激素的间接调控，也可以直接来源于精子表面的阿片类药物受体[48,51-55]。具体而言，阿片类药物对于精子活动力、浓度及活力的影响证据不一致。关于前面提到的精子参数改变的存在与否及程度研究结果是相互矛盾的，然而普遍共识是暴露于阿片类药物的雄性动物模型的授孕率明显下降[48,56-57]。人体研究显示，男性长期使用阿片类药物可以导致勃起功能障碍、射精困难以及性欲减退[58]。因此，阿片类药物对于具体精液参数的影响虽然没有达成共识，其减少男性生殖成功的可能性的影响是显然的。

五、去氧麻黄碱和 MDMA

去氧麻黄碱和 MDMA 属于安非他命类物质，也是世界范围内第二大常见被滥用的药品 [世界药品报道]。去氧麻黄碱的结晶体形式，俗称晶体去氧、冰、蒂娜或玻璃[59]。分类上属于精神兴奋剂，可以引发过度警觉、过度知觉以及幻觉[30]。MDMA 可以引发欣快感、精力爆发、兴奋感、移情感以及精神激动[60]。MDMA 也称为迷幻剂、E、X、莫莉[61-62]。去氧麻黄碱和 MDMA 可以引发多巴胺和 5-羟色胺释放，进而导致某些较多的兴奋感和成瘾[63]。

（一）去氧麻黄碱和 MDMA 的使用

与 MDMA 不同，去氧麻黄碱只以典型的片剂形式存在，则可以被鼻吸、喷剂、粉

剂注射（需要额外加入水）以及经典的纯晶体形式纸烟吸入[61,64]。

尽管去氧麻黄碱和冰毒曾被用作治疗药品，但是当下已经很少用于临床。如今，两者均被当做娱乐性毒品，主要引发中枢兴奋感和轻度幻觉，MDMA也被用作迷幻剂[61,64]。

（二）去氧麻黄碱和MDMA（俗称：摇头丸）的内分泌作用

去氧麻黄碱对于生殖激素以及HPG轴的影响机制知之甚少，有待深入研究[65]，然而其对于睾酮水平的双向调节则已经被报道，表现为先降低、后提高[66]。

短期和长期使用MDMA都明显影响HPG轴。接触MDMA后，由于MDMA对HPG轴下丘脑的干扰，成年雄性大鼠表现为特异性干扰下丘脑内GnRH神经分泌系统，导致GnRH mRNA表达下降，LH和睾酮水平随之降低[67]。

（三）去氧麻黄碱和MDMA对睾丸、精子、生育力的影响

尽管没有精确研究显示去氧麻黄碱是否或是如何影响人类精子和睾丸的功能，大鼠和小鼠研究显示去氧麻黄碱影响配子的发生。急性或是亚急性暴露于去氧麻黄碱后，大鼠和小鼠精子浓度降低、活动力变差、畸形率升高，而曲细精管内的精子细胞凋亡增多，同时伴有交配征兆减少和活产率降低[66,68-70]。

在大鼠模型中，MDMA可以降低精子浓度、活动力以及DNA完整性[67-68]。MDMA破坏精子内的氧化还原反应，造成活性氧增多，随后的氧化应激导致精子内的DNA损伤[71]。此外，长期使用MDMA（摇头丸）会导致曲细精管退变和睾丸间质水肿，进而影响各项精液参数[72]。

六、可卡因

可卡因（古柯碱）是世界范围内第四大常见毒品［世界药品报道］。滥用可卡因会负性影响心血管、脑血管、肺以及生殖系统的功能[73]。可卡因源自古柯叶提取物，俗称焦炭、吹风、霹雳。由于它可以阻断多巴胺再吸收而导致较强的成瘾性[74]。

（一）可卡因的使用

古柯叶经过处理变为膏状才可以释放游离碱可卡因，然后游离碱性可卡因被进一步纯化且加工成为晶体盐，称为盐酸可卡因[75]。粉末状的盐酸可卡因可以鼻吸、喷服、注射、吞食，也可以作为凝胶或直肠栓剂被吸收。盐酸可卡因易于被降解为纯度较低的游离碱性可卡因，俗称霹雳可卡因。游离碱性可卡因的汽化温度为98 ℃，远低于盐酸可卡因，而且汽化温度下游离碱性可卡因相对稳定，这也是游离碱性可卡因主要被用来气化吸入的原因[76]。

（二）可卡因的内分泌作用

尽管大鼠脑组织对于可卡因的亲和力远远高于其他组织，其通过生殖激素的变化影响雄性大鼠生殖系统的作用尚属有限。很多研究显示，可卡因可以影响使用可卡因男性的LH和泌乳素的分泌[77-78]，但有趣的是，动物模型中的睾酮水平波动并没有出现在人体研究中，伴随着LH水平抑制并没有出现睾酮水平变化[79]。LH和泌乳素水平在戒断

可卡因 2 周后出现下降，戒断 4 周后恢复到正常水平[77-78]。

(三) 可卡因对睾丸、精子和生育力的影响

可卡因可以导致大鼠睾丸损伤、生殖细胞凋亡、睾丸重量减轻以及曲细精管直径降低，可能的机制是发现可卡因直接作用于位于睾丸内的特异性结合位点[80]，但可卡因导致睾丸损伤的具体机制尚不清楚。尽管此类研究并没有在人体中进行，但可卡因可以导致精液参数的变化，足以证实其对男性生育力的破坏作用。Yelian 等和 Hurd 等研究发现，高浓度的可卡因会导致人体精子活动力下降[80-81]，尽管 Yelian 等发现此种下降并不持久，也并不影响暴露于可卡因的人类精子使仓鼠卵受精的能力。Bracken 和 McSharry（1990）的研究则发现，可卡因导致精子活动力、浓度以及形态恶化，在考虑了其他影响因素后，对这三个精液参数的负性作用恒久存在[82]。因此，长期暴露于可卡因导致大鼠受孕率的显著下降并不难理解。在评估男性可卡因使用者时值得特别关注的是，人体精子中分离出可卡因的特异性结合位点，伴随受精过程，可卡因可以被带入卵子。这种毒性暴露可能影响胎儿的发育，并表明会导致后代的行为异常，此种现象已经在可卡因暴露的雄性大鼠模型中被发现[83]。

七、肌酸和类固醇

肌酸补充物被运动员广泛用作机能增进剂[84]。它可以提高肌肉含量和机能、减少疾病诱发的肌肉萎缩、提高康复能力、增强细胞机能[85]。肌酸是含氮的化合物，属于非蛋白氮化合物。内源性肌酸主要在肝、肾合成，少部分来源于胰腺[86-88]。而其他人体的外源性肌酸则来自动植物饮食。研究显示 95％的人体肌酸存在于骨骼肌内，剩余的 5％则储存在大脑、肝、肾以及睾丸[89]。在人体内，肌酸主要有两种存在形式，一种是磷酸化状态（磷酸肌酸），约占总量的 60％，另一种是非磷酸化（游离）肌酸[89-90]。骨骼肌中的肌酸也有不同的存在形式，67％为磷酸肌酸，剩余的是游离肌酸[89]。

类固醇是睾酮的一种合成形式。自从 1935 年睾酮分离特征化成功后，其不同类型的合成衍生物应运而生，统称为合成代谢雄性类固醇（AAS）或合成代谢类固醇[91]。起初，类固醇的使用仅仅普遍存在于职业运动员和健美运动员，现如今则被娱乐性运动者广泛使用。仅仅在美国，就大约有 300 万人群使用 AAS，其中 2/3 为非竞技性健身和运动爱好者[91]。

(一) 肌酸和类固醇的使用

肌酸主要被用作食物添加剂。各种研究显示肌酸对于很多临床使用都具有积极的治疗作用[87]。研究表明，肌酸被用作运动添加剂时，可以加强肌肉的张力、减少长时间多回合运动后的疲劳。更为关键的是，补充肌酸可以增加肌肉的含量[87]。

AAS 的使用可以提高运动成绩，但是也对健康产生副作用。研究显示，口服类固醇比肠外供给类固醇的副作用大，然而大多数运动员和健身者同时使用两种途径补充类固醇，其剂量高出正常 40 多倍。因此，补充类固醇对不同个体的副作用与剂型、剂量以及使用时间有关[92-93]。

（二）肌酸和类固醇的内分泌作用

由于肌酸补充剂可以增加瘦肌肉块含量、提高整体工作表现、增强肌肉力量、无脂肪肌肉含量[87,94]，因此人们推测，肌酸是通过内分泌系统刺激肌肉肥大[94]。基于此项假设，人们观察了短期使用肌酸补充剂后合成代谢激素的变化，结果恰恰相反[95]。

有研究显示，个体每天补充肌酸 25 g，连续 7 天，运动后立即评估受试者的睾酮和皮质醇水平并没有比对照组升高，提示肌酸并不影响内分泌状态[95]。另外一项研究显示，瞬时短期口服肌酸 20 g，减肥运动后受试者的生长激素升高 83%[96]，而短期使用肌酸（每天 20 g，连续 5 天）的受试者重量抵抗锻炼后皮质醇和生长激素水平没有任何变化[97]。

雄激素可以刺激青春期第二性征的发育，并启动和维持男性性功能和生育力。雄激素具有组织特异性，通过睾酮被转化成其他代谢产物所证实，其转化产物包括双氢睾酮和雌激素[11]。由于骨骼肌内缺少 5α-还原酶活性，因此睾酮和双氢睾酮成为主要的雄激素作用的来源。睾酮芳香化后产生的雌激素对于大脑分化、骨骼生长以及青春期后的骨骺闭合具有重要作用[11]。通过超生理剂量使用类固醇后，合成代谢的效应会通过不同的机制被激发，而且此种效应可以独立于雄激素受体[11]。

男性乳房发育症是研究透彻且不可逆的合成代谢类固醇滥用并发症，主要缘于循环中雌激素水平升高。过量雌激素的产生主要来源于外周循环中合成代谢类固醇的芳香化作用，一旦男性的循环中雌激素水平升高，就会刺激乳房发育[92,98]。

（三）肌酸和类固醇对睾丸、精子和生育力的影响

研究表明，肌酸激酶（CK）对于精子的产生、转运及能量利用至关重要，可以催化肌酸的可逆性磷酸化过程而产生磷酸肌酸[99]。现在已经知道，在人类精子中存在两种形式的 CK 同工酶，分别是 CK-B 和 CK-Mi[100]。

CK-Mi 占总 CK 的比例决定了精子的发育。Huszar 等（1992）利用 CK-Mi 这个比例对进行 IVF 的夫妇分成两组研究，他们发现 CK-Mi 比例可以成为精子受精潜能的预测指标，甚至可以用来检测特发性的男性不育症[101]。2005 年该研究组报道，少精子症患者的 CK 活性高于正常人群，而精子活动力和形态则与 CK 活性无关[102]。与此同时，CK 水平升高的精子被认为发育不成熟，各项功能参数也较差[103]。

睾酮具有很强的促生殖作用，合成代谢类固醇作为其衍生物毫不奇怪地也可以影响生殖系统的功能。使用合成代谢类固醇可以提高体内睾酮水平[11]，负反馈抑制下丘脑-垂体轴，降低 FSH 和 LH 的产生[98]。长期大剂量使用合成代谢类固醇将导致低促性腺激素性性腺功能减退[92]。通常认为，停用合成代谢类固醇后数月，生殖功能可以得到恢复[92,98]。

八、男性不育症的可能治疗方法

某些不育症问题可以得到治疗，从而达到某种方式的自然受孕，男性不育可以治疗的病因主要包括：精道阻塞（例如输精管结扎）、激素问题、某些性功能障碍（例如获得及维持勃起问题）以及某些可逆性病因（例如合成代谢类固醇的使用）[9]。此章节内讨论的与男性不育有关的药物主要通过破坏诸如 FSH、LH 以及睾酮等生殖激素的产生而影响精子的正常发生过程[29,32-33]。因此，停用此类药品后，生殖激素的产生得以恢复，精子的受

精能力也随之恢复。前面提到的全部药品，其恢复程度还没有研究。研究显示，大麻和类固醇戒断后，男性的生育能力逐渐恢复，甚至完全逆转[92,98]，而阿片类药物、去氧麻黄碱、MDMA、可卡因则会直接影响睾丸功能。由这些药物导致的生殖损害在停止用药后可能也不能复原。针对药物滥用导致的不育症的可能治疗而言，是激素替代治疗，但是激素替代治疗娱乐药物或合成类固醇激素使用导致的不育症还没有研究。随着损伤机制研究的不断深入，新的治疗方法应该会被发现。然而，不幸的是相关的研究报道非常有限。患者教育或许可以成为有效的途径，阻止甚至避免此类不育症的产生。

九、小结

大麻、阿片类药物、去氧麻黄碱、MDMA、可卡因以及合成代谢类固醇通过直接和间接途径对男性生育力产生不良影响。尽管相应的治疗手段有限，患者对此类药品的使用历史在医学评估时应引起重视，毕竟绝大多数的药物使用人群多为育龄期的男性，而且观察到近 50 年来整体人群的精液参数均在下滑。

参考文献

1. Dyer S, Mokoena N, Maritz J, van der Spuy Z. Motives for parenthood among couples attending a level 3 infertility clinic in the public health sector in South Africa. Hum Reprod. 2008;23(2):352–7.
2. Isidori A, Latini M, Romanelli F. Treatment of male infertility. Contraception. 2005;72:314–8.
3. Walsh TJ, Wu AK, Croughan MS, Turek PJ. Differences in the clinical characteristics of primarily and secondarily infertile men with varicocele. Fertil Steril. 2009;91:826–30.
4. Poland ML, Moghissi KS, Giblin PT, Ager JW, Oslon JM. Variation of semen measures within normal men. Fertil Steril. 1985;44:396–400.
5. Baker HW. Medical treatment for idiopathic male infertility: is it curative or palliative? Baillieres Clin Obstet Gynaecol. 1997;11:673–89.
6. Thonneau P, Marchand S, Tallec A, Ferial ML, Ducot B, Lansac J, Spira A. Incidence and main causes of infertility in a resident population (1,850,000) of three French regions (1988–1989). Hum Reprod. 1991;6(6):811–6.
7. Bagatell CJ, Bremmer WJ. Androgens in men—uses and abuses. Drug Ther. 1996;334:707–14.
8. Maravelias C, Dona A, Stefanidou M, Spiliopoulou C. Adverse effects of anabolic steroids in athletes. A constant threat. Toxicol Lett. 2005;158:167–75.
9. Metzl JD, Small E, Levine SR, Gershel JC. Creatine use among young athletes. Pediatrics. 2001;108(2):421–5.
10. Boyadjiev NP, Georgieva KN, Massaldjieva RI, Gueorguiev SI. Reversible hypogonadism and azoospermia as a result of anabolic-androgenic steroid use in a bodybuilder with personality disorder. A case report. J Sport Med Phys Fitness. 2000;40:271–4.
11. Dohle GR, Smit M, Weber RF. Androgens and male fertility. World J Urol. 2003;21:341–5.
12. Eklof AC, Thurelius AM, Garle M, Rane A, Sjoqvist F. The anti-doping hot-line, a means to capture the abuse of doping agents in the Swedish society and a new service function in clinical pharmacology. Eur J Clin Pharmacol. 2003;59:571–7.
13. Practice Committee of American Society of Reproductive Medicine. Diagnostic evaluation of the infertile male: a committee opinion. Fertil Steril. 2012;98(2):294–301.
14. Wiser HJ, Sandlow J, Köhler TS. Causes of male infertility. Male Infertil. 2012;Part 1: 3–14.
15. Russo EB. History of cannabis and its preparations in saga, science, and sobriquet. Chem Biodivers. 2007;4(8):1614–48.
16. Maykut MO. Health consequences of acute and chronic marijuana use. Prog Neuropsychopharmacol Biol Psychiatry. 1985;9(3):209–38.
17. Di Marzo V. A brief history of cannabinoid and endocannabinoid pharmacology as inspired by the work of British Scientist. Trends Pharmacol Sci. 2006;27(3):134–40.
18. Rossato M, Pagano C, Vettor R. The cannabinoid system and male reproductive function. J Neuro Endocrinol. 2008;20(1):90–3.
19. Turner CE, Elsohly MA, Boeren EG. Constituents of Cannabis sativa L. XVII A review of the natural constituents. J Nat Prod. 1980;43(2):169–234.
20. Fronczak CM, Kim ED, Bargawi AB. The insults of illicit drug use on male fertility. J Androl. 2012;33(4):515–28.
21. Pacher P, Bátkai S, Kunos G. The endocannabinoid system as an emerging target of pharmacotherapy. Pharmacol Rev. 2006;58(3):389–462.
22. Iversen LL. Pharmacology. Medical uses of marijuana? Nature. 1993;365(6441):12–3.
23. Dalterio S, Bartke A, Burstein S. Cannabinoids inhibit testosterone secretion by mouse testes in vitro. Science. 1977;196(4297):1472–3.
24. Rossato M, Pagano C, Vettor R. The cannabinoid system and male reproductive functions. J Neuroendocrinol. 2008;20 Suppl 1:90–3.

25. Maccarrone M, Wenger T. Effects of cannabinoids on hypothalamic and reproductive function. Handb Exp Pharmacol. 2005;168:555–71.
26. Abood ME. Molecular biology of cannabinoid receptors. Cannabinoids. 2005;168:81–115.
27. Grimaldi P, Orlando P, Di Siena S, et al. The endocannabinoid system and pivotal role of the CB2 receptor in mouse spermatogenesis. Proc Natl Acad Sci U S A. 2009;106(27):11131–6.
28. Wang H, Dey SK, Maccarrone M. Jekyll. Two faces of cannabinoid signaling in male and female fertility. Endocr Rev. 2006;27(5):427–48.
29. Brown TT, Dobs AS. Endocrine effects of marijuana. J Clin Pharmacol. 2002;42(11):90S–6.
30. Braude MC. Marijuana effects on the endocrine and reproductive systems. Discussion and recommendations. NIDA Res Monogr. 1984;44:124–9.
31. Cone EJ, Johnson RE, Moore JD, Roache JD. Acute effects of smoking marijuana on hormones, subjective effects and performance in male human subjects. Pharmacol Biochem Behav. 1986;24(6):1749–54.
32. Kolodny RC, Lassin P, Toro G, Masters WH, Cohen S. Depression of plasma testosterone with acute marijuana administration. In: Braude MC, Szara S, editors. The pharmacology of Marijuana. New York: Raven Press; 1976. p. 217–25.
33. Battista N, Meccariello R, Cobellis G, Fasano S, Di Tommaso M, Pirazzi V, Konje JC, Pierantoni R, Maccarrone M. The role of endocannabinoids in gonadal function and fertility along the evolutionary axis. Mol Cell Endocrinol. 2012;355(1):1–14.
34. Block RI, Farinpour R, Schlechte JA. Effects of chronic marijuana use on testosterone, luteinizing hormone, follicle stimulating hormone, prolactin and cortisol in men and women. Drug Alcohol Depend. 1991;28(2):121–8.
35. Chianese R, Cobellis G, Pierantoni R, Fasano S, Meccariello R. Non mammalian vertebrate models and the endocannabinoid system; relationships with gonadotropin-releasing hormone. Mol Cell Endocrinol. 2007;286:1–22.
36. Maccarrone M. CB2 receptors in reproduction. Br J Pharmacol. 2008;153:189–98.
37. Gye MC, Kang HH, Kang HJ. Expression of cannabinoid receptor 1 in mouse testes. Arch Androl. 2005;51:247–55.
38. Gerard CM, Mollereau C, Vassart G, Parmentier M. Molecular cloning of a human cannabinoid receptor which is also expressed in testes. Biochem J. 1991;279:129–34.
39. Rossato M, Ion Popa F, Ferigo M, Clari G, Foresta C. Human sperm express cannabinoid receptor cb1, the activation of which inhibits motility, acrosome reaction, and mitochondrial function. J Clin Endocrinol Metab. 2005;90(2):984–91.
40. Banerjee A, Singh A, Srivastava P, Turner H, Krishna A. Effects of chronic bhang (cannabis) administration on the reproductive system of male mice. Birth Defects Res B Dev Reprod Toxicol. 2011;92(3):195–205.
41. Kolodny RC, Masters WH, Kolodner RM, Toro G. Depression of plasma testosterone levels after chronic intensive marijuana use. N Engl J Med. 1974;290(16):872–4.
42. Schuel H, Burkman LJ, Lippes J, Crickard K, Mahony MC, Giuffrida A, Picone RP, Makriyannis A. Evidence that anandamide-signaling regulates human sperm functions required for fertilization. Mol Reprod Dev. 2002;63(3):376–87.
43. Fasano S, Meccariello R, Cobellis G, et al. The endocannabinoid system: an ancient signaling involved in the control of male fertility. Ann N Y Acad Sci. 2009;1163:112–24.
44. Lewis SE, Rapino C, Di Tommaso M, et al. Differences in the endocannabinoid system of sperm from fertile and infertile men. PLoS One. 2012; 7(10):e47704.
45. Melzack R. The tragedy of needless pain. Sci Am. 1990;262:27–33.
46. Manchikanti L, Fellows B, Ailinani H, Pampati V. Therapeutic use, abuse, and nonmedical use of opioids: a ten year perspective. Pain Physician. 2010;13(5):401–35.
47. Vuong C, Van Uum SH, O'Dell LE, Lutfy K, Friedman TC. The effects of opioids and opioid analogs on animal and human endocrine systems. Endocr Rev. 2010;31(1):98–132.
48. Agirregoitia E, Valdivia A, Carracedo A, Casis L, Gil J, Subiran N, Ochoa C, Irazusta J. Expression and localization of delta-, kappa-, and mu-opioid receptors in human spermatozoa and implications for sperm motility. J Clin Endocrinol Metab. 2006;91(12):4969–75.
49. Mauras N, Vedhuis JD, Rogol AD. Role of endogenous opiates in pubertal maturation: opposing actions of naltroxone in prepubertal and late pubertal boys. J Clin Endocrinol Metab. 1986;62:1256–63.
50. Petraglia F, Bernasconi S, Lughetti L, Loche S, Romanini F, Facchinetti F, Marcellini C, Genazzani AR. Naloxone-induced luteinizing hormone secretion in normal, precocious and delayed puberty. J Clin Endocrinol Metab. 1986;63:1112–6.
51. Kalra PS, Sahu A, Kalra SP. Opiate-induced hypersensitivity to testosterone feedback: pituitary involvement. Endocrinology. 1988;122(3):997–1003.
52. Mimi Giri JMK. Opiodergic modulation of in vitro pulsatile gonadotropin-releasing hormone release from the isolated medial basal hypothalamus of the male guinea pig. Endocrinology. 1994;135(5): 2137–43.
53. Mirin SM, Meyer RE, Mendelson JH, Ellingboe J. Opiate use and sexual function. Am J Psychiatry. 1980;137(8):909–15.
54. Safarinejad MR, Asgari SA, Farshi A, Ghaedi G, Kolahi AA, Iravani S, Khoshdel AR. The effects of opiate consumption on serum reproductive hormone levels, sperm parameters, seminal plasma antioxidant capacity and sperm DNA integrity. Reprod Toxicol. 2013;36:18–23.
55. Bowe JE, Li XF, Kinsey-Jones JS, Paterson S, Brain SD, Lightman SL, O'Byrne KT. Calcitonin gene-related peptide-induced suppression of luteinizing hormone pulses in the rat: the role of endogenous opioid peptides. J Physiol. 2005;566(Pt 3):921–8.
56. Ciceroa TJ, Davis LA, LaReginac MC, Meyer ER,

Schlegel MS. Chronic opiate exposure in the male rat adversely affects fertility. Pharmacol Biochem Behav. 2002;72:157–63.
57. Ragni G, De Lauretis L, Gambaro V, Di Pietro R, Bestetti O, Recalcati F, Papetti C. Semen evaluation in heroin and methadone addicts. Acta Eur Fertil. 1985;16(4):245–9.
58. Subirán N, Candenas L, Pinto FM, Cejudo-Roman A, Agirregoitia E, Irazusta J. Autocrine regulation of human sperm motility by the met-enkephalin opioid peptide. Fertil Steril. 2012;98(3):617–25.
59. Plüddemann A, Myers BJ, Parry CD. Surge in treatment admissions related to methamphetamine use in Cape Town, South Africa: implications for public health. Drug Alcohol Rev. 2008;27(2):185–9.
60. Rogers G, Elston J, Garside R, Roome C, Taylor R, Younger P, Zawada A, Somerville M. The harmful health effects of recreational ecstasy: a systematic review of observational evidence. Health Technol Assess. 2009;13(6):1–338.
61. Methylenedioxymethamphetamine (MDMA, ecstasy). Drugs and Human Performance Fact Sheets. National Highway Traffic Safety Administration. 2014. http://www.nhtsa.gov/people/injury/research/job185drugs/methylenedioxymethamphetamine.htm. Accessed 14 Nov 2013.
62. Csomor M. There's something (potentially dangerous) about molly. CNN Health. 2012. http://www.cnn.com/2012/08/16/health/molly-mdma-drug. Accessed 14 Nov 2013.
63. Graham DL, Herring NR, Schaefer TL, Vorhees CV, Williams MT. Glucose and corticosterone changes in developing and adult rats following exposure to (+/−)-3,4-methylendioxymethamphetamine or 5-methoxydiisopropyltryptamine. Neurotoxicol Teratol. 2010;32(2):152–7.
64. Golub M, Costa L, Crofton K, et al. NTP-CERHR Expert Panel report on the reproductive and developmental toxicity of amphetamine and methamphetamine. Birth Defects Res B Dev Reprod Toxicol. 2005;74(6):471–584.
65. Kobesissy FH, Jeung JA, Warren MW, Geier JE, Gold MS. Changes in leptin, ghrelin, growth hormone and neuropeptide-Y after an acute model of MDMA and methamphetamine exposure in rats. Addict Biol. 2008;13(1):15–25.
66. Yamamoto Y, Yamamoto K, Hayase T. Effect of methamphetamine on male mice fertility. J Obstet Gynaecol Res. 1999;25(5):353–8.
67. Dickerson SM, Walker DM, Reveron ME, Duvauchelle CL, Gore AC. The recreational drug ecstasy disrupts the hypothalamic-pituitary-gonadal reproductive axis in adult male rats. Neuroendocrinology. 2008;88(2):95–102.
68. Nudmamud-Thanoi S, Thanoi S. Methamphetamine induces abnormal sperm morphology, low sperm concentration and apoptosis in the testis of male rats. Andrologia. 2011;43(4):278–82.
69. Yamamoto Y, Yamamoto K, Hayase T, Abiru H, Shiota K, Mori C. Methamphetamine induces apoptosis in seminiferous tubules in male mice testis. Toxicol Appl Pharmacol. 2002;178:155–60.
70. Saito TR, Aoki S, Saito M, et al. Effects of methamphetamine on copulatory behavior in male rats. Jikken Dobutsu. 1991;40(4):447–52.
71. Barenys M, Macia N, Camps L, de Lapuente J, Gomez-Catalan J, Gonzalez-Linares J, Borras M, Rodamilans M, Llobet JM. Chronic exposure to MDMA (ecstasy) increases DNA damage in sperm and alters testes histopathology in male rats. Toxicol Lett. 2009;191(1):40–6.
72. Mangelsdorf I, Buschmann J, Orthen B. Some aspects relating to the evaluation of the effects of chemicals on male fertility. Toxicol Pharmacol. 2003;37:356–69.
73. Mendelson JH, Mello NK. Cocaine and other commonly abused drugs. In: Fauci AS, Braunwald E, Kasper DL, Hauser SL, Longo DL, Jameson JL, Loscalzo J, editors. Harrison's principles of internal medicine, vol. 17. New York: The McGraw-Hill; 2008. p. 2733–6.
74. Leshner AI. Molecular mechanisms of cocaine addiction. N Engl J Med. 1996;335(2):128–9.
75. Casale JF, Klein RFX. Illicit production of cocaine. Forensic Sci Rev. 1993;5:95–107.
76. Gorelick DA. The pharmacology of cocaine, amphetamines, and other stimulants. In: Ries RK, Fiellin DA, Miller SC, Saitz R, editors. Principles of addiction medicine. Philadelphia, PA: Lippincott Williams & Wilkins; 2009. p. 133–58.
77. Mendelson JH, Sholar MB, Mutschler NH, et al. Effects of intravenous cocaine and cigarette smoking on luteinizing hormone, testosterone, and prolactin in men. J Pharmacol Exp Ther. 2003; 307(1):339–48.
78. Gawin FH, Kleber HD. Neuroendocrine findings in a chronic cocaine abusers: a preliminary report. Br J Psychiatry. 1985;147:569–73.
79. Festa ED, Jenab S, Chin J, et al. Frequency of cocaine administration affects behavioral and endocrine responses in male and female Fischer rats. Cell Mol Biol (Noisy-le-Grand). 2003;49(8): 1275–80.
80. Yelian FD, Sacco AG, Ginsburg KA, Doerr PA, Armant DR. The effect of in vitro cocaine exposure on human sperm motility, intracellular calcium and oocyte penetration. Fertil Steril. 1994;61:915–21.
81. Hurd WW, Kelly MS, Ohl DA, Gauvin JM, Smith AJ, Cummins CA. The effect of cocaine on sperm motility characteristics and bovine cervical mucus characteristics. Fertil Steril. 1992;57:178–82.
82. Bracken MB, Eskenazi B, Sachse K, McSharry JE, Hellenbrand K, Leo-Summers L. Association of cocaine use with sperm concentration, motility and morphology. Fertil Steril. 1990;53:315–22.
83. Mesa JL, González-Gross MM, Gutiérrez Sáinz A, Castillo Garzón MJ. Oral creatine supplementation and skeletal muscle metabolism in physical exercise. Sports Med. 2002;32(14):903–44.
84. Salomons GS, editor. Creatine and creatine kinase in health and disease. 1st ed. New York: Springer; 2007.
85. Brunzel NA. Renal function: nonprotein nitrogen compounds, function tests, and renal disease. In:

Scardiglia J, Brown M, McCullough K, Davis K, editors. Clinical chemistry. New York, NY: McGraw-Hill; 2003. p 373–99.
86. Persky AM, Brazeau GA. Clinical pharmacology of the dietary supplement creatine monohydrate. Pharmacol Rev. 2001;53(2):161–76.
87. Walker JB. Creatine: biosynthesis, regulation, and function. Adv Enzymol Relat Areas Mol Biol. 1979;50:177–242.
88. Balsom PD, Soderlund K, Ekblom B. Creatine in humans with special reference to creatine supplementation. Sports Med. 1994;18:268–80.
89. Brosnan JT, Brosnan ME. The metabolic burden of creatine synthesis. Amino Acids. 2011;40(5):1325–31.
90. de Souza GL, Hallak J. Anabolic steroids and male infertility: a comprehensive review. BJU Int. 2011;108(11):1860–5.
91. Kuipers H. Anabolic steroids: side effects. In: Fahey TD, editor. Encyclopedia of sports, medicine and science. Internet Society for Sport Science; 1998. http://www.sportsci.org/encyc/anabstereff/anabstereff.html. Accessed 14 Nov 2013.
92. Rogol AD, Yesalis CE. Clinical review 31: anabolic-androgenic steroids and athletes: what are the issues? J Clin Endocrinol Metab. 1992;74(3):465–9.
93. Rawson ES. Effects of creatine supplementation and resistance training on muscle strength and weightlifting performance. J Strength Cond Res. 2003;17(4):822–31.
94. Volek JS, Bush JA. Response of testosterone and cortisol concentrations to high-intensity resistance exercise following creatine supplementation. J Strength Cond Res. 1997;11(3):182–7.
95. Schedel JM, Tanaka H, Kiyonaga A, Shindo M, Schutz Y. Acute creatine loading enhances human growth hormone secretion. J Sports Med Phys Fitness. 2000;40(4):336–42.
96. Op't Ejinde B, Hespel P. Short-term creatine supplementation does not alter the hormonal response to resistance training. Med Sci Sports Exerc. 2001; 33(3):449–53.
97. Wu FCW. Endocrine aspects of anabolic steroids. Clin Chem. 1997;43(7):1289–92.
98. Wallimann TH. Creatine kinase in non-muscle tissues and cells. Mol Cell Biochem. 1994;133(134): 193–220.
99. Wallimann T, Moser H, Zurbriggen B, Wegmann G, Eppenberger H. Creatine kinase isoenzymes in spermatozoa. J Muscle Res Cell Motil. 1986;7(1): 25–34.
100. Huszar GC, Vigue L. Correlation between sperm creatine phosphokinase activity and sperm concentrations in normospermic and oligospermic men. Gamete Res. 1988;19(1):67–75.
101. Huszar GVL, Morshedi M. Sperm creatine phosphokinase M-isoform ratios and fertilizing potential of men: a blinded study of 84 couples treated with in vitro fertilization. Fertil Steril. 1992; 57(4):882–8.
102. Huszar GVL, Oehninger S. Creatine kinase immunocytochemistry of human sperm-hemizona complexes: selective binding of sperm with mature creatine kinase-staining pattern. Fertil Steril. 1994;61(1):136–42.
103. Liu PY, Handelsman DJ. The present and future state of hormonal treatment for male infertility. Hum Reprod Update. 2003;9:9–23.

8 睾丸热应激和精液质量

Damayanthi Durairajanayagam，Rakesh K. Sharma，
Stefan S. du Plessis 和 Ashok Agarwal
张 涛 杨 琪译 陈 斌审校

一、概述

热暴露对男性生育力有害，并已经被认为是男性不育的一个危险因子[1]。睾丸理想的温度较核心体温（36.9℃）低，这是维持正常生精过程和精子参数的基本条件。这一现象的解剖学基础是睾丸位于体腔以外。在环境温度变化时，恒温动物可以通过新陈代谢来调控热平衡，从而维持相对稳定的核心体温。

对包括人类在内的大多数恒温鸟类及哺乳动物而言，睾丸的功能受到温度的影响。温度低于或高于睾丸理想温度可对生精功能有潜在影响。然而，对某些陆生和水生哺乳动物（如大象、犀牛、鲸类和海豚等）而言，睾丸位于其腹腔内，虽然腹腔内代谢十分活跃，会产生大量的热能，但这些动物的睾丸仍能正常工作。

人类睾丸在腹腔内发育，妊娠后期沿腹股沟下降，最终进入阴囊内。人类睾丸的功能也受温度影响，由于位于腹腔外，其温度较核心体温低[2]。正常情况下，睾丸的温度调节机制可使阴囊维持相对低温，从而确保睾丸最佳的功能[1]。

二、睾丸的温度调节

人类睾丸的生理温度是32～35℃[3]。睾丸主要通过两种机制调节温度：阴囊的生理学特征和逆流热交换效应。

阴囊具有宽松的囊样结构，内含睾丸。对于大多数哺乳动物而言，阴囊通过对热应激的调节反应，阻止热量到达睾丸[4]。阴囊的特征使热量能够通过被动对流和辐射的方式自然损耗。这些特征包括阴囊皮肤总表面积能随环境温度发生很大变化，汗腺多，皮下脂肪少和体毛稀疏。外界温度上升导致阴囊温度超过临界点后，阴囊皮肤上的感受器会被激活，促使阴囊汗腺分泌汗液，使热量随着汗液蒸发而散发[4-5]。阴囊血管舒张、菲薄的皮肤及其表面几乎没有毛发覆盖的特点也有利于热量散发。

精索由睾丸动脉、静脉、提睾肌和输精管组成。睾丸动脉非常卷曲盘绕，而睾丸静脉壁非常薄，肌化程度低。精索的膨大部分由大量的睾丸静脉交织而成，这些静脉融合后汇入蔓状静脉丛[6]。睾丸动、静脉紧密接触，有利于睾丸动、静脉血流的热交换，使动脉血通过得到冷却，静脉血进一步通过阴囊皮肤散发热量[7]。通常而言，这种逆流热交换机制使供应睾丸和附睾动脉血的温度较直肠低2～4℃[7]。

提睾肌和肉膜进一步增强了睾丸的温度调节功能。提睾肌是与精索和睾丸相关的骨骼肌。轻刺大腿中部皮肤可引起提睾肌收缩，即提睾肌反射。肉膜位于皮下，包绕睾

丸，内含一层平滑肌。当环境温度降低时，提睾肌和肉膜将不自主收缩，提升睾丸，从而更靠近温暖的腹腔；阴囊皮肤则随着肌肉收缩皱缩，减少外露面积，从而减少热量的散发。相反，在外界温度升高时，肉膜和提睾肌舒张，降低睾丸，远离腹腔，阴囊皮肤亦会松弛，帮助热量散发。

三、热应激的机制：睾丸和生殖细胞的改变

生殖细胞有丝分裂分裂活性高，因此对热应激更加敏感[8]。在大鼠[9-10]和人类[11]中，对热应激最敏感的生殖细胞是粗线期和双线期的精母细胞和圆形精子细胞。事实上，生精过程，尤其是精母细胞和精子细胞的分化成熟过程都受温度影响，这个过程的理想温度较核心体温低至少 1～2 ℃[1,10]。阴囊温度升高可引起睾丸生精上皮萎缩和生精阻滞[12]，从而导致精子数量降低。支持细胞[13]和间质细胞[14]对生精过程的辅助作用也会受到热应激的损伤。当阴囊温度过高时，抑制素 B 浓度（生精过程的生化标志）[15]会与精子浓度一同出现降低[16]。热暴露后，睾丸很快就会出现不可逆转的重量下降[17]，其组织病理学变化包括线粒体退化、光面内质网扩张以及支持细胞和精子细胞细胞间隙增大[18]。

热应激导致生殖细胞减少的主要途径是凋亡[9,19]。热应激的强度和热暴露的时长均可影响生殖细胞凋亡。例如：单一热暴露（43 ℃，15 min）2 天后，粗线期晚期和早期精子细胞会发生退化[20]。然而，大鼠睾丸在短时热暴露（43 ℃，10 min）不会导致生殖细胞凋亡，但是在更长时间的热暴露（43 ℃，30 min）下，会加剧生殖细胞凋亡[21]。同样的，更高温度的热暴露（45 ℃，15 min）可导致成年大鼠多种不同类型生殖细胞的广泛、非特异性损伤。

除了凋亡之外，热应激还可导致粗线期精母细胞 DNA 合成缺陷、DNA 链断裂及成熟精子 DNA 损伤[20]。在热应激下睾丸精子及生殖细胞 DNA 损伤可能是由于氧自由基产生过度（导致精子细胞处于氧化应激应激）[20,22]。在隐睾大鼠模型中，热应激（源于升高的阴囊温度）增加了氧自由基的产生并导致氧化应激[23-24]。此外，在成年大鼠中，阴囊温度过高（连续 6 天每天 43 ℃ 30 min）可导致谷胱甘肽-超氧化物歧化酶、谷胱甘肽-过氧化物歧化酶降低，睾丸脂质过氧化反应增多[18]。此外，DNA 修复和细胞抗氧化的相关基因的表达在睾丸热应激中也受到抑制[25]（图 8.1）。

综上所述，由于阴囊温度上升导致的睾丸热损伤可导致生殖细胞凋亡和精子 DNA 损伤，进而抑制精子生成[18,20]。

四、温度调节障碍与精液参数

精液分析是男性不育的常规实验室检查。基本的精液参数通过标准化的精液分析操作来评估，包括精子浓度、活动力和形态[26]。精子总数和浓度反映精液质量和男性生育潜力，而精子浓度和精子活动力最能预测男性授孕概率[27]。睾丸反复处于高热暴露中可引起慢性热调节障碍，最终将导致精子参数的显著改变[1,28]。

不育男性的平均阴囊温度比已生育男性要高[29]，并且阴囊温度越高，精子质量所受影响越大[29]。有研究发现，与已生育男性相比，2 年及以上的男性（平均年龄 31.8

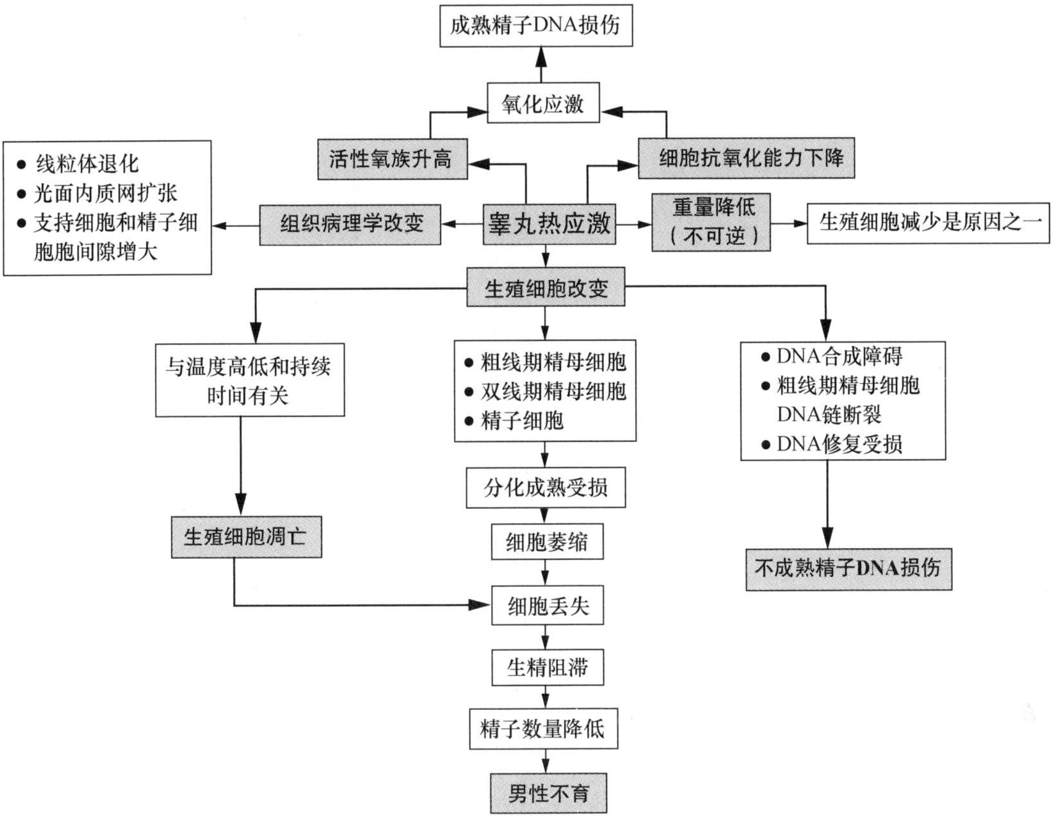

图 8.1　睾丸热应激导致生殖细胞凋亡、成熟与不成熟精子的 DNA 损伤和男性不育的多种机制示意图

岁）未育的患者（排除女方因素）精子总数、活动精子百分数和双睾体积降低，阴囊平均温度升高[29]。然而，睾丸温度升高将使两组男性的精子参数都发生改变[29]。生理性的阴囊温度升高与精子浓度降低导致的精液质量低下有关[30]。温度在基线水平上每升高 1 ℃将抑制 14％生精功能，从而导致精子产生减少[31]。

睾丸和附睾温度升高降低了精子膜蛋白的合成，导致更多形态异常精子的产生[31]。有研究表明，暴露于高温中 6～8 个月，异常形态精子的平均值上升了 1 倍[31]。睾丸温度过高也可抑制精子的活动力[32]。高温暴露导致精子形态异常、精子活动力下降精子生成减少，这些均损害了男性生育力[33-34]。

五、病理性的温度调节障碍

内源性或外源刺激所致睾丸温度升高均可使精子浓度、活动力和形态受损[11, 35]。精索静脉曲张、隐睾等疾病状态可导致睾丸温度过高，从而引起男性不育[36]。因此，各种睾丸温度调节受损（急性或慢性）均对生精过程严重不利。

（一）发热

当下丘脑对体温的调节导致发热时，睾丸的温度调节同样会受到影响。一名已生育男性因流感持续高热（39.9 ℃）一天，随访其后 18～66 天的精液参数，发现精子染色质结构受损，并出现一过性的畸形精子症[37]。另一项研究亦认为发热对生精有显著影响，发热天数越多（1～11天之间），精液参数受损越明显，精子浓度、形态和活动力均是如此[11]。生精过程某些阶段更易受发热影响：减数分裂期（射精前的33～56天）和精子形成期（即减数分裂后期，射精前9～32天）发热将影响精子浓度；而精子形成期发热将影响精子形态和活动力[11]。

（二）精索静脉曲张

精索静脉曲张是最为常见并可治疗的男性不育的病因，其发病率在男性中为15%，占原发性男性不育患者的40%和继发性男性不育患者的80%[38-39]。精索静脉曲张是由睾丸静脉在蔓状静脉丛异常曲折、扩张所致，从而精索内静脉的血液倒流和淤阻。这种病理状态降低了睾丸动脉血通过逆流热交换效应的冷却效果，使睾丸温度更接近核心体温[40]。精索静脉曲张是不育男性阴囊温度升高的常见原因[29,41]。Mieusset等和Goldstein与Eid等报道：存在精索静脉曲张的不育男性阴囊温度患侧较对侧更高，双侧阴囊温度均较已生育男性高。患侧睾丸内温度较健侧高2.43～2.72 ℃[42]。精索静脉曲张导致男性不育的病理生理机制仍未完全明确，目前认为与阴囊温度升高、氧化应激和激素失调等因素有关[43]。Chan等[45]发现：热休克蛋白70和90在精索静脉曲张患者中显著增多。热休克蛋白受多种外界应激而产生，包括热应激，热休克蛋白增多提示它们可能参与了精索静脉曲张所致的男性不育[45]。

（三）隐睾

隐睾是最常见的新生儿生殖系统缺陷之一，其在足月的男性新生儿中发病率为2%～4%[46]。大约50%的隐睾患儿会在其出生后一年内自愈，对于未能自行降入阴囊的患儿则需手术治疗。睾丸无法降入阴囊会导致不育，而且是睾丸癌的高危因素。隐睾患者不育的严重程度取决于睾丸的位置、单侧还是双侧隐睾、是否及时手术治疗以及潜在的病理改变[47]。睾丸位于阴囊之上会使其温度过高，引起热损伤，导致生精细胞分化能力下降及生殖细胞凋亡（包括生殖干细胞），并将间接引起氧化应激增加和能量代谢异常[23,48-49]。此外，隐睾睾丸还会出现支持细胞胞间联系的改变和间质细胞激素分泌量的异常[50-51]。另外，隐睾或精索静脉曲张所致的热损伤尽管未必导致畸形精子症[52]，但却会导致精子DNA损伤[52-53]。

六、睾丸温度测定

睾丸及阴囊内温度测定可分为单次法或连续法，也可分为直接法或间接法（表8.1）。阴囊表皮内温度能间接反映睾丸温度，因为睾丸和附睾是单侧阴囊中主要的产热器官[36,54]。睾丸温度的范围在31～36 ℃之间，根据检测方法和可能存在的病理因素而有所不同[55]。精确可重复的温度检测非常重要，因为睾丸在正常（适合的）及病理（高热）条件下温度的差异只有0.6～1.4 ℃[36]。但这么小的温度增加也能够损害生精功能和附睾精子成熟[36]。

（一）单次或不连续的测量

该方法由Zorgniotti和MacLeod发明[36]，受试者腰部以下裸露，平躺约6 min（保

表 8.1　测量人类阴囊（睾丸）温度的方法

方法	描述	优点	缺点	参考文献
单一测量或间断性方法				
水银温度计	1. 将预热的温度计小球直接放在睾丸前面最突出的部分 2. 温度计小球沿着阴囊的长轴放置 3. 用拇指和示指将松弛的阴囊皮肤包裹在温度计小球外	1. 简单廉价 2. 测量准确 3. 可重复和提供标准值	1. 临床体温计不适合，因其水银管是收缩的 2. 仅在受试者裸露的情况下使用 3. 仅在静态下可重复（例如平躺数分钟）	[32，36，54-55]
皮肤表面热电偶式温度计	1. 接触阴囊皮肤，用黏合剂将睾丸前部覆盖其上 2. 将电极棒固定在裤腰带上	1. 设备小 2. 质量轻 3. 受试者不用裸露	1. 可能在接触睾丸的下部发生移位 2. 阴囊微小的移动就可影响读数	[55-56]
热电阻（热敏电阻）针	1. 将其放在阴囊或睾丸内部	1. 直接测量（阴囊内温度）	1. 侵入性检测 2. 热电阻插入的深度影响读数（睾丸的外周温度比其中心温度低） 3. 测试前在阴囊外皮肤使用的麻醉剂和消毒剂的蒸发，会改变阴囊温度 4. 极端的环境温度、阴囊皮肤感染和阴囊内疾病会影响测量温度	[4，54-55，108]
红外线温度测量仪	1. 检测阴囊外皮肤散发的热量 2. 使用数字化非接触的枪形红外线温度计，其精确度为±0.1 ℃ 3. 重复读取睾丸最突出部位皮肤的温度	1. 不同体位均可非常容易地测量温度值 2. 可对同一部位重复测量	1. 为了获得更高的精度，使用前温度计需用空白测试校对 2. 皮肤热辐射或散发的变异会影响读数 3. 检测的是阴囊表面而非阴囊深处的温度 4. 缺乏检测微小温度改变的敏感性	[55，109-110]
温度记录仪	1. 直接测量阴囊皮肤散发的热量		1. 由于灰度值的比较会带来误差，无法为研究提供足够的精度 2. 提供的是温度差异而非绝对温度 3. 不能达到±0.1 ℃的敏感度	[55]
液晶温度计	1. 使用温度敏感的液晶检测		1. 不能达到±0.1 ℃的敏感度	[55，109]

续表

方法	描述	优点	缺点	参考文献
连续检测法				
温度表、热电偶或测温探针	1. 用透明胶带使其分别与两侧阴囊皮肤前部接触 2. 将其连接到固定在皮带上的便携式数据记录仪上	1. 可以动态记录温度 2. 得出的是睾丸在正常日间活动时的温度		[56-58]
热敏电阻	1. 热敏电阻接触内裤 2. 连接到轻便的数据记录器上			[54-55]

持其与 21～23 ℃的室温达到热平衡)[32,36]。将水银温度计下端小球置于光源或浸入温水中预热，使水银温度计的指示温度略微高于睾丸的预估温度（即 37 ℃ 左右）。然后尽快将温度计直接放置在睾丸前段最突出部位的皮肤上，使温度计的小球沿着阴囊的长轴方向，用拇指和示指将松弛的阴囊皮肤包裹在温度计小球外（最好包括插入的标志线，如果有的话）。之后，水银柱将会下降，直到平衡状态（通常约为 8 秒）。温度计所示温度加上 0.1 ℃即代表阴囊内的温度[36]。之后用同样的方法测量对侧睾丸温度。该方法是由 Brindley 的“内陷法”（“invagination method”）改良而来[32]，重复性佳[56]。

（二）连续测量法

在连续法测试中，用透明胶带将两个皮肤热电偶（测温探针）贴在两侧阴囊前部皮肤表面，然后将其连接到固定在皮带上的小型便携式数据记录仪上，每间隔 2 分钟记录一次温度，测量所得到的数据以特定表格的方式下载到电脑中[57]。使用便携式数据记录仪连续测量阴囊温度可实现对温度的连续监测。此外，阴囊皮肤温度还可用贴在内裤上的非侵入的热敏电阻及其连接的轻便数据记录器进行全天测量[56]。

七、阴囊过热的危险因素

阴囊温度与核心体温的差异可受到多种外部热因素的影响，如体位、着装、肥胖、生活与职业暴露以及周围环境温度的改变（图 8.2）。

（一）体位

不同体位，睾丸温度不同。裸体站立位时阴囊温度最低[36,59]。直立及裸露身体可使睾丸热量不受阻碍地散发。通过比较不同的身体姿势发现，在仰卧和坐姿状态阴囊温度比站立状态高[32,36,58-59]。无论衣服的种类，走路时（站立并移动）阴囊的温度均较坐位低 0.3～1 ℃[32,59]。与其他姿势相比，在身体处于仰卧并几乎不动的状态下阴囊温度最高[32,58,60]。睡觉着装亦可影响阴囊温度，其中裸睡时阴囊温度最低[32]。仰卧时，由于睾丸直接接触大腿，温度较高的四肢可将热量直接传导至睾丸，而身上的衣服可束缚周围的空气并保存热量。在洗完热水澡后穿着常规睡衣并使用电热毯或盖上被子躺在床上

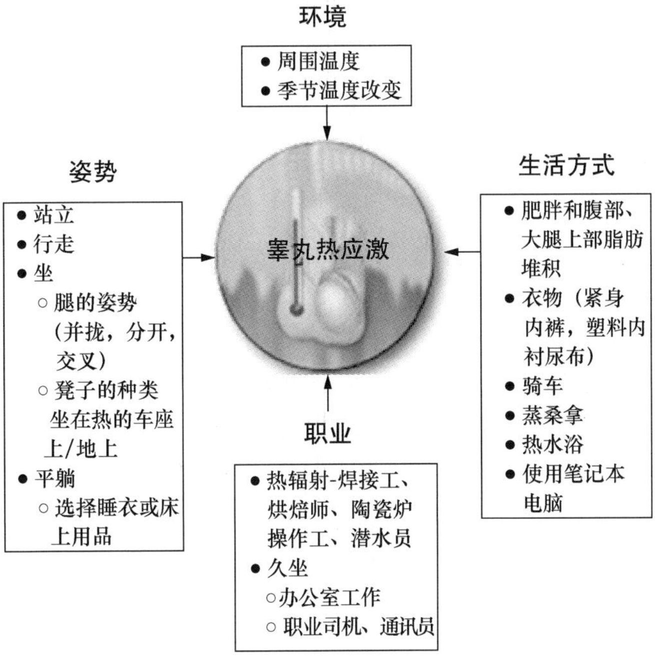

图 8.2　导致睾丸热应激的各种生活方式、职业、姿势和环境因素

会产生累加效应，并可能导致生殖器热应激。Hjollund 等[56]分析了阴囊温度的日间变化，连续 24 小时每 5 分钟测量一次阴囊温度，发现夜间阴囊温度较白天高 1.2 ℃。

1. 坐

无论是工作需要，还是坐车或娱乐，久坐都会引起睾丸热应激。在工作中，久坐会升高阴囊温度[30,56-57]。坐位时，睾丸夹在大腿之间，并且在通常的坐姿中，腹股沟处的空气流通差，这些因素都会导致阴囊温度升高。无论裸体[59]还是着装[32,57]，不同坐姿（如两腿并在一起、分开或交叉）对阴囊温度影响也不同。

下肢瘫痪后需长期坐在轮椅上，由于其大腿被覆盖且长期不动，相比正常男性自由坐上 20 分钟或更长时间（大腿姿势不固定，如保持并拢或分开），其阴囊深处温度较高，精子活动力较差[32]。然而，仰卧位时，下肢瘫痪的男性的阴囊温度与正常人并无显著差异[32]。

坐位的隔热效应会因久坐而加强，但身体活动可消除其作用。健康志愿者在普通凳子上坐 35 min 以上，阴囊温度为 36.4 ℃，而在走路时为 34.5 ℃[61]。与久坐相比，在身体运动时增加的腿部活动可增加生殖器外部空气循环，这样更有利于热量的散发，从而降低阴囊温度。

一项研究比较了不同种类椅子对阴囊温度的影响，Koskelo 等[62]报道称坐在普通加垫的办公椅上 20 分钟，阴囊温度会升高 3 ℃。然而，坐在鞍形凳子上阴囊温度则无明显升高，可能的原因是后者臀部和膝盖分开的角度更大有利于阴囊充分通气[62]。同样的，与两腿分开（大约 70°）相比，两腿交叉的坐姿会使阴囊温度升高更多[63]。保持两腿交叉坐姿 15 分钟的产热效应在站立后至少还将持续 5 分钟[63]。

当坐垫被加热时，因坐姿导致的阴囊温度升高会与坐垫表面的热散发相叠加。韩国的一项研究中，Song 和 Seo[64]观察了在室温适宜的房间内，6 位健康男性志愿者直接坐在加热的地板上对阴囊温度的影响，其结论是：久坐时，地板表面温度与代谢率会影响阴囊温度，并建议地板的表面温度最好控制在 23～33 ℃之间，从而减少对生精功能的影响[64]。

（二）着装

无论何种体位，着具有隔热效果的衣服均会增加阴囊温度。在站立和仰卧状态下，与裸体时相比，衣服会使阴囊温度增加 1.5～2 ℃[63,65]。当男性穿着轻便的衣物并处于休息状态时，皮肤与衣服间的空气温度较环境温度平均高 3.5 ℃（当温度在 21～32 ℃之间时）[66]。穿衣状态下空气交换较少会增加阴囊温度[63]。衣物透气性更高，阴囊则更容易散发热量，从而保证温度接近生理温度。Kompanje[27]指出，苏格兰短裙式衣物可能为阴囊提供更理想的生理环境，尤其是将近 70％的苏格兰男性在短裙下不会穿着任何衣物。在亚洲地区，男性在空闲时通常只会穿一条围裙，这也有着类似的效果，能帮助散发身体和环境热量，保持睾丸较低温度。

1. 紧身内裤、拳击短裤和骑士短裤

目前关于内裤种类是否会影响睾丸温度进而导致男性不育，仍存在争议。有研究报道，经常长时间穿着紧身裤会导致精子活动力下降[67-68]。另一项研究发现，穿紧身内裤男性较穿着宽松内裤的男性精子总数和精子活动力低[69]。然而，一项有关 97 名原发性男性不育症患者（年龄在 25～52 岁之间）的研究则认为，穿着拳击短裤与穿着简单内裤男性比较，阴囊温度没有差异[12]。对此，作者进一步给出了解释：简单内裤对睾丸有抬举作用，从而使睾丸更加接近身体，但拳击短裤则不具备这种作用。然而，内裤外任何一层额外的衣物（如裤子），对睾丸同样具有抬举作用[12]。

2. 尿布

当前，一次性的塑料内衬尿布比可重复使用的棉质尿布的使用更为普遍。即便是棉质尿布，为了防漏，也通常需要塑料内衬。使用塑料材质将降低皮肤透气能力，导致生殖器周围区域潮热，从而升高阴囊温度。Partsch 等[70]对 14 名新生儿（0～4 周龄）和孕 28～36 周（出生后 14～85 天）的早产儿、22 名婴儿（1～12 月龄）和 12 名幼童（13～55 月龄）进行了研究，结果显示，穿一次性尿布的男孩其阴囊温度较穿棉质尿布（无防护裤）的男孩高。然而，在另一项研究中，Grove 等[71]发现，70 名幼儿（3～25 月龄）中，穿着一次性塑料垫片尿布的与穿可重复使用棉质尿布外加塑料短裤相比，阴囊温度没有差异。只有穿棉质尿布并不使用任何塑料短裤的较使用一次性尿布的阴囊温度低[70-71]。由于棉质尿布几乎都是与塑料短裤同时使用，因此，实际上，无论是选择传统尿布还是现代尿布，对阴囊温度的影响并无显著差异。至于婴幼儿时期的尿布选择偏好（以及由此导致的阴囊温度升高）是否会导致成年时期的男性不育，Jung 和 Schuppe[72]给出的解释是：粗线期精母细胞和圆形精子细胞（睾丸中对温度最敏感的细胞）[10]在大多数使用尿布年龄段儿童的睾丸中并不存在，因此没有证据表明婴幼儿时期生殖器热应激与成年后精子质量有关[72]。

（三）生活方式

1. 肥胖

在现代社会，肥胖是与生活方式相关的常见社会问题。许多育龄期成年人的体重指数（body mass index，BMI；正常范围是 18.0～24.9）高于正常范围。事实上，不育男性较精液参数正常的男性肥胖比例更高[73]。BMI≥25 时，精子浓度和活动力平均约降低 25%[74]。肥胖人群通常躯体活动更少、经常久坐且久坐时间更长，而这些因素会增加睾丸温度从而抑制生精过程[75]。肥胖男性的腰围和臀围更大，脂肪更易堆积在腹部和大腿根部。此外，肥胖男性阴囊的脂肪更多（脂肪堆积在精索周围）会通过下述方式抑制生精，如：①阻碍睾丸的热量散发；②压迫血管，导致睾丸血管阻塞（静脉淤血），从而妨碍热量交换；③压迫睾丸动脉，导致睾丸局部缺血；④妨碍精索根据温度变化调节睾丸位置；⑤耻骨上区脂肪过多，影响局部的温度调节功能[76-77]。睾丸温度调节效率降低会导致睾丸温度升高。当然，非肥胖人群也可发生阴囊脂肪过多[76]。某项研究发现，阴囊和耻骨去脂术后近 65%不育患者的精子总数、活力和形态得到改善，其中近 20%的患者开始尝试怀孕[77]。

2. 桑拿

在全球很多地方，桑拿是休闲、排毒和净身的流行方式。桑拿时头部的环境温度通常在 80～100 ℃，湿度在千克干空气含水 40～60 克[78]。传统的桑拿浴利用加热的潮湿空气（辐射和对流）和发热的表面（辐射和传导）形成湿热的环境，现代桑拿例如红外线桑拿，则是干燥的光辐射热。

Brown-Woodman 等[79]将一次桑拿（85 ℃，20 分钟）后第 10 周和桑拿前第 3 周的精子参数进行比较，结果发现，这样一次急性睾丸热应激，足以使精子数量在 1 周内下降，直到 5 周后才恢复正常[79]。另一研究对桑拿时（87.6 ± 1.3 ℃，湿度 <15%）的阴囊温度进行了连续监测（每隔 5 秒），结果发现，在这样的高热环境中，仅需约 10 分钟阴囊温度即升高到了核心体温[58]。Saikhun 的研究小组评估了连续 2 周每天桑拿（80～90 ℃，30 分钟）对精子参数的影响[35]，结果发现精子运动参数降低，但在 2 周的桑拿结束后 1 周内即恢复正常，而其他精液参数如精液量、精子总数、活动力、形态以及穿卵能力并未显著改变[35]。最近，Garolla 等[80]观察了 10 名精子参数正常的男性连续 3 个月每周进行两次芬兰（干）桑拿（89～90 ℃，15 分钟）所受的影响，结果发现，他们因为频繁桑拿（持续时间足以覆盖整个生精周期），其精子总数和前向运动精子数显著下降（虽仍在正常范围内），精子线粒体功能、DNA 鱼精蛋白化和染色质浓缩受损[80]。但是，精子形态和存活率未受影响，当然，具有保护作用的热休克蛋白（和其上游的热休克因子）出现了上调[80]。上述研究共同表明桑拿对生精有显著但可逆的负面影响。

3. 热水浴

其他的生活习惯，如热水浴、热水涡流浴或温水浴等，均对男性生育力有负面影响。Shefi 等[81]研究了 11 名不育男性连续 3 个月以上，每周热水浴、热水按摩浴或热水澡（温度高于体温）大于 30 min（平均每周 149 min）所受的影响，结果发现，与湿热暴露前相比，湿热暴露后再过 3 个月后的精液参数有所改善，主要改善的是精子活动力[81]。因此他们认为，某些不育男性从这种热暴露后恢复或许能够逆转高温对于精子参数的不利影响。

4. 骑车

通常，现代运动养生法对健康大有裨益。然而，包括骑车在内的某些以健身为目的的运动，对男性生育力可能有不利影响。在骑行中，阴囊温度受到骑行时间、运动强度、骑行姿势[82]和衣物的影响。作为一项躯体运动，骑行增加了生殖器周围的空气流通，有助于睾丸热量散发[82]。但同时，对于大多数骑行者，尤其是专业骑行者而言，身着化纤的紧身骑行服，而且长时间在鞍形坐垫上保持坐立姿势，都会隔绝阴囊散热[83]。然而，Jung 等[82]的研究则发现，25 名着棉制衣物进行适度骑行（平均速度 25.5 km/h，动力大约 25 W）的健康志愿者（平均 BMI 为 23.2）坐在标准的单车座椅上 60 分钟，平均阴囊温度仍在 35.6 ℃以下，且左右两侧阴囊温度没有显著差异[82]。

5. 使用笔记本电脑

Sheynkin 等[84]对 29 名健康志愿者进行了观察，将在大腿上使用便携电脑（即坐姿，便携电脑置于大腿近端）的志愿者与相同坐姿但不使用便携电脑的志愿者比较，结果发现 1 小时后，后者阴囊温度升高约 2.1 ℃，而前者阴囊温度较后者多升高 0.6～0.8 ℃。阴囊温度上升的原因除了久坐 60 分钟外，还可能由于内部工作温度大于 70 ℃的电脑所带来的热暴露。虽然这项研究没有检测精液参数，但作者认为，由于阴囊温度升高会损害生精功能，使用笔记本电脑也很可能影响这些参数[84]。

（四）职业

1. 电焊工：辐射热

电焊工在焊接操作中因职业需要，暴露于大量热辐射、有毒金属及其氧化物和有毒的烟雾中。Bonde[85]观察了 17 名接触中等热辐射（31.1～44.8 ℃）但几乎不接触有毒焊接烟雾的电焊工（平均年龄 35.9 岁），发现他们出现了可逆的精液质量下降。正常形态精子百分率在接触热辐射 6 周内出现下降，但停止暴露 4 周后即逐渐恢复[85]。另一项研究则发现，17 名 1 年以上焊龄的电焊工（平均年龄 43.8 岁）中，虽然精子浓度在正常范围内，但精子的活动力、形态和功能则出现减低[86]。

2. 烘焙师：辐射热

有报道，烘焙师初次怀孕所需时间较对照组长，只有 14％的烘焙师的配偶能够在 3 个月内怀孕（对照组为 55％），29％的烘焙师的配偶能够在 6 个月内怀孕（对照组人群为 74％）[87]。这提示烘焙师的热职业暴露可能是生育力低下的一个诱因。

3. 窑炉工人：辐射热

Figà-Talamanca 等[88]发现，健康的窑炉工人因职业需要，长期处于高温环境

(37 ℃，8 h/d)，因此其精子参数较对照组差，且怀孕率和生育率更低[88]。

4. 职业司机

长时间驾驶并保持坐姿会损害男性生殖功能，主要原因是阴囊温度升高[57]。

Sas 和 Szollosi[89]研究了长期驾驶对 2 984 名患者（其中 281 名为职业司机）生精功能的影响，结果发现职业司机异常精子率要高，且驾驶时间越长越严重。类似的研究表明，与其他职业组相比，交通运输业组精子浓度更低[90]，精子活动更为异常[91]。Figà-Talamanca 等[92]报道，与对照组相比，罗马出租车司机畸形精子更多，在长时间工作的司机中更为明显。然而，这些司机（$n=72$）的精子的浓度和活动力与 50 名年龄和吸烟习惯匹配的健康对照组相当。该研究提示长时间驾驶会影响精子形态，从而影响精子质量[92]。Thonneau 等[93]针对法国 402 对已生育的夫妇的研究则发现，每天驾车超过 3 小时的男性，其配偶怀孕所需时间较其他夫妇显著延长。

在车座上久坐可使阴囊温度升高 2 ℃，若使用加热坐垫超过 60 分钟将使阴囊温度再升高 0.5～0.6 ℃，导致其接近核心体温[94]。这个附加因素也可能加速精子质量下降。

5. 潜水员

Velez de la Calle 等[95]研究了法国一个大型海军基地（布雷斯特海军基地）军事人员的不育危险因素，结果发现潜艇（潜水艇后部靠近发动机部位的温度在 40～60 ℃之间）中长期处于高温环境的机械师、厨师和潜水员，更容易因不育问题就医。

（五）周围环境温度和季节变化

环境温度增加 1 ℃会使阴囊温度升高 0.1 ℃[32]。Jorgenson 等在欧洲 4 个城市（丹麦哥本哈根、法国巴黎、苏格兰爱丁堡、芬兰图尔库）进行了一项针对已生育男性的精液标本的研究，分析了上千例对象，结果发现精子浓度和总数存在季节性差异（精子浓度夏季是冬季的 70%，精子总数夏季是冬季的 72%），但精子活动力和形态没有差异[96]。精子总数的季节性差异中（冬季最高，夏季最低），约 30%可能是来源于生活习惯或环境暴露的差异[96]。Tjoa 等分析了 4 435 名绝育术患者的术前精液，发现了类似的结论，即精子浓度和精子总数存在年度节律性（周期大约为 1 年），冬季精子总数比夏季高。Gyllenborg 等[98]分析了丹麦捐精者的精液标本，发现精子总数在夏季最低，而精液量和精子活动力没有改变。然而，Mallidis 等[99]对正常健康的澳大利亚男性所提供的精液标本进行分析，则并未发现季节差异。

八、阴囊微热法避孕

阴囊温度维持在低于核心体温的水平有利于改善不育男性的生精功能和生育力。然而，阴囊温度增高对已生育男性有用。常见的男性避孕方法有激素法、使用避孕套和输精管结扎[100]。然而，局部热敷可成为一种非激素、非侵入、可逆的针对睾丸的避孕方法[100]。Mieusset 和 Bujan 等[101]的一项初步研究中，在每天的非睡眠时间，将 9 位男性（23～34 岁）的睾丸固定在近腹股沟处，使其轻微受热（大约 1～2 ℃）。该方法不影响男性的性欲和性节律，在观察期间均未使女方怀孕[101]。其后 1～1.5 年内，精子总数和活动力即恢复正常[101]。在另一项临床研究中，Wang 等[102]报道热水浴与睾酮联合可降低精子总数和活动力。因此，轻微的阴囊温度升高或许能成为一种避孕方法。然而，与调节生精功能相关的内分泌参数，如下丘脑和垂体激素，可能亦会受到人为升高阴囊温度的影响。

九、阴囊冷却

一些研究表明阴囊降温可以改善精子总数、活动力和形态[103]。相关方法有用装有冰块的弧形橡胶圈拴在两侧大腿上，每天 30 分钟，连续 14 天[104]；又如，连续 2 个月，每晚将冷却后凝固的凝胶冰袋用布或毛巾包好，插入内裤中阴囊前部位置，冰袋融化的降温效应能持续 3～4 小时[105]。其他方法还包括将蘸有水或酒精的棉球放在阴囊附近（每天 16～22 小时，持续 8～20 周），使阴囊保持潮湿[106]；又如在一条系在下腹和阴囊的带子中连续通入空气，每晚用来冷却阴囊温度，持续 12 周[107]。在一项临床可行评估中，Osman 及其研究小组在轻微、中度和严重少弱精患者中评估了非油性凝胶带 Babystart® FertilMate™ 阴囊冷却装置的使用效果[103]。这种袋子中含有 0.5% 的天然薄荷醇，与其他种类的冷却装置相比更加实用和舒服[103]。当睾丸冷却后，生精功能有所改善，并且有女方怀孕，这提示热暴露可以诱发或加重男性不育[29]。影响阴囊（睾丸）温度的因素及其对精子参数和男性不育的作用见表 8.2。

表 8.2　影响阴囊（睾丸）温度的因素及其对精子参数和男性生育力的效应

导致热应激的外部因素	对阴囊/睾丸温度的效应	参考文献	对精子参数和男性生育的影响	参考文献
体位（身体静止）				
1. 站立	降低（与坐位或平躺相比）	[32，36，58-59]	无数据	—
2. 坐（无论腿的位置，如交叉、并拢或分开）	增高（与站立或平躺相比）	[32，36，57-59]	降低活动力（腿并拢）	[32]
3. 坐（腿分开）	降低（与腿并拢或交叉比较）	[57，63]	无数据	—
4. 坐（在不同种类的椅子上——加垫或不加垫、胶合板、木头、膝盖支持、鞍形凳子）	增高（在传统办公椅上，腿通常分开）与鞍形凳子相比（腿通常大幅分开）	[62]	无数据	—
5. 坐（在热的地板上、汽车座椅上）	增加（与传统地板或汽车座椅相比）	[64，94]	无数据	—
6. 仰卧（在晚上睡觉时）	增加至接近核心体温（与站立或坐立相比） 下降（裸睡与穿衣服或内裤相比）	[16，30，32，56，58，60-61，107]	对精子参数无影响	[16]

续表

导致热应激的外部因素	对阴囊/睾丸温度的效应	参考文献	对精子参数和男性生育的影响	参考文献
7. 坐（工作久坐姿势）	增加（与站立与仰卧相比）	[30，56-57]	不是精液质量异常的危险因素	[30]
	阴囊温度与久坐时间有很高的相关性			
姿势（身体活动）				
8. 适度步行	降低（与坐姿比）	[16，30，32，56-61，107]	无数据	—
衣物				
1. 着装状态	增高（与裸体或脱去衣服相比）	[32，57，63-66]	无数据	—
2. 内衣（紧身）	升高（与宽松相比）	[32，59，68，111]	无数据	—
	无差异（与宽松相比）	[12，65]	无数据	—
3. 尿布（一次性）	无差异（与有塑料外包的棉质可重复使用尿布相比） 升高（与无塑料外包的棉质可重复使用尿布相比）	[71] [70-71]	无数据 无数据	— —
生活方式				
1. 肥胖	升高	[76-77]	抑制精子产生	[75]
2. 桑拿浴	升高至核心体温 升高至核心体温	[58] [35]	在1周内降低精子数量 对精液量、精子总数和形态无影响 降低精子活动力，暴露停止后可逆	[79] [35]
	升高至核心体温	[80]	降低精子数量（生精效率下降，但可逆），降低（但可逆）前向运动精子数 对精子形态和存活率无影响 影响DNA鱼精蛋白结合与核浓缩 上调与低氧和热应激（上调热休克蛋白及其调节热休克因子）相关基因的表达	[80]

续表

导致热应激的外部因素	对阴囊/睾丸温度的效应	参考文献	对精子参数和男性生育的影响	参考文献
3. 热水浴	升高	[68，81]	降低精子活动力	[81]
4. 运动（适度骑车）	在骑行中降低（达到的最大值高于生理范围）	[72]	不影响精子浓度和形态（专业骑手在赛季）	[83]
5. 在膝盖上使用笔记本电脑	升高	[84]	无数据	—
职业暴露				
1. 电焊工—辐射热量	无数据	—	对精子数量、活动力和浓度有不利影响，正常形态精子百分率下降	[85-86]
2. 烘焙师—辐射热量	无数据	—	怀孕时间延长	[87]
3. 陶瓷炉操作工—辐射热量	无数据	—	怀孕时间延长	[88]
4. 职业司机	无数据	—	正常形态精子百分率降低，精子活动力降低的危险因素	[89，92-93]
5. 核动力潜艇中的潜水员	无数据	—	不育发生率增加	[95]
温度变化				
1. 周围环境温度	升高	[32]	无数据	—
	无影响	[63]	无数据	—
2. 季节改变	无数据	—	精子数量年周期	[97-98]
			冬季精子数量多	
	无数据	—	无影响	[99]
导致热应激的外部因素				
病理情况				
1. 发热	—	—	当发热发生在生精过程中可降低精子浓度，影响精子形态和活动力	[11，37]
2. 精索静脉曲张	升高	[29，36，58，63]	诱导精子 DNA 碎片形成	[52-53]
3. 隐睾	升高	[3，36，112]	降低精子生成	[52-53]
			诱导精子 DNA 碎片产生	
外源性加入或转移热量				

续表

导致热应激的外部因素	对阴囊/睾丸温度的效应	参考文献	对精子参数和男性生育的影响	参考文献
1. 睾丸温度轻微上升	升高	[29，59，101，113-114]	降低精子数量和活动精子百分率，精子形态正常	[29，101，113-114]
			在暴露期间无怀孕事件发生	
2. 阴囊降温	降低	[29，104-107，111]	增强生精功能	[29，104-107，111，115]
			提高精液质量	
			提高精子密度和活动力	

十、小结

阴囊温度过高是男性不育的潜在危险因素。现代生活中，反复阴囊温度过高可能对生精功能不利，特别是对于育龄期想要生育的男性。正常的健康男性具有温度调节机制，可维持睾丸的低温状态。然而，体位、衣物、生活因素、职业和环境暴露可引起睾丸热应激。生殖器长时间热应激可损害精液质量和精子参数。上述每个因素并不是单独发生的，但很多因素是在只要达到某种条件下就可能自发产生，并且与其他因素的效应叠加在一起，共同影响睾丸温度。这些因素对本就生育力低下的男性不育患者影响更大。

当然，每个人都可应用一些简单但却十分有效的方法减少热应激对男性生育力的不利影响，包括在长时间平躺或久坐后进行躯体活动（走路、跑步）散发热量，着不阻碍生殖器空气流通的衣物，控制体重，改善生活习惯，保证阴囊低温（如避免桑拿、热水浴或在大腿上使用便携电脑）。可以理解，某些工种及季节变化虽然不易改变，但也不应成为制约因素。

参考文献

1. Thonneau P, Bujan L, Multigner L, Mieusset R. Occupational heat exposure and male fertility: a review. Hum Reprod. 1998;13(8):2122–5.
2. Morgentaler A, Stahl BC, Yin Y. Testis and temperature: an historical, clinical, and research perspective. J Androl. 1999;20(2):189–95.
3. Mieusset R, Bujan L. Testicular heating and its possible contributions to male infertility: a review. Int J Androl. 1995;18(4):169–84.
4. Waites GM. Thermoregulation of the scrotum and testis: studies in animals and significance for man. Adv Exp Med Biol. 1991;286:9–17.
5. Candas V, Becmeur F, Bothorel B, Hoeft A. Qualitative assessment of thermal and evaporative adjustments of human scrotal skin in response to heat stress. Int J Androl. 1993;16(2):137–42.
6. Schoor RA, Elhanbly SM, Niederberger C. The pathophysiology of varicocele-associated male infertility. Curr Urol Rep. 2001;2(6):432–6.
7. Glad Sorensen H, Lambrechtsen J, Einer-Jensen N. Efficiency of the countercurrent transfer of heat and 133Xenon between the pampiniform plexus and testicular artery of the bull under in-vitro conditions. Int J Androl. 1991;14(3):232–40.

8. Shiraishi K. Heat and oxidative stress in the germ line. In: Agarwal A, Aitken RJ, Alvarez JG, editors. Studies on men's health and fertility (oxidative stress in applied basic research and clinical practice). New York, NY: Springer Science+Business Media; 2012. p. 149–78.
9. Lue YH, Hikim AP, Swerdloff RS, Im P, Taing KS, Bui T, et al. Single exposure to heat induces stage-specific germ cell apoptosis in rats: role of intratesticular testosterone on stage specificity. Endocrinology. 1999;140(4):1709–17.
10. Chowdhury AK, Steinberger E. Early changes in the germinal epithelium of rat testes following exposure to heat. J Reprod Fertil. 1970;22(2):205–12.
11. Carlsen E, Andersson AM, Petersen JH, Skakkebaek NE. History of febrile illness and variation in semen quality. Hum Reprod. 2003;18(10):2089–92.
12. Munkelwitz R, Gilbert BR. Are boxer shorts really better? A critical analysis of the role of underwear type in male subfertility. J Urol. 1998;160(4):1329–33.
13. Cai H, Ren Y, Li XX, Yang JL, Zhang CP, Chen M, et al. Scrotal heat stress causes a transient alteration in tight junctions and induction of TGF-beta expression. Int J Androl. 2011;34(4):352–62.
14. Kanter M, Aktas C. Effects of scrotal hyperthermia on Leydig cells in long-term: a histological, immunohistochemical and ultrastructural study in rats. J Mol Histol. 2009;40(2):123–30.
15. Jensen TK, Andersson AM, Hjollund NH, Scheike T, Kolstad H, Giwercman A, et al. Inhibin B as a serum marker of spermatogenesis: correlation to differences in sperm concentration and follicle-stimulating hormone levels. A study of 349 Danish men. J Clin Endocrinol Metab. 1997;82(12):4059–63.
16. Hjollund NH, Storgaard L, Ernst E, Bonde JP, Olsen J. Impact of diurnal scrotal temperature on semen quality. Reprod Toxicol. 2002;16(3):215–21.
17. Setchell BP, Ploen L, Ritzen EM. Effect of local heating of rat testes after suppression of spermatogenesis by pretreatment with a GnRH agonist and an anti-androgen. Reproduction. 2002;124(1):133–40.
18. Kanter M, Aktas C, Erboga M. Heat stress decreases testicular germ cell proliferation and increases apoptosis in short term: an immunohistochemical and ultrastructural study. Toxicol Ind Health. 2011;29(2):99–113.
19. Lue YH, Lasley BL, Laughlin LS, Swerdloff RS, Hikim AP, Leung A, et al. Mild testicular hyperthermia induces profound transitional spermatogenic suppression through increased germ cell apoptosis in adult cynomolgus monkeys (Macaca fascicularis). J Androl. 2002;23(6):799–805.
20. Paul C, Murray AA, Spears N, Saunders PT. A single, mild, transient scrotal heat stress causes DNA damage, subfertility and impairs formation of blastocysts in mice. Reproduction. 2008;136(1):73–84.
21. Collins P, Lacy D. Studies on the structure and function of the mammalian testis. II Cytological and histochemical observations on the testis of the rat after a single exposure to heat applied for different lengths of time. Proc R Soc Lond B Biol Sci. 1969;172(26):17–38.
22. Paul C, Melton DW, Saunders PT. Do heat stress and deficits in DNA repair pathways have a negative impact on male fertility? Mol Hum Reprod. 2008; 14(1):1–8.
23. Ahotupa M, Huhtaniemi I. Impaired detoxification of reactive oxygen and consequent oxidative stress in experimentally cryptorchid rat testis. Biol Reprod. 1992;46(6):1114–8.
24. Ikeda M, Kodama H, Fukuda J, Shimizu Y, Murata M, Kumagai J, et al. Role of radical oxygen species in rat testicular germ cell apoptosis induced by heat stress. Biol Reprod. 1999;61(2):393–9.
25. Rockett JC, Mapp FL, Garges JB, Luft JC, Mori C, Dix DJ. Effects of hyperthermia on spermatogenesis, apoptosis, gene expression, and fertility in adult male mice. Biol Reprod. 2001;65(1):229–39.
26. World Health Organization (WHO) Department of Reproductive Health and Research. WHO laboratory manual for the examination and processing of human semen. 5th ed. Geneva, Switzerland: WHO; 2010.
27. Kompanje EJO. 'Real men wear kilts'. The anecdotal evidence that wearing a Scottish kilt has influence on reproductive potential: how much is true? Scott Med J. 2013;58(1):e1–5.
28. Mieusset R, Quintana Casares P, Sanchez Partida LG, Sowerbutts SF, Zupp JL, Setchell BP. Effects of heating the testes and epididymides of rams by scrotal insulation on fertility and embryonic mortality in ewes inseminated with frozen semen. J Reprod Fertil. 1992;94(2):337–43.
29. Mieusset R, Bujan L, Mondinat C, Mansat A, Pontonnier F, Grandjean H. Association of scrotal hyperthermia with impaired spermatogenesis in infertile men. Fertil Steril. 1987;48(6):1006–11.
30. Hjollund NH, Bonde JP, Jensen TK, Olsen J. Diurnal scrotal skin temperature and semen quality. The Danish First Pregnancy Planner Study Team. Int J Androl. 2000;23(5):309–18.
31. Wang C, McDonald V, Leung A, Superlano L, Berman N, Hull L, et al. Effect of increased scrotal temperature on sperm production in normal men. Fertil Steril. 1997;68(2):334–9.
32. Brindley GS. Deep scrotal temperature and the effect on it of clothing, air temperature, activity, posture and paraplegia. Br J Urol. 1982;54(1):49–55.
33. Dada R, Gupta NP, Kucheria K. Deterioration of sperm morphology in men exposed to high temperature. J Anat Soc India. 2001;50(2):107.
34. Dada R, Gupta NP, Kucheria K. Spermatogenic arrest in men with testicular hyperthermia. Teratog Carcinog Mutagen. 2003;Suppl 1:235–43.
35. Saikhun J, Kitiyanant Y, Vanadurongwan V, Pavasuthipaisit K. Effects of sauna on sperm movement characteristics of normal men measured by computer-assisted sperm analysis. Int J Androl. 1998;21(6):358–63.
36. Zorgniotti AW, Macleod J. Studies in temperature, human semen quality, and varicocele. Fertil Steril. 1973;24(11):854–63.

37. Evenson DP, Jost LK, Corzett M, Balhorn R. Characteristics of human sperm chromatin structure following an episode of influenza and high fever: a case study. J Androl. 2000;21(5):739–46.
38. Gorelick JI, Goldstein M. Loss of fertility in men with varicocele. Fertil Steril. 1993;59(3):613–6.
39. Brugh III VM, Matschke HM, Lipshultz LI. Male factor infertility. Endocrinol Metab Clin North Am. 2003;32(3):689–707.
40. Setchell BP. The Parkes Lecture. Heat and the testis. J Reprod Fertil. 1998;114(2):179–94.
41. Agger P. Scrotal and testicular temperature: its relation to sperm count before and after operation for varicocele. Fertil Steril. 1971;22(5):286–97.
42. Goldstein M, Eid JF. Elevation of intratesticular and scrotal skin surface temperature in men with varicocele. J Urol. 1989;142(3):743–5.
43. Shiraishi K, Takihara H, Matsuyama H. Elevated scrotal temperature, but not varicocele grade, reflects testicular oxidative stress-mediated apoptosis. World J Urol. 2010;28(3):359–64.
44. Ku JH, Shim HB, Kim SW, Paick JS. The role of apoptosis in the pathogenesis of varicocele. BJU Int. 2005;96(7):1092–6.
45. Chan CC, Sun GH, Shui HA, Wu GJ. Differential spermatozoal protein expression profiles in men with varicocele compared to control subjects: upregulation of heat shock proteins 70 and 90 in varicocele. Urology. 2013;81(6):1379.e1–8.
46. Barthold JS, Gonzalez R. The epidemiology of congenital cryptorchidism, testicular ascent and orchiopexy. J Urol. 2003;170(6 Pt 1):2396–401.
47. Agoulnik AI, Huang Z, Ferguson L. Spermatogenesis in cryptorchidism. Methods Mol Biol. 2012;825:127–47.
48. Peltola V, Huhtaniemi I, Ahotupa M. Abdominal position of the rat testis is associated with high level of lipid peroxidation. Biol Reprod. 1995;53(5):1146–50.
49. Li YC, Hu XQ, Xiao LJ, Hu ZY, Guo J, Zhang KY, et al. An oligonucleotide microarray study on gene expression profile in mouse testis of experimental cryptorchidism. Front Biosci. 2006;11:2465–82.
50. Lee PA, Coughlin MT. Leydig cell function after cryptorchidism: evidence of the beneficial result of early surgery. J Urol. 2002;167(4):1824–7.
51. Liu Y, Li X. Molecular basis of cryptorchidism-induced infertility. Sci China Life Sci. 2010;53(11):1274–83.
52. Bertolla RP, Cedenho AP, Hassun Filho PA, Lima SB, Ortiz V, Srougi M. Sperm nuclear DNA fragmentation in adolescents with varicocele. Fertil Steril. 2006;85(3):625–8.
53. Banks S, King SA, Irvine DS, Saunders PT. Impact of a mild scrotal heat stress on DNA integrity in murine spermatozoa. Reproduction. 2005;129(4):505–14.
54. Zorgniotti AW. Non-invasive scrotal thermometry. Adv Exp Med Biol. 1991;286:111–4.
55. Zorgniotti AW. Elevated intrascrotal temperature. II: Indirect testis and intrascrotal temperature measurement for clinical and research use. Bull N Y Acad Med. 1982;58(6):541–4.
56. Hjollund NH, Storgaard L, Ernst E, Bonde JP, Olsen J. The relation between daily activities and scrotal temperature. Reprod Toxicol. 2002;16(3):209–14.
57. Bujan L, Daudin M, Charlet JP, Thonneau P, Mieusset R. Increase in scrotal temperature in car drivers. Hum Reprod. 2000;15(6):1355–7.
58. Jockenhovel F, Grawe A, Nieschlag E. A portable digital data recorder for long-term monitoring of scrotal temperatures. Fertil Steril. 1990;54(4):694–700.
59. Rock J, Robinson D. Effect of induced intrascrotal hyperthermia on testicular function in man. Am J Obstet Gynecol. 1965;93(6):793–801.
60. Lerchl A, Keck C, Spiteri-Grech J, Nieschlag E. Diurnal variations in scrotal temperature of normal men and patients with varicocele before and after treatment. Int J Androl. 1993;16(3):195–200.
61. Jung A, Hofstotter JP, Schuppe HC, Schill WB. Relationship between sleeping posture and fluctuations in nocturnal scrotal temperature. Reprod Toxicol. 2003;17(4):433–8.
62. Koskelo R, Zaproudina N, Vuorikari K. High scrotal temperatures and chairs in the pathophysiology of poor semen quality. Pathophysiology. 2005;11(4):221–4.
63. Mieusset R, Bengoudifa B, Bujan L. Effect of posture and clothing on scrotal temperature in fertile men. J Androl. 2007;28(1):170–5.
64. Song GS, Seo JT. Changes in the scrotal temperature of subjects in a sedentary posture over a heated floor. Int J Androl. 2006;29(4):446–57.
65. Zorgniotti A, Reiss H, Toth A, Sealfon A. Effect of clothing on scrotal temperature in normal men and patients with poor semen. Urology. 1982;19(2):176–8.
66. Elebute EA. The relationship of skin temperatures of clothed adults to ambient temperature in a warm environment. Afr J Med Med Sci. 1976;5(2):175–8.
67. Laven JS, Haverkorn MJ, Bots RS. Influence of occupation and living habits on semen quality in men (scrotal insulation and semen quality). Eur J Obstet Gynecol Reprod Biol. 1988;29(2):137–41.
68. Lynch R, Lewis-Jones DI, Machin DG, Desmond AD. Improved seminal characteristics in infertile men after a conservative treatment regimen based on the avoidance of testicular hyperthermia. Fertil Steril. 1986;46(3):476–9.
69. Tiemessen CH, Evers JL, Bots RS. Tight-fitting underwear and sperm quality. Lancet. 1996; 347(9018):1844–5.
70. Partsch CJ, Aukamp M, Sippell WG. Scrotal temperature is increased in disposable plastic lined nappies. Arch Dis Child. 2000;83(4):364–8.
71. Grove GL, Grove MJ, Bates NT, Wagman LM, Leyden JJ. Scrotal temperatures do not differ among young boys wearing disposable or reusable diapers. Skin Res Technol. 2002;8(4):260–70.
72. Jung A, Schuppe HC. Influence of genital heat stress on semen quality in humans. Andrologia. 2007;39(6):203–15.
73. Hammoud AO, Gibson M, Peterson CM, Meikle AW, Carrell DT. Impact of male obesity on infertility: a critical review of the current literature. Fertil Steril. 2008;90(4):897–904.

74. Kort HI, Massey JB, Elsner CW, Mitchell-Leef D, Shapiro DB, Witt MA, et al. Impact of body mass index values on sperm quantity and quality. J Androl. 2006;27(3):450–2.
75. Ivell R. Lifestyle impact and the biology of the human scrotum. Reprod Biol Endocrinol. 2007;5:15.
76. Shafik A, Olfat S. Lipectomy in the treatment of scrotal lipomatosis. Br J Urol. 1981;53(1):55–61.
77. Shafik A, Olfat S. Scrotal lipomatosis. Br J Urol. 1981;53(1):50–4.
78. Keast ML, Adamo KB. The Finnish sauna bath and its use in patients with cardiovascular disease. J Cardiopulm Rehabil. 2000;20(4):225–30.
79. Brown-Woodman PD, Post EJ, Gass GC, White IG. The effect of a single sauna exposure on spermatozoa. Arch Androl. 1984;12(1):9–15.
80. Garolla A, Torino M, Sartini B, Cosci I, Patassini C, Carraro U, et al. Seminal and molecular evidence that sauna exposure affects human spermatogenesis. Hum Reprod. 2013;28(4):877–85.
81. Shefi S, Tarapore PE, Walsh TJ, Croughan M, Turek PJ. Wet heat exposure: a potentially reversible cause of low semen quality in infertile men. Int Braz J Urol. 2007;33(1):50–6, discussion 56–7.
82. Jung A, Strauss P, Lindner HJ, Schuppe HC. Influence of moderate cycling on scrotal temperature. Int J Androl. 2008;31(4):403–7.
83. Lucia A, Chicharro JL, Perez M, Serratosa L, Bandres F, Legido JC. Reproductive function in male endurance athletes: sperm analysis and hormonal profile. J Appl Physiol. 1996;81(6):2627–36.
84. Sheynkin Y, Jung M, Yoo P, Schulsinger D, Komaroff E. Increase in scrotal temperature in laptop computer users. Hum Reprod. 2005;20(2):452–5.
85. Bonde JP. Semen quality in welders exposed to radiant heat. Br J Ind Med. 1992;49(1):5–10.
86. Kumar S, Zaidi SS, Gautam AK, Dave LM, Saiyed HN. Semen quality and reproductive hormones among welders—a preliminary study. Environ Health Prev Med. 2003;8(2):64–7.
87. Thonneau P, Ducot B, Bujan L, Mieusset R, Spira A. Effect of male occupational heat exposure on time to pregnancy. Int J Androl. 1997;20(5):274–8.
88. Figa-Talamanca I, Dell'Orco V, Pupi A, Dondero F, Gandini L, Lenzi A, et al. Fertility and semen quality of workers exposed to high temperatures in the ceramics industry. Reprod Toxicol. 1992;6(6):517–23.
89. Sas M, Szollosi J. Impaired spermiogenesis as a common finding among professional drivers. Arch Androl. 1979;3(1):57–60.
90. Henderson J, Rennie GC, Baker HW. Association between occupational group and sperm concentration in infertile men. Clin Reprod Fertil. 1986;4(4):275–81.
91. Chia SE, Ong CN, Lee ST, Tsakok FH. Study of the effects of occupation and industry on sperm quality. Ann Acad Med Singapore. 1994;23(5):645–9.
92. Figa-Talamanca I, Cini C, Varricchio GC, Dondero F, Gandini L, Lenzi A, et al. Effects of prolonged autovehicle driving on male reproduction function: a study among taxi drivers. Am J Ind Med. 1996;30(6): 750–8.
93. Thonneau P, Ducot B, Bujan L, Mieusset R, Spira A. Heat exposure as a hazard to male fertility. Lancet. 1996;347(8995):204–5.
94. Jung A, Strauss P, Lindner HJ, Schuppe HC. Influence of heating car seats on scrotal temperature. Fertil Steril. 2008;90(2):335–9.
95. Velez de la Calle JF, Rachou E, le Martelot MT, Ducot B, Multigner L, Thonneau PF. Male infertility risk factors in a French military population. Hum Reprod. 2001;16(3):481–6.
96. Jorgensen N, Andersen AG, Eustache F, Irvine DS, Suominen J, Petersen JH, et al. Regional differences in semen quality in Europe. Hum Reprod. 2001; 16(5):1012–9.
97. Tjoa WS, Smolensky MH, Hsi BP, Steinberger E, Smith KD. Circannual rhythm in human sperm count revealed by serially independent sampling. Fertil Steril. 1982;38(4):454–9.
98. Gyllenborg J, Skakkebaek NE, Nielsen NC, Keiding N, Giwercman A. Secular and seasonal changes in semen quality among young Danish men: a statistical analysis of semen samples from 1927 donor candidates during 1977–1995. Int J Androl. 1999;22(1):28–36.
99. Mallidis C, Howard EJ, Baker HW. Variation of semen quality in normal men. Int J Androl. 1991; 14(2):99–107.
100. Mathew V, Bantwal G. Male contraception. Indian J Endocrinol Metab. 2012;16(6):910–7.
101. Mieusset R, Bujan L. The potential of mild testicular heating as a safe, effective and reversible contraceptive method for men. Int J Androl. 1994;17(4): 186–91.
102. Wang C, Cui YG, Wang XH, Jia Y, Sinha Hikim A, Lue YH, et al. Transient scrotal hyperthermia and levonorgestrel enhance testosterone-induced spermatogenesis suppression in men through increased germ cell apoptosis. J Clin Endocrinol Metab. 2007;92(8):3292–304.
103. Osman MW, Nikolopoulos L, Haoula Z, Kannamannadiar J, Atiomo W. A study of the effect of the FertilMate Scrotum Cooling Patch on male fertility. SCOP trial (scrotal cooling patch)—study protocol for a randomised controlled trial. Trials. 2012;13:47.
104. Robinson D, Rock J, Menkin MF. Control of human spermatogenesis by induced changes of intrascrotal temperature. JAMA. 1968;204(4):290–7.
105. Mulcahy JJ. Scrotal hypothermia and the infertile man. J Urol. 1984;132(3):469–70.
106. Zorgniotti AW, Cohen MS, Sealfon AI. Chronic scrotal hypothermia: results in 90 infertile couples. J Urol. 1986;135(5):944–7.
107. Jung A, Eberl M, Schill WB. Improvement of semen quality by nocturnal scrotal cooling and moderate behavioural change to reduce genital heat stress in men with oligoasthenoteratozoospermia. Reproduction. 2001;121(4):595–603.
108. Zorgniotti AW, Sealfon AI, Toth A. Chronic scrotal hypothermia as a treatment for poor semen quality. Lancet. 1980;1(8174):904–6.
109. Zorgniotti AW, Sealfon AI. Measurement of intra-

scrotal temperature in normal and subfertile men. J Reprod Fertil. 1988;82(2):563–6.

110. Zorgniotti AW, Toth A, Macleod J. Infrared thermometry for testicular temperature determinations. Fertil Steril. 1979;32(3):347–8.
111. Jung A, Leonhardt F, Schill WB, Schuppe HC. Influence of the type of undertrousers and physical activity on scrotal temperature. Hum Reprod. 2005;20(4):1022–7.
112. Mieusset R, Fouda PJ, Vaysse P, Guitard J, Moscovici J, Juskiewenski S. Increase in testicular temperature in case of cryptorchidism in boys. Fertil Steril. 1993;59(6):1319–21.
113. Shafik A. Testicular suspension as a method of male contraception: technique and results. Adv Contracept Deliv Syst. 1991;7(3–4):269–79.
114. Mieusset R, Grandjean H, Mansat A, Pontonnier F. Inhibiting effect of artificial cryptorchidism on spermatogenesis. Fertil Steril. 1985;43(4):589–94.
115. Jung A, Schill WB, Schuppe HC. Improvement of semen quality by nocturnal scrotal cooling in oligozoospermic men with a history of testicular maldescent. Int J Androl. 2005;28(2):93–8.

9 性传播感染对男性生育的影响

William B. Smith II，Landon W. Trost，Yihan Chen，
Amanda Rosencrans 和 Wayne J. G. Hellstrom
黄燕平 译　陈　斌 审校

一、概述

多数男性泌尿生殖道（genitourinary，GU）的性传播感染（sexually transmitted infections，STIs）与男性不育相关。无论男性还是女性，这些感染可导致疾病发病率明显增加并对全民健康造成重大负担。尽管男性泌尿生殖道感染的文献不如女性方面多，但大约 15％男性不育继发于生殖道炎症和感染，其中多数是通过性传播[1-4]。将近 1/4 男性不育的病因是特发性的。GU 感染对男性不育的影响是目前已知病因中较为重要的[5-6]。

尽管全球发病率的具体数据并不明确，但最近世界卫生组织（World Health Organization，WHO）报道在 2008 年全球 STIs 的发病率估计新增 5 亿例，感染的病例涉及沙眼衣原体（*C. trachomatis*）、淋球菌（*N. gonorrhoeae*，*NG*）、梅毒（*syphilis*）及阴道毛滴虫（*T. vaginalis*）[7]。大约 53％的病例发生在男性人群，所占比例达 11％，要高于 2005 年。在男性人群中，GU 炎症与感染的发生率估计在 7％～8％[2,8]。报道的 STI 人群的后遗症通常是慢性尿道炎、附睾炎、睾丸-附睾炎、男性附属性腺感染（male accessory gland infection，MAGI）以及非特异性 GU 炎症。基于目前的患病率和潜在的发病率，了解 STIs 与男性不育的关联以及可能对男性不育造成的影响是非常重要的。

STI 导致不育的 7 种机制可能分别是：①尿道、输精管、射精管和（或）附睾纤维化及狭窄导致输出道的梗阻；②精子包膜脂质层和 DNA 受活性氧（reactive oxygen species，ROS）的损伤；③睾丸和（或）附睾损伤影响精子的发生；④抗精子抗体（antisperm antibodies，ASA）形成与黏附。图 9.1 描述了炎症/感染与不育关联的可能机制。值得注意的是，由于感染呈现不同的症候群，临床定义以及诊断标准也存在差异，因此很难准确地区分个体感染症状，也很难将其与相关文献直接对比并明确阐明损伤的机制[1,3,9]。

本章将阐述 GU 性传播感染对男性不育的影响。首先将讨论炎症的影响，因为这是大多数 STIs 的基本因素。本章的其他部分将讨论特异性致病菌及其导致的最常见的生理后遗症与男性不育的关联。表 9.1 总结了可能与男性不育相关的病理生理机制及数据资料。

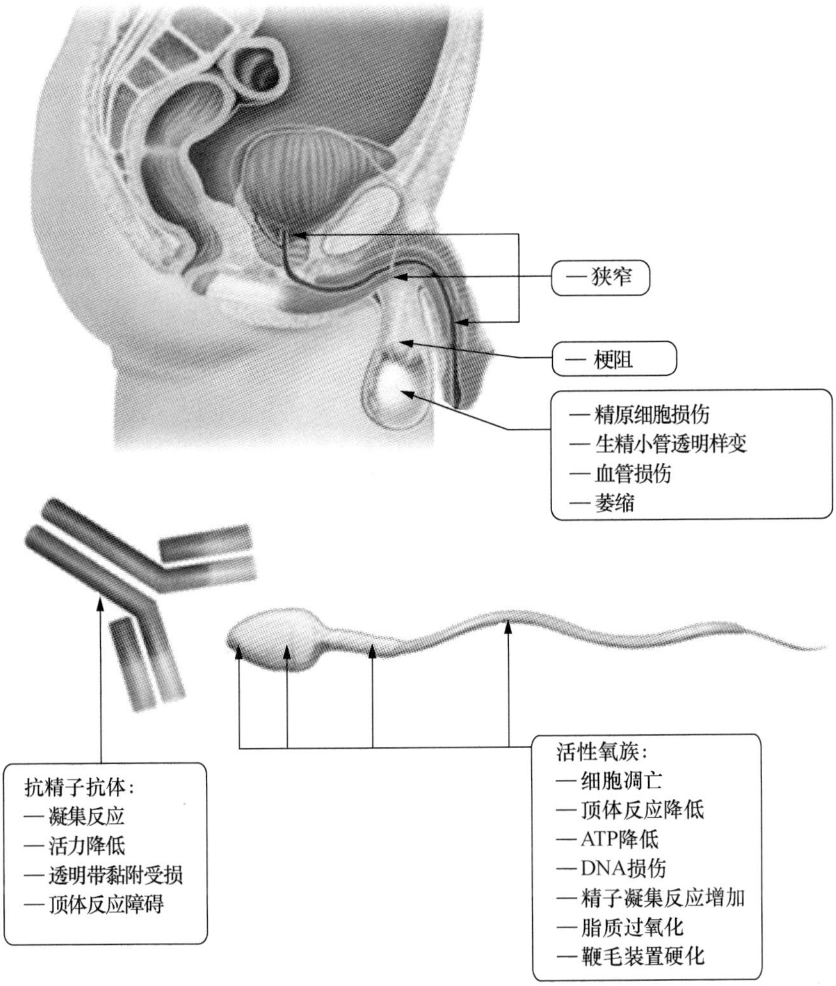

图 9.1　细菌/病毒导致男性不育/亚临床不育的可能机制

表 9.1　男性不育相关的病理微生物数据及可能机制

微生物/可能机制	与男性不育相关证据	微生物/可能机制	与男性不育相关证据
细菌		病毒	
淋病奈瑟球菌		**巨细胞病毒**	
• 尿道狭窄 • 射精管梗阻 • 附睾梗阻 • 血管阻塞 • 附睾-睾丸炎	在 STI 中，与男性不育最相关	• 无意义	无有效数据
		EB 病毒	
		• 无意义	无有效数据
		乙型肝炎病毒	

续表

微生物/可能机制	与男性不育相关证据
沙眼衣原体	
• 附睾-睾丸炎 • 附属性腺感染 • 弱精症 • 半胱天冬氨酸介导的精子死亡	数据不一致
解脲支原体	
• 直接黏附精子 • 损伤父系 DNA	数据不一致；可能降低 ART 的成功率
脲原体杆菌	
• 未知	与不育相关数据有限
生殖支原体	
• 未知	与不育相关数据有限
人型支原体	
• 黏附/侵害精子	数据不一致

微生物/可能机制	与男性不育相关证据
• 无意义	无有效数据
人类疱疹病毒-6	
• 无意义	无有效数据
HIV	
• 出现在生殖道	与精液参数逐步恶化有关；CD4 计数相关；HAART 可能有影响
• 弱精子症 • 射精量减少 • 少精子症	
人类乳头状病毒	
• 弱精子症	与不育相关的数据有限
单纯疱疹病毒 1/2	
• 出现在精液 • 黏附精子 • 弱精子症 • 精子浓度下降 • 内源性抗氧化物减少	与不育相关的数据有限

ART，辅助生殖技术；HAART，高活性抗逆转病毒治疗；MAGI，男性附属性腺感染；STI，性传播感染；HIV，人类免疫缺陷病毒

二、感染/炎症性男性不育的病因

在发育水平上，精子在生精小管中的成熟经历了精母细胞、次级精母细胞、精子细胞及最终的精子。这些精子随后从睾丸释放并在附睾中继续成熟[10-11]。这个进程中任何一个环节受到干扰，如发生炎症，都将诱发精子功能异常并导致生育力低下/不育。

男性 GU 感染，特别是睾丸和附睾感染，很少不发生炎症[11]。炎症过程，包括男性泌尿生殖道炎症，会使白细胞聚集在精液中并随后产生 ROS 和 ASA[11]。WHO 定义白细胞精液症为精液中白细胞$>1\times10^6$/ml，这是典型的 GU 炎症影响，偶见于亚临床型 GU 感染[12-16]。

ROS 作为氧自由基是高度活跃的氧化物质，包括超氧离子、羟基自由基、过氧化氢、一氧化氮以及其他过氧化物[17]。白细胞诱导 ROS 形成是通过氧化爆发[11,18-19]和间

接通过黄嘌呤氧化酶系统的细胞因子活化来实现的[20-23]。尽管致病菌侵入也能诱发ROS，但白细胞是ROS的主要来源[11,24-25]。适当的ROS对精子的获能、超级活化、顶体反应以及精卵融合是必要的[11,26]。但当数量超标时，氧化应激增加，阻碍睾丸、附睾的精子形成并对精子造成直接损伤[11,15,23,26-28]。

目前已有人提出ROS导致精子发生损伤的一些重要潜在机制。ROS可通过过氧化作用直接损伤膜的脂质层，引起精子鞭毛装置的僵化。此外，ROS消耗氢原子可降低腺苷三磷酸（adenosine triphosphate，ATP）的有效性[11,25,29-33]。这个过程还能损伤精子的活性并增加精子凝集度[20,34]。氧化应激同样会导致横向DNA的突变，增加细胞凋亡率[35-36]并且降低顶体反应[37-38]。尽管精液富含抗氧化物，但精子中低胞质内容物使其特别耐受氧化损伤[40]。确实有研究显示夫妻中男性体内高水平ROS相比那些体内低水平ROS的男性更难授孕[41-42]。因此，任何炎症条件都对降低男性生育有潜在的作用。

三、尿道炎、附睾炎、附睾-睾丸炎及男性附属性腺感染

（一）尿道炎

尿道炎的特点是排尿困难和（或）尿道分泌物，尽管有些没有症状。尿道炎常见于性活跃的年轻男性，最为常见的是衣原体和淋球菌感染。2011年美国1 412 791例STI患者显示，最常见的是衣原体感染，紧随其后的是淋球菌感染，共321 839例[43]。90%男性对NG易感，通常在暴露后一周内表现出尿道炎症状[44]。25%～30%的淋菌性尿道炎男性伴随沙眼衣原体的感染出现，并且单独衣原体感染占总体非淋菌性尿道炎（NGU）的15%～40%[45-46]。大部分NGU未能检测到病原体，然而，美国疾控中心（CDC）估计生殖系统支原体感染估计占所有病例的15%～25%。男性尿道炎不常见的性传播感染包括阴道毛滴虫（*Trichomonas vaginalis*）、单纯疱疹病毒（herpes simplex virus，HSV）。解脲支原体的作用并不清楚，是否是一种致病病原体仍存在争议[46]。

目前有价值的数据不能确切地证明或反驳尿道炎与男性不育间存在病因性关联。单独来说，急性尿道炎在合理的治疗后不太可能会导致男性不育。Ness及其同事回顾了17项比较已生育和不育男性精液的研究，并没有发现尿道炎与精液参数或生育状态变化间存在持续的相关性[47]。然而，这些研究在设计和权威性方面存在缺陷，并且没有纳入健康对照组。同样，其他作者也没有发现这两种临床问题存在关联[9]。尽管尿道炎曾经是尿道狭窄（urethral stricture disease，USD）最常见的病因，但目前并不是一种最常见的原因[48-49]。此外，只有当尿道狭窄极为严重并出现明显的尿路症状时，才能明显影响精液参数或导致无精子症。未治疗的尿道炎可继发上生殖道感染，可能导致精液参数的改变，严重时甚至可出现尿道完全梗阻导致无精子症[50-52]。

（二）附睾炎和附睾-睾丸炎

虽然单纯尿道炎经治疗后似乎对男性不育影响甚微，但附睾-睾丸炎或未治疗的尿道炎发展成附睾-睾丸炎则与男性不育间存在更多的病因性关联[50-51,53]。在抗生素广泛应用前，据估计尿道炎发展成附睾-睾丸炎的病例占到10%～30%[47,54]。无并发附睾炎的单纯睾丸炎是不常见的，除非是流行性腮腺炎引起的睾丸炎，因此也就不在本节的讨

论之中。

美国附睾炎的发生率大约是600 000例/年[55]，15～30岁的男性常见[46]。附睾炎并发睾丸炎可出现在60%病例中[9,55-57]。附睾炎表现为阴囊剧痛，而附睾-睾丸炎则出现睾丸疼痛和肿胀。在15～35岁男性中，附睾炎或附睾-睾丸炎最常见的病因是沙眼衣原体和淋球菌[58]。在此年龄范围外或有肛交的男性中，大肠杆菌（*E. coli*）是比较常见的原因[55]。

精液参数异常，如精子形态异常、活力降低以及浓度降低等，通常出现在8%～33%的单侧附睾炎或附睾-睾丸炎的患者中[9,47,57,59-60]。至少60%的急性感染患者可出现精子生成明显降低[61]。同样，这种情况也出现在慢性附睾炎和慢性睾丸-附睾炎[1]。附睾炎最常导致精子活动力和数量的降低，有报道称其偶尔也能引起附睾梗阻并导致无精子症的发生[11]。异常精子功能的原因可能是附睾完全梗阻，有将近40%的双侧感染甚至治疗后的附睾-睾丸炎病史患者出现不育[47,54,59,62-63]。梗阻也可能会发生在输精管或射精管[64-67]。精液的异常可能是暂时的，但有些患者可发展成附睾梗阻和睾丸萎缩，特别是这些反复发作和慢性的感染。有趣的是，一侧的睾丸穿刺后对侧可出现感染，同时也有证据显示对侧也出现了性腺损伤和无精子症，这就表明双侧均存在亚临床表现。

抗精子抗体（ASAs）生成同样在感染后导致生育力低下的进程中发挥作用。附睾和（或）睾丸炎症在感染环境中能破坏支持细胞的血睾屏障并暴露精子抗原引起免疫反应[1,6,35,68-69]。产生的ASAs可能导致精子凝集反应，活动力降低以及损伤透明带的包边与穿透力以及阻止精子的顶体反应。ASAs可在大约10%的不育男性和2%的生育男性中发现[70]。不育发生的概率与结合抗体的数量是成比例关系的[71]。然而，这种生殖道感染过程导致不育发生的相对作用机制并不十分明确。

与其他GU感染相比，附睾炎/附睾-睾丸炎与男性不育的关系最密切，可能是由于炎症过程中精液参数直接受损和间接引起继发性梗阻的共同结果[1,22,35]。

（三）男性附属性腺感染（male accessory gland infection，MAGI）

不同MAGI类型与不育间关联的研究结论并不一致。WHO定义的MAGI包括精囊、尿道球腺和前列腺感染[72]。但遗憾的是，文献采用了各式各样的定义，其中一些分析还合并有尿道炎和（或）附睾疾病，使评估变得更加复杂。

前列腺炎是50岁以下男性最常见的泌尿系统诊断。一般情况下，前列腺炎最常见的单种病原体是革兰阴性菌，支原体（存在争议）是不常见的[9,73-74]。与细菌性前列腺炎不同，许多患者（80%）在出现症状时并没有感染的证据。再者，射精时精子接触前列腺的时间是有限的[22,75]。基于MAGI细菌性感染发生率低和与精子极少直接作用，其直接影响男性不育的可能性较小。然而，MAGI间接导致的白细胞精液症、ROS水平升高以及前列腺分泌柠檬酸和γ-谷酰胺转酞酶抑制，有可能增加精子的氧化应激[25]。此外，慢性MAGI与射精管道的瘢痕化及梗阻相关，会引起射精管梗阻（ejaculatory duct obstruction，EDO）[65,76]。尽管EDO绝大部分是局限性的，但其可能导致精子质量差和精液量减少[65,67]。

尽管有这些潜在的机制，但是Weidner和他的同事回顾并分析文献发现，没有证据表明慢性前列腺炎患者出现精子密度、形态或活力的降低[9]。由于当前可参考数据的矛盾性，MAGI对男性不育/生育力下降的影响并没有统一的意见[77,79]。

四、男性不育相关的泌尿生殖道病原体

（一）细菌

1. 淋病奈瑟菌（*Neisseria gonorrhoeae*，NG）

NG是男性不育的一种病因，这可能是STIs中最强而有力的证据。然而，大部分数据仍然是观察性的，并没有确切的直接病因关联证据。

观察研究推论NG感染后果涉及尿道狭窄、射精管梗阻[76]、附睾梗阻以及不常见的全身扩散。感染到出现典型症状一般在2周内，如果不处理则可能导致附睾-睾丸炎。WHO比较了乌干达高发和低发NG地区的样本病例发现，27.9%的高发区男性有急性附睾炎，其中6%为双侧[80-82]。作为一种必然结果，发生附睾炎的男性中44%是无孩子的，而没有发生附睾炎的这些人无孩子的比例为19%。在抗生素治疗广泛推广之前，17%～30%的NG感染病例出现附睾炎。在非洲缺乏有效的抗生素输送途径的19世纪70年代到80年代，报道显示泌尿科工作很大部分（65%～80%）是处理泌尿系统疾病和不育[81,83]。尽管当今时代已不常见，但NG耐药菌的持续增加可能会导致附睾炎和不育死灰复燃[84]。

2. 沙眼衣原体（*Chlamydia trachomatis*）

尽管沙眼衣原体主要位于阴茎尿道，但它也可能向泌尿生殖道扩散，导致附睾-睾丸炎，伴随或不伴随MAGI[4,85-86]。衣原体对男性不育影响的数据仍然是不确定的。在体外，沙眼衣原体与精子共孵育后可导致精子活力低下和细胞过早死亡，很可能继发于原生小体诱发的半胱天冬酶介导机制[87]。在一项对捐精样本的观察性研究中，Veznik和他的同事发现，衣原体阳性样本比对照组样本的精子活力显著降低而畸形精子数则显著增加。与之相反的是，其他研究并没有发现精子计数、活力或形态中的任何一项存在明显差异[88-91]。

尽管沙眼衣原体感染能影响与生育力相关的诸多因素，但它对生育力减退/不育的整体作用仍难界定。鉴于沙眼衣原体在性活跃期年轻男性中高发以及其长期保持无症状的趋势，仍需要有更多的研究进行论证。

3. 柔膜细菌（*Mollicutes*）

柔膜菌纲包含8种细菌，包括脲原体和支原体[92]。生殖器的脲原体和支原体在人类的泌尿生殖道常见，其发生率与性接触增加有关[93-94]。解脲支原体与非淋菌性尿道炎有关[45,92]，10%～40%的不育男性存在感染[61]。

尽管支原体与不育间确切的关系仍不明确，大部分研究并不能证明不育人群比对照组人群的解脲支原体的感染率更高。有两项研究表明不育患者较对照组的感染率升高，他们分别是Xu及其同事（病例组 *vs.* 对照组：38.7% *vs.* 0.1%）以及Megory及其同事（病例组 *vs.* 对照组：40% *vs.* 28%）的研究[61,95-96]。与之不同的是，其他研究并没有发现不育与生育男性间解脲支原体感染率存在任何差异[97-98]。

评估口服抗生素对生育力影响的研究十分有限。通过回顾60名无症状性解脲支原体或沙眼衣原体感染的不育患者数据，Pajovic及其同事发现，抗生素治疗后，包括精液量、pH值、精子浓度以及活率在内的精液参数均有明显改善[99]。

尽管解脲支原体在体内直接黏附精子，但有关支原体对生育力影响的数据仍存矛盾[76,92,95]。有些报道称未观察到精液参数的差异，但另一些报道则称有明显的精子浓度下降[100-102]，更低的精液pH值和精子黏稠度增加[101]以及精子活力的下降[97,102]。Reichart同样观察到精子活力与pH成比例地变化，推测这可能是精子感染后发生线粒体能量竞争的结果[103]。

除了精液参数受影响外，解脲支原体可能损伤父方的DNA[104]。这对体外受精（IVF）来说是个特殊的问题，虽然可以正常受精但会损伤胚胎的发育。感染解脲支原体的精子将导致IVF受孕率的下降[105]。仍需要更多的研究进一步评估解脲支原体对生育的影响，以及治疗的效果与影响。

据报道4.2%～19.2%的不育男性感染脲原体杆菌。但目前关于这种病原体对男性不育作用的证据仍然较少[92,106]。

尿道支原体是非淋菌性尿道炎的致病因素[107]，其在临床不育男性中的发生率为0.9%～5%[92,108]。Gdoura及其同事的研究表明尿道支原体DNA与精子浓度下降有关，尽管目前关于支原体治疗对男性不育作用及影响的文献极少。

人型支原体感染率的确切数据并不清楚。估计范围从法国生育力门诊检测感染率的0%到非洲不育男性感染率的10%～28%[92,109-110]。在评估人型支原体的致病性研究中，Diaz-Garcia等观察到支原体可快速依附并侵袭健康的精子但并不改变精子的活力。这些结果提示短期感染可能影响较小[111]。同样，一项分析234名感染人型支原体男性的研究发现，与对照组相比，感染者并没有检测到任何精液参数方面的变化[112]。与之不同的是，最近的一项研究发现人型支原体与精子损害有关，包括精子浓度降低（$P=0.007$）和形态的变化（$P=0.03$）[92]。

总结目前有价值的文献，除了解脲脲支原体外，上述的脲原体/支原体均没有明确的证据与男性不育相关。尽管对脲原体/支原体的有价值文献有限，解脲支原体的特殊性在于其感染率高并且能直接影响精子DNA。评估柔膜细菌的意义以及对应性治疗的作用仍需要更深入的研究。

（二）病毒

既往研究显示病毒感染与精液参数变化有关并且提示对男性不育有损害作用[113-114]。针对241名临床男性不育患者的精液常规分析发现，性传播病毒的感染率为16.2%[115]：巨细胞病毒（CMV）（8.7%）、人乳头瘤病毒（HPV）（4.5%）、生殖器疱疹病毒-1/-2（HSV-1/HSV-2）（3.7%）、人类疱疹病毒-6（HHV-6）（3.7%）以及EB病毒（EBV）（0.4%）。即便出现病毒感染，CMV、HHV-6以及EBV与精液参数变化无关[114-117]。另外，EBV很少在精液中见到，其一般寄宿在B淋巴细胞，仅占精液白细胞的一小部分[116]。尽管B型肝炎病毒单独感染并不常见，也与不育的关系不大，但容易通过精液传播[118]。人类免疫缺陷病毒（HIV）[11]、HSV及HPV均与男性不育相关，其具体情况如下。

1. 人类免疫缺陷病毒（human immunodeficiency virus，HIV）

在性传播病毒中，HIV 是与男性不育最相关的，特别是在获得性免疫缺陷综合征（AIDS）和高强度抗逆转录病毒治疗（HAART）的过程中，尽管具体的机制仍没有完全阐明。在美国，大约有 115 万 13 岁以上的人感染 HIV，并且每年有 5 万例的新发感染病例[119-120]。这些 HIV 感染者中，18%对自己感染并不知晓。

一旦男性感染并且抗体滴度开始上升，HIV 即可出现在生殖道中，既能出现在感染的白细胞中[121]也可能出现在精子中[122]。早期无症状的 HIV 感染并不能明显导致精子质量改变[8,114,123-128]。Van Leeuwen 及其同事开展了一项纵向队列研究，对 55 名感染时间不确定且未进行 HAART 的 HIV 感染者随访 96 周，发现尽管 CD4 细胞计数明显降低并伴有 HIV-1 RNA 明显增加，但观察期间精液参数没有明显改变[124]。

尽管恶化速率是逐渐出现的，但长期的 HIV 感染与生育力逐渐下降有关[125,127]。大量研究显示精子质量恶化与 CD4 细胞计数下降有关，低水平的 CD4 与弱精症、少精子症以及射精量减少有关[8,121,126-132]。

除了 HIV 感染的直接影响，HIV 感染者 HAART 同样与精子质量加速下降有关，特别是活力、形态及射精量[118,127,132-136]。据推测这些影响，至少是部分，与观察到的线粒体毒性、核苷酸类似物或通过蛋白酶抑制剂抑制凋亡通路有关。然而，病毒高载量、低 CD4 计数以及 HAART 等对精子影响的具体机制仍不清楚，还需要更多的评估与研究。

2. 单纯疱疹病毒（herpes simplex virus，HSV）

HSV 是引起生殖器疱疹感染的致病原，超过 5 千万的美国人存在生殖器疱疹感染[46]。目前仅有为数不多的数据涉及 HSV 对男性不育的影响。与其他亚型不同，HSV-1 和 HSV-2 可出现在精液中并且可直接黏附精子[115,137-139]。Borai 及其同事研究显示不育门诊的男性有 24%（37/153）的人精液样本中发现 HSV-DNA[113,138]。有趣的是，曾经生育过小孩的男性中无任何人的精液存在 HSV-DNA。在另一项调查 80 名来产科中心进行生育咨询的男性的研究显示，46%的精液样本可检测到 HSV，并且 HSV 感染与精子计数和活力下降有关[139]。对不育患者的精液分析发现，这些存在 HSV＋DNA 的样本出现明显的精子浓度、计数、活力降低以及精浆中性 α 糖苷酶和柠檬酸浓度的降低。这些结果显示 HSV 可能不仅通过损伤精子来损伤精子质量，还能通过损伤附睾和前列腺的功能来影响精子质量。然而，HSV 对男性不育的直接影响仍不清楚，仍需要更多的研究调查[115-116,139-140]。

3. 人乳头瘤病毒（human papillomavirus，HPV）

HPV 有超过 100 种的亚型，并且因所在身体部位的不同其特异性存在差异。HPV-16 和 HPV-18 是世界范围内最常分离的病毒株，并且可有效地被目前 HPV 疫苗所免疫。尽管有有效的预防方式，据 2010 年美国统计数据显示，肛门生殖器的 HPV 感染估计每年增加 550 万例[43]。有关 HPV 对男性不育作用的数据十分有限，有一项研究报道称 HPV 与异常的精子活力有关[141]。基于目前有限的数据，HPV 对不育的作用以及疾病预防的影响仍知之甚少。

五、小结

尽管目前数据有限并且绝大多数研究仍然是观察性的，但是泌尿生殖道感染与男性不育的风险增加存在相关。在这些感染中，附睾炎、附睾-睾丸炎以及发生的梗阻是最常见的致病相关因素。在评估个体病原体方面，NG 似乎是导致生育力降低/不育最明显的细菌，而沙眼衣原体的影响作用非常不明确。关于柔膜细菌影响作用的研究仍在继续，因解脲支原体的高发病率和已知对精子 DNA 的影响，目前是研究的重点。性传播病毒感染中，HIV 对男性生育状况最为不利，而有关 HAART 影响的数据仍模糊不清。HSV 和 HPV 研究得并不多，它们的影响不是特别有意义。目前关于 STIs 的研究数据仍然有限，因为这些研究是观察性的并缺乏充分的对照组。基于 STIs 在一般人群中的发病率，有必要继续进行深入的研究，以便更好地阐明其对生育的直接影响和针对性治疗的潜在益处。

参考文献

1. Haidl G, Allam JP, Schuppe HC. Chronic epididymitis: impact on semen parameters and therapeutic options. Andrologia. 2008;40(2):92–6.
2. Comhaire F. Towards more objectivity in the management of male infertility. The need for a standardized approach. Int J Androl. 1987;10:1.
3. Dohle G, Colpi G, Hargreave T, Papp G, Jungwirth A, Weidner W. EAU guidelines on male infertility. Eur Urol. 2005;48(5):703–11.
4. Pellati D, Mylonakis I, Bertoloni G, Fiore C, Andrisani A, Ambrosini G, et al. Genital tract infections and infertility. Eur J Obstet Gynecol Reprod Biol. 2008;140(1):3–11.
5. Nagler HM, Martinis FG. Varicocele. In: Lipshultz LI, Howards SS, editors. Infertility in the male. St. Louis: Mosby Year Book, Inc.; 1997. p. 336–59.
6. Sabanegh Jr ES, Agarwal A. Sexual issues: role for sexually transmitted infections on male-factor fertility. In: Wein AJ, Kavoussi LR, Partin AW, Peters CA, editors. Campbell-Walsh urology. 10th ed. Philadelphia, PA: Elsevier Inc.; 2010. p. 616–47.
7. WHO. Global incidence and prevalence of selected curable sexually transmitted infections—2008. Geneva, Switzerland: World Health Organization (WHO); 2012. p. 2012.
8. Rusz A, Pilatz A, Wagenlehner F, Linn T, Diemer T, Schuppe HC, et al. Influence of urogenital infections and inflammation on semen quality and male fertility. World J Urol. 2011;30(1):23–30.
9. Weidner W, Krause W, Ludwig M. Relevance of male accessory gland infection for subsequent fertility with special focus on prostatitis. Hum Reprod Update. 1999;5(5):421–32.
10. Russell L. Movement of spermatocytes from the basal to the adluminal compartment of the rat testis. Am J Anat. 1977;148(3):313–28. Epub 1977/03/01.
11. Sarkar O, Bahrainwala J, Chandrasekaran S, Kothari S, Mathur PP, Agarwal A. Impact of inflammation on male fertility. Front Biosci (Elite Ed). 2011; 3:89–95.
12. Zorn B, Sesek-Briski A, Osredkar J, Meden-Vrtovec H. Semen polymorphonuclear neutrophil leukocyte elastase as a diagnostic and prognostic marker of genital tract inflammation—a review. Clin Chem Lab Med. 2003;41(1):2–12.
13. WHO. WHO laboratory manual for the examination of human semen and sperm-cervical mucus interaction. 4th ed. Cambridge: Cambridge University Press; 2003.
14. Branigan EF, Muller CH. Efficacy of treatment and recurrence rate of leukocytospermia in infertile men with prostatitis. Fertil Steril. 1994;62(3):580–4.
15. Armstrong JS, Rajasekaran M, Chamulitrat W, Gatti P, Hellstrom WJ, Sikka SC. Characterization of reactive oxygen species induced effects on human spermatozoa movement and energy metabolism. Free Radic Biol Med. 1999;26(7–8):869–80.
16. Trum JW, Mol BW, Pannekoek Y, Spanjaard L, Wertheim P, Bleker OP, et al. Value of detecting leukocytospermia in the diagnosis of genital tract infection in subfertile men. Fertil Steril. 1998;70(2):315–9.
17. Sikka SC. Relative impact of oxidative stress on male reproductive function. Curr Med Chem. 2001;8(7):851–62.
18. Fraczek M, Kurpisz M. Inflammatory mediators exert toxic effects of oxidative stress on human spermatozoa. J Androl. 2007;28(2):325–33.
19. Blake DR, Allen RE, Lunec J. Free radicals in biological systems—a review orientated to inflammatory processes. Br Med Bull. 1987;43(2):371–85.
20. Sanocka D, Jedrzejczak P, Szumała-Kaekol A, Fraczek M, Kurpisz M. Male genital tract inflammation: the role of selected interleukins in regulation of

pro-oxidant and antioxidant enzymatic substances in seminal plasma. J Androl. 2003;24(3):448–55.
21. Whittington K, Ford WC. Relative contribution of leukocytes and of spermatozoa to reactive oxygen species production in human sperm suspensions. Int J Androl. 1999;22(4):229–35.
22. Wolff H. The biologic significance of white blood cells in semen. Fertil Steril. 1995;63(6):1143–57.
23. Rajasekaran M, Hellstrom WJ, Naz RK, Sikka SC. Oxidative stress and interleukins in seminal plasma during leukocytospermia. Fertil Steril. 1995;64(1):166–71.
24. Hong JE, Santucci LA, Tian X, Silverman DJ. Superoxide dismutase-dependent, catalase-sensitive peroxides in human endothelial cells infected by Rickettsia rickettsii. Infect Immun. 1998;66(4):1293–8.
25. Potts JM, Pasqualotto FF. Seminal oxidative stress in patients with chronic prostatitis. Andrologia. 2003;35(5):304–8.
26. Aitken RJ. The Amoroso lecture. The human spermatozoon—a cell in crisis? J Reprod Fertil. 1999;115(1):1–7.
27. Aitken RJ, Clarkson JS. Cellular basis of defective sperm function and its association with the genesis of reactive oxygen species by human spermatozoa. J Reprod Fertil. 1987;81(2):459–69.
28. Agarwal A, Saleh RA. Role of oxidants in male infertility: rationale, significance, and treatment. Urol Clin North Am. 2002;29(4):817–27.
29. Twigg JP, Irvine DS, Aitken RJ. Oxidative damage to DNA in human spermatozoa does not preclude pronucleus formation at intracytoplasmic sperm injection. Hum Reprod. 1998;13(7):1864–71.
30. de Lamirande E, Gagnon C. Reactive oxygen species and human spermatozoa. I. Effects on the motility of intact spermatozoa and on sperm axonemes. J Androl. 1992;13(5):368–78.
31. de Lamirande E, Gagnon C. Reactive oxygen species and human spermatozoa. II. Depletion of adenosine triphosphate plays an important role in the inhibition of sperm motility. J Androl. 1992; 13(5):379–86.
32. Walrand S, Valeix S, Rodriguez C, Ligot P, Chassagne J, Vasson M-P. Flow cytometry study of polymorphonuclear neutrophil oxidative burst: a comparison of three fluorescent probes. Clin Chim Acta. 2003;331(1–2):103–10.
33. Aitken RJ. Free radicals, lipid peroxidation and sperm function. Reprod Fertil Dev. 1995;7(4): 659–68.
34. Tremellen K. Oxidative stress and male infertility—a clinical perspective. Hum Reprod Update. 2008;14(3):243–58.
35. Comhaire FH, Mahmoud AM, Depuydt CE, Zalata AA, Christophe AB. Mechanisms and effects of male genital tract infection on sperm quality and fertilizing potential: the andrologist's viewpoint. Hum Reprod Update. 1999;5(5):393–8.
36. Vaithinathan S, Saradha B, Mathur PP. Methoxychlor induces apoptosis via mitochondria- and FasL-mediated pathways in adult rat testis. Chem Biol Interact. 2010;185(2):110–8.
37. Depuydt C, Zalata A, Christophe A, Mahmoud A, Comhaire F. Mechanisms of sperm deficiency in male accessory gland infection. Andrologia. 1998;30 Suppl 1:29–33.
38. Zalata AA, Christophe AB, Depuydt CE, Schoonjans F, Comhaire FH. White blood cells cause oxidative damage to the fatty acid composition of phospholipids of human spermatozoa. Int J Androl. 1998; 21(3):154–62.
39. Agarwal A, Makker K, Sharma R. Clinical relevance of oxidative stress in male factor infertility: an update. Am J Reprod Immunol. 2008;59(1):2–11.
40. Drevius LO. Bull spermatozoa as osmometers. J Reprod Fertil. 1972;28(1):29–39.
41. Aitken RJ, Irvine DS, Wu FC. Prospective analysis of sperm-oocyte fusion and reactive oxygen species generation as criteria for the diagnosis of infertility. Am J Obstet Gynecol. 1991;164(2):542–51.
42. Irvine DS. Epidemiology and aetiology of male infertility. Hum Reprod. 1998;13 Suppl 1:33–44.
43. Centers for Disease Control and Prevention (CDC). Sexually transmitted disease surveillance 2011. Atlanta, GA: U.S. Department of Health and Human Services; 2012.
44. Sherrard J, Barlow D. Gonorrhoea in men: clinical and diagnostic aspects. Genitourin Med. 1996;72(6):422–6.
45. Bradshaw CS, Tabrizi SN, Read TRH, Garland SM, Hopkins CA, Moss LM, et al. Etiologies of non-gonococcal urethritis: bacteria, viruses, and the association with orogenital exposure. J Infect Dis. 2006;193(3):336–45.
46. CDC. Sexually transmitted diseases treatment guidelines 2010. Center for Disease Control (CDC): Division of STD Prevention. 2010. p. 1–116.
47. Ness RB, Markovic N, Carlson CL, Coughlin MT. Do men become infertile after having sexually transmitted urethritis? An epidemiologic examination. Fertil Steril. 1997;68(2):205–13.
48. Lumen N, Hoebeke P, Willemsen P, De Troyer B, Pieters R, Oosterlinck W. Etiology of urethral stricture disease in the 21st century. J Urol. 2009;182(3):983–7.
49. McMillan A, Pakianathan M, Mao JH, Macintyre CC. Urethral stricture and urethritis in men in Scotland. Genitourin Med. 1994;70(6):403–5.
50. Jequier AM. Obstructive azoospermia: a study of 102 patients. Clin Reprod Fertil. 1985;3(1):21–36. Epub 1985/03/01.
51. De Schryver A, Meheus A. Epidemiology of sexually transmitted diseases: the global picture. Bull World Health Organ. 1990;68(5):639–54. Epub 1990/01/01.
52. Rusz A, Pilatz A, Wagenlehner F, Linn T, Diemer T, Schuppe HC, et al. Influence of urogenital infections and inflammation on semen quality and male fertility. World J Urol. 2012;30(1):23–30. Epub 2011/07/13.
53. Bernitsky L, Roy J. Male infertility and genitourinary infections. Infertility. 1986;9(2):129–44.
54. Pelouze PS. Gonorrhea in the male and female, a book for practitioners. Philadelphia, PA: WB

Saunders and Co.; 1941. 483 p.
55. Trojian TH, Lishnak TS, Heiman D. Epididymitis and orchitis: an overview. Am Fam Physician. 2009;79(7):583–7.
56. Ludwig M. Diagnosis and therapy of acute prostatitis, epididymitis and orchitis. Andrologia. 2008; 40(2):76–80.
57. Schuppe HC, Meinhardt A, Allam JP, Bergmann M, Weidner W, Haidl G. Chronic orchitis: a neglected cause of male infertility? Andrologia. 2008;40(2):84–91.
58. Redfern TR, English PJ, Baumber CD, McGhie D. The aetiology and management of acute epididymitis. Br J Surg. 1984;71(9):703–5.
59. Osegbe DN. Testicular function after unilateral bacterial epididymo-orchitis. Eur Urol. 1991;19(3): 204–8.
60. Weidner W, Garbe C, Weißbach L, Harbrecht J. Initiale Therapie der akuten eiseitigen Epididymitis mit Ofloxacin. II. Andrologische Befunde [Germany]. Der Urologe Ausgabe A. 1990;29(5):277–80.
61. Keck C, Gerber-Schäfer C, Clad A, Wilhelm C, Breckwoldt M. Seminal tract infections: impact on male fertility and treatment options. Hum Reprod Update. 1998;4(6):891–903.
62. Berger RE, Alexander ER, Monda GD, Ansell J, McCormick G, Holmes KK. Chlamydia trachomatis as a cause of acute 'idiopathic' epididymitis. N Engl J Med. 1978;298(6):301–4.
63. Campbell MF. The surgical pathology of epididymitis. Ann Surg. 1928;88(1):98–111.
64. Pryor JP, Hendry WF. Ejaculatory duct obstruction in subfertile males: analysis of 87 patients. Fertil Steril. 1991;56(4):725–30.
65. Dohle GR. Inflammatory-associated obstructions of the male reproductive tract. Andrologia. 2003;35(5):321–4.
66. Smith JF, Walsh TJ, Turek PJ. Ejaculatory duct obstruction. Urol Clin North Am. 2008;35(2): 221–7.
67. Goluboff ET, Stifelman MD, Fisch H. Ejaculatory duct obstruction in the infertile male. Urology. 1995;45(6):925–31.
68. Francavilla F, Santucci R, Barbonetti A, Francavilla S. Naturally-occurring antisperm antibodies in men: interference with fertility and clinical implications. An update. Front Biosci. 2007;12:2890–911.
69. Bronson R, Cooper G, Rosenfeld D. Sperm antibodies: their role in infertility. Fertil Steril. 1984;42(2):171–83.
70. Guzick DS, Overstreet JW, Factor-Litvak P, Brazil CK, Nakajima ST, Coutifaris C, et al. Sperm morphology, motility, and concentration in fertile and infertile men. N Engl J Med. 2001;345(19): 1388–93.
71. Chamley LW, Clarke GN. Antisperm antibodies and conception. Semin Immunopathol. 2007;29(2): 169–84.
72. Rowe PJ, Comhaire FH. WHO manual for the standardized investigation, diagnosis and management of the infertile male. Cambridge: Cambridge University Press; 2000.
73. Wolff H, Neubert U, Volkenandt M, Zöchling N, Schlüpen EM, Bezold G, et al. Detection of Chlamydia trachomatis in semen by antibody-enzyme immunoassay compared with polymerase chain reaction, antigen-enzyme immunoassay, and urethral cell culture. Fertil Steril. 1994;62(6): 1250–4.
74. Kalugdan T, Chan PJ, Seraj IM, King A. Polymerase chain reaction enzyme-linked immunosorbent assay detection of mycoplasma consensus gene in sperm with low oocyte penetration capacity. Fertil Steril. 1996;66(5):793–7.
75. Potts J, Payne RE. Prostatitis: infection, neuromuscular disorder, or pain syndrome? Proper patient classification is key. Cleve Clin J Med. 2007;74 Suppl 3:S63–71.
76. Núñez-Calonge R, Caballero P, Redondo C, Baquero F, Martínez-Ferrer M, Meseguer MA. Ureaplasma urealyticum reduces motility and induces membrane alterations in human spermatozoa. Hum Reprod. 1998;13(10):2756–61.
77. Purvis K, Christiansen E. Infection in the male reproductive tract. Impact, diagnosis and treatment in relation to male infertility. Int J Androl. 1993;16(1):1–13.
78. Huwe P, Diemer T, Ludwig M, Liu J, Schiefer HG, Weidner W. Influence of different uropathogenic microorganisms on human sperm motility parameters in an in vitro experiment. Andrologia. 1998;30 Suppl 1:55–9.
79. Everaert K, Mahmoud A, Depuydt C, Maeyaert M, Comhaire F. Chronic prostatitis and male accessory gland infection—is there an impact on male infertility (diagnosis and therapy)? Andrologia. 2003;35(5):325–30.
80. Arya OP, Taber SR, editors. Venereal diseases and fertility in rural Uganda. Presented to the Medical Society for the Study of Venereal Diseases; 1975; Malta.
81. WHO. Neisseria gonorrhoeae and gonococcal infections. World Health Organization technical report series. 1978(616). p. 1–142.
82. Arya OP, Bennett FJ. Role of the medical auxiliary in the control of sexually transmitted disease in a developing country. Br J Vener Dis. 1976;52(2): 116–21.
83. Osoba AO. Sexually transmitted diseases in tropical Africa. A review of the present situation. Br J Vener Dis. 1981;57(2):89–94.
84. Ndowa F, Lusti-Narasimhan M. The threat of untreatable gonorrhoea: implications and consequences for reproductive and sexual morbidity. Reprod Health Matters. 2012;20(40):76–82.
85. Cunningham KA, Beagley KW. Male genital tract chlamydial infection: implications for pathology and infertility. Biol Reprod. 2008;79(2):180–9.
86. Motrich RD, Cuffini C, Oberti JPM, Maccioni M, Rivero VE. Chlamydia trachomatis occurrence and its impact on sperm quality in chronic prostatitis patients. J Infect. 2006;53(3):175–83.
87. Eley A, Pacey AA, Galdiero M, Galdiero M, Galdiero F. Can Chlamydia trachomatis directly damage your sperm? Lancet Infect Dis. 2005;5(1):53–7.
88. Hosseinzadeh S, Eley A, Pacey AA. Semen quality

of men with asymptomatic chlamydial infection. J Androl. 2004;25(1):104–9.
89. Vigil P, Morales P, Tapia A, Riquelme R, Salgado AM. Chlamydia trachomatis infection in male partners of infertile couples: incidence and sperm function. Andrologia. 2002;34(3):155–61.
90. Eggert-Kruse W, Neuer A, Clussmann C, Boit R, Geissler W, Rohr G, et al. Seminal antibodies to human 60kd heat shock protein (HSP 60) in male partners of subfertile couples. Hum Reprod. 2002;17(3):726–35.
91. Videau SP, Vivas JC, Salazar N. IgA antibodies to Chlamydia trachomatis and seminal parameters in asymptomatic infertile males. Arch Androl. 2001;46(3):189–95.
92. Gdoura R, Kchaou W, Chaari C, Znazen A, Keskes L, Rebai T, et al. Ureaplasma urealyticum, Ureaplasma parvum, Mycoplasma hominis and Mycoplasma genitalium infections and semen quality of infertile men. BMC Infect Dis. 2007;7:129.
93. Tully JG, Taylor-Robinson D, Cole RM, Rose DL. A newly discovered mycoplasma in the human urogenital tract. Lancet. 1981;1(8233):1288–91.
94. Yoshida T, Maeda S-I, Deguchi T, Ishiko H. Phylogeny-based rapid identification of mycoplasmas and ureaplasmas from urethritis patients. J Clin Microbiol. 2002;40(1):105–10.
95. Xu C, Sun GF, Zhu YF, Wang YF. The correlation of Ureaplasma urealyticum infection with infertility. Andrologia. 1997;29(4):219–26.
96. Megory E, Zuckerman H, Shoham Z, Lunenfeld B. Infections and male fertility. Obstet Gynecol Surv. 1987;42(5):283–90.
97. de Jong Z, Pontonnier F, Plante P, Perie N, Talazac N, Mansat A, et al. Comparison of the incidence of Ureaplasma urealyticum in infertile men and in donors of semen. Eur Urol. 1990;18(2):127–31.
98. Ombelet W, Bosmans E, Janssen M, Cox A, Vlasselaer J, Gyselaers W, et al. Semen parameters in a fertile versus subfertile population: a need for change in the interpretation of semen testing. Hum Reprod. 1997;12(5):987–93.
99. Pajovic B, Radojevic N, Vukovic M, Stjepcevic A. Semen analysis before and after antibiotic treatment of asymptomatic chlamydia- and ureaplasma-related pyospermia. Andrologia. 2013;45(4):266–71.
100. Upadhyaya M, Hibbard BM, Walker SM. The effect of Ureaplasma urealyticum on semen characteristics. Fertil Steril. 1984;41(2):304–8.
101. Wang Y, Liang C-L, Wu J-Q, Xu C, Qin S-X, Gao E-S. Do Ureaplasma urealyticum infections in the genital tract affect semen quality? Asian J Androl. 2006;8(5):562–8.
102. Naessens A, Foulon W, Debrucker P, Devroey P, Lauwers S. Recovery of microorganisms in semen and relationship to semen evaluation. Fertil Steril. 1986;45(1):101–5.
103. Reichart M, Levi H, Kahane I, Bartoov B. Dual energy metabolism-dependent effect of Ureaplasma urealyticum infection on sperm activity. J Androl. 2001;22(3):404–12.
104. Reichart M, Kahane I, Bartoov B. In vivo and in vitro impairment of human and ram sperm nuclear chromatin integrity by sexually transmitted Ureaplasma urealyticum infection. Biol Reprod. 2000;63(4):1041–8.
105. Montagut JM, Leprêtre S, Degoy J, Rousseau M. Ureaplasma in semen and IVF. Hum Reprod. 1991;6(5):727–9.
106. Knox CL, Allan JA, Allan JM, Edirisinghe WR, Stenzel D, Lawrence FA, et al. Ureaplasma parvum and Ureaplasma urealyticum are detected in semen after washing before assisted reproductive technology procedures. Fertil Steril. 2003;80(4):921–9.
107. Deguchi T, Maeda S-I. Mycoplasma genitalium: another important pathogen of nongonococcal urethritis. J Urol. 2002;167(3):1210–7.
108. Kjaergaard N, Kristensen B, Hansen ES, Farholt S, Schønheyder HC, Uldbjerg N, et al. Microbiology of semen specimens from males attending a fertility clinic. APMIS. 1997;105(7):566–70.
109. Rosemond A, Lanotte P, Watt S, Sauget AS, Guerif F, Royère D, et al. [Systematic screening tests for Chlamydia trachomatis, Mycoplasma hominis and Ureaplasma urealyticum in urogenital specimens of infertile couples]. Pathol Biol. 2006;54(3):125–9.
110. Bornman MS, Mahomed MF, Boomker D, Schulenburg GW, Reif S, Crewe-brown HH. [Microbial flora in semen of infertile African men at Garankuwa hospital]. Andrologia. 1990;22(2):118–21.
111. Díaz-García FJ, Herrera-Mendoza AP, Giono-Cerezo S, Guerra-Infante FM. Mycoplasma hominis attaches to and locates intracellularly in human spermatozoa. Hum Reprod. 2006;21(6):1591–8.
112. Andrade-Rocha FT. Ureaplasma urealyticum and Mycoplasma hominis in men attending for routine semen analysis. Prevalence, incidence by age and clinical settings, influence on sperm characteristics, relationship with the leukocyte count and clinical value. Urol Int. 2003;71(4):377–81.
113. Dejucq N, Jegou B. Viruses in the mammalian male genital tract and their effects on the reproductive system. Microbiol Mol Biol Rev. 2001;65(2):208–31.
114. Ochsendorf FR. Sexually transmitted infections: impact on male fertility. Andrologia. 2008;40(2):72–5.
115. Bezold G, Politch JA, Kiviat NB, Kuypers JM, Wolff H, Anderson DJ. Prevalence of sexually transmissible pathogens in semen from asymptomatic male infertility patients with and without leukocytospermia. Fertil Steril. 2007;87(5):1087–97.
116. Kapranos N, Petrakou E, Anastasiadou C, Kotronias D. Detection of herpes simplex virus, cytomegalovirus, and Epstein-Barr virus in the semen of men attending an infertility clinic. Fertil Steril. 2003;79 Suppl 3:1566–70.
117. Yang YS, Ho HN, Chen HF, Chen SU, Shen CY, Chang SF, et al. Cytomegalovirus infection and viral shedding in the genital tract of infertile couples. J Med Virol. 1995;45(2):179–82.
118. Bujan L, Sergerie M, Moinard N, Martinet S, Porte L, Massip P, et al. Decreased semen volume and

spermatozoa motility in HIV-1-infected patients under antiretroviral treatment. J Androl. 2007; 28(3):444–52.
119. CDC. Monitoring selected national HIV prevention and care objectives by using HIV surveillance data—United States and 6 U.S. Dependent Areas—2010. Center for Disease Control (CDC). 2012. p. 1–27.
120. CDC. Estimated HIV incidence in the United States, 2007 through 2010. Center for Disease Control (CDC). 2012. p. 1–26.
121. Dulioust E, Tachet A, De Almeida M, Finkielsztejn L, Rivalland S, Salmon D, et al. Detection of HIV-1 in seminal plasma and seminal cells of HIV-1 seropositive men. J Reprod Immunol. 1998; 41(1–2):27–40.
122. Bandivdekar AH, Velhal SM, Raghavan VP. Identification of CD4-independent HIV receptors on spermatozoa. Am J Reprod Immunol. 2003;50(4):322–7.
123. Shevchuk MM, Pigato JB, Khalife G, Armenakas NA, Fracchia JA. Changing testicular histology in AIDS: its implication for sexual transmission of HIV. Urology. 1999;53(1):203–8.
124. van Leeuwen E, Wit FW, Prins JM, Reiss P, van der Veen F, Repping S. Semen quality remains stable during 96 weeks of untreated human immunodeficiency virus-1 infection. Fertil Steril. 2008;90(3): 636–41.
125. Krieger JN, Coombs RW, Collier AC, Koehler JK, Ross SO, Chaloupka K, et al. Fertility parameters in men infected with human immunodeficiency virus. J Infect Dis. 1991;164(3):464–9.
126. Nicopoullos JDM, Almeida PA, Ramsay JWA, Gilling-Smith C. The effect of human immunodeficiency virus on sperm parameters and the outcome of intrauterine insemination following sperm washing. Hum Reprod. 2004;19(10):2289–97.
127. Dulioust E, Du AL, Costagliola D, Guibert J, Kunstmann J-M, Heard I, et al. Semen alterations in HIV-1 infected men. Hum Reprod. 2002;17(8): 2112–8.
128. Politch JA, Mayer KH, Abbott AF, Anderson DJ. The effects of disease progression and zidovudine therapy on semen quality in human immunodeficiency virus type 1 seropositive men. Fertil Steril. 1994;61(5):922–8.
129. Dondero F, Rossi T, D'Offizi G, Mazzilli F, Rosso R, Sarandrea N, et al. Semen analysis in HIV seropositive men and in subjects at high risk for HIV infection. Hum Reprod. 1996;11(4):765–8.
130. Crittenden JA, Handelsman DJ, Stewart GJ. Semen analysis in human immunodeficiency virus infection. Fertil Steril. 1992;57(6):1294–9.
131. Muller CH, Coombs RW, Krieger JN. Effects of clinical stage and immunological status on semen analysis results in human immunodeficiency virus type 1-seropositive men. Andrologia. 1998;30 Suppl 1:15–22.
132. Kehl S, Weigel M, Müller D, Gentili M, Hornemann A, Sütterlin M. HIV-infection and modern antiretroviral therapy impair sperm quality. Arch Gynecol Obstet. 2011;284(1):229–33.
133. Taylor S, Ferguson NM, Cane PA, Anderson RM, Pillay D. Dynamics of seminal plasma HIV-1 decline after antiretroviral treatment. AIDS. 2001;15(3): 424–6.
134. van Leeuwen E, Wit FW, Repping S, Eeftinck Schattenkerk JKM, Reiss P, van der Veen F, et al. Effects of antiretroviral therapy on semen quality. AIDS. 2008;22(5):637–42.
135. Coombs RW, Lockhart D, Ross SO, Deutsch L, Dragavon J, Diem K, et al. Lower genitourinary tract sources of seminal HIV. J Acquir Immune Defic Syndr. 2006;41(4):430–8.
136. Barboza JM, Medina H, Doria M, Rivero L, Hernandez L, Joshi NV. Use of atomic force microscopy to reveal sperm ultrastructure in HIV-patients on highly active antiretroviral therapy. Arch Androl. 2004;50(2):121–9.
137. Bezold G, Schuster-Grusser A, Lange M, Gall H, Wolff H, Peter RU. Prevalence of human herpesvirus types 1-8 in the semen of infertility patients and correlation with semen parameters. Fertil Steril. 2001;76(2):416–8.
138. el Borai N, Inoue M, Lefèvre C, Naumova EN, Sato B, Yamamura M. Detection of herpes simplex DNA in semen and menstrual blood of individuals attending an infertility clinic. J Obstet Gynaecol Res. 1997;23(1):17–24.
139. Kotronias D, Kapranos N. Detection of herpes simplex virus DNA in human spermatozoa by in situ hybridization technique. In Vivo. 1998;12(4): 391–4.
140. el Borai N, Lefèvre C, Inoue M, Naumova EN, Sato K, Suzuki S, et al. Presence of HSV-1 DNA in semen and menstrual blood. J Reprod Immunol. 1998;41(1–2):137–47.
141. Lai YM, Lee JF, Huang HY, Soong YK, Yang FP, Pao CC. The effect of human papillomavirus infection on sperm cell motility. Fertil Steril. 1997;67(6): 1152–5.

10 心理压力与男性不育

S. C. Basu
黄燕平 译 陈 斌 审

一、概述

《牛津词典》定义的压力为"消耗心理和精神能量的一种状态"。压力可分为身体的和精神的。心理压力源自遭遇不利情况时的心理感知力上，其特点是体内处于一种失平衡状态，激发了复杂的心理和行为反应。通常这是一种自然的现象，是人体在不利状态下调动体内资源以应对环境需求所必要的。人类心理压力反应会因人的个性、机体能量或总体健康状况的不同而不同，通常随着个人的文化、道德和宗教信仰而改变[1-2]。

20 世纪 50 年代当人们首次研究压力时，这个术语被赋予的含义是它的原因和影响。近年来，应激源被用于指代激发或启动压力反应的刺激。急性压力是诸多日常事件导致肾上腺素能激活的发展过程，但这并不是致病的。另一方面，慢性压力，包括高强度的刺激源并持续暴露在这些刺激源中导致机体的反应难以应对。心理压力通常是男性不育的一种自然作用结果，通常是以慢性刺激源的角色来影响个人[3-4]。大约 15%的夫妇存在不育，其中男性不育占到高达 50%的比例[5]。

不育既是多原因也是独立的，这个问题对每个遭遇者来说都是个挑战。对男性来说这也是个复杂的问题，通常促使他们不情愿地去寻求医学建议。历史上，关注治疗女性不育的要多于男性不育。关于男性不育影响因素的研究数量很少，自 2001 年开始历经十余年才使这方面的研究走到了前列。从 1927 年到 2000 年，没有一篇有关男性不育的文章出现在 7 大主要精神类刊物的电子出版物上。

来自英国诺丁汉大学职业与健康组织研究机构的 Malik[6] 说："男性其实同样受到无法满足生育孩子期望的影响，但他们很少透露自己的感情"。这就解释了不育男性通常沉默寡言且完全受制于医学检查，尽管不育是夫妻双方的事情。在这方面，也许相对较少的男性生殖医学专家可能也是其中的一个额外因素。Takefman[7] 在加拿大不育认知协会网站上称，据 2007 年美国生殖医学协会统计显示，他们有 65%的会员来自妇科和产科医师，而只有 10%的泌尿科或男科医师。

虽然缺乏对男性不育的心理学研究，但通常有相当一部分不育男性经历过不同的心理创伤。男性不育患者心理压力的临床表现和影响是千变万化的。典型心理压力的临床表现包括种种感情行为的变化、性功能障碍以及生育力降低。然而，心理压力的一般影响和生育影响是错综复杂的，在任何不育男性中两者都是相互损害的[8-10]。

常常容易被忽视的是，心理压力对男性不育有巨大影响。Morrow[11] 提出每 6 对夫妇中有一对不育和 40%的不育患者经历了明显感情和心理上苦恼，并可能存在长期的影响。Smith[12] 在 2008 年美国泌尿科年会（American Urological Association，AUA）

上报告，其研究显示不育男性经历了明显的心理压力。心理压力不仅导致感情方面的影响，还能对生殖方面产生阴影（表 10.1）。

表 10.1　心理压力的影响

1. 情感影响——抑郁、缺乏自尊、耻辱、痛苦及孤独等
2. 生殖影响——性欲缺失、勃起或射精功能障碍，精子参数损害

二、心理压力对感情行为的影响

不育通常被夫妻视为一种巨大的心理压力。单纯从逻辑上看，夫妻不能完成生育愿望将经历失望、挫折、痛苦、抑郁、自尊心降低以及最终导致婚姻问题，而这些问题又加重了心理压力。如果压力导致了不育，那么不育将导致更多的压力。一个恶性循环形成可能导致最后陷入死胡同。

不育是一种痛苦的个人隐私，通常不育的夫妻多半是独自痛苦而缺乏社会的支持。这种痛苦隐藏很深而无处发泄。这种即便再努力怀孕也始终不能怀上孩子的损失，在逻辑上等同于遭遇流产或胎死腹中的损失。孤独或寂寞是不育夫妇另外一种常见的经历。大部分有孩子的人是无法理解一对不育夫妇的这种复杂的心态，并且很难意识到不育会是痛苦的来源[13-15]。

通过供精或体外受精（in vitro fertilization，IVF）获得孩子并不能从根本上改变男方的心情，尽管变成父亲可能给他带了些许安慰。然而不可否认的是，男方认为他不能让配偶自然受孕的缺陷想法能使男方处于应激状态。Schover 等[16]的一项研究，报道了 100 例不育男性中有 80％出现内疚的情绪，因为他们不能证明自己的男性气概，因为不能满足配偶有下一代的期望。

不育男性可能遭遇阶段性的抑郁、焦虑和睡眠障碍。此外，他们的不良的情绪，如害羞、愤怒、孤独、个人挫败感、自尊心低以及性欲低下可能导致婚姻不合。其他的精神心理异常像药物滥用、酒精成瘾以及心境障碍在这些不育男性中也相当常见。一项针对 127 对不育夫妇的研究显示，心理问题对不明病因的男性不育发挥重要的作用，特别是对男方，将影响到他们的个性、社会行为并导致焦虑[7,17-18]。

自尊通常是对男性不育症最常见的伤害。不良的情绪，如男性自毁形象和心理压力，是这种心态的一种自然结果。不育男性的不良心理源自社会的嘲笑并通常导致了自尊心降低[19]。在中东、印度次大陆、巴基斯坦以及孟加拉国，父权是男性一种传统社会文化的决定因素。因此在这些社会中非常看不起不能成为父亲的人。这种耻辱导致他们失去自尊心，并且被灌输一种如果不能证明他们的男性气概，就会沦为二等公民的信念。

在次大陆地区，特别是印度，一个男性的自尊需要驱动。在一个同堂的大家庭中，年轻的弟弟结婚后需要鞭策自己加入到成为父亲的比赛中。人们习惯地认为他们天生具有生育力并且能够随意控制受孕，就像他们能够通过避孕的方法延迟生育一样。抑郁和绝望就自然在他们失去这种所谓的控制与选择时出现[13]。

Miall[20]同样发现，男性不育在性功能障碍患者中常见，并且与耻辱的严重程度的相关性要高于女性。另外，很多人认为不育的男性无法进行性生活。这种耻辱加剧了不育男性的不安全感。来自英国卡迪夫大学心理学院的 Peronace[17] 研究显示，男性不育带来这种程度上的社会耻辱，自然会导致压力，并且有时会成为一种秘密文化。这也加剧了不育男性的不安全性。德国美因茨大学 Muler 说，不育男性的性活动不满意同样与性活动节制有关，继而导致受孕概率的降低[21]。

生育力与性自信的感觉对多数男性来说是相互关联的。长期不育的夫妇存在更高程度的抑郁、更低的性生活满意度以及更低水平的幸福感。不能满足配偶生育一个孩子的愿望的不利情绪不仅能导致抑郁也能给性关系造成压力，然后成为影响男性幸福感的不利因素。Smith[12] 2008 年在 AUA 上报道称，25％的患者存在高度紧张的伴侣关系，15％的患者有严重的婚姻问题，并且 17％的不育症本身的治疗也成为巨大压力的来源。一个不育的男性有时会被一种配偶嫌弃他不能证明自身男性气概的想法围攻，这也成为其心理压力的另一种来源。

伴随着心理压力，不育男性倾向于压制他们的感情并出现情感难言症（alexithymic）的特点，这些可认定为有重要的临床意义。情感难言症的特点是难以用语言描述自身的感情，也难以识别和交流自己的感情。通常，情感难言症者不知道他们的感觉是什么。心理学家 Peter Sifneos 发明了情感难言症这个词，并将其描述为一种对理解、处理或描述感情缺失的状态[22-23]。有证据显示，无感情表达与发展成躯体症状的倾向间有密切相关性[24,28]。Hesse 等[29] 在一项研究中发现，情感难言症与对伴侣理解及示爱的能力损害有关，这能够降低与配偶的关系。此外，情感难言症患者的严重程度与心理性勃起功能障碍呈正相关[30]。Taylor 等[31] 认为男性不育可能是情感难言症的一种表现或结果。

三、心理压力对生殖功能的影响

心理压力是众多压力形式中的一种，通常影响男性生育力与生殖功能[32]。慢性心理压力干扰男性生殖功能，对精子的数量、活力、形态及其受精能力造成负面影响[10]。除此之外还较高频率地引起男性性功能障碍。

性不仅局限于机体反应，性唤起毫无疑问与情感密切相关。现代快速生活方式通常以物质成就来衡量成功与否，而压力是这种生活方式的一种常见结果。正常男性的性反应周期由 4 个非线性相互作用的阶段组成：性欲、唤起、高潮和消退期[33]，见表 10.2 和图 10.1a。高潮通常伴随着射精，但是却代表着大脑皮层活动独有的认知与情感。此反应周期中的任何干扰都将导致各种性功能障碍，见图 10.1b。

男性不育中最常见问题是性心理异常，如性欲下降、射精障碍、勃起功能障碍、无性高潮以及精液参数的下降（表 10.3）。此外，可能还有夫妻间的性互动模式的干扰，导致双方不满情绪[34]。

表 10.2　男性性周期的阶段

1. 性欲——幻想、想法、感觉
2. 兴奋——快感和勃起
3. 高潮——泌精和射精
4. 减退——放松和不应期

表 10.3　生殖功能障碍

1. 性欲缺失
2. 勃起功能障碍
3. 射精功能障碍
4. 精液参数变差

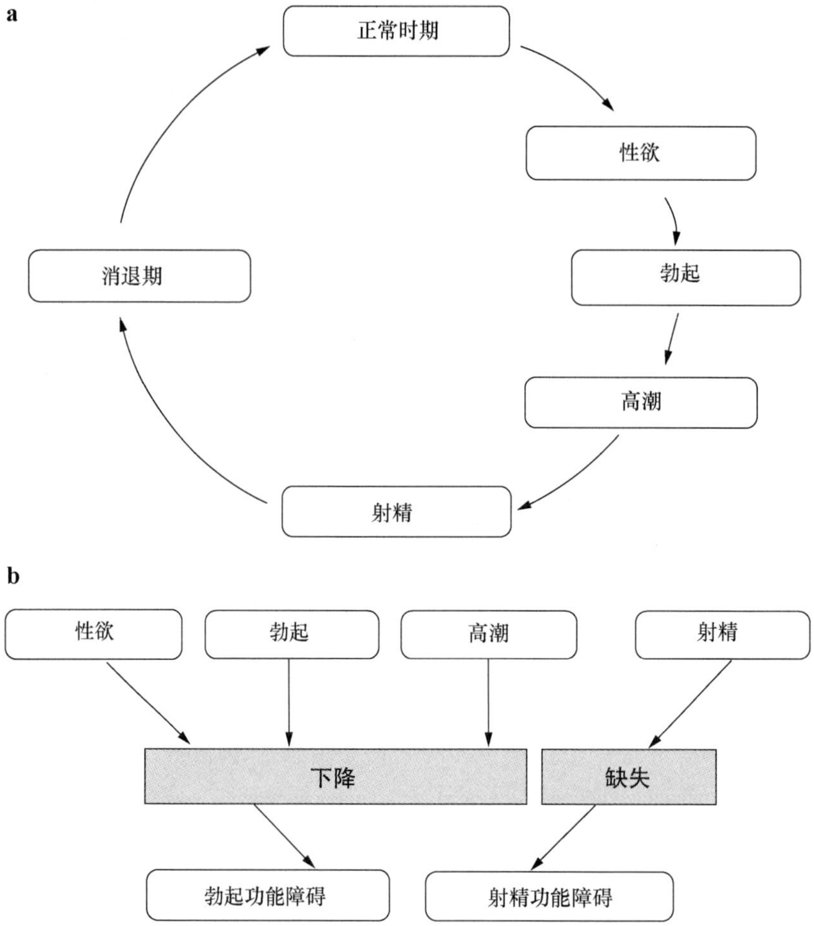

图 10.1 正常（a）和异常（b）的性功能

（一）性欲缺失

通常认为压力对性欲产生负面影响。它是通过一种周期性方式产生作用。压力导致性欲降低的结果是婚姻的失败。抑郁同样压制了积极的感觉和情绪，抑制性欲和性活动的欲望。大部分男性在承受压力期间会经历性欲缺失或者是维持勃起能力的不足。然而，这些表现通常是短暂的，并且一旦压力因素消除，正常的性功能就可以恢复。

（二）勃起功能障碍

不育男性的压力感、抑郁、内疚或焦虑能引起心因性勃起功能障碍，很自然导致了性功能不全，这是不育伴发的一种常见症状。此外，勃起功能障碍更倾向于发生在具有顺从性人格的男性[35]。

（三）心理性勃起障碍的病因

包括中枢神经系统（CNS）的人类大脑有一种内置的机制，不仅能完全地促进勃起的启动，也能抑制这个过程。通常性冲动的兴奋和抑制间存在平衡，这取决于所处的环境[36]。

阴茎的勃起有两种不同的潜在机制。一种是通过阴茎体的直接触觉激发的反射性勃起，另一种是情色或感情刺激引起的心理性勃起。前者由外周神经和低位脊髓中枢介导，而后者则是大脑和边缘系统介导。阴茎体受刺激的信息或冲动发出，启动了一氧化氮（nitric oxide，NO）分泌，继而引起阴茎勃起组织的松弛而诱发阴茎勃起。但如果有必要的话，也可以发送化学递质导致阴茎血管组织的收缩，从而抑制了正常的勃起机制[37]。

以往性行为的彻底失败表现的潜意识记忆，通常随后会再次导致不能达到完全勃起，这种现象称之为操作焦虑。在这种情况下，对色情感觉和想法等心理刺激反应不佳导致的勃起失败，堪比任何器质性疾病。

不育男性的压力、抑郁、内疚或焦虑能导致心因性勃起失败，使得这种力不从心的感觉更加强烈。这些情绪反应可能破坏原来性功能齐全的信念，结果加重了男性精神不稳定的状况，并最终导致勃起失败。大部分男性经历的偶发性心因性勃起失败是由于孤立事件如疲劳或压力所导致。疲劳在某些时候可以影响各个方面，并且是短暂心因性勃起失败的一种常见病因。但是一旦疲劳消除，正常的性功能即可恢复。

如果男性对偶发性勃起失败事件感到焦虑，这种反应将加重焦虑的程度。这最终可能是多米诺骨牌效应结局，即越来越焦虑，越来越失败，最终能导致永久性的焦虑表现和进一步的自尊受损。不育的心理压力已被证明能确定影响精子参数，而它也可进一步影响勃起问题，针对抑郁和勃起功能障碍关联的研究也证实了这一点[6,21]。

（四）射精功能障碍

射精也许是男性勃起反应中第二重要的部分。正常的射精过程需要神经、生理、解剖以及心理等诸多方面的协调与整合。这个过程中任何协调被打破都将导致射精问题。射精功能异常可表现多种形式，如早泄、逆行射精、延迟射精或不射精。一些射精问题可归结于心理压力（图 10.2）。

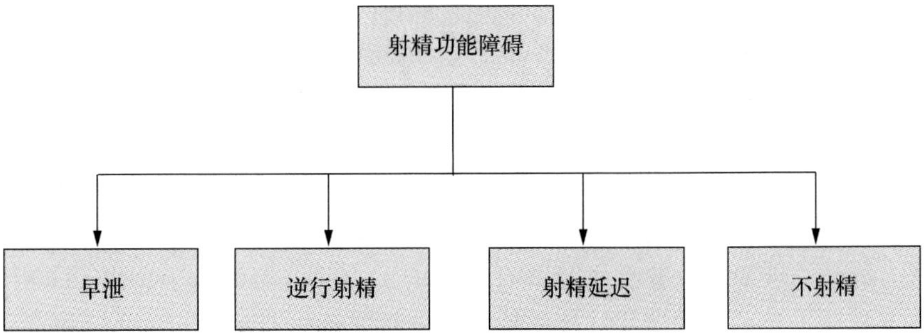

图 10.2　射精功能障碍

1. 早泄

早泄（premature ejaculation，PE）是一种常见而令人苦恼的男性性功能障碍。多年来，人们尝试对 PE 进行定义，比如 WHO（1994）、美国精神卫生协会（American Psychiatric Association，2000）、欧洲泌尿科协会（European Association of Urology，

2001）以及美国泌尿科协会（American Association of Urology，2004），但都不能给出完整而明确的定义，直到2009年国际性医学协会（International Society of Sexual Medicine，ISSM）。WHO（1994）定义PE是一种不能有效延迟射精以至于无法获得性交快感，出现插入前或插入后不久就发生射精（插入后15秒内）或未充分勃起来进行性交时即射精，以至于不能进行性交。新出版的多维新分类系统——《精神疾病诊断和统计手册》（Diagnostic and Statistical Manual of Mental Disorders，DSM-V）仍值得期待。一些研究者将PE归类为心因性，但其他学者则认为是“生物学”的病因。心因性理论的支持者将PE归因于焦虑。一些PE的类型是神经生理学或医学决定的[38-42]。

2. 逆行射精

逆行射精是指高潮后精液排出到膀胱，这是一种少见的现象，通常伴随着心理或情绪压力。其潜在的病理可能是交感神经系统功能异常，导致尿道后括约肌在高潮时关闭不全，因此精液被挤入膀胱。通常，这可能是因为损伤导致，如前列腺切除术后、骨盆手术之后、糖尿病、双侧交感神经切除术、局部血管损伤、神经系统疾病以及不同的交感神经阻断药的应用。但在一些没有器质性病变的病例中同样可出现，对这些男性的精神病学调查发现，有些人表现为对配偶的极端仇恨和攻击性，或者对做父亲的准备不足。因此从逻辑分析上，这些病例出现情感压力，可能使交感神经系统功能障碍加重，导致高潮时后尿道括约肌关闭不全。

3. 射精延迟

射精延迟是指男性到达性高潮和射精的性刺激时间延长。正常情况下男性在性交过程中抽插活动5分钟内可达到高潮。射精延迟的男性或者不能获得高潮，或者只有延长性交的时间才能获得高潮。射精延迟的大部分病例表现为只有手淫时才能达到高潮或射精，但在正常性交时不能够射精[43-45]。逆行射精和射精延迟都是干扰了精囊到后尿道精子分泌排出的动力。只有检查精液的酸性磷酸酶和果糖才能有利这种疾病的诊断。需要强调的是，这些射精功能障碍是不常见的。

在一些病例中，通过手淫和性交后取得的精液样本分析结果是存在显著差异的。根据Palti[43]描述，射精异常的极端临床表现是假射精，这可能是最接近射精延迟的病例表现。

Palti描述假射精的临床表现，是在极端情感压力的作用下，男性所获取的精液内可以是无精子的。但正常性交后的精液标本分析结果接近正常或正常。这种原因主要是严重的压力导致精液量减少并且成分只有分泌的前列腺液而无精子。Michael[46]对这些病例研究发现，手淫和正常性交试验后的精液分析是截然不同的，性交后精液中不能发现精子。据推测这可能是异常的交感神经刺激反应发生在精囊和射精管壶腹部的结果，导致射精管道的痉挛性收缩。

4. 不射精症

射精功能障碍的男性出现根本不能射精的情况称之为不射精症。不射精症不同于逆行射精，其无精子的精液不会流向膀胱。尽管有正常的性欲和性刺激的表现，但不射精症导致的后果是不能射精或持续性射精困难以至于不能达到性高潮。

(五) 压力对精液参数的影响

压力确实能影响精子的生成，但这是非持续性的而且并不遵循一定的模式。每个男人对压力因素的应对方式不同及其身体对精子生成的影响也不同。压力对精子的影响作用似乎包括对精子减数分裂和结构变化的作用。

压力可抑制精子的运动并降低它们找到卵母细胞的能力。压力使得精子难以到达卵子的所在地。一项针对 225 例不育男性的研究显示，压力是诸多与精液参数负相关因素中的一种[47]。研究的受试者中的 80%认为自身处于职业或个人状况的压力之中，这与他们的精子形态异常和精子活力下降相关。这项研究中发现的影响精液参数的不利因素也被 Eskiocak 等的研究证实[48-49]。Eskiocak 等的研究表明，精神压力影响精子质量的原因可能是由于能降低 ROS 的超氧化物歧化酶（superoxide dismutase，SOD）产生受损导致。

在一项针对 1076 对不育夫妇中男性的研究中，检测分析他们精液时，同时进行心理性因素的评估，如暴露在急性压力中，应对压力，WHO 身心健康指数（WHO Well-Being Index）以及焦虑量表评分（Zung's Anxiety Scale Inventory scores）等问卷的调查。回归分析表明，精子浓度与 WHO 身心健康指数评分呈明显的正相关，评分每增加一分对应的是 7.3%的精子浓度的提升[50]。

心理压力干扰男性性腺轴的内分泌和生精功能[9]。压力导致激素改变的程度取决于压力源的性质和严重程度、暴露在压力源的时间以及机体的基础状况。Negro-Vilar[51]的研究表明，对压力的反应不仅表现在人类，也存在于其他的动物。Blanchard 等[52]也提到动物或人类的慢性或严重压力与精子数量、活力以及形态的降低相关。抑郁在男性不育中很常见，是精子浓度降低的促进性因素。在不育夫妇中，男性性功能异常的发生率非常高，比如勃起功能障碍、射精功能障碍、性欲缺失以及性交频率的降低等。压力引起男性体内皮质醇激素分泌增多，能影响正常的生殖系统功能。慢性压力能损害睾酮和精子的生成，并导致勃起问题。

要与女性排卵期同步化的被迫定时性交，通常是对不育夫妇进行治疗的建议，这与心理压力相关，而男性可能经历不充分的性满意度。不育治疗的艰巨性通常将不育夫妇置于一种压力状态，而这些患者的心理压力容易增加治疗的难度以及延长治疗时间。

有文献同样观察到在进行 IVF 的不育者中精液参数与心理压力存在负相关[53-55]。一些作者观察到生育力降低或不育的诊断相关的压力状况可降低性快感[56]。在 2008 年 AUA 年会上，这些观察结果被 James Smith 等[12]的研究所印证，诊断不育的夫妇引起的这种心理压力通常导致两性关系出现严重问题。

少精子症和畸形精子症

少精子症通常认为是由于生精过程中的器质性或生物学的缺陷所导致的。医学文献信息有关心理压力与精子生成异常的关系基本上是不清楚，而与之相反的是，同样的不良心理因素作用下对女性的排卵障碍和月经不调作用的文献数目众多。Wolfram[57]和 Perloff[58]的研究表明，情感压力可能导致少精子症。Steve[59]研究显示，因强奸等待被判刑的男性睾丸活检后发现精子发生完全停止，然而一些被强奸的妇女则已怀孕，表明这些被指控的男性在实施犯罪时存在正常的生育潜能。他提出的假说是焦虑和心理紧张是导致这种器质性病变的病因性因素。

Zondek 等[60]认为存在两种类型的少精子症，即永久性和周期性。后者的精液分析显示正常和非常差的精子参数的交替出现。某些时候精子参数可以自然改善或在使用安慰剂后获得改善的事实支持了在此种情况下心理因素起作用的理论。对 157 名志愿者进行心理压力与精子参数作用的研究显示，因经历丧失亲人导致的压力的男性生育力可出现短暂的降低。同样，IVF 的男性患者在取卵期间也会出现精子质量的下降，因此表明精子质量与心理压力的特殊方面存在负相关[54-55]。

在已经建立了心理压力与男性不育之间关联的情况下，很难找到恰当的控制点。过去 20 年中大部分调查并没有压力与不育间的确切病因及作用关联的结论性证据。有证据显示心理压力是不育的结果而非病因[61]。然而，越来越多的证据显示，压力是不育的一种附加风险因素，即便它不是原发性病因。很明显一旦心理压力与不育同时存在，他们将产生一种层叠效应[15]。

性腺问题导致的男性不育的心理状况的文献回顾发现存在两种可能的假说[62]。一组文章探索不育有心理性后果的可能性（心因性假说），另一组文章检查不育的心理性后果（心理影响假说）。心因性假说理论目前已被大部分学者摒弃。大部分研究否定了压力是不育的一种单独病因性因素的理论。

四、内稳态的改变

人类任何行为方式的改变都会引起机体内部内稳态的生化、激素、细胞和分子成分等一系列潜在的改变（表 10.4）。

表 10.4　生化、激素、神经递质、细胞或分子水平的内稳态变化

1. 生化改变：对精子和勃起功能的 L-精氨酸-NO 通路和氧化应激
2. 激素变化：涉及 HPA 轴和 HPT 轴相关激素
3. 神经递质变化
4. 细胞或分子变化

（一）生物化学变化

虽然有心理压力与精液质量间关联的研究，但许多研究忽略了伴随压力对 L-精氨酸–一氧化氮（NO）通路作用的生化改变的影响。男性生殖系统中，高度活跃的自由基 NO 是在一氧化氮合酶（nitric oxide synthase，NOS）作用下由 L-精氨酸合成。免疫组织病理学研究显示，NOS 的存在和位置遍布整个男性泌尿生殖道，特别是血管内皮中的 eNOS 和神经系统中的 nNOS 两种形式。

在阴茎的生理性勃起过程中 NO 是至关重要的，其可引起阴茎动脉和小梁血管和海绵体平滑肌细胞舒张。NO 通过下丘脑内侧视前区和室旁核的中枢作用调节性行为，因此对阴茎产生影响。睾丸分泌足够的睾酮和垂体发挥正常功能是健康勃起系统发育所必需。

NO 发挥双重和相反的作用取决于它的浓度。正常无应激源刺激的生理条件下，NO 的浓度是较低的。NO 对正常的精子生成与获能发挥重要的有利作用，其原理是通过中和自由基，并因此阻止了 ROS 引起的精子活力的降低[63-65]。在另一方面，压力条件下引起的高浓度 NO 对精子产生不利和细胞毒性作用，与精子的浓度、活力指数、快速前向运动活率负相关[66]。

精氨酸降解酶和精氨酸酶是影响 NOS 活性的细胞调节系统的重要组成部分。NOS 抑制剂抑制了过多 NO 的形成并且阻止了精子活力和成活率的降低。同样，NO 的终末产物也可能抑制精氨酸酶。Elgun 等[67]研究显示，少精子症的不育男性比对照组有明显升高的精氨酸酶活性。他们报道称，不育男性组中精子活力与精子和精浆生化中的精氨酸酶活性均呈正相关。L-精氨酸酶-NO 通路及其在压力作用下的意义和它对精子参数影响归纳在表 10.5 和图 10.3 中。

表 10.5　L-精氨酸-NO 通路及其在压力对精子参数中的意义

1. L-精氨酸在 NO 合酶作用下生成 NO
2. 精氨酸酶调节 NOS 活性。精氨酸酶活性低下与精子参数低下相关
3. NO 水平在非压力条件下相对较低，因此对精液参数发挥有利作用。这种作用需要 NOS 抑制剂的协助。低 NO 水平和 NOS 抑制剂同样降低 ROS 活性，因此有利于维持正常精子参数
4. NO 水平在压力状态下更高，其可通过加剧 ROS 活性而对精子参数起到负面作用
5. 压力状态下精浆 NO 水平与精氨酸酶活性呈负相关，提示 L-精氨酸-NO 通路发挥作用
6. L-精氨酸-NO 通路与精氨酸酶及 NOS 一起对压力下精液质量变化发挥作用

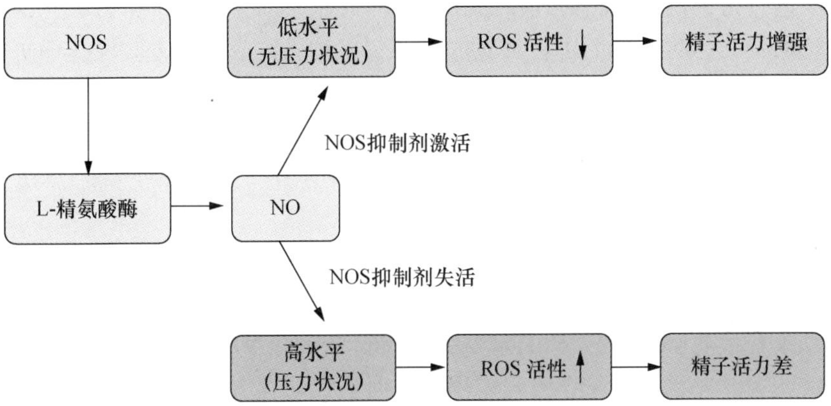

图 10.3　NO 水平对 ROS 及精子活力的影响。NO，一氧化氮；NOS，一氧化氮合酶；ROS，活性氧族

在一项类似的研究中，Eskiocak 等[48]研究了 29 名健康的医学生志愿者，评估压力期和非压力期情况下（两次观察的间隔期为 3 个月）精液参数（精子活力、活力指数及异常精子形态）、焦虑评分、精浆 NO 水平和精氨酸酶活性。两者间特殊间隔期特意选择与人类精子生成和精子转运的时间大致相同，约 74 天（WHO-1993）。心理压力通过广泛用于评估焦虑状态或急性焦虑的焦虑状态问卷（State Anxiety Inventory，SAI）来测量[68]。

Eskiocak 等[48]发现，与非压力状态的人群相比，压力状态下人群精浆精氨酸酶水平很低，但精浆 NO 水平很高。此外，Eskiocak 等[48-49]还研究了压力和非压力状态下抗氧化酶，如 SOD 和过氧化氢酶的价值。

在非压力期间，精浆 NO 与精子的快速前向运动活力和活力指数呈正相关。压力期和非压力期精浆中精氨酸和 NO 水平与精子活力的关系在表 10.6 中列出。L-精氨酸-NO 通路以及精氨酸和 NOS 已被认为是压力状态下与精子质量相关的因素。

表 10.6 压力期与非压力期精浆的精氨酸酶及 NO 水平与精子活力关系

	压力期	非压力期
精浆精氨酸酶水平	低	高
NO 水平	高	低
精子活力	差	快速

精子活力要靠高水平的腺苷三磷酸（adenosine triphosphate，ATP）维持。NO 可通过抑制糖酵解和电子转运链来降低细胞中 ATP 水平。过多的 NO 同样对高毒性的过氧硝酸盐阴离子产生作用。过氧硝酸盐与蛋白、脂类以及 DNA 快速发生反应，因此对精子具有破坏作用[48,69]。随着精子膜 ATP 消耗和脂质过氧化，继而精子活力受到抑制。

（二）激素变化

近期针对心理压力激素指标的研究，有利于深入评估并揭开压力在不育方面的病理生理和神经内分泌机制。包括心理压力在内的任何压力均会引起机体内稳态的失衡并导致激素系统的变化。从本质上讲，激素的这些变化对机体应对压力时发挥保护机制是十分必要的。抑郁是慢性压力的一种重要反应，会导致压力诱导型激素的调节受损，这些激素包括皮质醇（主要的）和去甲肾上腺素（某种程度上的）。应对压力的激素反应直接与压力刺激强度呈正比例关系，但存在的差异很大程度上取决于个人对压力事件的感受[70]。

中枢神经系统（脑与脊髓）在机体对压力相关的反应中发挥关键作用[71]。下丘脑室旁核是对压力反应的整合区。除了脑垂体和肾上腺，其他中枢神经部位如尾状核、延髓中缝核以及脑桥的蓝斑、海马和杏仁核在生化反应中发挥激活作用。脊髓对大脑向其他身体部位的神经冲动传导发挥关键作用。压力系统的主要组成部分还包括促肾上腺皮质激素释放激素（corticotrophin-releasing hormone，CRH）、蓝斑核-去甲肾上腺素（locus ceruleus-norepinephrine，LC/NE）自主系统以及它们的外周效应器、垂体肾上腺轴和自主神经的边缘系统[72]。

压力与不育间的生物学相互作用是下丘脑-垂体-肾上腺（hypothalamus-pituitary-adrenal，HPA）轴激活的结果，进而引起复杂的神经内分泌反应的激活。心因性慢性压力能够聚集不同的激素和细胞因子活化，从而在不同的水平抑制下丘脑-垂体-睾丸（hypothalamic-pituitary-testicular，HPT）轴，导致生殖系统功能紊乱[73]。HPA 轴包含了促肾上腺皮质激素释放激素（CRH）、促肾上腺皮质激素（adrenocorticotropic hormone，ACTH）和皮质醇。HPT 轴由促性腺激素释放激素（gonadotrophin-releasing hormone，GnRH）、卵泡刺激素（follicle-stimulating hormone，FSH）、黄体生成素（luteinizing hormone，LH）、泌乳素（PRL）以及睾酮组成。HPA 轴和 HPT 轴在图 10.4 中已描述。

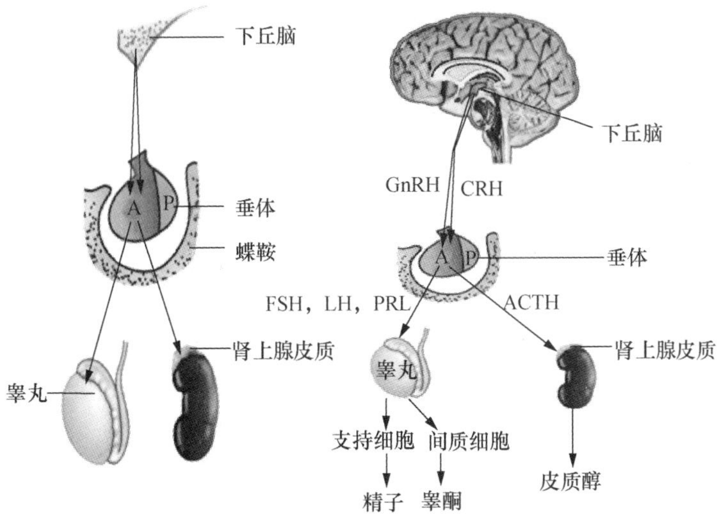

图 10.4 下丘脑-垂体-肾上腺（HPA）轴和下丘脑-垂体-睾丸（HPT）轴。下丘脑的促肾上腺皮质激素释放激素（CRH）作用于前垂体释放促肾上腺皮质激素（ACTH），最后导致肾上腺释放皮质醇。下丘脑释放促性腺激素释放激素（GnRH），刺激前垂体释放卵泡刺激素（FSH）和黄体生成素（LH）。FSH 作用于支持细胞调节生精作用，LH 作用于间质细胞产生雄激素

压力对生殖的影响源自 HPA 轴主导的激素压力反应和 HPT 轴主导的激素生殖系统反应两者间多种水平上相互作用的结果。下丘脑受到压力源传入信号刺激分泌 CRH，CRH 则通过垂体门脉系统转运到垂体，进而激发了 ACTH 分泌。垂体转而刺激肾上腺释放皮质醇。ACTH 激活 HPA 并增加肾上腺皮质醇的分泌，引起机体代谢的诸多改变。皮质醇是人类糖代谢的最重要激素。

压力反应首先诱发肾上腺系统的激活，导致精神方面的改变，最后引起内分泌腺和免疫系统的功能改变。动物研究获得的知识和人类的观察研究显示，促性腺激素的分泌主要是通过 CRH 和阿片类（β-内啡肽）的复杂作用机制。CRH 增加神经肽的分泌，这些神经肽包括 ACTH、抗利尿激素、血管活性肠肽和 β-内啡肽。

CRH 在压力状态下对抑制 GnRH 分泌方面也发挥重要作用，通过生长抑素的作用，其也可抑制生长激素（growth hormone，GH）、甲状腺释放激素（thyrotropin-releasing hormone，TRH；由下丘脑室旁核的内侧神经元产生）、甲状腺刺激素（thyroid-stimulating hormone，TSH）的分泌。因此，对生殖、生长以及甲状腺功能都有抑制作用[71]。CRH 是通过刺激 β-内啡肽的分泌而间接和直接抑制神经元释放 GnRH 的功能。压力同样可通过影响中枢神经系统的糖皮质激素来抑制 TSH[74]，导致 TSH 生成降低的同时，也抑制了外周甲状腺素和三碘甲状腺氨酸间的转化。泌乳素、干扰素、肿瘤坏死因子（TNF-α）以及 NK 细胞同样可影响睾丸的功能[75-76]。

心理压力下精液质量下降及其潜在的机制被认为与中枢促性腺激素驱动损伤有关[9]。压力状态下男性产生过高的皮质醇水平，能影响生殖系统的正常功能，并使得促性腺激素和催乳素等激素参与作用。长期升高的皮质醇水平是男性性腺功能的特别重要的危险因素。高水平的皮质醇可通过干扰垂体促性腺激素的脉冲式释放的强度，从中枢水平抑制 GnRH 释放。这可能导致低雄激素综合征[77]，这是由于 FSH、LH 以及睾酮的分泌受到负面的干扰。这种情况有时能导致不同严重程度的生精受损，包括生精阻滞。压力导致的性腺功能障碍不仅限于人类，在所有高级动物中也能观察到。然而，最近的前瞻性研究已经将心理压力期伴随的精子质量减少与精浆 ROS 生成和抗氧化保护作用降低关联起来[48-49,77]。

慢性压力可能会损伤睾酮。瑞典的学者发现，男性在较大精神压力期会出现总睾酮水平的降低，但荷兰的研究却与这些研究结果相矛盾。这些研究结果表明心理压力和内分泌腺功能间关系可能还是模糊不清。此外，另一项荷兰的研究是 Hjollund 等主导的，他们发现正常工作中遭遇到的压力对男性其生殖系统没有任何影响[10,78-81]。

（三）神经递质变化

在慢性心理压力作用下，除了有激素的相互作用外，还同时有相对应的由大量神经递质主导的生化反应。所有的神经递质在压力状态下发挥着非常重要的作用。不同的压力源能产生神经递质分泌的不同变化，这些神经递质包括生长抑素、Y 神经肽、儿茶酚胺、肾上腺激素（肾上腺素、去甲肾上腺素和多巴胺）、β-内啡肽以及血清素等。应对这些同样压力因素做出反应并在大脑内释放的内源性阿片可能参与了损害。

HPA 轴刺激与儿茶酚胺的释放相关。去甲肾上腺素是中枢神经系统中交感神经的主要的化学信使。神经递质血清素是尾状核和背侧中缝核分泌的，抑郁患者与非抑郁者相比，血清素的传递明显降低[70,82]。

Y 神经肽是压力反应中一种重要的调节因子，其主要通过刺激分泌 CRH 的神经元发挥作用，与此同时，它可从中枢水平抑制交感神经系统。在抑郁过程中，CRH 直接或间接地抑制能分泌 GnRH 的神经元的功能，其机制是通过刺激 β-内啡肽的分泌。β-内啡肽分泌的增加，导致了催乳素和生长抑素分泌的增加，以及生长激素分泌的降低。儿茶酚胺可能同样通过自分泌和旁分泌系统抑制睾丸内睾酮的合成[77]。

Kirby 等在鹌鹑中发现一种新的 HPT 轴负性调节因子，称之为促肾上腺抑制激素（gonadotrophin inhibitory hormone，GnIH）。此外，在灵长类和啮齿类动物中已经发现了 RF 相关肽（RFamide-related peptides，RFRPs）。通过未来的研究可以确定，压力相关的 GnIH/RFRP 对 HPT 轴的影响，并引导人们从一种新的理念来理解压力相关生殖系统障碍或不育[83]。

SOD 和过氧化氢酶之类的酶在精液中的浓度较高，其发挥的重要作用是氧化清除剂或催化抗氧化酶。这些酶促抗氧化剂将过氧化物转化为水和氧，使超氧阴离子和过氧化物自由基失活（H_2O_2）。与非压力期相比，在压力期 SOD 活化明显增加，但过氧化氢酶的活性没有明显改变[48,84]。

（四）细胞或分子变化

当前，心理压力引起人们的重视，它在各种病理条件下产生显著的负面影响。许多动物模型的研究表明心理压力产生氧化应激并且增加过氧亚硝酸盐的水平。然而，压力诱导的氧化损伤的病理过程非常复杂，其影响涉及激素平衡、神经递质以及抗氧化剂。

在某些确定的压力状态（包括心理压力引起）下，有一种生理抗氧化防御的调节机制。2002 年，匹兹堡大学 Michael J. Forlenza 提出关于心理压力和氧化应激间关系的理论，在引用的 6 项研究中，3 项是研究大鼠，另 3 项则是研究人类，他们已经直接检测到压力对 DNA 的氧化损伤作用。在描述结论中，他们根据所得结果无可争辩地推断出心理压力引起氧化应激进而对精子产生影响。Irie 及其同事进行了两项研究，专门用来设计检测心理因素与氧化 DNA 损伤间的关系[85-90]。

氧化应激是因 ROS 和机体抗氧化剂间的失衡导致的，其可明显损伤精子功能并且在男性不育病因学方面发挥主要作用。高水平的 ROS 对精子数量、活力、质量、功能以及精子细胞核 DNA 都有潜在的危害。目前认为高水平的 ROS 引起的这些异常是通过脂质过氧化导致的膜功能改变以及细胞代谢损伤。许多研究表明，脂质过氧化与精子中段异常、数量和活力降低以及发生顶体反应的能力丧失有关，因此降低了受孕的概率[91-92]。

五、心理压力的调节因素

涉及男性不育的心理压力调节因素存在争议。通常能够改变心理压力的因素也同样可以是病因性因素。男性中那些能改变压力反应过程的因素几乎不计其数。种族、年龄、婚姻状态、兄妹、教育背景、收入阶层、社会环境以及宗教背景似乎都发挥着各自的作用。

有人认为男性可能比女人更不容易受心理压力的影响。更少的抑郁倾向和人际关系不容易受破坏被认为能够解释这种现象。结婚的男性通常比未结婚的男性出现心理压力频率低。高等教育背景和属于高收入阶层的男性能够更好地处理心理压力[93-94]。据报道称，与亚洲男性相比，欧洲男性对心理压力的感受更为强烈，继而导致耐受程度更大。有研究同样显示，一定量的心理影响与应激源和各对夫妇应对机制间的交互作用有关[95-98]。

其他的心理异常，如滥用药物、酒精成瘾以及心境障碍在沾染不良影响的不育男性中并非不常见。也许这些有心理压力的男性沉溺在这些不良嗜好中是为了摆脱他们的抑郁状况而寻求安慰。长期饮酒对男性生殖系统有损害作用，其可直接或间接影响生殖器官。吸烟同样是公认的对精子和勃起组织产生有害作用的因素。

Avicenna 是一名来自布哈拉（如今在乌兹别克斯坦）的医生，他的名著《医学规则》（*The Canon of Medicine*）首次描述了肥胖和不育的关系。几乎经历了 900 年后，通过现代的研究发现的肥胖对不育的有害作用才给出了一些合理的解释。不育男性抑郁的发生率估计在 5%～15%。不育男性抑郁的负面情绪通常会通过强迫性暴食来弥补。特别是在高度压力时期，个人会试图通过吃来填补感情的需求，有时称之为压力或情感式饮食[50,99-100]。

大脑应该在压力性进食的激活过程中发挥着中枢性的作用。这种情况同样加剧了血清素的释放，进而增加了糖类摄入并且阻止身体活动燃烧卡路里。此外，抑郁相关的压力增加了 HPA 轴的活性，导致体内过多的皮质醇水平，继而刺激肥胖[101-103]。肥胖本身能导致低睾酮水平，这是由于外周的芳香化作用，并表现出现了对性功能的不利影响。有心理压力的男性可出现抑郁、肥胖和不育三者并存，而三者的混合自然加重了不育的状况。

许多健康问题与生活方式因素相关。近年来观察到的生殖异常增长趋势可能（至少是部分）与一些新近出现的久坐生活方式相关[104]。

六、治疗

心理压力相关疾病的治疗不同于其他器质性疾病的治疗。其他的疾病治疗可以假设不同的观点，但心理压力有关疾病的治疗目标是无形的而且无任何特定的靶向器官。仅有极为少数的医疗人员或心理学家能有足够训练有素的经验来处理男性不育中心理压力这种复杂的现象。心理压力有效的处理方法包括确认和处理急性和慢性压力。

心理咨询也许是帮助不育人群制订心理压力治疗计划的最重要一步[105]。不管是哪一方的问题，不育都是笼罩在双方问题上的阴影。因此，治疗心理压力相关的不育必须有夫妇双方的参与。由于伴侣交流困难是男性心理压力的一个重要预示，因此不育的咨询通常是有效的治疗方法[106-107]。

有史以来，心理和行为治疗对 PE 的治疗发挥重要的作用。大量的药物像三环类抗抑郁药（氯米帕明）以及血清素（选择性 5-羟色胺再摄取抑制剂，SSRI）药物，如帕罗西汀、舍曲林等均有不同程度的疗效。新药如达帕西汀、丙胺卡因-利多卡因凝胶以及喷雾剂也对治疗 PE 具有潜在价值。各种抗氧化剂和抗焦虑药物作为减轻焦虑的辅助方式也对各种心理压力有益处[84]。

然而，众所周知的是 SSRI 药物能引起性功能障碍，如性欲降低、勃起功能障碍、射精延迟或性快感缺失。它们同样对精子生成有负面影响，包括导致 DNA 碎片，并引起精子活力与浓度的改变[108-111]。根据性功能问卷调查的研究报告显示，男性应用 SSRIs 副作用发生率为 55%。另外，一项小规模研究认为应用一种称为玛卡的两年生植物提取物可逆转 SSRIs 引起的性功能障碍[112]。

SSRI 药物增加了细胞外血清素（5-羟色胺，5-HT）神经递质，其原理是通过抑制突触前细胞对 5-HT 的再吸收。这就增加了脊髓中突触间隙 5-HT 水平，使之能有效地结合突触后膜 5-HT_2 和 5-HT_3 受体。因此，血清素能够更长地停留在突触间隙，并持续刺激感应细胞的受体。脑部细胞外血清素浓度增加可降低黑质释放多巴胺和去甲肾上腺素，从而通过不同的方式导致性功能障碍[112-115]。与此同时，SSRI 降低性刺激，对治疗 PE 也是合理的开发应用[116]。

七、小结

任何压力都会诱发内稳态处于一种失衡状态，激发体内多方面的改变。人类心理压力反应的变化取决于人格、身体条件或精神状态，精神状态可能取决于个体的遗传特性[117]。因此，个体对不育的反应也因个人状况、情感力量、处事方式、种族以及宗教信仰的不同而不同。需要重点了解的是接受不育治疗的个体通常也经受心理压力。如果不育治疗时间延长，心理压力水平有随着治疗强度增加而增加的趋势。

心理压力与不育间的关系是一个很难研究的领域。在现实生活中，与其他压力相比，如疾病、家庭问题或者失业，不育可能发挥的作用并不重要。不育是男性和女性伴侣的慢性应激源，很可能一些男性在这些压力条件下处理得更好，但需要考虑的因素还包括天生性格、处理压力的方式、压力的程度以及来自家庭和朋友等社会环境的支持体系。

任何压力（包括心理压力）都能引起不育，而不育也可引起压力发生，这是一个永恒的循环。然而，是压力导致了不育还是不育导致了压力仍存在争议。大部分研究否定了心理压力是不育整体病因中一个单独因素的理论，但它确实是不育的一种额外风险因素。

心理压力引起内稳态的改变，涉及不同激素以及细胞和分子水平的神经递质在内的生化状态。压力和非压力状态期生化改变围绕着左旋精氨酸、NO、NOS、精氨酸降解酶以及精氨酸酶对精子参数的影响。压力同样引起 HPA 和 HPT 轴的激活，激发复杂的神经内分泌反应，最后引起生殖功能的异常，可能引起精子在细胞水平的氧化损伤。氧化应激明显损伤精子的功能。

心理咨询和行为治疗毫无疑问是非常重要的处理措施。合理使用三环类的抗抑郁药和 SSRI 类药物能增加对一些如 PE 功能障碍的治疗效果，尽管 SSRI 类药物存在一些特有的副作用。加用各种抗氧化剂和抗焦虑制剂同样能作为处理各种类型心理压力的辅助方法。然而，能够对不育的心理压力的复杂性处理得非常娴熟的训练有素和经验丰富的医疗人员或心理学家是仍然是缺乏的。

不育不仅对夫妻产生心理影响，而且还会产生社会影响。根据人类的身心原则，每一种身体问题都有其情感的一面。一般来说，不育男性的心理压力研究仅在最近 20 年才成为关注的焦点。不育的社会角色和夫妇双方的角色对制订治疗方案方面的作用需要给予充分重视。心理咨询是一种重要的治疗方式，其治疗的有效性需要夫妇双方的参与。

近 20 年来相当多的研究者努力地想确立心理压力和男性不育两者间的关联。然而，该领域的研究仍然没有获得一致的结论，并且出现了很多灰色地带，仍需要有更为细致的研究设计和纵向研究的开展。

参考文献

1. Beers MH, Berkow R, editors. The Merck manual of diagnosis and therapy. Whitehouse Station, NJ: Merck Research Laboratories; 2004.
2. Jordan C, Revenson TA. Gender differences in coping with infertility: a meta-analysis. J Behav Med. 1999;22(4):341–58.
3. Lenzi A, Lombardo F, Salacone P, Gandini L, Jannini EA. Stress, sexual dysfunctions, and male infertility. J Endocrinol Invest. 2003;26(3 Suppl):72–6.
4. Pelletier KR. The best alternative medicine, part I, "spirituality and healing". New York: Simon & Schuster; 2002.
5. Johnson AR, Lao S, Wang T, Galanko JA, Zeisel SH. Choline dehydrogenase polymorphism rs12676 is a functional variation and is associated with changes in human sperm cell function. PLoS One. 2012;7(4):e36047. Epub 2012 Apr 27.
6. Malik SH, Coulson N. The male experience of infertility: a thematic analysis of an online infertility support group bulletin board. J Reprod Infant Psychol. 2008;26:18–30.
7. Takefman J. Director of Psychological Services at the McGill Reproductive Centre (MRC). Psychological issues in male factor infertility—IAAC. http://www.iaac.ca. Accessed 30th Oct 2013.
8. Salvador A. Coping with competitive situations in humans. Neurosci Biobehav Rev. 2005;29:195–205.
9. Fenster L, Katz DF, Wyrobek AJ, Pieper C, Rempel DM, Oman D, Swan SH. Effects of psychological stress on human semen quality. Andrology. 1997;18:194–202.
10. Hjollund NH, Bonde JP, Henriksen TB, Giwercman A, Olsen J, Danish First Pregnancy Planner Study Team. Reproductive effects of male psychologic stress. Epidemiology. 2004;15(1):21–7.
11. Morrow KA, Thoreson RW, Penney LL. Predictors of psychological distress among infertility clinic patients. Clin Psychol. 1995;63(1):163–7.
12. Smith JF. Emotional, psychological, and marital stress in male factor infertility. The Annual Meeting of the American Urological Association (AUA)—May 17–22. Orlando, FL: Orange County Convention Center; 2008.
13. Basu SC. Psychological impact of infertility. In: Basu SC, editor. Male reproductive dysfunction. 2nd ed. New Delhi: Jaypee Brothers Medical Publishers; 2011. p. 376–83. Chapter 14.
14. Seibel MM, Taymor ML. Emotional aspects of infertility. Fertil Steril. 1982;37(2):137–45.
15. Schneid-Kofman N, Sheiner E. Does stress effect male infertility?—A debate. Med Sci Monit. 2005;11(8):SR11–3.
16. Schover LR, Richards S, Collins RL. Psychological aspects of donor insemination: evaluation and follow-up of recipient couples. Fertil Steril. 1992;57:583–90.
17. Peronace LA, Boivin J, Schmidt L. Patterns of suffering and social interactions in infertile men: 12 months after unsuccessful treatment. J Psychosom Obstet Gynaecol. 2007;28(2):105–14.
18. Dhaliwal LK, Gupta KR, Gopalan S, Kulhara P. Psychological aspects of infertility due to various causes—prospective study. Int J Fertil Womens Med. 2004;49:44.
19. Wischmann TH. Sexual disorders in infertile couples. J Sex Med. 2010;7(5):1868–76.
20. Miall CE. Community constructs of involuntary childlessness: sympathy, stigma, and social support. Can Rev Sociol. 2008;31:392–421.
21. Muller MJ. Sexual satisfaction in male infertility. Arch Androl. 1999;42:138.
22. Sifneos PE. Clinical observations on some patients suffering from a variety of psychosomatic diseases. Acta Med Psychosom. 1967;7:1–10.

23. Sifneos PE. The prevalence of alexithymic characteristics in psychosomatic patients. Psychother Psychosom. 1973;22:255–62.
24. Bach M, Bach D, Böhmer F, et al. Alexithymia and somatization: relationship to DSM-III-R diagnoses. J Psychosom Res. 1994;38:529–38.
25. Bach M, Bach D, de Zwaan M, et al. Validierung der deutschen Version der 20-Item Toronto-Alexithymie-Skala bei Normalpersonen und psychiatrischen Patienten. Psychother Psychosom Med Psychol. 1996;46:23–8.
26. Bach M, Bach D. Predictive value of alexithymia: a prospective study in somatizing patients. Psychother Psychosom. 1995;64:43–8.
27. Wise TN, Mann LS. The attribution of somatic symptoms in psychiatric outpatients. Compr Psychiatry. 1995;36:407–10.
28. Wise TN, Mann LS, Mitchell JD, et al. Secondary alexithymia: an empirical validation. Compr Psychiatry. 1990;31:284–8.
29. Hesse C, Floyd K. Affectionate experience mediates the effects of alexithymia on mental health and interpersonal relationships. J Soc Pers Relationships. 2008;25(5):793–810.
30. Michetti PM, Rossi R, Bonanno D, Tiesi A, Simonelli C. Male sexuality and regulation of emotions: a study on the association between alexithymia and erectile dysfunction (ED). Int J Impot Res. 2006;18:170–4.
31. Taylor GJ, Bagby RM, Parker JDA. Alexithymia. Cambridge: Cambridge University Press; 1997. 335 p.
32. American Psychiatric Association. Diagnostic and statistical manual of mental disorders. 4th ed. Washington, DC: American Psychiatric Association; 1994.
33. McGrady AV. Effects of psychological stress on male reproduction: a review. Arch Androl. 1984;13(1):1–7.
34. Sand MS, Fisher W, Rosen R, Heiman J, Eardley I. Erectile dysfunction and constructs of masculinity and quality of life in the multinational Men's Attitudes to Life Events and Sexuality (MALES) study. J Sex Med. 2008;5(3):583–94.
35. Araujo AB, Johannes CB, Feldman HA, Derby CA, McKinlay JB. Relation between psychosocial risk factors and incident erectile dysfunction: prospective results from the Massachusetts Male Aging Study. Am J Epidemiol. 2000;152(6):533–41.
36. Bancroft J. Psychogenic erectile dysfunction. A theoretical approach. Int J Impot Res. 2000; 12:546–8.
37. Lue TF. Causes of erectile dysfunction. Erectile dysfunction. Armenian Health Network. 2006. www.Health.am. Accessed 7 Oct 2007.
38. Sadeghi-Nejad H, Watson R. Continuing medical education: premature ejaculation: current medical treatment and new directions (CME). J Sex Med. 2008;5:1037–50.
39. Mohee A, Eardley I. Medical therapy for premature ejaculation. Ther Adv Urol. 2011;3(5):211–22.
40. Waldinger MD. Premature ejaculation: different pathophysiologies and etiologies determine its treatment. J Sex Marital Ther. 2008;34(1):1–13.
41. Waldinger MD. Recent advances in the classification, neurobiology and treatment of premature ejaculation. Adv Psychosom Med. 2008;29:50–69.
42. Waldinger MD, Schweitzer DH. The use of old and recent DSM definitions of premature ejaculation in observational studies: a contribution to the present debate for a new classification of PE in the DSM-V. Sex Med. 2008;5(5):1079–87.
43. Palti Z. Psychogenic male infertility. Psychosom Med. 1969;31(4):326–30.
44. Knowles DR. Delayed ejaculation. A.D.A.M. Medical Encyclopedia. A.D.A.M. Inc. (2005-06-01). http://www.nlm.nih.gov/medlineplus/ency/article/001954.htm. Accessed 30 Oct 2013.
45. Delvin D. Delayed ejaculation (retarded ejaculation). Net Doctor.co.uk. (2007-06-25). Retrieved 25 Oct 2007. http://www.netdoctor.co.uk. Accessed 30 Oct 2013.
46. Michael M. Male psychogenic subfertility and infertility. Gynecologia. 1956;141:265.
47. Gerhard I, Lenhard K, Eggert-Kruse W, et al. Clinical data which influence semen parameters in infertile men. Hum Reprod. 1992;7:830–7.
48. Eskiocak S, Gozen AS, Kilic AS, Molla S. Association between mental stress & some antioxidant enzymes of seminal plasma. Indian J Med Res. 2005;122(6):491–6.
49. Eskiocak S, Gozen AS, Taskiran A, Kilic AS, Eskiocak M, Gulen S. Effect of psychological stress on the L-arginine-nitric oxide pathway and semen quality. Braz J Med Biol Res. 2006;39(5):581–8.
50. Zorn B, Auger J, Velikonja V, Kolbezen M, Meden-Vrtovec H. Psychological factors in male partners of infertile couples: relationship with semen quality and early miscarriage. Int J Androl. 2008; 31(6):557–64.
51. Negro-Vilar A. Stress and other environmental factors affecting fertility in men and women: overview. Environ Health Perspect. 1993;101 Suppl 2:59–64.
52. Blanchard RJ, McKittrick CR, Blanchard DC. Animal models of social stress: effects on behavior and brain neurochemical systems. Physiol Behav. 2001;73:261–71.
53. Pook M, Krause W, Rohrle B. Coping with infertility: distress and changes in sperm quality. Hum Reprod. 1999;14:1487–92.
54. Boivin J, Shoog-Svanberg A, Andersson L, et al. Distress level in men undergoing intracytoplasmic sperm injection versus in vitro fertilization. Hum Reprod. 1998;13:1403–6.
55. Clarke RN, Klock SC, Geoghegan A, Travassos DE. Relationship between psychological stress and semen quality among in-vitro fertilization patients. Hum Reprod. 1999;14(3):753–8.
56. Repokari L, Punamaki RL, Unkila-Kallio L, et al. Infertility treatment and marital relationships: a 1-year prospective study among successfully treated ART couples and their controls. Hum Reprod. 2007;22(5):1481–91.
57. Wolfram M. Rev Fr Gynecol Obstet. 1953;48:145.

58. Perloff FW. Obstet Gynecol Latin Am. 1955;13:1.
59. Steve H. Der Einfluss des Nerven System auf Ban und Tdtigkeit der Geschlechtorgane des Menschen. Stuttgart: Thieme; 1952.
60. Zondek B, Bromberg YM, Polishuk KZ. Variations in spermatogenesis of oligospermic men. Nature (London). 1948;161:176.
61. Greil AL. Infertility and psychological distress: a critical review of the literature. Soc Sci Med. 1997;45(11):1679–704.
62. Schenker JG, Meirow D, Schenker E. Stress and human reproduction. Eur J Obstet Gynecol Reprod Biol. 1992;45(1):1–8.
63. Zini A, O'Bryan MK, Schlegel PN. Nitric oxide synthase activity in human seminal plasma. Urology. 2001;58:85–9.
64. Rosselli M, Dubey RK, Imthurn B, et al. Effects of nitric oxide on human spermatozoa: evidence that nitric oxide decreases sperm motility and induces sperm toxicity. Hum Reprod. 1995;10:1786–90.
65. Hallemeesch MM, Lamers WH, Deutz NE. Reduced arginine availability and nitric oxide production. Clin Nutr. 2002;21:273–9.
66. Agarwal A, Makker K, Sharma R. Clinical relevance of oxidative stress in male factor infertility: an update. Am J Reprod Immunol. 2008;59(1):2–11.
67. Elgun S, Kacmaz M, Sen I, et al. Seminal arginase activity in infertility. Urol Res. 2000;28:20–3.
68. Spielberger CD, Gorsuch RL, Lushene RE. STAI manual for the state-trait anxiety inventory (self-evaluation questionnaire). Palo Alto, CA: Consulting Psychologists Press; 1970.
69. Herrero MB, de Lamirande E, Gagnon C. Tyrosine nitration in human spermatozoa: a physiological function of peroxynitrite, the reaction product of nitric oxide and superoxide. Mol Hum Reprod. 2001;7:913–21.
70. Turner-Cobb JM. Psychological and stress hormone correlates in early life: a key to HPA-axis dysregulation and normalization. Stress. 2005;8(1):47–57.
71. Retana-Márquez S, et al. Naltrexone effects on male sexual behavior, corticosterone, and testosterone in stressed male rats. Physiol Behav. 2009;96(2): 333–42.
72. Tsigos C, Chrousos GP. Hypothalamic-pituitary-adrenal axis, neuroendocrine factors and stress. J Psychosom Res. 2002;53(4):865–71.
73. Kyrou I, Tsigos C. Chronic stress, visceral obesity and gonadal dysfunction. Hormones (Athens). 2008;7(4):287–93.
74. Delitala G, Tomasi P, Virdis R. Prolactin, growth hormone and thyrotropin-thyroid hormone secretion during stress states in man. Baillieres Clin Endocrinol Metab. 1987;1(2):391–414.
75. Tsigos C, Kyrou I, Chrousos G. Stress, endocrine physiology and pathophysiology. www.endotext.com. Dartmouth, MA: MDTEXT.COM, INC. 2004. Accessed 30 Oct 2013.
76. Karagiannis A, Harsoulis F. Gonadal dysfunction in systemic diseases. Eur J Endocrinol. 2005;152: 501–13.
77. Jóźków P, Mędraś M. Psychological stress and the function of male gonads. Pol J Endocrinol. 2012; 63(1):44–9.
78. Theorell T, Karasek RA, Eneroth P. Job strain variations in relation to plasma testosterone fluctuations in working men—a longitudinal study. J Intern Med. 1990;227:31–6.
79. Klimek M, Pabian W, Tomaszewska B, et al. Levels of plasma ACTH in men from infertile couples. Neuro Endocrinol Lett. 2005;26:347–50.
80. O'Connor DB, Corona G, Forti G, et al. Assessment of sexual health in aging men in Europe: development and validation of the European Male Ageing Study sexual function questionnaire. J Sex Med. 2008;5:1374–85.
81. Hjollund NH, Bonde JP, Henriksen TB, et al. Job strain and male fertility. Epidemiology. 2004;15: 114–7.
82. Holsboer F, Ising M. Hormone regulation: biological role and translation into therapy. Annu Rev Psychol. 2010;61:81–109.
83. Kirby ED, et al. Stress increases putative gonadotrophin inhibitory hormone and decreases luteinizing hormone in male rats. Proc Natl Acad Sci U S A. 2009;106(27):11324–9.
84. Kefer JC, Agarwal A, Sabanegh E. Role of antioxidants in the treatment of male infertility. Int J Urol. 2009;16(5):449–57.
85. Adachi S, Kawamura K, Takemoto K. Oxidative damage of nuclear DNA in liver of rats exposed to psychological stress. Cancer Res. 1993;53:4153–5.
86. Irie M, Asami S, Nagata S, Ikeda M, Miyata M, Kasai H. Psychosocial factors as a potential trigger of oxidative DNA damage in human leukocytes. Jpn J Cancer Res. 2001;92:367–75.
87. Irie M, Asami S, Nagata S, Miyata M, Kasai H. Classical conditioning of oxidative DNA damage in rats. Neurosci Lett. 2000;288:13–6.
88. Irie M, Asami S, Nagata S, Miyata M, Kasai H. Relationships between perceived workload, stress and oxidative damage. Int Arch Occup Environ Health. 2001;74:153–7.
89. Liu J, Wang X, Shigenaga MK, Yeo HC, Mori A, Ames BN. Immobilization stress causes oxidative damage to lipid, protein, and DNA in the brains of rats. FASEB J. 1996;10:1532–8.
90. Nakajima M, Takeuchi T, Takeshita T, Morimoto K. 8-Hydroxydeoxyguanosine in human leukocyte DNA and daily health practice factors: effects of individual alcohol sensitivity. Environ Health Perspect. 1996;104(12):1336–8.
91. Makker K, Agarwal A. Oxidative stress & male infertility. Indian J Med Res. 2009;129(4):357–67.
92. Cocuzza S, Agarwal A. Clinical relevance of oxidative stress and sperm chromatin damage in male infertility: an evidence based analysis. Int Braz J Urol. 2007;33(5):603–21.
93. Caron J, Liu A. Factors associated with psychological distress in the Canadian population: a comparison of low-income and non low-income sub-groups. Community Ment Health J. 2011;47:318–30.
94. Thapa SB, Hauff E. Gender differences in factors associated with psychological distress among immi-

grants from low- and middle-income countries-findings from the Oslo Health Study. Soc Psychiatry Psychiatr Epidemiol. 2005;40:78–84.
95. McDonough P, Strohschein L. Age and the gender gap in distress. Women Health. 2003;38:1–20.
96. Jorm AF, Windsor TD, Dear KB, et al. Age group differences in psychological distress: the role of psychosocial risk factors that vary with age. Psychol Med. 2005;35:1253–63.
97. Andrews FM, Abbey A, Halman LJ. Stress from infertility, marriage factors, and subjective well-being of wives and husbands. J Health Soc Behav. 1991;32:238–53.
98. Nelson CJ, Shindel AW, Naughton CK, Ohebshalom M, Mulhall JP. Prevalence and predictors of sexual problems, relationship stress and depression in female partners of infertile couples. J Sex Med. 2008;5:1907–14.
99. Olivius C, Friden B, Borg G, Berg C. Why do couples discontinue in vitro fertilization treatment? A cohort study. Fertil Steril. 2004;81(2):258–61.
100. Fisher RW, Hammarberg K. Psychological and social aspects of infertility in men: an overview of the evidence and implications for psychologically informed clinical care and future research. Asian J Androl. 2012;14(1):121–9.
101. Wurtman J. Depression and weight gain: the serotonin connection. J Affect Disord. 1993;29(2–3):183–92.
102. Adam TC, Epel ES. Stress, eating and the reward system. Physiol Behav. 2007;91(4):449–58.
103. Kim YK, Na KS, Shin KH, Jung HY, Choi SH, Kim JB. Cytokine imbalance in the pathophysiology of major depressive disorder. Prog Neuropsychopharmacol Biol Psychiatry. 2007; 31(5):1044–53.
104. Kumar S, Kumari A, Murarka S. Lifestyle factors in deteriorating male reproductive health. Indian J Exp Biol. 2009;47:615–24.
105. Boivin J. A review of psychosocial interventions in infertility. Soc Sci Med. 2003;57(12):2325–41.
106. Van den Broeck U, Emery M, Wischmann T, Thorn P. Counselling in infertility: individual, couple and group interventions. Patient Educ Couns. 2010;81(3):422–8. Epub 2010 Nov 13.
107. Wischmann T. Implications of psychosocial support in infertility—a critical appraisal. J Psychosom Obstet Gynaecol. 2008;29(2):83–90.
108. Coleman, E. Impulsive/compulsive sexual behavior: assessment and treatment. In: Grant JE, Potenza MN, editors. The Oxford handbook of impulse control disorders. New York: Oxford University Press; 2011. p. 385. Chapter 28.
109. Koyuncu H, Serefoglu EC, Ozdemir AT, Hellstrom WJ. Deleterious effects of selective serotonin reuptake inhibitor treatment on semen parameters in patients with lifelong premature ejaculation. Int J Impot Res. 2012;24:171–3.
110. Tanrikut C, Schlegel PN. Antidepressant-associated changes in semen parameters. Urology. 2007;69(1): 185.
111. Tanrikut C, Feldman AS, Altemus M, Paduch DA, Schlegel PN. Adverse effect of paroxetine on sperm. Fertil Steril. 2010;94(3):1021–6.
112. Dording CM, Fisher L, Papakostas G, et al. A double-blind, randomized, pilot dose-finding study of maca root (L. meyenii) for the management of SSRI-induced sexual dysfunction. CNS Neurosci Ther. 2008;14(3):182–91.
113. Rosen RC, Lane RG, Menza M. Effects of SSRIs on sexual function: a critical review. J Clin Psychopharmacol. 1999;19:67–85.
114. Montejo AL, Llorca G, Izquierdo JA. Sexual dysfunction with SSRIs: a comparative analysis. In: New research program and abstracts of the 149th Annual Meeting of the American Psychiatric Association; New York, NY. 1996.
115. Monteiro WO, Noshirvani HF, Marks IM, et al. Anorgasmia from clomipramine in obsessive-compulsive disorder: a controlled trial. Br J Psychiatry. 1987;151:107–12.
116. Waldinger MD, Olivier B. Utility of selective serotonin reuptake inhibitors in premature ejaculation". Curr Opin Investig Drugs. 2004;5(7):743–7.
117. Kyrou I, Tsigos C. Stress mechanisms and metabolic complications. Horm Metab Res. 2007;39(6): 430–8.

11 使用手机、笔记本电脑和微波炉对男性生育力的影响

John J. McGill 和 Ashok Agarwal
平　萍译　陈　斌审校

一、概述

手机、笔记本电脑和微波炉已经成为现代生活不可或缺的部分。这些设备使用电磁波（electromagnetic wave，EMW），可以传播信息，同时也产生热量。EMW 辐射对于男性生育力的影响尚存在争议且未明晰。对于在膝上使用笔记本电脑，使用手机或在臀部及裤子口袋中放置手机，以及距离工作状态微波炉较近的生育力低下的男性，EMW 辐射和生育力之间的关联十分重要。目前从来自人类和动物实验资料看，有关 EMW 辐射暴露和男性生育力的文献有争议。EMW 的安全性及其对生物组织作用的潜在机制尚不清楚。本章将回顾目前文献有关手机、笔记本电脑及微波炉微波对于男性生殖系统影响。这些技术的潜在影响是一个重要的公共卫生问题，也是病因不明男性不育的潜在原因。

本章着重微波，一种非离子射线，包括经常使用的手机、笔记本电脑和微波炉。作者将简要回顾人类 EMW 暴露的生物学影响及潜在机制，还将回顾 EMW 射线对男性生殖系统影响的专有文献。因为目前大多数 EMW 文献是有关手机与生殖健康。所以本章重点关注手机的副作用，讨论也涉及笔记本电脑和微波炉的文献回顾。传统微波炉使用 2.45 GHz 功率，所综述的研究也是这一功率的。

二、电磁波的一般生物学效应：热效应及非热效应

微波射线遇到物质时才可被吸收，将微波能量转移至该物质。根据分子能量储存模式（包括热和振动模式）吸收过程分为许多种类。能量储存的热模式通过各自媒介原子转移和振动运动散发热量[1]。组织所吸收的微波能量的量首先依赖暴露频率，还与强度及暴露时间有关。能量转移至物质内的效率被称为吸收力或特异吸收率（SAR），用瓦每千克表示（W/kg）。SAR 升高与组织射线吸收增强有关，后者表现为加热的组织。

非离子 EMW 射线的生物学作用存在争议。在不显示热效应情况下人类是否发生有害的生物学变化尚不清楚。非热效应发挥的机制不包括宏观加热[1]。这一章将运用热及非热的术语来阐明热和非热的生物学效应。

三、EMW 对男性生殖影响的可能机制

EMW 对男性生殖系统影响的全面机制尚不清楚，目前只有许多可能的潜在机制。

从组织水平变化[包括血睾屏障（BTB）]到亚细胞水平。目前缺乏EMW作用于男性生殖腺轴方面详尽且有深度的文献，难以准确阐明其对男性生殖生物学方面的潜在作用及机制。

（一）热效应

有关EMW热效应对男性生殖生物学影响的文献极少。Yan及其同事将手机置于大鼠1 cm处，温度计靠近其面部及直肠，以测量暴露于手机的大鼠体表及深部体温。结果发现面部和直肠探头的温度没有差异[2]。相反，Dasdag及同事发现小鼠暴露于通话模式后，直肠温度有所增加[3]。与对照组相比，这些动物温度变化差异是否继发于手机中可听到声音产生的紧张情绪尚不清楚。另外，这项研究缺乏与身体其他部位（如面部）有关的体温比较。作者后来重复实验，并没有发现升高的直肠温度与EMW暴露的相关性[4]。因此，继发于手机热效应的潜在作用尚不明确。

美国联邦通讯委员会要求无线电话SAR＜1.6 W/kg[5]。移动手机通常是低于这个限值的。不良热效应会在SAR＞4 W/kg时发生；因此，现在移动手机不会产生因EMW射线导致的热效应[6]。

（二）非热效应

1. 细胞膜损伤和钙离子及蛋白激酶C的作用

EMW诱导的细胞损伤机制之一是细胞膜损伤。细胞膜兴奋及后来形成的膜内亲水通道被认为是电穿孔，这些胞质膜的不稳定和继发的细胞内作用与体外神经细胞研究一致[7-8]。潜在的细胞质膜渗漏和不稳定可能造成细胞内分子和离子继发损失，其中就包括钙离子——是一种已知的调节精子获能和顶体反应的离子[9-10]。钙在细胞内信号传导通路中发挥关键作用。提高钙流出可导致细胞内精子新陈代谢的变化。

钙离子还调节蛋白激酶C（PKC），一种参与大部分细胞内活动的调节酶类，包括细胞增殖、恶变和凋亡[10-12]。精子鞭毛内发现PKC可调节精子运动[13]，许多研究认为EMW暴露与活力下降相关[2,14-19]。

Kesari及其同事[20]发现小鼠暴露于手机释放的EMW后，精液PKC水平变化，精子活力下降，凋亡增加。如果PKC调节凋亡和其他重要的细胞功能，这些变化会导致精子动态平衡失调的许多副作用。因为精子的多种生理功能依赖钙流入，包括精子运动，由PKC功能变化引起的细胞内钙变化可以解释EMW对于男性生殖系统的一些作用。

2. 血睾平衡损害

近期有关EMW射线的研究揭示EMW对于BTB完整性有破坏作用。BTB形成Sertoli细胞间的紧密连接，将血液和淋巴管与生精小管分离开。BTB为免疫豁免的，保护男性生殖细胞系不被机体免疫系统识别，从而保护睾丸免于循环系统对其生殖功能的损害。

有关EMW射线诱导的BTB变化以及潜在的睾丸损伤的研究很少，这些研究均采用高强度的电场，这比手机、笔记本电脑及微波强度高。Wang和同事将小鼠暴露于200 kV/m和400 kV/m电场强度，发现这两个强度下Sertoli细胞形态改变[21]。另一项研究使用偶氮蓝（伊文思蓝）或硝酸镧示踪剂研究暴露于 200 kV/m 强度下 BTB 变化，发现示踪剂对于 BTB 的穿透增加[22]。

近期 Hou 及其同事研究 400 kV/m 的电磁脉冲射线的作用，发现 BTB 结构受损，通透性增加，有许多基底膜生殖细胞凋亡[23]。闭合蛋白（整体膜紧密连接蛋白）信使 RNA 和蛋白表达水平明显下降。28 天后 BTB 结构和闭合蛋白表达水平逐渐恢复。

由于 BMW 射线及 BTB 研究稀少，血脑屏障（BBB）的研究可能有助于阐明 BTB 和 EMW 射线暴露的相互作用。BBB 主要由微小毛细血管的紧密连接构成，由周细胞支持。有争议的是，BTB 主要由邻近生精小管上皮基底膜的 Sertoli 细胞之间特殊的紧密连接构成[24-25]。BTB 微血管结构的屏障功能与 BBB 相似，沿着 BTB 微血管发现两者共有抗血-组织屏障抗原[25]。因此，血-组织屏障对于应激和屏障发育受损有相似的反应。动物实验和 EMW 对于 BBB 影响的体外研究结果不一致，一些研究显示 BBB 改变和继发的神经病理变化[26-28]，而另一些研究没有显示此种结果[29-34]。

虽然以上提及的 BTB 研究在高强度电场下实施，由普通设备产生的低电场 EMW 射线的作用尚不清楚，可能对男性生殖功能产生不利影响。综上所述，还需要进一步研究去阐明 EMW 暴露后对 BTB 的潜在损伤作用。

3. 细胞损伤

EMW 射线可能诱导细胞信号传导变化以及后来不同的基因和蛋白表达[35]。移动电话射线被证明可以激活细胞应激反应，致 p38MAPK 改变。这种有丝分裂原激活的蛋白激酶功能改变可能导致后来下游的抑制蛋白激化。这包括热休克蛋白 27（hsp27），一种人类细胞二磷酸尿苷信号蛋白。hsp27 磷酸化导致凋亡增加和 BBB 通透性提高[35]。这种通透性的提高也可发生于 BTB，威胁到男性生殖细胞系。然而，有许多研究显示 EMW 暴露后对基因和蛋白表达无继发影响[36-37]，因此 EMW 射线是否改变细胞内信号传导通路尚不明确。

4. 氧化应激

当精子的氧自由基浓度超过总的抗氧化能力时发生氧化应激。精子的浆膜多聚不饱和脂肪酸浓度较高，这对男性精子许多功能和 ROS 的产生是必需的[37]。有限的精子胞质中大量的多聚不饱和脂肪酸产生的 ROS，细胞溶质中抗氧化酶浓集，可能使精子遭受过量 ROS 而继发明显损伤[38-39]。原因不明的男性不育患者精液 ROS 水平明显高于健康男性[40-41]。研究显示氧化应激提高可能源自男性生殖系统暴露于手机射线[15-16,18,42]。其中机制可能包括线粒体膜功能紊乱（MMP）。EMW 诱导的 MMP 启动了电子传导的负面效应和氧化磷酸化过程，导致氧化应激和后来诱发凋亡[43-44]。手机暴露后抗氧化治疗可减轻氧化应激[45]和精子 MPP，氧化应激和抗氧化治疗还需进一步研究。

5. DNA 损伤

精子 DNA 损伤发生机制有三种：DNA 链断裂、氧化应激和凋亡[46]。EMW 暴露可出现直接 DNA 碎片[47]，但 EMW 暴露下出现 DNA 碎片可能不止一种机制[46]。EMW 有致染色体断裂作用（或者使染色体断裂的能力），这点在暴露于手机的小鼠 DNA 碎片率现象中获得证实[48]。微波可能还影响细胞周期调节酶类，后者导致细胞周期连续受损以及生精功能受损[48]。

许多研究将氧化应激和不育男性DNA碎片率相联系，一些研究揭示抗氧化治疗可降低DNA损伤[15,40,49-52]。因此，继发于微波射线的DNA损伤可能有多种发生机制。考虑到DNA碎片率所伴随的生育力受损，EMW射线诱导的DNA损伤还需要深入而广泛的研究来阐明潜在作用机制[53-54]。

四、手机和男性生育力

随着小型电话的发展及移动电话的普及与广泛应用，手机已成为日常生活的一部分。但是，有关EMW对于男性不育影响的研究很有限。手机使用频率从900至1900 MHz（GSM），一些小型手机频率升至2.4 GHz。目前美国FCC标准限制手机射线暴露为1.6 W/kg[5]。

（一）手机如何工作

当使用者对着手机讲话时，讲话者的声波通过传导器，将声波转化为正弦波。传导器将信号传至手机天线（将信号向所有方向传导）。沿着传导环路流动的电子正弦波流产生周围的电磁场。因为电流前后移动，电磁场持续产生和消失，形成电磁辐射。这种射线与人体组织作用，可能提高随机的分子运动[55-56]。

提高的SAR可能导致升高的热及非热组织效应，以及后来的细胞功能紊乱[57]。虽然SAR由手机最大能量水平决定，实际上正在使用的手机SAR值可能较低[5,58]。一个特定人类组织的SAR取决于多种因素例如暴露组织的特征（厚度、液体量等），使用中无线装置距离远近，使用模式（通话及未通话模式）和免提设备（如蓝牙）[57,59]。

（二）手机射线和生物学效应

EMW对人类组织的作用机制尚不清楚。目前认为，人体吸收EMW后振动流通道形成，细胞膜损毁导致细胞功能改变[57,59]。细胞膜受损影响胞质膜结构如NADH氧化和钙通道，导致男性生殖组织中一连串的细胞信号变化[59]（图11.1）。其他生殖系统外的潜在作用包括内皮功能障碍、皮温改变、BBB变化、免疫系统效应以及神经系统兴奋性缺陷[35,57,60-62]。手机对于中枢神经系统影响的研究显示其可造成睡眠和脑电图模式变化、头痛、疲劳、注意力集中困难和脑部糖代谢增加[63-66]。目前，流行病学研究显示手机与神经胶质瘤风险增加、听神经瘤及脑肿瘤死亡率上升有关[67-68]。

（三）有关手机对人类男性生殖系统影响的研究

1. 对人类精液质量下降的作用

一些证据显示EMW暴露与精液分析结果存在不利关联。在Agarwal及其同事的一项观察性研究中，对361名接受不育评估的男性进行精液分析，揭示随着手机使用期限延长，精子活力、活率和正常形态率下降[15]。Wdowiak等进行的类似研究中，分别检测未使用手机、使用1～2年、使用超过2年（每天使用的时间未描述）的男性精液质量，发现精子活力及形态呈暴露依赖性下降[69]。在这两项研究中，没有询问患者手机放置位置（裤子或衬衫口袋和腰带），也没有记录使用方式（免提或手提）。虽然 Kilgallon 和 Simmons 的一项观察性研究报道在臀部及腰带放置手机男性精子密度下降[70]，手机暴露是否为男性不育的危险因素尚不清楚。

Fejes 和同事询问学术中心的男性手机使用情况和习惯，发现使用频率增加者出现精子活力下降[14]。Gutschi 等后来进行了一次回顾性研究，发现使用手机的男性与非使用者相比，精子计数没有变化，平均正常形态率下降[71]。这些研究在设计上有一定限制，因为未报道或未知的混合因素可能模糊 EMW 射线作用的描述。

对干净的精液样本研究得到了有趣的结果。Agarwal 和同事将精液样本分为对照组和手机暴露组。与非暴露部分相比，暴露样本显示精子活力和活率下降[16]。Erogul 及其同事的相似研究也显示精子活力的下降[17]。De Iuliis 等将纯化的人类精子暴露于手机射线过夜，SAR 的升高导致精子活力下降[18]。

Falzone 和同事后来也调查手机暴露对于纯化精子的影响，发现精子头部异常和精子-透明带结合下降，但顶体反应没有变化[72]。这可能暗示降低的受孕率和异常形态与 EMW 暴露的关系。使用纯化的精液样本，Falzone 和 De Iuliis 等不能解释 EMW 吸收对于衣服、软组织和其他精液成分的影响，这可能减弱了 SAR 对人类精子的影响[18,72]。

2. 人类研究：手机暴露后男性生殖氧化应激

氧化应激（OS）是男性不育的主导因素[15,73-74]。移动电话暴露导致睾丸内产生 OS 引起精子内自由基积累和 ROS 水平提高，这些都继发于高含量的多聚非不饱和脂肪酸[75]。Agarwal 和同事发现体外精液样本 EMW 暴露时 ROS 升高[16]。另一项体外研究发现存在升高的 ROS 和 8-羟基-2-脱氧鸟苷（8-OH-2G）——一种氧化应激标记物[51]。考虑到 OS 与 DNA 碎片的关联，人类研究中继发于 OS 的 EMW 射线效应需要进一步研究。

3. 人类研究：手机暴露后男性生殖的 DNA 损伤

有关继发于手机射线的精子 DNA 损伤研究较少。Agarwal 及同事将体外精子暴露于手机 EMW，发现 ROS 水平升高，但 DNA 碎片率与未暴露组比无差异[18]。并且作者后来发现手机射线诱发的氧化 DNA 损伤与 DNA 碎片之间有很强相关性，这被 8OHdG 形成与 DNA 碎片指数间强关联的研究进一步证实[51]。最后，虽然少见，目前文献提示手机射线是人类精子 DNA 碎片的潜在原因。

(四) 有关手机射线与男性健康的动物研究

1. 对动物精液质量的恶化影响

多种啮齿动物研究均报道手机射线暴露后精子活力和正常形态率下降[20,42,76]。Mailankot 和同事将小鼠暴露于功率 0.9/1.8 GHz 的手机工作状态下，每天 1 小时，持续 28 天。对照组同样时间暴露于没有电池的手机。作者发现活动精子明显下降[76]。Yan 等将大鼠置于距离功率 1.9 GHz 的手机 1 cm 处，每天 6 小时，超过 18 周，SAR 为 1.18 W/kg。他们发现死亡精子数量上升，精子活力下降[2]。

通过电镜已经发现手机射线暴露后精子结构变化。Kesari 和同事将小鼠暴露于手机射线每天 2 小时，持续 45 天。发现大鼠精子头部及线粒体鞘中段形态改变[42]。

但是，目前的文献不单单支持手机 EMW 暴露后精子活力下降。在近期研究中，Ozlem Nisbet 等将大鼠每天 2 小时暴露于 900 和 1800 MHz，超过 90 天，与对照组相比，精子活力增加，异常精子百分比下降[77]。这些看起来互相矛盾的发现揭示手机射线对生精功能的有益作用。但是，这些发现的机制仍不清楚。

2. 动物实验：手机暴露后男性生殖系统的氧化应激

在许多动物实验中发现手机暴露后睾丸产生了氧化应激，虽然继发于手机射线 ROS 产生的机制不清。Mailankot 等将大鼠暴露于手机射线每天 1 小时，持续 28 天，发现液态过氧化物升高[76]。Kesari 和同事研究比较大鼠手机暴露作用与假性治疗，发现暴露组 ROS 显著性增加，抗氧化酶明显下降[20]。Al-Damegh 的近期研究评估对大鼠手机暴露前应用维生素 C 和 E 进行治疗[45]。作者发现射线照射大鼠前口服抗氧化剂，睾丸组织内谷胱甘肽过氧化物和谷胱甘肽升高。另外，给射线暴露大鼠补充维生素后，睾丸组织内液态过氧化物酶标记物（结合的二烯羟和氢化氧化物）以及过氧化氢酶下降。这些研究揭示预先用维生素 C 和维生素 E 治疗，睾丸的抗氧化物和液态过氧化物标记物可恢复正常值。另一项体外研究发现升高的 ROS 和 8-OH-2G，一种氧化应激标记物[51]。考虑到 OS 与 DNA 碎片的联系，人类研究中继发于 OS 的 EMW 射线效应需要进一步研究。

3. 动物研究：手机暴露后男性生殖的 DNA 损伤

手机暴露可能也会导致精子 DNA 损伤。Aitken 等将小鼠暴露在频率 900 MHz 的 EMW 每日 12 小时，持续 1 周，发现附睾精子 DNA 损伤的证据[6]。Kesari 和同事调查手机 EMW 暴露下小鼠诱导的致染色体断裂的特性（染色体断裂的能力）和 DNA 碎片[48]。作者发现 DNA 碎片增加，以及嗜多染红细胞增加，后者是检测 DNA 碎片的一种方法。对组蛋白激酶（一种在细胞周期中调节染色体聚集的酶）也进行评估，因为 EMW 暴露导致组蛋白激酶活性下降。降低的组蛋白激酶活性可能导致细胞周期连续受损，而最终使生精受损[48]。但是，EMW 如何影响组蛋白激酶和诱发致染色体断裂活性仍不清楚。

许多人类和动物研究认为男性不育中氧化应激与 DNA 碎片相关，这一点也被口服抗氧化剂后 DNA 损伤减少的证据所支持[40,49-52]。精液样本中 DNA 损伤水平增加与生育结果不佳相关，包括怀孕率、胚胎卵裂率和胚胎质量下降[53-54]。考虑到 ROS 和潜在的继发 DNA 碎片率之间的联系，EMW 对 DNA 碎片率水平的影响是一个重要且未被深入研究的课题。

4. 动物研究：男性生殖细胞的手机暴露与凋亡

近期的研究围绕可能的手机暴露与凋亡的联系。Dasdag 及同事研究手机射线对于激活的半胱天冬酶-3 水平的影响，后者是一种直接的凋亡检测方法。作者将 14 只大鼠暴露于 900 MHz 射线超过 10 个月，每天超过 2 小时，检测睾丸内活性半胱天冬酶-3 水平，并没有发现 EMW 暴露与升高的半胱天冬酶-3 水平之间的关系[78]。但是，Kesari 等发现手机暴露后流式细胞仪检测精液中凋亡细胞增加[20]。他后来的研究显示 EMW

暴露组动物与对照组相比半胱天冬酶-3 活性增加，支持这一发现[42]。

5. 动物研究：手机暴露后男性生殖系统病理生理学变化

许多研究应用啮齿动物模型来研究继发于手机暴露的病理生理变化。Meo 及同事将大鼠暴露于手机 60 分钟，发现 18.75%出现生精功能低下，18.75%出现精子成熟障碍[79]。Dasdag 和同事将大鼠暴露于手机每天 2 小时，发现生精小管直径缩小[3]。但是，同一位作者随访应用了比该实验更高的 SARs（0.52 和 0.07～0.57 W/kg 与 0.141 W/kg 相比），发现生精小管没有变化。

在另一项研究中，研究者将大鼠暴露于手机 15、30 和 60 分钟，频率为 900、1800、1900 MHz，功率为 2 W，SAR 为 0.9 W/kg[45]。大鼠距离手机 50 cm。对照组包括暴露和未暴露的大鼠。另外两组在处理前予以维生素 C 和维生素 E 两周。手机暴露组生精小管变宽，伴有管腔内精子缺失，但是抗氧化处理组病理分析显示明显的再生效应。

另外，Celik 和同事研究大鼠在 SAR 1.58 W/kg 手机暴露 3 个月后睾丸光镜和电镜的变化。大鼠睾丸组织胞质空泡化且 Sertoli 细胞内出现大的液滴，伴随其他细胞外基质变化[80]。最后，EMW 射线可能导致睾丸病理学改变。稳定的病理学变化将依赖于标准的暴露程序。

（五）动物和人类的男性生殖腺性激素研究

Leydig 细胞产生体内大部分雄激素，这是生精所必需的。Leydig 细胞功能可能受 EMW 暴露影响，虽然在动物雄激素水平方面的研究很少。Meo 和同事们发现随着手机暴露时间的延长，雄激素水平逐步下降[81]。这支持了 Wang 等的发现，EMW 暴露小鼠 Leydig 线粒体肿胀和其他细胞变化[82]。Zhou 和同事也发现 EMW 暴露大鼠随着 Leydig 细胞类固醇合成变化血清睾酮下降[83]。Ozguner 等研究 EMW 暴露大鼠的睾丸病理、睾酮、LH 和 FSH 水平，显示生精小管周径和睾酮水平下降，此外无其他激素和病理变化[84]。

然而，目前动物文献并没有一致支持 EMW 射线暴露后雄激素水平下降。有趣的是一些研究发现雄激素水平升高，特别是在 EMW 暴露 24 小时和 2 周以后[77,85]。故而雄激素可能在 EMW 暴露后某些时候产量增加，还需要进一步的研究去阐明手机射线诱发动物睾丸内激素改变的机制。手机射线的影响是明显的，但人们对此仍知之甚少。

（六）手机对垂体的作用

由于垂体腺位于颅内且世界范围内手机使用增加，手机暴露后对于垂体负面不良影响的风险已引起关注，但是相关文献较少。一项有关垂体肿瘤发生风险的研究中，有 291 例病例和 630 例对照组，并没有发现使用手机和垂体肿瘤风险之间的联系[86]。另外一些研究显示手机暴露后垂体的内分泌功能没有显著改变[87-88]。最终，虽然有少数研究针对手机射线对于垂体腺功能影响，但并没有数据显示增加的手机暴露与垂体功能紊乱之间的关联。

五、笔记本电脑与男性生育力

近年来笔记本电脑使用急剧增加，对许多人来说是日常生活中不可或缺的组成成分。许多人在使用 Wi-Fi 时把便携式笔记本放在膝部，通常其频率在 2.4 GHz。像其他非离子射线装置，暴露取决于设备天线距离组织的距离。但是，有关笔记本电脑 Wi-Fi 使用对生殖健康副作用的资料很有限。少量而有限的文献集中在笔记本电脑和 Wi-Fi 使用的两个方面：热和非热效应。

（一）笔记本电脑和热效应对男性生殖系统的影响

热毒性在男性不育中已涉及[89-90]，在男性笔记本电脑使用中有一定作用。Sheynkin 和同事[91]研究阴囊高温时将笔记本电脑平衡放置于年轻育龄男性的膝部。作者发现 60 分钟后温度升高 3°C。作者改变腿的姿势发现大约 30 分钟后所有参加者温度均上升[92]。但是，这些研究并没有调查参加者的精液分析和受孕结局。因此，使用笔记本电脑时阴囊温度升高是否具有临床意义尚不清楚。

考虑到人类生精功能呈温度依赖性，男性阴囊温度比体温低 1～2°C，睾丸过热可能干扰睾丸内氧化平衡，导致氧化应激、细胞凋亡和精子 DNA 完整性受损[93-94]。目前文献缺乏继发于笔记本电脑 Wi-Fi 使用的 EMW 的热毒性研究。需要进一步的研究阐明笔记本电脑热排放和继发于 EMW 可能的热效应对男性生殖系统的影响。

（二）笔记本电脑非热效应对男性生殖系统的影响

由于已有文献较少，笔记本电脑 EMW 的非热效应仍不清楚。Oni 等进行了体外试验研究来自于 Wi-Fi 的 EMW 对男性射出精液样本的影响[95]。来自捐献者的样本被分开，未暴露样本与距离笔记本电脑 60 cm 放置 1 小时的样本比较。作者发现暴露于笔记本 Wi-Fi 的精子活力和正常形态率下降。但是，未暴露样本距离 Wi-Fi 关闭的笔记本电脑较远。60 cm 距离和 1 小时暴露时间的科学相关性不清。总的来说，在这项研究中很难区分笔记本电脑暴露的热效应和 EMW 的非热效应的潜在作用。

在一项相似研究中，Avendano 和同事[96]评估 29 名捐献者的精液标本，并把标本置于连接 Wi-Fi 的笔记本电脑 3 cm 处。作者将标本平分为两部分，暴露组置于笔记本电脑下方 4 小时。对照组不靠近电脑及其他电子设备。空调系统放置在笔记本下方使每个标本上方温度为 25°C。作者报道笔记本电脑暴露组样本前向运动精子减少，不动精子和 DNA 碎片率增加。

考虑到非暴露组没有放置在关闭 Wi-Fi 的笔记本电脑下方，这项研究没有充分的对照。因为没有测量也不清楚试验区域的温度是否同质化，这项研究也缺乏足够的温度控制[97-98]。此外，虽然笔记本电脑放置于暴露样本 3 cm 处，天线的位置没有报道，这将显著影响笔记本电脑下方的电磁场前度。作者在研究中还包括了 3 份畸形精子症标本，这可能使研究结果出现偏差[98]。考虑到笔记本电脑使用在育龄男性中十分普遍，需要进一步研究来阐明笔记本电脑暴露对于男性生殖健康的影响。

六、微波和男性生育力

微波炉通过随机分子运动形成电磁场来创造热效应。手机和笔记本电脑是微波的子集，使用相似频率范围的 EMW 光谱。但是，传统微波炉使用时频率略高于大部分手机，大概在 2.45 GHz，能量范围在 0.5～2 kW[99]。

因为微波可被组织吸收，产生的热可加热和烹饪组织。但是微波的非热效应还不知道。微波炉电磁射线泄露可对身体产生不良影响。目前美国食品和药品各类条例限制操作的微波炉泄露在距离微波炉 2 英尺内任意一点不超过 5 mW/cm^2[100]。

至今，还没有有关微波炉泄露和男性生殖健康的研究。但是有通常商品微波炉 2.45 GHz 频率的动物研究。Kesari 和同事发现将啮齿类动物暴露于 2.45 GHz 的 EMW 时，抗氧化酶和组蛋白激酶下降，同时凋亡增加[101]。Kumar 和同事后期的研究报道啮齿类动物暴露于 2.45 GHz 微波产生的 EMW 射线后，凋亡增加，雄激素水平显著下降，半胱天冬酶水平和精子肌酸激酶（一种检测精子质量和不成熟性的方法）升高[102-103]。

Saygin 和同事将大鼠暴露于 2.45 GHz 和 SAR 为 3.21 W/kg 条件下，每天 1 小时，超过 28 天，发现暴露动物 Leydig 细胞数量下降，Bax 凋亡基因和半胱天冬酶-8 凋亡酶增加[104]。但是 Kim 等进行的研究中随着暴露的增加，Leydig 细胞数量增加[105]。作者将动物暴露在 2.45 GHz 和 SAR 为 1.4 W/kg 条件下，每天 1 或 2 小时，连续 45 天，发现 Leydig 细胞数量呈剂量依赖性上升。附睾精子数量下降，没有发生病理学变化。

在每项研究中，对于 Leydig 细胞数量影响的不同可能与不同的 SAR 水平（3.21 W/kg 和 1.4 W/kg）有关，SAR 越高，Leydig 细胞数量越少。Saygin 和同事认为较低的 SAR 可能使生精功能代偿性增加至正常水平，而 SAR 较高才会发生 Leydig 细胞数量下降[104]。SAR 的变化可能最终影响生育力[106]。总之，虽然 2.45 GHz 的 EMW 暴露显示影响男性生殖过程，但发生机制还不清楚。

七、讨论

手机、笔记本电脑和微波炉 EMW 射线暴露可能无法解释男性不育的原因。虽然研究显示 EMW 暴露对于男性生殖系统有负面影响（图 11.2），但是由于实验设计和方法不够完善，目前有关 EMW 射线对于男性生殖健康影响的研究很有限。观察性研究也不能说明 EMW 暴露的真正时间和量，因为研究易产生偏差[107]。对使用手机影响的报道，可能受到当前正在使用手机的影响，且不能反映以往及目前所用手机的变化。

EMW 动物研究受动物模型（小鼠和大鼠）的限制，这些限制包括动物睾丸组织较小、不下垂的阴囊以及睾丸可自由从腹股沟管上升至腹腔的能力。由于组织和手机天线的距离不可比较，目前动物研究中啮齿类动物无法准确模拟人类的手机 EMW 吸收，也受手机放置位置不统一所限，手机可能放在笼子里或笼子上，或者靠近啮齿类动物面部，而没有提及天线位置或者标准化手机与暴露动物睾丸的位置。

以前的研究也受选择手机频率的限制，大多数低于 1 800/1 900 MHz，这是目前最常用的。不考虑频率的差异，一些研究没有显示 EMW 和手机暴露的相关性[108-109]。这些研究在设计上和前面报道 EMW 和男性不育有关的研究是相似的。

在未来 EMW 的研究中，计算机分析可能会发挥重要作用。应用二维模型，Mouradi 和同事计算出距离睾丸 0.8～1.8 cm 的距离会对男性生精功能产生影响[110]。但是，还需要三维模型来说明男性生殖器的轮廓和形状。因为以前啮齿动物模型不够充分且结果不一致[2-4,20,78,108-109]，这些研究不能应用到人类。直到发现完善的动物模型，计算机研究可能证明 EMW 暴露对生殖负作用之间存在较强的联系。

此外，目前有关微波炉频率的研究没有模仿人类的微波炉使用，考虑到真正的暴露可能来自 EMW 泄露而非 EMW 暴露。另外，笔记本电脑的热和非热效应还不清楚，但是，EMW 暴露和人类男性生殖腺轴异常有很强的相关性（图 11.1）。近期研究开始阐明可能的作用机制（图 11.2）。目前可查到的研究设计中固有的缺陷和资料匮乏限制了人们对 EMW 影响男性睾丸的认识。需要有关手机、笔记本电脑和微波炉使用的结论性资料来阐明男性生育力低下和 EMW 暴露相关性及风险。

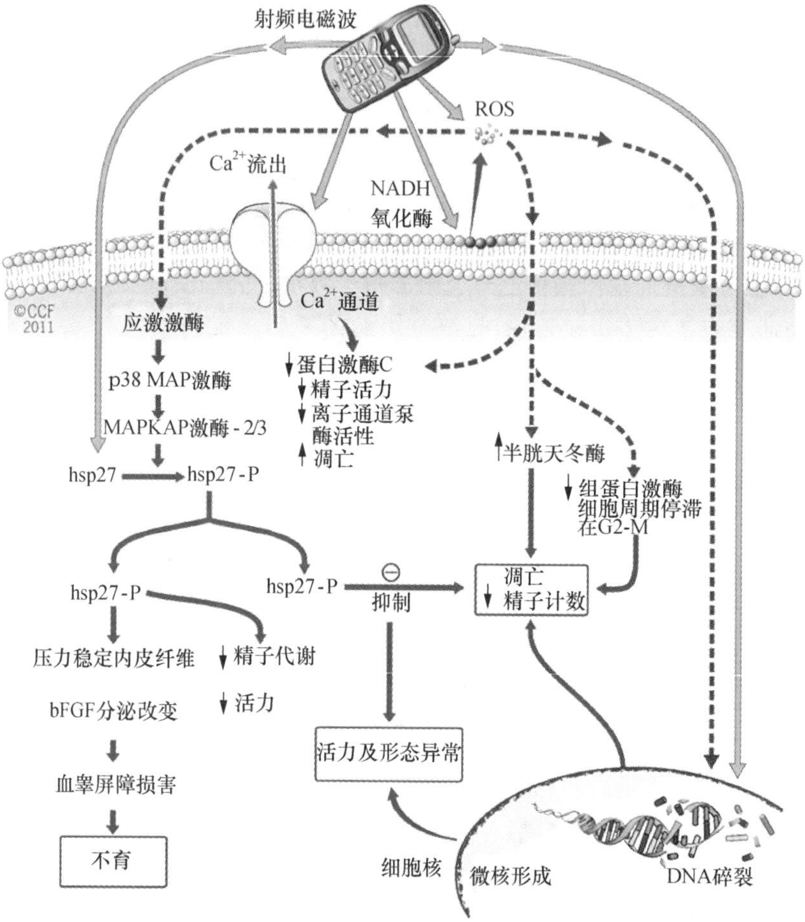

图 11.1　手机影响的细胞内效应。手机释放的 **RF-EMW** 能诱导许多潜在的亚细胞变化。钙离子流出与浆膜损伤和后来诱导的 **ROS** 产生可能开启细胞内喷流变化。**ROS** 对组蛋白激酶凋亡和蛋白激酶 **C**（**PKC**）有负面影响。钙离子浓度与 **PKC** 活性密切相关，导致精子活力下降，凋亡增加。热休克蛋白（特别是 **hsp27**）可能在 **EMW**-诱导的细胞内信号变化中发挥作用，包括对血睾屏障和精子活力的潜在负面作用。最终，**EMW** 暴露会发生 **DNA** 损伤，通过 **ROS** 或直接损伤

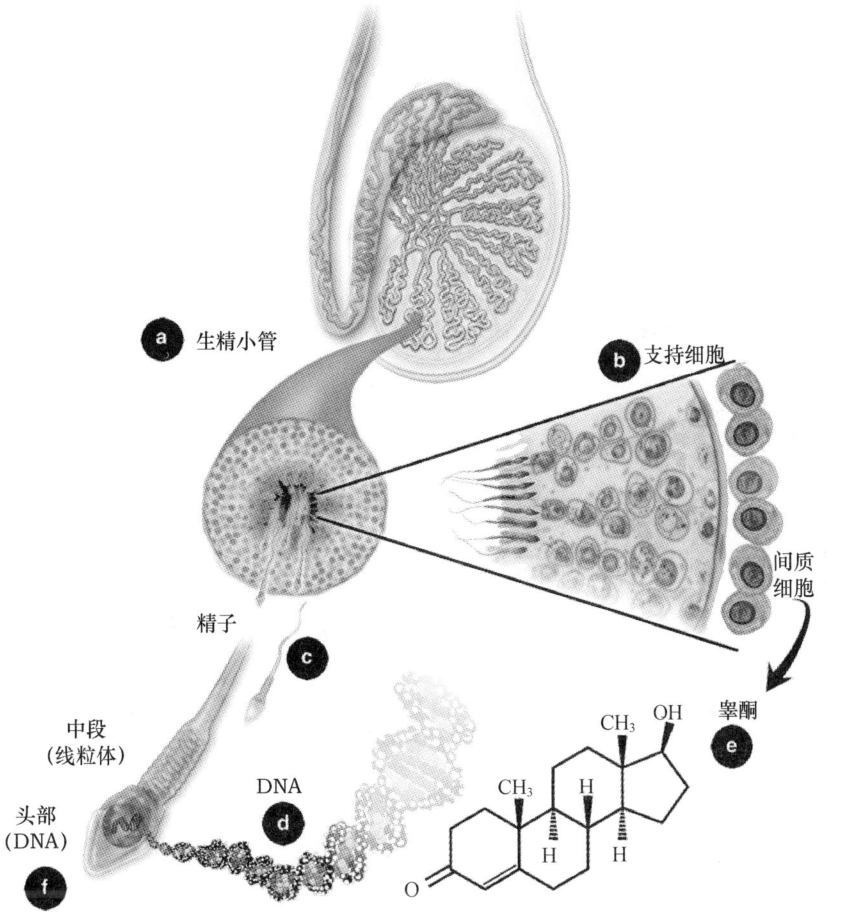

图 11.2　手机 EMW 毒性对于男性生殖系统的潜在影响。（a）生精小管：↓直径，结构异常，生精功能低下，成熟阻滞；（b）Sertoli 细胞：结构改变；（c）精子：↓密度，↓活率，↓活动力，↓正常形态率，↑氧化应激；（d）DNA：↑DNA 损伤；（e）雄激素：↓雄激素；（f）精子-头部：↑精子头部异常，↓精子-结合带

八、小结

总的来说，目前的研究不能明确 EMW 射线对男性生殖腺轴影响的真正机制。虽然一些分子标记物和氧化应激被不确定地提及，EMW 对细胞的可能影响机制还不清楚。研究设计不够充分且多变，是实验重复性差的主要原因，这使 EMW 射线的危害未得到证明。现需要改善的动物模型以及组织病理学、分子和激素研究来说明 EMW 射线损伤男性生殖系统的机制。未来的研究可借助于三维计算机模型，这将有助于安全及可重复地评估不同的 EMW 暴露和频率对男性生殖系统的影响。

除非进一步的标准化研究应用能够代表手机距离、频率、SAR 和暴露时间的剂量，否则尚无法得出有关 EMW 暴露对于原因不明的男性不育影响的结论。虽然目前的文献缺乏手机暴露和男性不育的明确证据，仍然推荐减少暴露于手机、笔记本电脑和微波炉。生育力低下男性应避免将笔记本电脑置于膝部使用和限制使用蓝牙手机，距离生殖器部位较近时关闭手机。生育力低下男性还应该避免靠近使用中的微波炉。考虑到EMW与ROS的联系，对于生育力低下和EMW暴露增加的男性，可予以抗氧化治疗。生育力低下且睾丸遭受EMW广泛损伤的男性是否接受辅助生殖技术及治疗结果尚不清楚。还需要详细设计的研究方案为EMW射线对男性生殖系统的不利影响提供结论性依据。

参考文献

1. Habash RW, Bansal R, Krewski D, Alhafid HT. Thermal therapy, part 1: an introduction to thermal therapy. Crit Rev Biomed Eng. 2006;34(6): 459–89.
2. Yan JG, Agresti M, Bruce T, Yan YH, Granlund A, Matloub HS. Effects of cellular phone emissions on sperm motility in rats. Fertil Steril. 2007;88(4): 957–64.
3. Dasdag S, Ketani MA, Akdag Z, Ersay AR, Sari I, Demirtas OC, et al. Whole-body microwave exposure emitted by cellular phones and testicular function of rats. Urol Res. 1999;27(3):219–23.
4. Dasdag S, Zulkuf Akdag M, Aksen F, Yilmaz F, Bashan M, Mutlu Dasdag M, et al. Whole body exposure of rats to microwaves emitted from a cell phone does not affect the testes. Bioelectromagnetics. 2003;24(3):182–8.
5. Cell phones and specific absorption rate [Internet]. 2013 June 4. FCC.gov. Accessed 4 June 2013 [updated 2013 June 4; cited 2013 June 4]. http://www.fcc.gov/encyclopedia/cell-phones-and-specific-absorption-rate
6. Aitken RJ, Bennetts LE, Sawyer D, Wiklendt AM, King BV. Impact of radio frequency electromagnetic radiation on DNA integrity in the male germline. Int J Androl. 2005;28(3):171–9.
7. Ha BY. Stabilization and destabilization of cell membranes by multivalent ions. Phys Rev E Stat Nonlin Soft Matter Phys. 2001;64(5 Pt 1):051902.
8. Blackman CF, Benane SG, Kinney LS, Joines WT, House DE. Effects of ELF fields on calcium-ion efflux from brain tissue in vitro. Radiat Res. 1982; 92(3):510–20.
9. Abou-haila A, Tulsiani DR. Signal transduction pathways that regulate sperm capacitation and the acrosome reaction. Arch Biochem Biophys. 2009; 485(1):72–81.
10. Hamada A, Singh A, Agarwal A. Cell phones and their impact on male fertility: fact or fiction. Open Reprod Sci J. 2011;5(3):125–37.
11. Zhao M, Xia L, Chen GQ. Protein kinase cdelta in apoptosis: a brief overview. Arch Immunol Ther Exp (Warsz). 2012;60(5):361–72.
12. Griner EM, Kazanietz MG. Protein kinase C and other diacylglycerol effectors in cancer. Nat Rev Cancer. 2007;7(4):281–94.
13. Kalive M, Faust JJ, Koeneman BA, Capco DG. Involvement of the PKC family in regulation of early development. Mol Reprod Dev. 2010;77(2): 95–104.
14. Fejes I, Zavaczki Z, Szollosi J, Koloszar S, Daru J, Kovacs L, et al. Is there a relationship between cell phone use and semen quality? Arch Androl. 2005; 51(5):385–93.
15. Agarwal A, Deepinder F, Sharma RK, Ranga G, Li J. Effect of cell phone usage on semen analysis in men attending infertility clinic: an observational study. Fertil Steril. 2008;89(1):124–8.
16. Agarwal A, Desai NR, Makker K, Varghese A, Mouradi R, Sabanegh E, et al. Effects of radiofrequency electromagnetic waves (RF-EMW) from cellular phones on human ejaculated semen: an in vitro pilot study. Fertil Steril. 2009;92(4):1318–25.
17. Erogul O, Oztas E, Yildirim I, Kir T, Aydur E, Komesli G, et al. Effects of electromagnetic radiation from a cellular phone on human sperm motility: an in vitro study. Arch Med Res. 2006;37(7):840–3.
18. De Iuliis GN, Newey RJ, King BV, Aitken RJ. Mobile phone radiation induces reactive oxygen species production and DNA damage in human spermatozoa in vitro. PLoS One. 2009;4(7):e6446.
19. Mahfouz R, Sharma R, Thiyagarajan A, Kale V, Gupta S, Sabanegh E, et al. Semen characteristics and sperm DNA fragmentation in infertile men with low and high levels of seminal reactive oxygen species. Fertil Steril. 2010;94(6):2141–6.
20. Kesari KK, Kumar S, Behari J. Mobile phone usage and male infertility in Wistar rats. Indian J Exp Biol. 2010;48(10):987–92.
21. Wang XW, Ding GR, Shi CH, Zeng LH, Liu JY, Li J, et al. Mechanisms involved in the blood-testis barrier increased permeability induced by EMP. Toxicology. 2010;276(1):58–63.
22. Wang XW, Ding GR, Shi CH, Zhao T, Zhang J, Zeng LH, et al. Effect of electromagnetic pulse exposure on permeability of blood-testicle barrier in mice. Biomed Environ Sci. 2008;21(3):218–21.
23. Hou WG, Zhao J, Li Z, Li W, Li T, Xiong LZ, et al. Effects of electromagnetic pulse irradiation on the mouse blood-testicle barrier. Urology. 2012;80(1):225 e1–6.
24. Cheng CY, Mruk DD. The blood-testis barrier and its implications for male contraception. Pharmacol Rev. 2012;64(1):16–64.
25. Ghabriel MN, Lu JJ, Hermanis G, Zhu C, Setchell BP. Expression of a blood-brain barrier-specific antigen in the reproductive tract of the male rat. Reproduction. 2002;123(3):389–97.
26. Eberhardt JL, Persson BR, Brun AE, Salford LG, Malmgren LO. Blood-brain barrier permeability and

nerve cell damage in rat brain 14 and 28 days after exposure to microwaves from GSM mobile phones. Electromagn Biol Med. 2008;27(3):215–29.
27. Salford LG, Brun AE, Eberhardt JL, Malmgren L, Persson BR. Nerve cell damage in mammalian brain after exposure to microwaves from GSM mobile phones. Environ Health Perspect. 2003;111(7): 881–3; discussion A408.
28. Fritze K, Sommer C, Schmitz B, Mies G, Hossmann KA, Kiessling M, et al. Effect of global system for mobile communication (GSM) microwave exposure on blood-brain barrier permeability in rat. Acta Neuropathol. 1997;94(5):465–70.
29. Grafstrom G, Nittby H, Brun A, Malmgren L, Persson BR, Salford LG, et al. Histopathological examinations of rat brains after long-term exposure to GSM-900 mobile phone radiation. Brain Res Bull. 2008;77(5):257–63.
30. Finnie JW, Blumbergs PC, Manavis J, Utteridge TD, Gebski V, Davies RA, et al. Effect of long-term mobile communication microwave exposure on vascular permeability in mouse brain. Pathology. 2002; 34(4):344–7.
31. Franke H, Ringelstein EB, Stogbauer F. Electromagnetic fields (GSM 1800) do not alter blood-brain barrier permeability to sucrose in models in vitro with high barrier tightness. Bioelectromagnetics. 2005;26(7):529–35.
32. Franke H, Streckert J, Bitz A, Goeke J, Hansen V, Ringelstein EB, et al. Effects of Universal Mobile Telecommunications System (UMTS) electromagnetic fields on the blood-brain barrier in vitro. Radiat Res. 2005;164(3):258–69.
33. Kuribayashi M, Wang J, Fujiwara O, Doi Y, Nabae K, Tamano S, et al. Lack of effects of 1439 MHz electromagnetic near field exposure on the blood-brain barrier in immature and young rats. Bioelectromagnetics. 2005;26(7):578–88.
34. de Gannes FP, Billaudel B, Taxile M, Haro E, Ruffie G, Leveque P, et al. Effects of head-only exposure of rats to GSM-900 on blood-brain barrier permeability and neuronal degeneration. Radiat Res. 2009;172(3): 359–67.
35. Leszczynski D, Joenvaara S, Reivinen J, Kuokka R. Non-thermal activation of the hsp27/p38MAPK stress pathway by mobile phone radiation in human endothelial cells: molecular mechanism for cancer- and blood-brain barrier-related effects. Differentiation. 2002;70(2–3):120–9.
36. McNamee JP, Chauhan V. Radiofrequency radiation and gene/protein expression: a review. Radiat Res. 2009;172(3):265–87.
37. Cotgreave IA. Biological stress responses to radio frequency electromagnetic radiation: are mobile phones really so (heat) shocking? Arch Biochem Biophys. 2005;435(1):227–40.
38. Henkel R. The impact of oxidants on sperm function. Andrologia. 2005;37(6):205–6.
39. Aitken RJ, Baker MA, De Iuliis GN, Nixon B. New insights into sperm physiology and pathology. Handb Exp Pharmacol. 2010;198:99–115.
40. Moustafa MH, Sharma RK, Thornton J, Mascha E, Abdel-Hafez MA, Thomas Jr AJ, et al. Relationship between ROS production, apoptosis and DNA denaturation in spermatozoa from patients examined for infertility. Hum Reprod. 2004;19(1):129–38.
41. Pasqualotto FF, Sharma RK, Kobayashi H, Nelson DR, Thomas Jr AJ, Agarwal A. Oxidative stress in normospermic men undergoing infertility evaluation. J Androl. 2001;22(2):316–22.
42. Kesari KK, Behari J. Evidence for mobile phone radiation exposure effects on reproductive pattern of male rats: role of ROS. Electromagn Biol Med. 2012;31(3):213–22.
43. Turrens JF. Mitochondrial formation of reactive oxygen species. J Physiol. 2003;552(Pt 2):335–44.
44. Jin Z, Zong C, Jiang B, Zhou Z, Tong J, Cao Y. The effect of combined exposure of 900 MHz radiofrequency fields and doxorubicin in HL-60 cells. PLoS One. 2012;7(9):e46102.
45. Al-Damegh MA. Rat testicular impairment induced by electromagnetic radiation from a conventional cellular telephone and the protective effects of the antioxidants vitamins C and E. Clinics (Sao Paulo). 2012;67(7):785–92.
46. Aitken RJ, De Iuliis GN. On the possible origins of DNA damage in human spermatozoa. Mol Hum Reprod. 2010;16(1):3–13.
47. Blank M, Goodman R. Electromagnetic fields may act directly on DNA. J Cell Biochem. 1999;75(3): 369–74.
48. Kesari KK, Kumar S, Behari J. Effects of radiofrequency electromagnetic wave exposure from cellular phones on the reproductive pattern in male Wistar rats. Appl Biochem Biotechnol. 2011;164(4): 546–59.
49. Tamburrino L, Marchiani S, Montoya M, Elia Marino F, Natali I, Cambi M, et al. Mechanisms and clinical correlates of sperm DNA damage. Asian J Androl. 2012;14(1):24–31.
50. Greco E, Iacobelli M, Rienzi L, Ubaldi F, Ferrero S, Tesarik J. Reduction of the incidence of sperm DNA fragmentation by oral antioxidant treatment. J Androl. 2005;26(3):349–53.
51. De Iuliis GN, Thomson LK, Mitchell LA, Finnie JM, Koppers AJ, Hedges A, et al. DNA damage in human spermatozoa is highly correlated with the efficiency of chromatin remodeling and the formation of 8-hydroxy-2′-deoxyguanosine, a marker of oxidative stress. Biol Reprod. 2009;81(3):517–24.
52. Oger I, Da Cruz C, Panteix G, Menezo Y. Evaluating human sperm DNA integrity: relationship between 8-hydroxydeoxyguanosine quantification and the sperm chromatin structure assay. Zygote. 2003;11(4): 367–71.
53. Agarwal A, Said TM. Role of sperm chromatin abnormalities and DNA damage in male infertility. Hum Reprod Update. 2003;9(4):331–45.
54. Sharma RK, Said T, Agarwal A. Sperm DNA damage and its clinical relevance in assessing reproductive outcome. Asian J Androl. 2004;6(2):139–48.
55. Privateline.com: Digital wireless basics: frequencies [Internet]. Accessed 22 July 2012. http://www.privateline.com/PCS/Frequencies.htm

56. How cell-phone radiation works [Internet]. Accessed 22 July 2012. http://www.howstuffworks.com/cell-phone-radiation.html
57. Deepinder F, Makker K, Agarwal A. Cell phones and male infertility: dissecting the relationship. Reprod Biomed Online. 2007;15(3):266–70.
58. Cleveland Jr JR, Sylvar DM, Ulcek JL. Evaluating compliance with FCC guidelines for human exposure to radiofrequency electromagnetic fields. August 1997 [Internet]. Accessed 22 July 2012. http://www.fcc.gov/Bureaus/Engineering_Technology/Documents/bulletins/oet65/oet65.pdf
59. Desai NR, Kesari KK, Agarwal A. Pathophysiology of cell phone radiation: oxidative stress and carcinogenesis with focus on male reproductive system. Reprod Biol Endocrinol. 2009;7:114.
60. Straume A, Oftedal G, Johnsson A. Skin temperature increase caused by a mobile phone: a methodological infrared camera study. Bioelectromagnetics. 2005;26(6):510–9.
61. Friedman J, Kraus S, Hauptman Y, Schiff Y, Seger R. Mechanism of short-term ERK activation by electromagnetic fields at mobile phone frequencies. Biochem J. 2007;405(3):559–68.
62. D'Costa H, Trueman G, Tang L, Abdel-rahman U, Abdel-rahman W, Ong K, et al. Human brain wave activity during exposure to radiofrequency field emissions from mobile phones. Australas Phys Eng Sci Med. 2003;26(4):162–7.
63. Kramarenko AV, Tan U. Effects of high-frequency electromagnetic fields on human EEG: a brain mapping study. Int J Neurosci. 2003;113(7):1007–19.
64. Oftedal G, Wilen J, Sandstrom M, Mild KH. Symptoms experienced in connection with mobile phone use. Occup Med (Lond). 2000;50(4):237–45.
65. Hillert L, Akerstedt T, Lowden A, Wiholm C, Kuster N, Ebert S, et al. The effects of 884 MHz GSM wireless communication signals on headache and other symptoms: an experimental provocation study. Bioelectromagnetics. 2008;29(3):185–96.
66. Volkow ND, Tomasi D, Wang GJ, Vaska P, Fowler JS, Telang F, et al. Effects of cell phone radiofrequency signal exposure on brain glucose metabolism. JAMA. 2011;305(8):808–13.
67. Hardell L, Carlberg M, Hansson MK. Use of mobile phones and cordless phones is associated with increased risk for glioma and acoustic neuroma. Pathophysiology. 2013;20(2):85–110.
68. Roosli M, Michel G, Kuehni CE, Spoerri A. Cellular telephone use and time trends in brain tumour mortality in Switzerland from 1969 to 2002. Eur J Cancer Prev. 2007;16(1):77–82.
69. Wdowiak A, Wdowiak L, Wiktor H. Evaluation of the effect of using mobile phones on male fertility. Ann Agric Environ Med. 2007;14(1):169–72.
70. Kilgallon SJ, Simmons LW. Image content influences men's semen quality. Biol Lett. 2005;1(3):253–5.
71. Gutschi T, Mohamad Al-Ali B, Shamloul R, Pummer K, Trummer H. Impact of cell phone use on men's semen parameters. Andrologia. 2011;43(5):312–6.
72. Falzone N, Huyser C, Becker P, Leszczynski D, Franken DR. The effect of pulsed 900-MHz GSM mobile phone radiation on the acrosome reaction, head morphometry and zona binding of human spermatozoa. Int J Androl. 2011;34(1):20–6.
73. Agarwal A, Saleh RA, Bedaiwy MA. Role of reactive oxygen species in the pathophysiology of human reproduction. Fertil Steril. 2003;79(4):829–43.
74. Shen HM, Chia SE, Ong CN. Evaluation of oxidative DNA damage in human sperm and its association with male infertility. J Androl. 1999;20(6):718–23.
75. Aitken RJ, Baker MA. Oxidative stress, sperm survival and fertility control. Mol Cell Endocrinol. 2006;250(1–2):66–9.
76. Mailankot M, Kunnath AP, Jayalekshmi H, Koduru B, Valsalan R. Radio frequency electromagnetic radiation (RF-EMR) from GSM (0.9/1.8GHz) mobile phones induces oxidative stress and reduces sperm motility in rats. Clinics (Sao Paulo). 2009;64(6):561–5.
77. Ozlem Nisbet H, Nisbet C, Akar A, Cevik M, Karayigit MO. Effects of exposure to electromagnetic field (1.8/0.9 GHz) on testicular function and structure in growing rats. Res Vet Sci. 2012;93(2):1001–5.
78. Dasdag S, Akdag MZ, Ulukaya E, Uzunlar AK, Yegin D. Mobile phone exposure does not induce apoptosis on spermatogenesis in rats. Arch Med Res. 2008;39(1):40–4.
79. Meo SA, Arif M, Rashied S, Khan MM, Vohra MS, Usmani AM, et al. Hypospermatogenesis and spermatozoa maturation arrest in rats induced by mobile phone radiation. J Coll Physicians Surg Pak. 2011;21(5):262–5.
80. Celik S, Aridogan IA, Izol V, Erdogan S, Polat S, Doran S. An evaluation of the effects of long-term cell phone use on the testes via light and electron microscope analysis. Urology. 2012;79(2):346–50.
81. Meo SA, Al-Drees AM, Husain S, Khan MM, Imran MB. Effects of mobile phone radiation on serum testosterone in Wistar albino rats. Saudi Med J. 2010;31(8):869–73.
82. Wang SM, Wang DW, Peng RY, Gao YB, Yang Y, Hu WH, et al. [Effect of electromagnetic pulse irradiation on structure and function of Leydig cells in mice]. Zhonghua Nan Ke Xue. 2003;9(5):327–30.
83. Zhou W, Wang XB, Yang JQ, Liu Y, Zhang GB. [Influence of electromagnetic irradiation on P450scc mRNA expression in rat testis tissues and protective effect of the shield]. Zhonghua Nan Ke Xue. 2005;11(4):269–71.
84. Ozguner M, Koyu A, Cesur G, Ural M, Ozguner F, Gokcimen A, et al. Biological and morphological effects on the reproductive organ of rats after exposure to electromagnetic field. Saudi Med J. 2005;26(3):405–10.
85. Forgacs Z, Somosy Z, Kubinyi G, Bakos J, Hudak A, Surjan A, et al. Effect of whole-body 1800 MHz GSM-like microwave exposure on testicular steroidogenesis and histology in mice. Reprod Toxicol. 2006;22(1):111–7.
86. Schoemaker MJ, Swerdlow AJ. Risk of pituitary tumors in cellular phone users: a case-control study.

Epidemiology. 2009;20(3):348–54.
87. de Seze R, Fabbro-Peray P, Miro L. GSM radiocellular telephones do not disturb the secretion of antepituitary hormones in humans. Bioelectromagnetics. 1998;19(5):271–8.
88. Djeridane Y, Touitou Y, de Seze R. Influence of electromagnetic fields emitted by GSM-900 cellular telephones on the circadian patterns of gonadal, adrenal and pituitary hormones in men. Radiat Res. 2008;169(3):337–43.
89. Dada R, Gupta NP, Kucheria K. Spermatogenic arrest in men with testicular hyperthermia. Teratog Carcinog Mutagen. 2003;Suppl 1:235–43.
90. Ahmad G, Moinard N, Esquerre-Lamare C, Mieusset R, Bujan L. Mild induced testicular and epididymal hyperthermia alters sperm chromatin integrity in men. Fertil Steril. 2012;97(3):546–53.
91. Sheynkin Y, Jung M, Yoo P, Schulsinger D, Komaroff E. Increase in scrotal temperature in laptop computer users. Hum Reprod. 2005;20(2):452–5.
92. Sheynkin Y, Welliver R, Winer A, Hajimirzaee F, Ahn H, Lee K. Protection from scrotal hyperthermia in laptop computer users. Fertil Steril. 2010;95(2):647–51.
93. Banks S, King SA, Irvine DS, Saunders PT. Impact of a mild scrotal heat stress on DNA integrity in murine spermatozoa. Reproduction. 2005;129(4):505–14.
94. Shiraishi K, Takihara H, Matsuyama H. Elevated scrotal temperature, but not varicocele grade, reflects testicular oxidative stress-mediated apoptosis. World J Urol. 2009;28(3):359–64.
95. Oni O, Amuda D, Gilbert C. Effects of radiofrequency radiation from WiFi devices on human ejaculated semen. Int J Res Rev Appl Sci. 2011;19:292–4.
96. Avendano C, Mata A, Sanchez Sarmiento CA, Doncel GF. Use of laptop computers connected to internet through Wi-Fi decreases human sperm motility and increases sperm DNA fragmentation. Fertil Steril. 2012;97(1):39–45.e2.
97. Dore JF, Chignol MC. Laptop computers with Wi-Fi decrease human sperm motility and increase sperm DNA fragmentation. Fertil Steril. 2012;97(4):e12; author reply e3.
98. Choy JT, Brannigan RE. Words of wisdom. Re: Use of laptop computers connected to Internet through Wi-Fi decreases human sperm motility and increases sperm DNA fragmentation. Eur Urol. 2012;62(6):1196–7.
99. Alhekail ZO. Electromagnetic radiation from microwave ovens. J Radiol Prot. 2001;21(3):251–8.
100. Microwave oven radiation. [Internet]. Accessed 7 Mar 2013. [Updated 2013 Mar 7; cited 2013 Mar 7]. http://www.fda.gov/Radiation-EmittingProducts/RadiationEmittingProductsandProcedures/HomeBusinessandEntertainment/ucm142616.htm
101. Kesari KK, Behari J. Microwave exposure affecting reproductive system in male rats. Appl Biochem Biotechnol. 2010;162(2):416–28.
102. Kumar S, Kesari KK, Behari J. The therapeutic effect of a pulsed electromagnetic field on the reproductive patterns of male Wistar rats exposed to a 2.45-GHz microwave field. Clinics (Sao Paulo). 2011;66(7):1237–45.
103. Hallak J, Sharma RK, Pasqualotto FF, Ranganathan P, Thomas Jr AJ, Agarwal A. Creatine kinase as an indicator of sperm quality and maturity in men with oligospermia. Urology. 2001;58(3):446–51.
104. Saygin M, Caliskan S, Karahan N, Koyu A, Gumral N, Uguz A. Testicular apoptosis and histopathological changes induced by a 2.45 GHz electromagnetic field. Toxicol Ind Health. 2011;27(5):455–63.
105. Kim JY, Kim HT, Moon KH, Shin HJ. Long-term exposure of rats to 2.45 GHz electromagnetic field: effects on reproductive function. Korean J Urol. 2007;48:1308–14.
106. Cleary SF, Liu LM, Graham R, East J. In vitro fertilization of mouse ova by spermatozoa exposed isothermally to radio-frequency radiation. Bioelectromagnetics. 1989;10(4):361–9.
107. Jepsen P, Johnsen SP, Gillman MW, Sorensen HT. Interpretation of observational studies. Heart. 2004;90(8):956–60.
108. Lee HJ, Pack JK, Kim TH, Kim N, Choi SY, Lee JS, et al. The lack of histological changes of CDMA cellular phone-based radio frequency on rat testis. Bioelectromagnetics. 2010;31(7):528–34.
109. Imai N, Kawabe M, Hikage T, Nojima T, Takahashi S, Shirai T. Effects on rat testis of 1.95-GHz W-CDMA for IMT-2000 cellular phones. Syst Biol Reprod Med. 2011;57(4):204–9.
110. Mouradi R, Desai N, Erdemir A, Agarwal A. The use of FDTD in establishing in vitro experimentation conditions representative of lifelike cell phone radiation on the spermatozoa. Health Phys. 2012;102(1):54–62.

第二部分
职业暴露

12 杀虫剂和重金属毒性

Lidia Mínguez-Alarcón，Jaime Mendiola 和
Alberto M. Torres-Cantero
赵　勇 译

一、概述

有文献证据显示，男性的生殖功能在过去的 50 年内明显恶化[1]。后来的一项综述也证实精子浓度确实出现了下降，该综述纳入了另外的 47 项研究，其结果显示欧洲（－2.3%）男性精子浓度下降比美国（－0.8%）或其他国家（－0.2%）更为显著[2]。

但是，即使是在同一地理区域内，国家之间也存在着重大的差异。一项横断面研究发现，芬兰和爱沙尼业男性的总精子数、精子浓度和正常形态精子数高于挪威和丹麦的男性[3]。另外的一些研究也支持该差异的存在，这些研究在纳入研究对象时排除了生育力良好和不育的人群[4-8]。除此之外，国家内部也存在着显著的差异。Swan 等认为相比较城市和非农业密集区域，半农业和农业地区男性精子浓度和活力可能下降[9]。

精子质量的差异可能与生活方式和饮食模式[10-12]、孕期暴露[13-14]和职业与环境暴露[15-17]有关。

本章的目标在于总结杀虫剂（pesticides）和重金属暴露对成年男性生殖功能的不利影响。

二、杀虫剂与成年男性的生殖功能损害

杀虫剂是在密集型农业中用于预防杂草（除草剂）、昆虫（杀昆虫剂）和真菌（杀真菌剂）等引起的疾病和病虫害的一类重要的环境污染物[18]（表 12.1）。根据它们的化学成分，可以分为两种主要的类型：有机氯和有机磷杀虫剂。有机氯杀虫剂在化学结构中至少包含一个共价结合的氯原子，而有机磷杀虫剂在结构上含有一个碳磷键。它们均能够通过干扰内分泌轴来损害男性生殖功能[19]。

一般而言，由于杀虫剂在精子发生中具有的激素样活性，它们可对人类精液参数造成不利的影响。在有丝分裂或者减数分裂水平，这些化合物可以降低精子计数。对于减数分裂后过程和附睾中精子成熟而言，它们可以损害精子的活力[20-21]。一些杀虫剂因为具有雌激素样特征，能够结合雌激素受体[22]。研究显示，无论是其抗雄激素特性或雌激素样特性，杀虫剂对男性生殖健康的影响可能与改变了促性腺激素释放激素（gonadotropin-releasing hormone，GnRH）或者干扰了垂体促性腺激素的生成有关[23-24]。

虽然本章主要是针对成年男性的生殖功能，值得注意的是出生前（胎儿的/母亲的）暴露可能对出生后的一生都具有显著的影响。睾丸发育不全综合征（testicular dysgenesis syndrome，TDS）假说认为胎儿期睾丸发育损害可以导致出生后一种或多种的生殖

功能紊乱，而胎儿期杀虫剂暴露是其中主要的风险因素之一[13,25-28]。其他的一些人类观察性研究已经报道，生殖器畸形（包括隐睾或尿道下裂）可能与父母的杀虫剂暴露有关[29-33]。

表 12.1　杀虫剂的主要产品

类型		用途
有机氯杀虫剂	滴滴涕（双对氯苯基三氯乙烷，DDT）	用作抗疟疾药物和杀昆虫剂
	多氯联苯（PCB）	在油漆和水泥中用作塑化剂，电线和电子元件韧性 PVC 涂料层的稳定性添加剂，杀虫剂的添加剂，切削油，活性火焰阻燃剂，润滑油，液压油，黏合剂，木地板，油漆，去尘剂，防水化合物，铸造剂，真空泵液，显微镜中的固定剂，手术移植物以及无碳复写纸
	西维因（carbaryl）	农业中用作杀昆虫剂以及兽医学中用作药物
	氯丹（chlordane）	农业中强有力的杀虫剂
	1,2-二溴-3-氯丙烷（DBCP）	合成有机化学制剂的中间体，以及农业中用作杀线虫剂和杀昆虫剂
有机磷杀虫剂	毒死蜱（chlorpyrifos）	在棉花、玉米、杏树和各种农业果树中用作杀昆虫剂
	百草枯（paraquat）	在农作物保护中用作除草剂
	马拉硫磷（malathion）	在农业上用作杀虫剂，在医疗上用于治疗虱子和疥疮
	二乙基硫代磷酸酯（diethylthiophosphate，DETP）	在许多粮食作物中用作杀昆虫剂
	磷酸二甲酯（dimethylphosphate，DMP）	用于杀昆虫剂
	乙基磷酸酯（ethylphosphate，EP）	用于塑料制品、某些溶剂和杀虫剂
	甲胺磷（methamidophos）	在中国稻田中用作杀昆虫剂以及用在毒药中
杀虫剂中包含的其他化合物	邻苯二甲酸酯（phthalates）	用于营养添加剂，黏合剂和胶，农业佐剂，建筑材料，个人护理用品，医疗设备，洗涤剂和表面活性剂，包装材料，儿童玩具，橡皮泥，蜡，油漆，印刷油墨和涂料，医药品，食品，纺织品，软塑料。在家庭用品中，用于个人护理项目，现代化电子产品和医疗用品以及
	阿维菌素（abamectin）	用于杀昆虫剂、杀螨剂和杀线虫剂等产品

（一）有机氯杀虫剂

滴滴涕（DDT）是最常用的持久性有机氯杀虫剂之一，它的杀虫特征发现于 1939 年（表 12.1）。在 20 世纪 70 年代早期，DDT 因其高毒性和长时间的稳定性而被禁用。但是，时至今日 DDT 依然继续在非洲和亚洲的一些地区用作抗疟药[34]。其异构体形式，如 p,p-DDT 和 o,p′-DDT 或其代谢物 DDE［2,2-双（4-氯苯基）-1,1,1-二氯乙烯］和 DDD（二氯二苯二氯烷）[34]也可见到。

一些研究报道已经在世界范围内的正常生育男性中检查了 DDT 暴露与精液参数之间的关系[35-37]。2006 年，Toft 及其同事认为高水平的 DDE 暴露可能与欧洲四国（波兰、乌克兰、格陵兰和瑞典）的 798 名正常生育男性精子活力损害有关[35]。在美洲，一项针对墨西哥 116 名青年男性的横断面研究报道了血浆 p,p′-DDE 水平与精子尾部缺陷呈正相关，与精子活力与负相关[36]。同样，在南非的 303 名 18～40 岁健康男性中，脂类校正后的血清 p,p′-DDE 浓度与精液量和精子总数呈负相关[37]。

同样，在不育和生育力低下的男性中，也进行了 DDT 暴露与精液参数之间的关系的研究[38-40]。Hauser 及其同事在就诊于马萨诸塞州总医院（Massachusetts General Hospital）男科学实验室的 212 对生育力低下夫妇中没有发现血清 p,p′-DDE 浓度与精液量、精子浓度、活力或形态之间具有相关性[38-39]。然而，印度进行的一项针对 45 名病例和 45 名对照人群的研究认为 p,p′-DDE、p,p′-DDD 以及总 DDT 的在男性因素不育的人群精液中的浓度（病例组）中高于对照组[40]。

关于睾丸生殖细胞肿瘤（testicular germ cell tumors，TGCT），仅有一项病例对照研究采用诊断前血清样本发现 p,p-DDE 暴露与其之间具有显著相关性（$p< 0.01$）[41]。其他一些采用类似样本的研究报道了 p,p′-DDE 暴露的增加与 TGCT 之间具有临界性相关（$p=0.07$）[42]。

多氯联苯（PCBs）是环境中可见的一类合成的、持久性的亲脂性有机氯杀虫剂（表 12.1）。普通人群暴露于该类化合物主要是在日常生活中摄入了污染的食物[39]。Richthoff 等在瑞典的 305 名假定具有正常生育力的 18～21 岁的新兵中分析了血清 PCBs 与精液参数之间的关系[43]，总 PCB 浓度与精子活力呈负相关，但与精液量、精子浓度和精子总数之间没有相关性。同样，在瑞典的渔民中，血清 PCB-153（单个 PCB 同类物）浓度与精子活力具有弱相关性，而与其他的精子参数（精液量、精子浓度和精子总数）之间未见到相关性[44]。

在一项纳入了就诊于不育症门诊的 212 对生育力低下夫妇中男性伴侣的横断面研究中，Hauser 及其同事报道了血清 PCB-138（另外一种单个 PCB 同类物）浓度与精子浓度、活力和形态之间具有显著的负相关[38]。

西维因（carbaryl）是一种非持久性的有机氯杀虫剂，用于杀灭住宅区草坪或花园内的昆虫（表 12.1）。该化合物可能会损害精子参数和男性生殖激素浓度[45]。在 2002 年和 2003 年间进行的一项针对就诊于马萨诸塞州不育症门诊的 272 对夫妻中的男性伴侣的研究认为，尿液中 1-萘酚（西维因的尿代谢物）浓度低的男性更可能具有高于 WHO 参考值的精子浓度和精子活力（$p<0.05$）[46]。此外，同一研究小组后来又发表了一篇文章，发现尿中 1-萘酚浓度与循环中血清雌二醇水平之间似乎具有负相关（$p=0.09$）[47]，而雌二醇是一种类固醇激素，其对睾丸内细胞凋亡的抑制作用比睾酮更有效[48]。

在中国男性中开展的一项病例对照研究发现西维因同样与精子质量有关，但该研究检测的为工作环境周围空气中有机氯杀虫剂[49]。与对照组（空气中无杀虫剂暴露）相比，病例组（空气中杀虫剂暴露）精液量和精子活力显著降低（$p <0.05$）。

九氯（nonachlor）是有机氯杀虫剂氯丹（chlordane）的衍生化合物（表 12.1）。它在人体内的半衰期为 10～20 年。有些文章已经报道了它与 TCGT 的发生之间存在正相关[41-42,51]。但是，它与其他有机氯杀虫剂相比商业化程度较低。

在 1979 年，发表了一项另外一种有机氯杀虫剂，1,2-二溴-3-氯丙烷（DBCP），暴露与精液质量之间关系的研究[52]。在 142 名非输精管切除术男性提供的精液样本中，分别有 107 例和 35 例曾经和未曾暴露于 DBCP。作者的结论是，与非暴露组相比，暴露组男性中无精子症和严重少精子症者的比例更高。

(二) 有机磷杀虫剂

毒死蜱（chlorpyrifos）是家庭中最常使用的杀昆虫剂之一，超过 90%的美国男性尿液样本中含有可检测水平的 3,5,6-三氯-2-吡啶醇（TCPY）——该杀昆虫剂的主要尿代谢产物[53]（表 12.1）。Meeker 及其同事在马萨诸塞州不育症门诊进行的一项研究评估了尿液中 TCPY 水平与精液参数之间的关系[47]。他们报道相比较 TCPY 水平最低三分位数组，TCPY 水平中、高三分位数组的男性更可能具有低于参数值的精子浓度和活力（趋势检验 $p=0.01$）[46]。另外，尿液中 TCPY 浓度和血清雌二醇水平存在负相关[47]。虽然雌二醇是主要的女性激素，已证实它在男性生殖健康中也具有重要作用。例如，雌二醇在睾丸内产生，其对睾丸内细胞凋亡的抑制作用比睾酮更有效[48]。

另外一个关于该类化学品对精液质量具有潜在负作用的实例来自马来西亚的沙巴州[54]。为了探索这些化合物的暴露和精液质量之间的关系，在该州进行了一项针对 152 名农民［其中 62 名农民中曾暴露于百草枯（paraquat）或马拉硫磷（malathion），或这两种有机磷杀虫剂同时暴露］的横断面研究。与非暴露组农民相比，暴露组农民表现为精子浓度、精液量、精子数量和活力显著降低（$p<0.005$），且畸形精子百分比更高。

二乙基硫代磷酸酯（DETP）是一种特殊的有机磷酸杀虫剂的代谢物，它与中国一个农业地区暴露男性的精子浓度降低相关[55]。在其他地区也有一些在某种程度上与此相类似的结果。例如，同一个研究小组还发现，来自中国的环境暴露男性的精液质量损害与尿中检测到的另一种有机磷酸代谢物，磷酸二甲酯（DMP），之间具有相关性[56]。另一项在秘鲁进行的研究也着眼于尿液中 DETP、DMP 以及硫代磷酸酯代谢物（表 12.1）水平和精液质量的关系[57]。该研究招募了暴露于和非暴露于这些有机磷酸酯代谢物的男性各 31 名（年龄均在 20～60 岁间）。与对照组（非暴露组）相比，暴露组的精液量显著降低[57]。

由于他们的毒性，乙基对硫磷（ethylparathion，又称 1605）和甲胺磷（methamidophos）属于限制性使用的有机磷酸杀虫剂[53]（表 12.1）。鉴于此，人们通过饮食和饮用水暴露的机会非常少。但是 Padungtod 及其同事报道了在中国工人中，暴露于乙基对硫磷和甲胺磷的工人与非暴露的工人相比，其精子浓度和活力显著降低，但是在精子形态上无明显差异[58]。

在墨西哥，开展了一项针对 52 名 18～55 岁之间从事农业工作的男性志愿者的纵向随访研究[59]。研究评估了精液参数与尿液中一些有机磷酸水平（DETP、DMP 等）。结果显示尿液中具有最高浓度（相比最低浓度）有机磷酸水平的受试者，其精子总数显著降低。

(三) 杀虫剂中的其他化合物

邻苯二甲酸酯是一类化工原料，它是香料、黏合剂、胶水、建筑材料、个人护理产品、洗涤剂、油漆、药物、食品、纺织品、农业佐剂，包括杀虫剂等的部分性组成成分。邻苯二甲酸酯是内分泌干扰物，它具有非常明确的抗雄激素作用[60-62]。

使用最广泛的邻苯二甲酸酯为邻苯二甲酸二（2-乙基己基）酯（DEHP）、邻苯二甲酸二异癸酯（DIDP）、邻苯二甲酸二异壬酯（DINP）[63]。一些横断面研究已经报道了邻苯二甲酸酯与世界各地的男性精液质量均呈负相关[64-72]。

Duty 及其同事进行了一项针对 168 名男性的研究，这些男性来自 2000 年 1 月到 2001 年 4 月间马萨诸塞州总医院男科实验室的部分生育力低下夫妻。他们观察了尿液中 8 个邻苯二甲酸酯代谢物和参与者精液质量之间的关系[65]。作者报道了两个显著的剂量-反应性负相关，一个是邻苯二甲酸单丁酯（monobutylphthalate）水平和精子浓度以及活力之间，另一个在邻苯二甲酸单苄酯（mono-benzylphthalate）水平和精子浓度之间。该研究小组也评价了另一个结局，即精子 DNA 损伤与尿液中检测到的邻苯二甲酸酯环境暴露之间的关系[66]。主要的结果显示在同一受试人群中尿液内的一个邻苯二甲酸酯（邻苯二甲酸单乙酯，monoethylphthalate）的浓度与 DNA 精子损伤呈显著的正相关。

来自同一研究小组另外的一些文章也报道了在这一特定人群中的一些类似的实验结果[67-68]。例如，他们发现尿液中邻苯二甲酸单丁酯水平和精子浓度及活力呈剂量-反应性负相关[67]。此外，还发现尿液中邻苯二甲酸单丁酯浓度和精子 DNA 损伤呈正相关[68]。

2005 年，Duty 及其同事还进行了另一项针对 1999 年到 2003 年间就诊于该医院的生育力低下夫妻中 295 名男性的研究。在这个研究中，他们探讨了环境中邻苯二甲酸酯水平和生殖激素水平改变的相关性。结果发现尿液中邻苯二甲酸酯代谢物浓度和抑制素 B、FSH 水平的改变具有相关性，但是激素浓度的改变并未呈现预期的模式[69]。

Pan 等研究了职业性暴露于邻苯二甲酸酯的成年男性，结果显示暴露于 DEHP 和邻苯二甲酸二丁酯（DBP）与血清游离睾酮水平呈负相关[70]。在瑞典青年男性人群中，Jönsson 等报道了 234 名瑞典青年男性尿液中邻苯二甲酸单乙酯（MEP）浓度和 LH 水平呈负相关，但是未发现其他邻苯二甲酸酯代谢物与其他生殖激素之间的相关性[71]。

Hauser 及其同事[39]研究了 PCBs 及邻苯二甲酸酯代谢物和人精液质量尤其是精子活力之间的关系。研究纳入了 2000 年 1 月到 2003 年 4 月于不育症门诊就诊的生育力低下夫妻中的 303 名男性。在校对了重要的变量（年龄和禁欲时间）之后，邻苯二甲酸单丁酯（MBP）和 PCB-153 在对精子活力低于参考值的作用上具有交互作用，其作用大于各自作用的加和，而且 MBP 和总 PCBs 之间也可能具有交互作用。由于这两类普遍常见化合物间的交互作用可能涉及公共健康，作者建议应当进行进一步的研究以确认他们的研究结果并鉴定交互作用的可能机制[39]。

Meekers 及其同事也研究了邻苯二甲酸酯代谢物和血清生殖激素的关系，并通过增大样本数量[73]拓展了他们先前的研究[69]。在就诊于不育门诊的男性群体中作者报道了，尿液中邻苯二甲酸（2-乙基己基）酯（MEHP）浓度的增高和睾酮、雌二醇、游离雄激素指数水平的降低有关，表明暴露于 DEHP 可能与该群男性中类固醇激素的改变有关[73]。近来，Mendiola 等[74]在正常生育的男性中也研究它们之间的关系。Meeker 和 Mendiola 等均报道了 FAI 水平和尿液中一些 DEHP 代谢物的浓度存在显著的负相关[73-75]。

阿维菌素（abamectin）是另外一种非有机氯和非有机磷酸酯杀虫剂，它被用作杀螨剂和杀线虫剂[76]。在土耳其农场工作人员中进行了一项评估阿维菌素职业暴露与精液质量之间关系的研究[77]。其主要的结果为，暴露的男性较非暴露的男性精子活力显著降低（$p<0.05$）。

三、重金属与男性生殖功能紊乱

人们可能常会通过摄入污染的水和食物或接触了污染的空气或土壤暴露于微量浓度的重金属[78]。但重金属暴露对每个个体之间的作用并不尽相同[79]。几种重金属——主要是铅（Pb）和镉（Cd）——被认为是生殖毒物，可能对男性生殖系统产生不利影响，它们可以导致下丘脑-垂体-性腺轴的破坏，或直接影响精子发生，导致精液质量受损[80]。

重金属毒性的主要机制之一在于其通过分子机制抑制了一些酶的活性[81-84]。例如肌酸激酶（CK）广泛分布于需要大量能量的细胞（如精子）中。其主要作用是提供 ATP“缓冲”系统[85-86]。对于其活性，需要镁离子（Mg^{2+}）和巯基（SH）群存在于 CK 的活性位置[87]。一些重金属可能通过取代 CK 中活性位置的镁离子从而降低人类精子中 CK 的活性。此外，重金属也可同时作为人类精子 CK 酶的竞争性抑制剂[88]。

（一）镉

金属镉的主要商业用途为电池制造[53]。其他的用途包括颜料生产，涂料和油漆，塑料稳定剂以及有色合金（表 12.2）。镉已经被公认对男性精液质量具有毒性作用[78,89-91]。

2006 年，Akinloye 及其同事发表了一篇关于镉暴露与尼日利亚男性正常精液，少精子症和无精子症中不育症之间的关系的文章[89]。精浆中镉浓度最高（65 μg/dl）的男性总的精子数量和运动精子均较低。同时，镉浓度和血清中 FSH 水平呈正相关（$p<0.05$）。

Telisman 等进行了一项研究，观察了克罗地亚的萨格勒布地区 149 名 20～43 岁之间健康男性工人中精液质量和血清生殖激素。他们发现即使全血中低浓度的镉（<1 μg/dl）也会造成精子形态损伤（精子头部异常）[90]。

表 12.2　含有重金属的主要产品

类　型		用　途
重金属	镉（Cd）	电池制造，颜料生产，涂料和电镀，塑料稳定剂和有色合金
	铅（Pb）	蓄电池，焊锡，金属合金，塑料，含铅玻璃，陶瓷釉料，弹药，汽油和住宅油漆
	汞（Hg）	化妆品（睫毛膏），医学（温度计），实验室（汞蒸汽灯）以及牙科用汞合金
	锰（Mn）	烟花，干电池，汽油，化妆品，油漆颜料和医学显影剂
	砷（As）	在医疗上用于治疗梅毒，银屑病，肿瘤，精神障碍以及作为化妆品增白皮肤。在合金如半导体中，在杀人毒药中以及油漆颜料和鞣制兽皮方面
	钼（Mo）	在金属合金中用作抗腐蚀剂，加氢催化剂，润滑油；医院实验室内作为化学试剂；在电池中作为半导体；陶瓷制品，墨水，油漆中的颜料

1995年到2000年，Benoff及其同事在美国进行了一项纳入了不同人群（不育患者，人工授精的捐精者，普通人群志愿者）的研究，得到了某些相似的结果。他们发现即便是精浆中浓度较低的镉（0.028 μg/dl）也会影响精子的浓度、活力和形态[91]。同样，一项针对就诊于不育症门诊的61名西班牙男性的病例对照研究也显示，精浆内低浓度的镉（0.085 μg/dl）与精子活力降低有中等程度的相关性[78]。

（二）铅

铅是一种柔软的，可延展的，高密度的蓝灰色金属，天然存在于土壤与岩石中[53]。它可见于蓄电池、焊锡、金属合金、塑料、含铅玻璃、陶瓷釉料、弹药等中（表12.2）。在过去，铅被添加入汽油和住宅油漆，并被用于食品罐接缝处的焊接。数世纪来，铅被应用于水管设施，现在可能依然在使用。

高或者甚至中等浓度的铅会引起人类生育问题已是普遍共识[78,92-93]。为了探索血铅浓度和精子参数间的关系，在就诊于达卡（孟加拉）第三不育症中心的57对不育症夫妇的男性中进行了一项横断面研究[92]。他们认为血中铅浓度大于40 μg/dl与精子数量显著下降相关。此外，他们还观察到血铅浓度大于35 μg/dl，精子活力和形态会显著降低[92]。

Telisman和其同事也在98名轻度到中度铅的职业暴露受试者和其他51名对照组中研究了血清铅浓度和精液质量的关系[90]。暴露组受试者表现出精子浓度和活力显著降低，并与高血清铅浓度（36.7 μg/dl）相关。

Hernández-Ochoa及其同事评估了环境中铅对精子质量和精子染色质的影响。精液、精子和血中铅浓度作为墨西哥城区男性暴露的生物标记进行了检测[93]。他们发现一些精液参数（活力、正常形态和精子浓度）受损，但是仅发生在精液中低铅浓度（0.2 μg/dl）时。

Mendiola等也在西班牙南部开展的一项病例对照研究中探索了铅暴露和精液质量之间的关系。他们发现精子活力和精液中血铅水平（2.93 μg/dl）呈负相关[78]。

（三）其他金属

多种重金属也与精液质量损害有关[94-97]（表12.2）。

汞被用于化妆品（睫毛膏）、医学（温度计）和实验室（汞蒸汽灯）中等方面，但是吸入从牙科银汞合金中挥发的汞元素是普通人群汞暴露的主要来源[39]。汞暴露也可以导致精液质量的改变[71]。Choy等[94]在香港进行的病例对照研究中对比了不育夫妇和正常生育夫妇中血汞的浓度。全血中高浓度（几何平均数40.6 mmol/L）的总血汞（无机汞和有机汞）与所有的精液参数低于WHO参考值[46]均显著相关。该研究组的另一项研究报告称，在中国香港生育力低下男性人群中，精液中汞浓度与精子形态异常以及精子运动异常有关[98]。

从机械的角度来看，体外研究已表明精子生物膜、头部、中段和尾部的SH群是汞结合的位点[99]。因此，线粒体功能的完整性，有丝分裂纺锤体中DNA合成，或精子运动装置微管滑动的组装都是潜在性的汞毒性靶点[100]。此外，一些研究还报道了睾丸中支持细胞和睾丸间质细胞，以及睾丸外部，例如附睾中的细胞，也是汞毒性的不同的靶点[101]。

在中国男性中开展了一项基于人群的研究，该研究观察了锰暴露（在饮用水和汽油等内可见的重金属）在精液质量中的作用[95]。作者报道在健康非职业性锰暴露的男性中，血清高水平的锰明显对精子形态、活力具有毒害作用[95]。

同样在中国，为了探讨尿液中砷浓度与精液质量的关系，进行了一项针对 2009 年至 2010 年间就诊于不育症门诊的 96 名男性的横断面研究[96]。在校正了重要变量后（年龄、体重指数、禁欲时间、吸烟、饮酒习惯），尿中一种形态的砷（二甲基砷酸，DMA）的浓度高于中位数与精子浓度低于参考值显著相关（$p = 0.02$）[96]。

钼以低浓度存在于饮用水和食物中，它被用作防腐剂，加氢催化剂，润滑剂和医院实验室的化学试剂，电池中的半导体以及陶瓷制造，墨水，油漆中的色素[53]。为了探索环境中金属暴露和男性生殖功能的相互关系，Meeker 及其同事开展了一项针对在密歇根两家不育症门诊就诊的 219 名男性的研究。发现血中钼浓度与低精子浓度和形态显著相关并具有剂量依赖性[97]。

四、小结

许多毒性化学品，如杀虫剂和重金属，与男性生殖功能损伤有关。这些化合物的不利影响与主要的精子参数（精子浓度、形态、活力、精液量、精子总数），精子 DNA 损伤，以及生殖激素浓度的改变相关。幸运的是，这些有害物质中的一些已在大多数国家，甚至全球被禁用。但是，应进行进一步的研究，来探讨和确认现有的商品化的化学物质以及它们的混合物对人类生殖健康的潜在损害。

参考文献

1. Carlsen E, Giwercman A, Keiding N, Skakkebaek NE. Evidence for decreasing quality of semen during the past 50 years. BMJ. 1992;305(6854):609–13.
2. Swan SH, Elkin EP, Fenster L. The question of declining sperm density revisited: an analysis of 101 studies published 1934–1996. Environ Health Perspect. 2000;108(10):961–6.
3. Jørgensen N, Carlsen E, Nermoen I, Punab M, Suominen J, Andersen AG, et al. East-West gradient in semen quality in the Nordic–Baltic area: a study of men from the general population in Denmark, Norway, Estonia and Finland. Hum Reprod. 2002;17(8):2199–208.
4. Jørgensen N, Andersen AG, Eustache F, Irvine DS, Suominen J, Petersen JH, et al. Regional differences in semen quality in Europe. Hum Reprod. 2001;16(5):1012–9.
5. Punab M, Zilaitiene B, Jorgensen N, Horte A, Matulevicius V, Peetsalu A, et al. Regional differences in semen qualities in the Baltic region. Int J Androl. 2002;25(4):243–52.
6. Richthoff J, Rylander L, Hagmar L, Malm J, Giwercman A. Higher sperm counts in Southern Sweden compared with Denmark. Hum Reprod. 2002;17(9):2468–73.
7. Paasch U, Salzbrunn A, Glander HJ, Plambeck K, Salzbrunn H, Grunewald S, et al. Semen quality in sub-fertile range for a significant proportion of young men from the general German population: a co-ordinated, controlled study of 791 men from Hamburg and Leipzig. Int J Androl. 2008;31(2):93–102.
8. Mendiola J, Jørgensen N, Mínguez-Alarcón L, Sarabia-Cos L, López-Espín JJ, Vivero-Salmerón G, et al. Sperm counts may have declined in young university students in Southern Spain. Andrology. 2013;1(3):408–13.
9. Swan SH, Brazil C, Drobnis EZ, Liu F, Kruse RL, Hatch M, et al. Geographic differences in semen quality of fertile U.S. males. Environ Health Perspect. 2003;111(4):414–20.
10. Belcheva A, Ivanova-Kicheva M, Tzvetkova P, Marinov M. Effects of cigarette smoking on sperm plasma membrane integrity and DNA fragmentation. Int J Androl. 2004;27(5):296–300.
11. Agarwal A, Deepinder F, Sharma RK, Ranga G, Li J. Effect of cell phone usage on semen analysis in men attending infertility clinic: an observational study. Fertil Steril. 2008;89(1):124–8.
12. Mínguez-Alarcón L, Mendiola J, López-Espín JJ, Sarabia-Cos L, Vivero-Salmerón G, Vioque J, et al. Dietary intake of antioxidant nutrients is associated with semen quality in young university students. Hum Reprod. 2012;27(9):2807–14.

13. Skakkebæk NE, Rajpert-De Meyts E, Main KM. Testicular dysgenesis syndrome: an increasingly common developmental disorder with environmental aspects. Hum Reprod. 2001;16(5):972–8.
14. Ramlau-Hansen CH, Thulstrup AM, Storgaard L, Toft G, Olsen J, Bonde JP. Is prenatal exposure to tobacco smoking a cause of poor semen quality? A follow-up study. Am J Epidemiol. 2007;165(12): 1372–9.
15. Wagner U, Schlebusch H, Van der Ven H, Van der Ven K, et al. Accumulation of pollutants in the genital tract of sterility patients. J Clin Chem Clin Biochem. 1999;28(10):683–8.
16. Benoff S, Jacob A, Hurley IR. Male infertility and environmental exposure to lead and cadmium. Hum Reprod Update. 2000;6(2):107–21.
17. Jensen TK, Bonde JP, Joffe M. The influence of occupational exposure on male reproductive function. Occup Med (London). 2006;56(8):544–53.
18. Casida JE. Pest toxicology: the primary mechanisms of pesticide action. Chem Res Toxicol. 2009; 22(4):609–19.
19. Toppari J, Larsen JC, Christiansen P, Giwercman A, Grandjean P, Guillette Jr LJ, et al. Male reproductive health and environmental xenoestrogens. Environ Health Perspect. 1996;104 Suppl 4:741–803.
20. Bush B, Bennett AH, Snow JT. Polychlorobiphenyl congeners, p, p′-DDE, and sperm function in humans. Arch Environ Contam Toxicol. 1986;15:333–41.
21. Tuohimaa P, Wichmann L. Sperm production of men working under heavy metal or organic solvent exposure. In: Hemminki K, Sorsa M, Vainio H, editors. Occupational hazards and reproduction. Washington, DC: Hemisphere Publishing Corp; 1985. p. 73–9.
22. Korach KS, Sarver P, Chae K, McLachlan JA, McKinney JD. Estrogen receptor-binding activity of polychlorinated hydroxybiphenyls: conformationally restricted structural probes. Mol Pharmacol. 1988;33:120–6.
23. Jansen HT, Cooke PS, Porcelli J, Liu TC, Hansen LG. Estrogenic and antiestrogenic actions of PCBs in the female rat: in vitro and in vivo studies. Reprod Toxicol. 1993;7:237–48.
24. Kelce WR, Stone CR, Laws SC, Gray LE, Kemppainen JA, Wilson EM. Persistent DDT metabolite p, p′-DDE is a potent androgen receptor antagonist. Nature. 1995;375:581–5.
25. Carbone P, Giordano F, Nori F, Mantovani A, Taruscio D, Lauria L, et al. Cryptorchidism and hypospadias in the Sicilian district of Ragusa and the use of pesticides. Reprod Toxicol. 2006;22:8–12.
26. Carbone P, Giordano F, Nori F, Mantovani A, Taruscio D, Lauria L, et al. The possible role of endocrine disrupting chemicals in the aetiology of cryptorchidism and hypospadias: a population-based case-control study in rural Sicily. Int J Androl. 2007;30:3–13.
27. Kristensen P, Irgens LM, Andersen A, Bye AS, Sundheim L. Birth defects among offspring of Norwegian farmers, 1967-1991. Epidemiology. 1997;8:537–44.
28. Damgaard IN, Skakkebaek NE, Toppari J, Virtanen HE, Shen H, Schramm KW, Petersen JH, Jensen TK, Main KM. Persistent pesticides in human breast milk and cryptorchidism. Environ Health Perspect. 2006;114:1133–8.
29. Fernandez MF, Olmos B, Granada A, López-Espinosa MJ, Molina-Molina JM, Fernandez JM, Cruz M, Olea-Serrano F, Olea N. Human exposure to endocrine-disrupting chemicals and prenatal risk factors for cryptorchidism and hypospadias: a nested case-control study. Environ Health Perspect. 2007;115 Suppl 1:8–14.
30. Garcia-Rodriguez J, Garcia-Martin M, Nogueras-Ocana M, de Dios L-d-C J, Espigares GM, Olea N, Lardelli-Claret P. Exposure to pesticides and cryptorchidism: geographical evidence of a possible association. Environ Health Perspect. 1996;104:1090–5.
31. Gaspari L, Paris F, Jandel C, Kalfa N, Orsini M, Daures JP, Sultan C. Prenatal environmental risk factors for genital malformations in a population of 1442 French male newborns: a nested casecontrol study. Hum Reprod. 2011;26:3155–62.
32. Weidner IS, Moller H, Jensen TK, Skakkebaek NE. Risk factors for cryptorchidism and hypospadias. J Urol. 1999;161:1606–9.
33. Rocheleau CM, Romitti PA, Dennis LK. Pesticides and hypospadias: a meta-analysis. J Pediatr Urol. 2009;5:17–24.
34. Cook MB, Trabert B, McGlynn KA. Organochlorine compounds and testicular dysgenesis syndrome: human data. Int J Androl. 2011;34(4 Pt 2):e68–84.
35. Toft G, Rignell-Hydbom A, Tyrkiel E, Shvets M, Giwercman A, Lindh CH, et al. Semen quality and exposure to persistent organochlorine pollutants. Epidemiology. 2006;17(4):450–8.
36. De Jager C, Farias P, Barraza-Villarreal A, Avila MH, Ayotte P, Dewailly E, et al. Reduced seminal parameters associated with environmental DDT exposure and p, p′-DDE concentrations in men in Chiapas, Mexico: a cross-sectional study. J Androl. 2006;27(1):16–27.
37. Aneck-Hahn NH, Schulenburg GW, Bornman MS, Farias P, de Jager C. Impaired semen quality associated with environmental DDT exposure in young men living in a malaria area in the Limpopo Province, South Africa. J Androl. 2007;28(3):423–34.
38. Hauser R, Chen Z, Pothier L, Ryan L, Altshul L. The relationship between human semen parameters and environmental exposure to polychlorinated biphenyls and p, p′-DDE. Environ Health Perspect. 2003;111(12):1505–11.
39. Hauser R, Williams P, Altshul L, Calafat AM. Evidence of interaction between polychlorinated biphenyls and phthalates in relation to human sperm motility. Environ Health Perspect. 2005; 113(4):425–30.
40. Pant N, Mathur N, Banerjee AK, Srivastava SP, Saxena DK. Correlation of chlorinated pesticides concentration in semen with seminal vesicle and prostatic markers. Reprod Toxicol. 2004;19(2):209–14.
41. McGlynn KA, Quraishi SM, Graubard BI, Weber JP, Rubertone MV, Erickson RL. Persistent organochlorine pesticides and risk of testicular germ cell

tumors. J Natl Cancer Inst. 2008;100(9):663–71.
42. Purdue MP, Engel LS, Langseth H, Needham LL, Andersen A, Barr DB, et al. Prediagnostic serum concentrations of organochlorine compounds and risk of testicular germ cell tumors. Environ Health Perspect. 2009;117(10):1514–9.
43. Richthoff J, Rylander L, Jonsson BA, Akesson H, Hagmar L, Nilsson-Ehle P, et al. Serum levels of 2,2′,4,4′,5,5′-hexachlorobiphenyl (CB-153) in relation to markers of reproductive function in young males from the general Swedish population. Environ Health Perspect. 2003;111(4):409–13.
44. Rignell-Hydbom A, Rylander L, Giwercman A, Jonsson BA, Nilsson-Ehle P, Hagmar L. Exposure to CB-153 and p, p′-DDE and male reproductive function. Hum Reprod. 2004;19(9):2066–75.
45. Meeker JD, Ryan L, Barr DB, Herrick RF, Bennett DH, Bravo R, et al. The relationship of urinary metabolites of carbaryl/naphthalene and chlorpyrifos with human semen quality. Environ Health Perspect. 2004;112(17):1665–70.
46. World Health Organization (WHO). Laboratory manual for the examination of human semen and semen-cervical mucus interaction. 4th ed. Cambridge: Cambridge University Press; 1999.
47. Meeker JD, Ravi SR, Barr DB, Hauser R. Circulating estradiol in men is inversely related to urinary metabolites of nonpersistent insecticides. Reprod Toxicol. 2008;25(2):184–91.
48. Pentikäinen V, Erkkilä K, Suomalainen L, Parvinen M, Dunkel L. Estradiol acts as a germ cell survival factor in the human testis in vitro. J Clin Endocrinol Metab. 2000;85(5):2057–67.
49. Tan LF, Sun XZ, Li YN, Ji JM, Wang QL, Chen LS, et al. Effects of carbaryl production exposure on the sperm and semen quality of occupational male workers. Zhonghua Lao Dong Wei Sheng Zhi Ye Bing Za Zhi. 2005;23(2):87–90.
50. Dearth MA, Hites RA. Complete analysis of technical chlordane using negative ionization mass spectrometry. Environ Sci Technol. 1991;25:245–54.
51. Hardell L, Van Bavel B, Lindstrom G, Carlberg M, Dreifaldt AC, Wijkstrom H, et al. Increased concentrations of polychlorinated biphenyls, hexachlorobenzene, and chlordanes in mothers of men with testicular cancer. Environ Health Perspect. 2003; 111(7):930–4.
52. Whorton D, Milby TH, Krauss RM, Stubbs HA. Testicular function in DBCP exposed pesticide workers. J Occup Med. 1979;21(3):161–6.
53. Centers for Disease Control and Prevention (CDC). Fourth national report on human exposure to environmental chemicals. Washington, DC. 2013. http://www.cdc.gov/exposurereport/. Accessed 29 Oct 2013.
54. Hossain F, Ali O, D'Souza UJ, Naing DK. Effects of pesticide use on semen quality among farmers in rural areas of Sabah, Malaysia. J Occup Health. 2010;52(6):353–60.
55. Perry MJ, Venners SA, Barr DB, Xu X. Environmental pyrethroid and organophosphorus insecticide exposures and sperm concentration. Reprod Toxicol. 2007;23(1):113–8.
56. Perry MJ, Venners SA, Chen X, Liu X, Tang G, Xing H, et al. Organophosphorous pesticide exposures and sperm quality. Reprod Toxicol. 2011;31(1):75–9.
57. Yucra S, Gasco M, Rubio J, Gonzales GF. Semen quality in Peruvian pesticide applicators: association between urinary organophosphate metabolites and semen parameters. Environ Health. 2008;7:59.
58. Padungtod C, Savitz DA, Overstreet JW, Christiani DC, Ryan LM, Xu X. Occupational pesticide exposure and semen quality among Chinese workers. J Occup Environ Med. 2000;42(10):982–92.
59. Recio-Vega R, Ocampo-Gómez G, Borja-Aburto VH, Moran-Martínez J, Cebrian-Garcia ME. Organophosphorus pesticide exposure decreases sperm quality: association between sperm parameters and urinary pesticide levels. J Appl Toxicol. 2008;28(5):674–80.
60. Gray Jr LE, Ostby J, Furr J, Price M, Veeramachaneni DN, Parks L. Perinatal exposure to the phthalates DEHP, BBP, and DINP, but not DEP, DMP, or DOTP, alters sexual differentiation of the male rat. Toxicol Sci. 2000;58(2):350–65.
61. Foster PM. Disruption of reproductive development in male rat offspring following in utero exposure to phthalate esters. Int J Androl. 2006;29(1):140–7.
62. Swan SH. Environmental phthalate exposure in relation to reproductive outcomes and other health endpoints in humans. Environ Res. 2008;108(2): 177–84.
63. Api AM. Toxicological profile of diethyl phthalate: a vehicle for fragrance and cosmetic ingredients. Food Chem Toxicol. 2001;39(2):97–108.
64. Wirth JJ, Rossano MG, Potter R, Puscheck E, Daly DC, Paneth N, et al. A pilot study associating urinary concentrations of phthalate metabolites and semen quality. Syst Biol Reprod Med. 2008;54(3): 143–54.
65. Duty SM, Silva MJ, Barr DB, Brock JW, Ryan L, Chen Z, et al. Phthalate exposure and human semen parameters. Epidemiology. 2003;14:269–77.
66. Duty SM, Singh NP, Silva MJ, Barr DB, Brock JW, Ryan L, et al. The relationship between environmental exposures to phthalates and DNA damage in human sperm using the neutral comet assay. Environ Health Perspect. 2003;111(9):1164–9.
67. Hauser R, Meeker JD, Duty S, Silva MJ, Calafat AM. Altered semen quality in relation to urinary concentrations of phthalate monoester and oxidative metabolites. Epidemiology. 2006;17(6):682–91.
68. Hauser R, Meeker JD, Singh NP, Silva MJ, Ryan L, Duty S, et al. DNA damage in human sperm is related to urinary levels of phthalate monoester and oxidative metabolites. Hum Reprod. 2007;22(3): 688–95.
69. Duty SM, Calafat AM, Silva MJ, Ryan L, Hauser R. Phthalate exposure and reproductive hormones in adult men. Hum Reprod. 2005;20(3):604–10.
70. Pant N, Shukla M, Patel KD, Shukla Y, Mathur N, Gupta YK, et al. Correlation of phthalate exposures with semen quality. Toxicol Appl Pharmacol. 2008;231(1):112–6.

71. Jönsson AG, Richthoff J, Rylander L, Giwercman A, Lars H. Urinary phthalate metabolites and biomarkers of reproductive function in young men. Epidemiology. 2005;16(4):487–93.
72. Zhang Y, Zheng L, Chen B. Phthalate exposure and human semen quality in Shanghai: a cross-sectional study. Biomed Environ Sci. 2006;19(3):205–9.
73. Meeker JD, Calafat AM, Hauser R. Urinary metabolites of di(2-ethylhexyl) phthalate are associated with decreased steroid hormone levels in adult men. J Androl. 2009;30(3):287–97.
74. Mendiola J, Jørgensen N, Andersson AM, Calafat AM, Silva MJ, Redmon JB, et al. Associations between urinary metabolites of di(2-ethylhexyl) phthalate and reproductive hormones in fertile men. Int J Androl. 2011;34(4):369–78.
75. Mendiola J, Meeker JD, Jørgensen N, Andersson AM, Liu F, Calafat AM, et al. Urinary concentrations of di(2-ethylhexyl) phthalate metabolites and serum reproductive hormones: pooled analysis of fertile and infertile men. J Androl. 2012;33(3): 488–98.
76. Burg RW, Miller BM, Baker EE, Birnbaum J, Currie SA, Hartman R, et al. Avermectins, new family of potent anthelmintic agents: producing organism and fermentation. Antimicrob Agents Chemother. 1979;15(3):361–7.
77. Celik-Ozenci C, Tasatargil A, Tekcan M, Sati L, Gungor E, Isbir M, et al. Effect of abamectin exposure on semen parameters indicative of reduced sperm maturity: a study on farmworkers in Antalya (Turkey). Andrologia. 2012;44(6):388–95.
78. Mendiola J, Moreno JM, Roca M, Vergara-Juárez N, Martínez-García MJ, García-Sánchez A, et al. Relationships between heavy metal concentrations in three different body fluids and male reproductive parameters: a pilot study. Environ Health. 2011;10(1):6.
79. Mínguez-Alarcón L, Mendiola J, Roca M, López-Espín JJ, Guillén JJ, Moreno JM, et al. Correlations between different heavy metals in diverse body fluids: studies of human semen quality. Adv Urol. 2012; 2012:420893. doi:10.1155/2012/420893.
80. Wyrobek AJ, Schrader SM, Perreault SD, Fenster L, Huszar G, Katz DF, et al. Assessment of reproductive disorders and birth defects in communities near hazardous chemical sites. III. Guidelines for field studies of male reproductive disorders. Reprod Toxicol. 1997;11(2–3):243–59.
81. Shinozaki T, Pritzker KP. Regulation of alkaline phosphatase: implications for calcium pyrophosphate dehydrate crystal dissolution and other alkaline phosphatase functions. J Rheumatol. 1996; 23:677–83.
82. Waalkes MP. Cadmium carcinogenesis in review. J Inorg Biochem. 2000;79:241–4.
83. Ghaffari MA, Abroumand M, Motlagh B. In vitro inhibition of human sperm creatine kinase by nicotine, cotinine and cadmium, as a mechanism in smoker men infertility. Int J Fertil Steril. 2008; 2:125–30.
84. Farian M, Brandao R, deLara FS, Pagliosa LB, Soares FA, Souza DO, et al. Profile of non-protein thiols, lipid peroxidation and δ-aminolevulinate dehydrogenase activity in mouse kidney and liver in response to acute exposure to mercuric chloride and sodium Selenite. Toxicology. 2003;184:179–87.
85. Ellington WR. Evolution and physiological roles of phosphagen system. Annu Rev Physiol. 2001;63:289–325.
86. Miyaji K, Kaneko S, Ishikawa H, Aoyaqi T, Hayakawa K, Hata M. Creatine kinase isoforms in the seminal plasma and the purified human sperm. Arch Androl. 2001;46:127–34.
87. Lowe G, Sproat BS. Evidence for an associative mechanism in the phosphoryl transfer step catalyzed by rabbit muscle creatine kinase. J Biol Chem. 1980;255:3944–51.
88. Ghaffari MA, Motlagh B. In vitro effect of lead, silver, tin, mercury, indium and bismuth on human sperm creatine kinase activity: a presumable mechanism for men infertility. Iran Biomed J. 2011;15:38–43.
89. Akinloye O, Arowojolu AO, Shittu OB, Anetor JI. Cadmium toxicity: a possible cause of male infertility in Nigeria. Reprod Biol. 2006;6(1):17–30.
90. Telisman S, Cvitkovic P, Jurasovic J, Pizent A, Gavella M, Rocic B. Semen quality and reproductive endocrine function in relation to biomarkers of lead, cadmium, zinc and copper in men. Environ Health Perspect. 2000;108(1):45–53.
91. Benoff S, Hauser R, Marmar JL, Hurley IR, Napolitano B, Centola GM. Cadmium concentrations in blood and seminal plasma: correlations with sperm number and motility in three male populations (infertility patients, artificial insemination donors, and unselected volunteers). Mol Med. 2009;15(7–8):248–62.
92. Fatima P, Debnath BC, Hossain MM, Rahman D, Banu J, Begum SA, et al. Relationship of blood and semen lead level with semen parameter. Mymensingh Med J. 2010;19(3):405–14.
93. Hernández-Ochoa I, García-Vargas G, López-Carrillo L, Rubio-Andrade M, Morán-Martínez J, Cebrián ME, et al. Low lead environmental exposure alters semen quality and sperm chromatin condensation in northern Mexico. Reprod Toxicol. 2005; 20(2):221–8.
94. Choy CM, Lam CW, Cheung LT, Briton-Jones CM, Cheung LP, Haines CJ. Infertility, blood mercury concentrations and dietary seafood consumption: a case-control study. BJOG. 2002;109(10): 1121–5.
95. Li Y, Wu J, Zhou W, Gao E. Effects of manganese on routine semen quality parameters: results from a population-based study in China. BMC Public Health. 2012;12:919.
96. Xu W, Bao H, Liu F, Liu L, Zhu YG, She J, et al. Environmental exposure to arsenic may reduce human semen quality: associations derived from a Chinese cross-sectional study. Environ Health. 2012;11:46.
97. Meeker JD, Rossano MG, Protas B, Diamond MP, Puscheck E, Daly D, et al. Cadmium, lead, and other metals in relation to semen quality: human evidence

for molybdenum as a male reproductive toxicant. Environ Health Perspect. 2008;116(11):1473–9.
98. Choy CM, Yeung QS, Briton-Jones CM, Cheung CK, Lam CW, Haines CJ. Relationship between semen parameters and mercury concentrations in blood and in seminal fluid from subfertile males in Hong Kong. Fertil Steril. 2002;78:426–8.
99. Mohamed MK, Lee WI, Mottet NK, Burbacher TM. Laser lightscattering study of the toxic effects of methylmercury on sperm motility. J Androl. 1986;7:11–5.
100. Vogel DG, Margolis RL, Mottet NK. Effects of methyl mercury binding to microtubules. Toxicol Appl Pharmacol. 1985;80:473–86.
101. Ernst E, Moller-Madsen B, Danscher G. Ultrastructural demonstration of mercury in Sertoli and Leydig cells of the rat following methylmercuric chloride or mercuric chloride treatment. Reprod Toxicol. 1991;5:205–9.

13 内分泌干扰物与男性不育

Riana Bornman 和 Natalie Aneck-Hahn
史铁超　李　红　译

一、概述

良好的生殖健康需要一个健全的内分泌系统。目前，人类的内分泌相关疾病在不断增加。这一现象的发生不仅仅与遗传因素有关，环境及其他非遗传因素（包括化学暴露）也可能导致内分泌干扰物（endocrine disrupting chemicals，EDCs）对男性生殖健康（male reproductive health，MRH）产生影响。本章的目的是定义 EDC，并探讨其作用机制，同时举例说明一些 EDCs 的来源。这些化学物质可能与生活方式和 MRH 有关。

二、什么是内分泌干扰物？

（一）内分泌干扰物的定义

“内分泌干扰物是指能改变内分泌系统功能，从而对个体，或其后代，或（亚）种群产生不利影响的外源物质或混合物”。这一定义同样适用于一个潜在的内分泌干扰物[1-2]。

（二）机制和作用方式

为理解激素对发育和成人生理的作用，需要借助实验系统或人类流行病学来理解其对人类或野生动物种群健康的潜在影响。化学物质破坏激素作用可能有两种方式：①直接作用于激素受体蛋白复合物；②直接作用于调节激素运送的特殊蛋白，这种蛋白能在正确的时候将激素运送到正确的地方，比如输送到其正常的靶细胞或组织。因此，化学物质能阻断激素的合成（拮抗剂），从而导致血液中激素水平增加或减少。这可能会导致类似疾病或遗传缺陷所致的刺激或抑制激素的作用。然而，如果化学物质直接作用于激素受体（激动剂），其相互作用的影响可能是相当复杂的，同时会遵循激素受体相互作用的机制[2]。

EDCs 对激素的干扰作用可能对人类和野生动物的健康造成不良影响。这有可能包括所有的激素系统，从生殖器官的发育及功能，到成人糖尿病或心血管疾病的发生[2]。多数研究主要集中在与雌激素、雄激素和甲状腺激素系统交互作用的化学物质。一般而言，激素受体与其天然配体具有高亲和性，而与内分泌干扰物的亲和力会低得多，但也有一些例外[2]。结合受体的能力与导致影响的能力（即效力）是不一致的[2-3]。内分泌干扰物也有组织或细胞特异性的差异，某些内分泌干扰物具有与天然配体相似甚至更高的亲和力[2]。

三、内分泌系统

（一）下丘脑-垂体-性腺（hypothalamic-pituitary-gonadal，HPG）轴

人类性别主要由 Y 染色体短臂上的性别决定基因（sex-determining region Y，SRY）确定。一旦性腺性别确定为男性，胎儿睾丸间质细胞产生睾酮，睾酮转换成双氢睾酮（dihydrotestosterone，DHT）后诱导内部生殖器发育，外生殖器向男性分化。睾酮控制睾丸经腹股沟下降，而同样是由睾丸间质细胞产生的胰岛素样因子-3 可促进经腹睾丸下降至阴囊。胎儿滋养细胞产生苗勒抑制物（Müllerian-inhibiting substance，MIS），阻止苗勒管进一步发育，并保持睾丸早期生殖细胞处于休眠状态。这些发育途径中的干扰通常会导致出生缺陷或雌雄同体的性发育异常。

HPG 轴的激素反馈关系在胎儿发育过程中建立。大约在 12 岁青春期时，丘脑开始产生促性腺激素释放激素（gonadotropin-releasing hormone，GnRH）的脉冲，GnRH 刺激垂体前叶分泌促黄体生成素（luteinizing hormone，LH）和卵泡刺激素（follicle-stimulating hormone，FSH）分泌。GnRH 的分泌有节律性：如季节性（春季为高峰）、昼夜节律（清晨睾酮水平较高）、脉冲性（每 90～120 分钟 GnRH 出现 1 次峰值）。青春期呈现明显的生长发育（体重和营养状况），这有可能是通过亲吻促动素（kisspeptin，以前叫 metastin 基因）、褪黑素和瘦素来启动的[4]。

FSH 的主要结合位点位于支持细胞，并刺激其产生雄激素结合蛋白（androgen-binding protein，ABP）、转铁蛋白、乳酸盐、血浆铜蓝蛋白、丛生蛋白、纤维蛋白溶酶原活化剂、前列腺素和生长因子等。通过这些 FSH 介导因子，刺激生精小管生长和精子发生。在人类青春期，FSH 是精子发生启动必不可少的，其刺激成人产生正常水平的精子数量[5]。支持细胞还产生抑制素与激活素。抑制素通过其对垂体及下丘脑的负反馈作用来抑制 FSH 释放。激活素是一种与转化生长因子 β（transforming growth factor-β，TGF-β）高度同源的睾丸蛋白，能促进 FSH 分泌[6]。

LH 结合睾丸间质细胞诱导睾酮产生。除了睾丸和骨骼肌，在大多数外周组织中，睾酮被 5α 还原酶转化为 DHT，或通过芳香化酶转化为雌二醇。睾酮反馈主要发生在下丘脑水平，而雌激素反馈发生在垂体水平[7]。看起来睾酮好像是 LH 分泌的主要调节剂，而雌二醇（连同来自支持细胞的抑制素）是 FSH 分泌的主要调节剂[8]。

泌乳素，一种垂体前叶激素，刺激女性妊娠和哺乳期的乳汁合成。泌乳素对男性的生理作用目前尚不清楚，它可能有助于维持通常情况下睾丸内高水平的睾酮和增强雄激素对男性附属性腺的生长和分泌功能的影响[9-10]。高泌乳素血症患者通常以缺乏性欲为主要症状。

（二）易损期

发育中的器官对激素波动特别敏感，在发育的关键窗口期，EDCs 暴露后可能会导致不可逆的影响。这些影响在出生时可能不是很明显，但在成年后变得明显。目前这些关键时期包括胎儿发育、围生期、儿童期和青春期等。然而，可能存在其他的易感性增

加的发育窗口需要阐明，诸如衰老导致的延迟效应，这些需要进一步探索和研究[11-13]。

（三）剂量-效应关系

EDCs挑战着毒理学的传统观念，尤其是毒理学中的一句恒言："剂量导致毒性（the dose makes the poison）"。EDCs可在低剂量时具有效应，而在高剂量时没有直接效应。天然激素一般在皮摩尔（10^{-12} mol）至纳摩尔（10^{-9} mol）这样非常低的血清浓度时就可起作用，而EDCs通常在纳摩尔至微摩尔（10^{-6} mol）浓度范围内起作用，但有些可在皮摩尔水平起作用[2,14]。天然激素和EDCs产生非线性的剂量-效应，最简单的形式是S形曲线。产生非线性剂量效应是因为激素通过受体发挥作用，因受体数量有限，从而可使反应饱和[2]。然而，激素和EDCs也可产生非单调剂量-效应（non-monotonic dose-responses，NMDRs），NMDR曲线在一些临界点位曲线斜率由正变负或由负变正[14]。对于EDCs，低剂量暴露和NMDR曲线是互相关联的概念[14]。

1. 低剂量-效应

美国国家毒理学计划（National Toxicology Program，NTP）评估了哺乳动物中EDCs的低剂量效应和NMDR关系的科学证据[15]。NTP定义低剂量效应为"发生在人类暴露范围或低于通常美国环境保护局（USA Environmental Protection Agency，EPA）用于评估生殖和发育毒性的标准测试范围的剂量时的生物变化"。专家小组证实，已经发现某些特定EDCs中大量端点的低剂量效应，这些EDCs包括已烯雌酚（diethylstilbestrol，DES）、染料木素、甲氧滴滴涕和壬基酚（nonylphenol，NP）等[14-15]。Vandenberg等[14]的综述介绍了一些关于双酚A（Bisphenol-A，BPA）的低剂量效应研究的例子。

2. 非单调剂量-效应曲线

非单调剂量效应曲线（non-monotonic dose response curves，NMDRCs）往往是U形或倒U形，由于在相对剂量时反应呈升序和降序，故有时也称为双相剂量效应曲线[2,14]。例如，胎鼠暴露于低或高剂量的合成雌激素DES后，其成年前列腺质量相对较低，而中等剂量的DES导致前列腺质量明显增加[16]。无论是动物体内还是培养的细胞中，已经发现十余种天然激素和超过60余种EDCs存在NMDRs，最近的研究推测其具有普遍性。尽管到目前为止，解释普遍水平上的这些非单调效应的机制尚不清楚，但知道这些激素作用和内分泌干扰的预期剂量效应特征至关重要[2]。

（四）混合效果

人类和野生动物暴露于多种内分泌干扰物的混合物，而不是单一/单独的化学物质[17]。有足够的证据表明，一些内分泌干扰物可以一起而产生组合效果[18]。化学品毒性的影响评估通常是孤立的，数据来自单一的化学物质在可"容忍"的剂量时的效应。当暴露于化学物质的混合物时，这些假定是有缺陷的。尤其是化学物质起着相同效果时，例如雌二醇和能够模拟激素作用的其他化学物质之间的联合作用[2]。"无中生有"的概念是指足够数量和浓度的EDCs组合产生大量的雌激素效应，甚至可能导致效果加倍，而这些效应不是这些物质能单独直接产生的[19]。

四、暴露源

个体 EDC 暴露的聚集是由接触暴露途径的多少决定的，而这又取决于个体生活方式的选择[20]。

（一）职业

职业和环境接触史对不育症患者咨询是重要的。例如，在经常使用农药的农业或病虫害防治部门工作会增加个体的 EDC 杀虫剂的总暴露量[20-23]。可能暴露的其他职业还有塑料行业、电工、油漆工、清洁工、印刷工、美发师、牙医、纺织工和实验室工作人员等。Van Togeren 等[23]对职业与潜在的物质做了一些有用的总结。儿童也有职业暴露的风险，例如，父母一方或双方曾在农业或住在生长着大豆或玉米附近的农场。这些孩子的有机磷农药暴露水平高于非农业家庭儿童[24]。

（二）非职业

我们常在不经意间处于 EDCs 暴露下。最常见的重要途径是家庭环境中农药的使用[25-26]。有机磷农药、氨基甲酸酯类和拟除虫菊酯等农药已经取代了以往的有机氯[27]。Whyatt 等发现，杀虫剂的使用与一个或多个住房问题有关，如油漆的剥离或剥落、天花板和墙壁的洞、水渍、水管漏水、霉斑和前 6 个月缺乏供热或断电等[20,27]。另一个暴露的例子是在氯乙烯塑料地板和家具覆盖物中发现苯二甲酸尘埃颗粒[28]。当评估一种化学物质的暴露值的变化及其对健康的影响时，应着重考虑个人的生活方式因素[28]。

（三）娱乐

旅行和娱乐也导致一些潜在的暴露途径。如乘坐某些国家为防止昆虫和病媒蔓延而在机舱内例行喷洒拟除虫菊酯的飞机旅行[20,29]。在这种情况下，乘客和飞行机组人员均暴露于这些化合物下[30]。园丁、宠物主人和自己做家务人员经常使用 EDC 杀虫剂或浸渍制品，如花园喷雾剂、蚤项圈、木材防腐剂、墙纸贴和胶水等[20,31-33]。其他可能造成风险的休闲活动包括应用 EDCs 以维持高尔夫球场、体育场或附近的农业活动等[34-35]。

（四）生活方式

食用有机食品比例越高的人，其食物残留农药暴露越少[36-37]。食用有机食品的儿童的杀虫剂暴露较食用传统食物者少[36]。使用鱼油、肉类和奶制品者较素食为主者更容易暴露于一些以前持久性的化合物，如有机氯，这是由于一些持久的亲脂性农药如二氯二苯二氯乙烷（dichlorodiphenyldichloroethane，DDE）和其他某些二氯二苯三氯乙烷（dichlorodiphenyltrichloroethane，DDT）的生物累积[38-39]。对婴幼儿和儿童而言，因为他们的饮食一般都含有大量的水果和蔬菜产品，因此可能会从膳食中得到一些有机氯以及新的持续性较低的农药的不成比例的大剂量暴露。此外，相对于单位体重而言，他们还比成人吃得更多[40]。

五、重点关注的化学物质

(一) 持久性有机污染物

持久性有机污染物（persistent organic pollutants，POPs）通常以卤化和低水溶性及高脂溶性为特征。这些有机化合物能在不同程度上抵制光解、生物和化学降解[41]。斯德哥尔摩公约（Stockholm Convention，http：//chm. pops. int）中的主要的 POPs 是指 EDCs。由于他们的雌激素或抗雄激素活性，这些物质可能对男性生殖活动产生干扰作用[42]。主要包括下述化学物质：DDT、狄氏剂、毒杀芬、氯丹和一些工业化工产品及副产品，包括多氯联苯（polychlorinated biphenyls，PCBs）、二恶英和呋喃[41]。POPs（如 PCBs 和 DDT）已在许多国家被禁止使用几十年了，但因其持久存在，仍然是全球性的污染物。这也给人们提出了一个挑战，即如何减少人类和野生动物的暴露[2]以及未来的监控。

1. 多氯联苯

多氯联苯（polychlorinated biphenyls，PCBs）自 1929 年开始生产，一直到 20 世纪 80 年代才停产，其用于建筑密封材料、变压器油和电容器的绝缘材料和传热剂等[2]。PCBs 是一组包含约 200 个独立的化合物/同系物的有机合成化学物的一部分[43]。PCB 暴露与精液质量有关，尤其是与精子活力低下有关[44-48]。

2. DDT 和 DDE

DDT 是一种在全球大部分地区广泛使用的持久性环境污染物，在仍然将其用于控制疟疾的国家呈现高浓度水平[2]。自 20 世纪 70 年代初，美国、西欧和日本等许多国家已禁止使用 DDT[49]。斯德哥尔摩公约规定，除非是为了控制疟疾传播等公共卫生问题，且没有有效的替代方法时，才允许使用 DDT 在室内喷洒[2]。

技术级的 DDT 是由 *p*，*p* ′-DDT（约 85%）、*o*，*p* ′-DDT（约 15%）和 *o*，*o* ′-DDT（微量）组成的混合物，*p*，*p* ′-DDT 和 *o*，*p* ′-DDT 具有雌激素样活性。持久性的代谢物 *p*，*p* ′二氯苯基-二氯乙烯（*p*，*p* ′-dichlorodiphenyl-dichloroethylene，*p*，*p* ′-DDE）是一种广泛的环境污染物[50]，其通过抑制性结合雄激素受体而产生抗雄激素样作用[51]，并已显示出抑制睾酮作用[52-54]。有一种推测是，*p*，*p* ′-DDE 作为一种内分泌物干扰环境污染物，对其他 DDT 化合物有叠加或放大作用[50]。

3. 烷基酚类物质

烷基酚聚氧乙烯醚（alkylphenolethoxylates，APEs）广泛应用于家庭和工业产品的表面活性剂。在家用洗涤剂、农药制剂和工业产品中都发现存在此类物质。烷基酚聚氧乙烯醚（octylphenolethoxylates，OPEs）和壬基酚聚氧乙烯醚（nonylphenolethoxylates，NPEs）是市场上最常见的两种表面活性剂。这些化合物及其代谢产物，如壬基酚（nonylphenol，NP）、辛基酚（octylphenol，OP）和烷基酚 1-3 聚氧乙烯醚（NPE1，NPE2 与 NPE3）常常在废水排放和污水处理厂（sewage treatment plant，

STP）的污水中发现[55]。这些代谢产物的毒性比母体化合物更强，能与雌激素受体相互作用而产生类似天然激素的作用[56-59]。虽然还无法依靠形态学来检查原位癌（carcinoma in situ，CIS），但南非的一项研究中发现，在野生大羚羊的睾丸中找到非典型生殖细胞。在这些动物中还发现睾丸的微结石和肿瘤样病变，同时体内检测到较高浓度的环境污染物，尤其是烷基酚类物质[60]。

4. 壬基酚

壬基酚（nonylphenol，NP）被用于表面活性剂和塑料的制造[61]。在食物、食品包装材料、清洁用品、护肤品、环境水样和饮用水中发现此类物质[61-63]。Giger 等[64]首次报道了 NP 对水生生物的毒性作用，而 Soto 等[56]观察到 NP 能诱导乳腺癌细胞增殖。NP 通过竞争雌激素受体的结合位点，类似天然激素 17β-雌二醇。NP 对环境的影响包括水生生物雌性化和降低男性生育能力[56]。因为 NP 对无脊椎动物的高毒性和脊椎动物的雌激素样活性，欧盟于 2003 年禁止其使用[65]。

5. 双酚 A（bisphenol-A，BPA）

早在 1936 年，Dodds 和 Lawson 就报道了 BPA 的雌激素样作用。如今，BPA 每年的产量超过 60 亿磅[66]。在金属罐、牙科密封剂[66]以及许多塑料消费品（包括玩具、水管、饮用容器、眼镜镜片、运动安全设备、医疗设备、管道和电子消费品）[14,67]的树脂衬里均发现 BPA 的存在。

依据世界卫生组织（World Health Organization，WHO）关于 BPA 的毒性和对健康影响的报告进行的有关 BPA 暴露的研究为数不多[68]。这些研究分析了尿液中的 BPA 浓度与精液质量的关系。研究了不同人群：美国的生育男性[69]、不育男性[69-70]和中国职业暴露 BPA 的工人[71]。所有这 3 个研究报道发现，尿 BPA 浓度的增加与精液质量的一个或多个指标降低有关。这方面的毒理学证据有限，建议对 BPA 与精液质量的关系进行进一步研究。

6. 邻苯二甲酸盐类

邻苯二甲酸酯用于溶剂、添加剂和增塑剂（增加塑料制品的灵活性和韧性的化合物），如在塑料地板、黏合剂、洗涤剂、润滑油、溶剂、汽车塑料、胶衣、个人护理产品、医疗设备和医药、塑料包装袋、橡胶软管、充气产品和儿童玩具等[72]。这组化合物包括许多物质，如邻苯二甲酸二甲酯（dimethyl phthalate，DMP），邻苯二甲酸二乙酯（diethyl phthalate，DEP），邻苯二甲酸二丁酯（dibutyl phthalate，DBP），邻苯二甲酸二环己酯（dicyclohexylphthalate，DCHP），苯二甲酸二辛酯（di-*n* -octyl phthalate，DOP），邻苯二甲酸二-2-乙基己酯（di-2-ethylhexyl phthalate，DEHP），邻苯二甲酸二异壬酯（di-isononyl phthalate，DiNP）和邻苯二甲酸丁基苄酯（benzylbutyl phthalate，BzBP），BzBP 也通常被称为邻苯二甲酸丁苄酯（butyl benzyl phthalate，BBP）[72-73]。

由于邻苯二甲酸酯类物质普遍存在于周围环境中，其暴露一直存在。一个可能的原因是由于作为增塑剂的这些物质没有与塑料结合，从而导致这些化学物质进入周围环境中[74]。进而通过食入、吸入、皮肤和直接接触等途径暴露[73]。

在美国1999年和2000年进行的全国健康和营养调查发现，超过75%的抽样人群的尿液中存在4种邻苯二甲酸酯代谢物：MEP，MEHP，邻苯二甲酸单丁酯（mono-benzyl phthalate，MBzP）和单邻苯二甲酸正丁酯（mono-*n* -butyl phthalate，MBP）[75]。Phillips和Tanphaichitr[43]回顾分析了调查邻苯二甲酸酯暴露与精液质量的几个人体试验。这些研究发现苯二甲酸水平和精液质量有关[46,76-77]，主要是影响精子形态和活力，而非精子总数。尿邻苯二甲酸代谢产物测量可反映其暴露水平，但可能不能反映睾丸和生殖系统组织的局部暴露水平[43]。

7. 杀虫剂/农药

通用术语"农药"指的是一系列结构上无关而作用机制各异，以害虫为生物靶标的化合物[43,78]。农药涵盖了各种各样不同靶标和化学成分的化合物，如除草剂、杀菌剂和杀虫剂等[42]。它们被用来保护庄稼、景观和害虫种群的控制。人体暴露发生在职业使用和食品、水及空气环境的污染后。以前农药的持久性和生物蓄积性促进了半衰期较短化合物的发展[42]。

目前可用于控制昆虫、杂草、真菌或其他害虫的都是非持久性杀虫剂，而不是已被大多数国家禁止使用的持久性杀虫剂（例如有机氯农药，如DDT等）。常用的非持久性农药有3种：有机磷、氨基甲酸酯和拟除虫菊酯，尽管这些物质在环境中非持久存在，但由于广泛使用，导致一般人群处于低水平暴露[79]。研究表明非持久性农药暴露，涉及同时接触几种农药的大多数职业，并与精液质量低下有关[79]。

8. 有机磷杀虫剂

对孕妇的男性伴侣的一项小规模研究发现，精液质量差者尿中甲草胺衍生物、2-异丙氧基4-甲基嘧啶（二嗪磷代谢产物）、阿特拉津代谢物、1-萘酚（西维因和萘代谢产物）和3,5,6-三氯-2-吡啶醇（毒死蜱代谢物）浓度水平较高[80]。

9. 金属

许多金属和非金属通过干扰宿主的整个激素途径而起到内分泌干扰物的作用。金属存在于岩石、土壤、地下水和地表水中，也因商品使用或采矿和金属冶炼、使用化石燃料和在垃圾焚烧发电的过程中被释放到环境中。镉、砷、铅、汞均已被定义为具有内分泌干扰的金属物质。金属暴露可以作用于以下类固醇受体途径：雌激素、孕激素、雄激素、糖皮质激素和盐皮质激素等。还可以针对视黄酸、甲状腺激素和过氧化物酶体增殖物（peroxisome proliferators，PPAR）等的受体途径[2]。

（二）其他潜在/可疑的EDCs

杀菌剂

三氯生（学名二氯苯氧氯酚）[81]，商业上也称玉洁新DP 300或玉洁新MP。目前在欧洲，每年大约350万吨的三氯生作为抗微生物物质在许多产品中使用。家用卫生制品需求的增加和成功的市场营销，增加了作为抗微生物剂使用的三氯生的市场。在牙膏、漱口水、肥皂以及家用清洁剂，甚至纺织品，如运动服、床单、鞋类和地毯中均发现三氯生的存在[82]。

在水环境中，三氯生主要存在于悬浮固体和沉淀物的表面上，在机体中还存在生物累积效应。尽管三氯生破坏参与生产睾酮和雌激素的类固醇合成酶，但对三氯生影响的研究并不多。这些影响可能导致男性和女性生育力的下降[2]。

六、对男性生殖健康的影响（包括不同研究结果可能的解释）

干扰男性的性别决定和性分化（男性化）是“内分泌干扰”的一个关键问题，尤其是男性化过程完全是激素依赖性的。此外，男性化过程中睾丸的发育部分是激素依赖性的，并有可能也面临内分泌干扰物暴露的风险区[83]。

（一）尿道下裂

雄性激素不足和（或）雌激素与雄激素之间在关键发育阶段的不平衡（雌激素多于雄激素）会引发男性生殖内分泌失调。这些可能会影响性别分化（如隐睾和尿道下裂等畸形）和（或）青春期发育[84-86]。隐睾和尿道下裂还存在其他危险因素，如胎龄小等因素[87-89]。不平衡和随后的不利影响可能在出生时并不明显，但在以后的生长中变得明显。由于尿道下裂、睾丸未降（undescended testes，UDT）、男性不育症和睾丸癌常常同时发生，Skakkebaek 等[90]认为这些症状可能基于同一基本条件，并将此命名为睾丸发育不全综合征（testicular dysgenesis syndrome，TDS）[91]。

尿道下裂是由于尿道皱襞未能完全融合而产生阴茎的裂口，导致尿道开口于阴茎的体腹侧或会阴部等异常位置，而不是正常的末端[92]。由于远端尿道下裂时尿道开口在阴茎的龟头或冠状沟。早期这些可能会漏诊，因为出生时生理性包茎可能隐藏这些异常，直至包皮能后翻露出龟头时才发现[87]。令人担忧的是，在澳大利亚、欧洲和美国的许多地区尿道下裂的发病率在升高[88,93-94]。

DES 被用于治疗孕妇先兆流产后的不良后果是造成生殖器畸形，包括尿道下裂和隐睾，这敲响了一个警钟，那就是要考虑并解决胎儿暴露于激素活性物质（内分泌干扰，Toppari 等综述[84]）的影响。在子宫内 DES 暴露后出生的男婴其尿道下裂的发生率高于非暴露者，提示通过表观遗传学机制产生跨代效应的可能性[95-97]。

孕产妇而非父亲的职业暴露呈升高趋势，是尿道下裂发生的低风险因素[98]。出生于素食母亲的儿子发生尿道下裂的风险增加[99]，而如果母亲妊娠期食用鱼或肉类，则风险降低[100]。Christensen 等[101]关于尿道下裂手术男性的大样本随机对照研究发现，妊娠期母亲经常食用高脂肪的乳制品（牛奶和黄油等），而很少或从不选择有机食物者，其尿道下裂的发生风险增加。生育能力低下和使用辅助生殖技术也提高尿道下裂的发生风险[102-106]。

尿道下裂的风险与使用孕激素有关，但暴露于非 DES 的其他类固醇药物的风险目前还不清楚[107-108]，随后的一个 meta 分析无法证明尿道下裂与前 3 个月的性激素暴露（不包括 DES）之间有任何关联。孕激素作为预防先兆流产的药物，在美国市场是可以买到的，故应进行一些研究来阐明孕激素与尿道下裂之间的关系[110]。抗雄激素的杀虫剂和杀真菌剂在动物模型中的作用正受到关注，但其在人类的作用至今尚不清楚。

（二）隐睾

先天性隐睾或UDT是新生男婴最常见的出生缺陷，其发病率在1%～9%之间[2]，许多国家的发病率在增加[87]。隐睾患者无法扪及睾丸（位于腹部）或阴囊高位，须与回缩性睾丸相鉴别[111]。腹腔内温度较高，对生殖细胞有害，任何异位的睾丸都比正常位置更容易受损。UDT可能伴发于复杂疾病和多种染色体异常[87]。母体暴露于DES、多溴联苯醚（polybrominateddiphenyl ethers，PBDEs）、农药（除外DDE和DDT）和PCBs与之有关[2]。没有发现单个农药暴露与之有关，因此有必要强调流行病学和实验室研究应包括混合作用的评估，因为所有人都可能在同一时间暴露于多种化学物质[2,87]。

大约90%未经治疗的双侧隐睾患者为无精子症患者，单侧UDT患者的生育能力不确定[112]。双侧隐睾男孩在10个月至4岁时行手术矫正后，有76%的人精子计数正常，而4～14岁时再行手术者仅有26%的人精子数量正常[113]。男性隐睾发展成睾丸癌的风险是正常人的4～6倍[89,114]，而单侧隐睾者是正常对照组的3倍[115]。UDT矫正手术（睾丸固定术）可使得睾丸更容易触及，但并不降低患癌症的风险[87]。

（三）睾丸癌

睾丸癌是一种比较少见的肿瘤，但在年轻男性中是较常见的肿瘤之一，因此，对男性不育症患者行阴囊检查是非常有必要的。睾丸癌在工业化国家的患病率最高，主要在西欧、北欧、澳大利亚和新西兰等地区和国家[2]。在过去的40年间，睾丸癌的患病率增加了一倍，患者主要是白种人。报告表明，无论精原细胞瘤还是非精原细胞瘤每年以1%～6%的比例上升。这些趋势受到出生队列研究的影响，从20世纪20年代至60年代出生的男性其患病风险不断增加。对于某些高风险的国家，增加速率似乎随着时间的推移在减缓，一些国家近期的睾丸癌发病率略有下降[2]。

睾丸生殖细胞肿瘤（testicular germ cell tumours，TGCTs）的特殊病理生理机制尚不清楚，但有充分证据表明，在睾丸原位癌中各类TGCTs前体细胞在胎儿发育过程中就出现，称之为TGCTs的胎源性[116]。在发育过程中，当支持细胞和睾丸间质细胞未能编排原始生殖细胞正常分化为精原细胞时，可能发展为CIS[116-117]。这些故障不仅会导致TGCTs，而且会损害精子发生及发生隐睾、尿道下裂和其他性发育异常[85]。

（四）男性不育

男性不育可能归因于若干原因[43]，包括遗传因素和先天性异常、感染、多系统性疾病、精索静脉曲张及其他因素等。然而，大多数情况下都没有任何已知的病因[43]。暴露于含有源自农药、食物来源、塑料、电子和其他合成材料的环境化学物质，可能导致全球性的精液质量变化[118]。

导致不育男性精液质量低下的最主要原因并不是隐睾和尿道下裂。最近有研究证据表明，男性肛门生殖器距离（anogenital distance，AGD）与精液质量有关，AGD较短者［可以不伴有隐睾和（或）尿道下裂］的精液质量较差，这表明在某些情况下，精子数量少可能源于产前因素[119-120]。

1. 精子计数

精子数量少（少精子症）会增加男性不育的可能性，尤其是当他的女性伴侣也存在生育力低下时[121]。1992 年，Carlson 等的一项 meta 分析指出，精子数量较以前大约下降了一半，尽管这一现象还被更多的研究所证实[80]，但至今依然存在着很多争论[11,122]。一项关于欧洲 7 国年青男性（18～25 岁）的前瞻性协作研究发现，平均精子浓度降低，比 2 000 万/ml 约低 20%～25%[123-126]。不同国家或同一国家的不同地区间还存在地域差异[2,127]。精子数量下降的问题持续存在着有争议的辩论[122,128]。

因为暴露和效应同时发生，故研究 EDC 对成年男性精子生成不利影响是有实用性的[11,129-130]。研究成人效应理论上允许洞察 EDCs 对胎儿睾丸的影响和与 TDS 的潜在相关性[11]。从一个外推至另一个时应注意，如胎儿时期睾丸不存在精子发生，此时 EDC 的影响可能与那些发生在成年期的影响有着根本的不同[11]。一旦暴露停止，成人睾丸对 EDC 效应很可能会“自我纠正”，特别在涉及荷尔蒙的变化时。相反，通常认为胎儿对 EDC 效应无法“自我纠正”[11]。

实验室和野生动物研究的毒理学数据显示，暴露于某些特定 EDCs 与成年生殖毒性有关，包括男性生殖道异常（隐睾和尿道下裂）、精液质量下降、生育能力受损等，可参阅 Phillips 和 Tanchaiphitr 的综述[43]。生活方式的因素，如可卡因[131]、合成代谢类固醇[132-133]、酒精[133-134]和烟草[135-136]暴露也可能降低精子数量，导致生育力受损[137]。

2. 精子活力

精子活力被认为是生育力中最重要的精液参数之一[138-140]。

已经发表的一些关于 DDT 及其代谢产物对男性生殖健康影响的流行病学研究支持 DDT 暴露与精液质量下降有关这一假说。一项 195 名瑞典渔民的研究表明血清 p,p'-DDE 水平与精子活力之间存在轻度负相关[141]。一项在墨西哥疟疾流行区的研究发现，非职业暴露 DDT 男性中高水平的 p,p'-DDE（未经调整的 p,p'-DDE 血浆平均浓度：245 μg/L；已调整的平均血脂水平：45 μg/g）和精子活力降低有关[142]。在南非 Limpopo 省的一项类似研究发现，当地 p,p'-DDE 水平是墨西哥的 5 倍（调整的平均血脂水平：215.47 μg/L），导致精液量、精子总数、前向运动精子百分率和存活率等下降[138]。在另一项研究中发现，一批 DDT 职业暴露的疟疾防治中心男性工作人员的 p,p'-DDE 血清水平与精子活力和精子数量呈负相关[143]。这些发现与其他关于 PCB 的研究相类似[44-46]。

3. 精子形态

WHO 指出，如果正常形态精子百分率小于 15%，则体外受精率将下降[144]。干扰精子发生过程可能会导致精子凝聚，影响精子活力和形态[138,142,145]。在一项不明原因不育男性的随机对照研究中发现，精浆邻苯二甲酸酯浓度和精子形态之间呈负相关关系[76]。同样，不育患者差的精子活力和形态与尿 MBP 和 MBzP 水平呈剂量依赖性。尿单邻苯二甲酸酯水平（MMP，7.5 ng/ml）与差的精子形态呈弱相关关系[146]。该研究调查 DDT 职业暴露者的平均正常形态精子百分率为（2.5±1.8)%，低于 1992 年 WHO 发布的 Tygerberg 严格标准的 84%[143]。在非职业暴露男性参与者中存在着高比例畸形精子症（99.5%），平均正常形态精子百分率是（4.13±2.70）%，也远低于WHO（1999年）的参考范围。正常形态精子百分率的显著降低可能与细胞毒性作用（如产生超氧阴离子）和细胞内多种信号转导通路的激活有关[76]。

4. DNA损伤

由于环境介导的精子DNA损伤可导致胚胎发育受损、流产和子代异常，如儿童期异常或睾丸癌[147]。Aitken等[147]强调破坏一个父亲的精子遗传物质，如影响该DNA序列本身或通过表观遗传学机制来干扰DNA功能，从而导致其子代的疾病，以及导致自身不育或伴侣早期流产。父亲吸烟过多会导致儿童期癌症的发生率增加[148]，这被认为是由于父亲的精子DNA的氧化损伤介导的，从而影响到随后孩子的健康和福祉[147]。过度暴露于活性氧会导致氧化损伤，激发作为细胞代谢副产物的含氧分子，在细胞内攻击和损伤DNA[147]，从而导致不育[149]。

（五）睾丸发育不全综合征

TGCT常发生在患有尿道下裂、隐睾和（或）精液质量低下者，这表明这些危险因素彼此相关[111,150]。这些疾病由一个单独的潜在病因联系在一起，称为TDS，其起源自胎儿期[151-152]，是由于化学物质暴露导致。研究啮齿动物模型对鉴定干扰雄性生殖发育的化学物质很有帮助。这也有助于发现男性编程窗口，并证明后续事件的不可逆性。由这些研究中产生的雄性后代已经证明，除了TGCTs，所有的TDS均可在大鼠中被诱导，人类也一样。这些模型对评估抗雄激素的农药和杀真菌剂特别有用。

（六）前列腺癌

许多前列腺癌可以在早期阶段通过直肠指诊（digital rectal examination，DRE）发现，故应对每个男性不育患者，特别是年龄超过40岁的男性进行此检查。前列腺癌是55岁以上男性癌症死亡的第二位最常见原因，而在70岁以上男性则升至第一位[153]。估计其终生发病风险为16.72%，死亡风险为2.57%，非洲裔美国人呈高风险[154]。

前列腺特异抗原（prostate-specific antigen，PSA）已普遍用于前列腺癌的常规筛查[155]。流动人口前列腺癌发病率的不同和双胞胎的研究表明，环境因素，包括饮食和化学品接触，会影响前列腺癌的发病风险[156-157]。不健康的西部生活方式，如吸烟、缺乏体力活动和高热量的食品消费可能特别有害[158]。尽管雌激素和雄激素在正常前列腺发育中起作用[159]，但胎儿期的雌激素暴露增加前列腺增生和前列腺癌的发生[160-161]。流行病学研究已经证实，农业上农药使用过程中存在化学物质的职业暴露[162-163]，而农药生产[164]成为受关注的问题。

某些流行病学研究（但不是所有的流行病学研究）发现，一些PCB同类物，包括CB-138、-153、-180[165-166]和镉暴露与前列腺癌有关[157,167-169]。而砷暴露与前列腺癌有强关联[170-171]。通过这些化学物质诱导癌变的确切机制尚不清楚，但鉴于其对前列腺的雌激素、雄激素和抗雄激素效应，这些化学品似乎很可能有同样的效果。

（七）成年疾病的胎儿起源

TDS的概念基于一个前提，即相关症状在胎儿发育中的共同起源，并且其显现的程度和严重性取决于正常发育过程被扰乱的程度。此外，假定在男性编程窗口期间发生的任何干扰都是不可逆的，并对受干扰的个体有终身影响，同时也潜在地影响其子代。

尽管有充分的证据表明，每一个 TDS 包括的疾病都有很明显的遗传因素，但 Skakkebaek 等[90]注意到，大多数出生时伴随这些症状的男婴缺乏预期的遗传畸变，这表明环境因素肯定在这些现象的病因学中发挥重要作用。普遍认为 EDC 暴露引起的激素紊乱是人类 TDS 的病因，以及许多关于野生动物生殖系统发育不全的报道，这两者之间既有明显的相似之处，也有显著的区别。

（八）可能会影响 MRH 的一般健康影响

全身性疾病和射精功能障碍可能部分或完全削弱男性生育力。某些药物可能对精子功能产生进一步的负面影响。如果医生没有倾听患者诉说和采集全面的病史，或者没有进行体格检查来查找特定的体征，而仅仅是依据精液分析报告来诊断，可能会遗漏一些特定的情况。不幸的是，这不仅可能会导致不适当的治疗，还会失去对生殖和一般健康状况作出不同的短期和长期预后判定的机会。

七、讨论和小结

（一）要点

内分泌失调的概念不再局限于雌激素、雄激素和甲状腺激素途径。已经清楚，一些化学物质也会干扰代谢、脂肪储存、骨骼发育和免疫系统，这表明所有的内分泌系统可以并将受到 EDCs 影响。我们还需要进一步的研究，来更全面地评估 EDCs 是如何影响正常的内分泌功能以及如何将这些影响传递给后代的[2]。

（二）章节长处和不足

尽管本章包括一些最新的信息，但其内容依然有不足之处。

（三）知识缺口

很少有流行病学证据表明 EDC 暴露与不良妊娠结局、乳房早发育、肥胖或糖尿病等有关。还有胎儿 EDC 暴露和成人精液质量分析的数据。同样的，没有研究提示胎儿 EDCs 暴露与 20～40 年后发生睾丸癌风险之间的潜在联系。

参考文献

1. IPCS. Global assessment of the state-of-the-science of endocrine disruptors. Geneva: World Health Organization; 2002.
2. Bergman A, Heindel JJ, Jobling S, Kidd KA, Zoeller RT. State of the science of endocrine disrupting chemicals 2012. Geneva: United Nations Environment Programme and the World Health Organization; 2013.
3. Ruenitz PC, Bourne CS, Sullivan KJ, Moore SA. Estrogenic triarylethylene acetic acids: effect of structural variation on estrogen receptor affinity and estrogenic potency and efficacy in MCF-7 cells. J Med Chem. 1996;39(24):4853–9.
4. Clement K, Vaisse C, Lahlou N, Cabrol S, Pelloux V, Cassuto D, et al. A mutation in the human leptin receptor gene causes obesity and pituitary dysfunction. Nature. 1998;392(6674):398–401. Epub 1998/04/16.
5. Tapanainen JS, Aittomaki K, Huhtaniemi IT. New insights into the role of follicle-stimulating hormone in reproduction. Ann Med. 1997;29(4):265–6. Epub 1997/08/01.
6. Itman C, Mendis S, Barakat B, Loveland KL. All in the family: TGF-beta family action in testis develop-

ment. Reproduction. 2006;132(2):233–46. Epub 2006/08/04.

7. Santen RJ. Is aromatization of testosterone to estradiol required for inhibition of luteinizing hormone secretion in men? J Clin Invest. 1975;56(6):1555–63. Epub 1975/12/01.
8. Hayes FJ, Pitteloud N, DeCruz S, Crowley Jr WF, Boepple PA. Importance of inhibin B in the regulation of FSH secretion in the human male. J Clin Endocrinol Metab. 2001;86(11):5541–6. Epub 2001/11/10.
9. Wennbo H, Kindblom J, Isaksson OG, Tornell J. Transgenic mice overexpressing the prolactin gene develop dramatic enlargement of the prostate gland. Endocrinology. 1997;138(10):4410–5. Epub 1997/10/10.
10. Steger RW, Chandrashekar V, Zhao W, Bartke A, Horseman ND. Neuroendocrine and reproductive functions in male mice with targeted disruption of the prolactin gene. Endocrinology. 1998;139(9):3691–5. Epub 1998/09/02.
11. Sharpe R. Male reproductive health disorders and the potential role of exposure to environmental chemicals. London: CHEM Trust; 2009.
12. Braw-Tal R. Endocrine disruptors and timing of human exposure. Pediatr Endocrinol Rev. 2010;8(1):41–6. Epub 2010/11/03.
13. Buck Louis GM, Gray Jr LE, Marcus M, Ojeda SR, Pescovitz OH, Witchel SF, et al. Environmental factors and puberty timing: expert panel research needs. Pediatrics. 2008;121 Suppl 3:S192–207. Epub 2008/02/15.
14. Vandenberg LN, Colborn T, Hayes TB, Heindel JJ, Jacobs Jr DR, Lee DH, et al. Hormones and endocrine-disrupting chemicals: low-dose effects and nonmonotonic dose responses. Endocr Rev. 2012;33(3):378–455. Epub 2012/03/16.
15. Melnick R, Lucier G, Wolfe M, Hall R, Stancel G, Prins G, et al. Summary of the National Toxicology Program's report of the endocrine disruptors low-dose peer review. Environ Health Perspect. 2002;110(4):427–31. Epub 2002/04/10.
16. vom Saal FS, Timms BG, Montano MM, Palanza P, Thayer KA, Nagel SC, et al. Prostate enlargement in mice due to foetal exposure to low doses of estradiol or diethylstilbestrol and opposite effects at high doses. Proc Natl Acad Sci U S A. 1997;94(5):2056–61.
17. Silva E, Rajapakse N, Kortenkamp A. Something from "nothing"—eight weak estrogenic chemicals combined at concentrations below NOECs produce significant mixture effects. Environ Sci Technol. 2002;36(8):1751–6. Epub 2002/05/08.
18. Kortenkamp A, Martin O, Faust M, Evans R, McKinlay R, Orton F, et al. State of the art assessment of endocrine disruptors. Geneva: World Health Organization; 2012.
19. Rajapakse N, Silva E, Kortenkamp A. Combining xenoestrogens at levels below individual no-observed-effect concentrations dramatically enhances steroid hormone action. Environ Health Perspect. 2002;110(9):917–21. Epub 2002/09/03.
20. McKinlay R, Plant JA, Bell JN, Voulvoulis N. Calculating human exposure to endocrine disrupting pesticides via agricultural and non-agricultural exposure routes. Sci Total Environ. 2008;398(1–3):1–12.
21. Bouvier G, Blanchard O, Momas I, Seta N. Environmental and biological monitoring of exposure to organophosphorus pesticides: application to occupationally and non-occupationally exposed adult populations. J Expo Sci Environ Epidemiol. 2006;16(5):417–26.
22. Ambroise D, Moulin JJ, Squinazi F, Protois JC, Fontana JM, Wild P. Cancer mortality among municipal pest-control workers. Int Arch Occup Environ Health. 2005;78(5):387–93.
23. Van Tongeren M, Nieuwenhuijsen MJ, Gardiner K, Armstrong B, Vrijheid M, Dolk H, et al. A job-exposure matrix for potential endocrine-disrupting chemicals developed for a study into the association between maternal occupational exposure and hypospadias. Ann Occup Hyg. 2002;46(5):465–77.
24. Lu C, Fenske RA, Simcox NJ, Kalman D. Pesticide exposure of children in an agricultural community: evidence of household proximity to farmland and take home exposure pathways. Environ Res. 2000;84(3):290–302. Epub 2000/12/01.
25. Grey CN, Nieuwenhuijsen MJ, Golding J. Use and storage of domestic pesticides in the UK. Sci Total Environ. 2006;368(2–3):465–70. Epub 2006/05/16.
26. Menegaux F, Baruchel A, Bertrand Y, Lescoeur B, Leverger G, Nelken B, et al. Household exposure to pesticides and risk of childhood acute leukaemia. Occup Environ Med. 2006;63(2):131–4. Epub 2006/01/20.
27. Whyatt RM, Camann DE, Kinney PL, Reyes A, Ramirez J, Dietrich J, et al. Residential pesticide use during pregnancy among a cohort of urban minority women. Environ Health Perspect. 2002;110(5):507–14. Epub 2002/05/11.
28. Martina CA, Weiss B, Swan SH. Lifestyle behaviors associated with exposures to endocrine disruptors. Neurotoxicology. 2012;33(6):1427–33. Epub 2012/06/29.
29. Rayman RB. Aircraft disinfection. Aviat Space Environ Med. 2006;77(7):733–6. Epub 2006/07/22.
30. van Netten C. Analysis and implications of aircraft disinsectants. Sci Total Environ. 2002;293(1–3):257–62. Epub 2002/07/12.
31. Hahn S, Melching-Kollmuß S, Bitsch A, Schneider K, Oltmans J, Hassauer M, et al. Health risks from biocide-containing products and article of daily use. Hanover: German Federal Environmental Agency; 2005.
32. Steer CD, Grey CN. Socio-demographic characteristics of UK families using pesticides and weed-killers. J Expo Sci Environ Epidemiol. 2006;16(3):251–63. Epub 2005/09/01.
33. Gerhard I, Derner M, Runnebaum B. Prolonged exposure to wood preservatives induces endocrine and immunologic disorders in women. Am J Obstet Gynecol. 1991;165(2):487–8. Epub 1991/08/01.
34. Knopper L, Lean DR. Carcinogenic and genotoxic

potential of turf pesticides commonly used on golf courses. J Toxicol Environ Health B Crit Rev. 2004;7(4):267–79. Epub 2004/06/19.
35. Bernard CE, Nuygen H, Truong D, Krieger RI. Environmental residues and biomonitoring estimates of human insecticide exposure from treated residential turf. Arch Environ Contam Toxicol. 2001;41(2):237–40. Epub 2001/07/20.
36. Curl CL, Fenske RA, Elgethun K. Organophosphorus pesticide exposure of urban and suburban preschool children with organic and conventional diets. Environ Health Perspect. 2003;111(3):377–82. Epub 2003/03/04.
37. Lu C, Toepel K, Irish R, Fenske RA, Barr DB, Bravo R. Organic diets significantly lower children's dietary exposure to organophosphorus pesticides. Environ Health Perspect. 2006;114(2):260–3. Epub 2006/02/03.
38. Darnerud PO, Atuma S, Aune M, Bjerselius R, Glynn A, Grawe KP, et al. Dietary intake estimations of organohalogen contaminants (dioxins, PCB, PBDE and chlorinated pesticides, e.g. DDT) based on Swedish market basket data. Food Chem Toxicol. 2006;44(9):1597–606.
39. Bro-Rasmussen F. Contamination by persistent chemicals in food chain and human health. Sci Total Environ. 1996;188 Suppl 1:S45–60. Epub 1996/09/01.
40. Givens ML, Lu C, Bartell SM, Pearson MA. Estimating dietary consumption patterns among children: a comparison between cross-sectional and longitudinal study designs. Environ Res. 2007;103(3):325–30. Epub 2006/08/16.
41. United Nations Environment Programme (UNEP). About UNEP chemicals branch. 2013. http://www.chem.unep.ch. Accessed 14 Nov 2013.
42. Woodruff T, Janssen S, Guillette LJ, Giudice L. Environmental impacts on reproductive health and fertility. Cambridge: Cambridge University Press; 2010.
43. Phillips KP, Tanphaichitr N. Human exposure to endocrine disrupters and semen quality. J Toxicol Environ Health B Crit Rev. 2008;11(3–4):188–220.
44. Richthoff J, Rylander L, Jonsson BA, Akesson H, Hagmar L, Nilsson-Ehle P, et al. Serum levels of 2,2',4,4',5,5'-hexachlorobiphenyl (CB-153) in relation to markers of reproductive function in young males from the general Swedish population. Environ Health Perspect. 2003;111(4):409–13.
45. Guo YL, Hsu PC, Hsu CC, Lambert GH. Semen quality after prenatal exposure to polychlorinated biphenyls and dibenzofurans. Lancet. 2000;356(9237):1240–1.
46. Hauser R, Altshul L, Chen Z, Ryan L, Overstreet J, Schiff I, et al. Environmental organochlorines and semen quality: results of a pilot study. Environ Health Perspect. 2002;110(3):229–33.
47. Dallinga JW, Moonen EJ, Dumoulin JC, Evers JL, Geraedts JP, Kleinjans JC. Decreased human semen quality and organochlorine compounds in blood. Hum Reprod. 2002;17(8):1973–9.
48. Toft G, Axmon A, Giwercman A, Thulstrup AM, Rignell-Hydbom A, Pedersen HS, et al. Fertility in four regions spanning large contrasts in serum levels of widespread persistent organochlorines: a cross-sectional study. Environ Health. 2005;4:26. Epub 2005/11/11.
49. Voldner EC, Li YF. Global usage of toxaphene. Chemosphere. 1993;27(10):2073–8.
50. Turusov V, Rakitsky V, Tomatis L. Dichlorodipheny ltrichloroethane (DDT): ubiquity, persistence, and risks. Environ Health Perspect. 2002;110(2):125–8. Epub 2002/02/12.
51. Rogan WJ, Chen A. Health risks and benefits of bis(4-chlorophenyl)-1,1,1-trichloroethane (DDT). Lancet. 2005;366(9487):763–73. Epub 2005/08/30.
52. Kelce WR, Stone CR, Laws SC, Gray LE, Kemppainen JA, Wilson EM. Persistent DDT metabolite p, p'-DDE is a potent androgen receptor antagonist. Nature. 1995;375:581–5.
53. Bhatia R, Shiau R, Paetreas M, Weintraub JM, Farhang L, Eskanazi B. Organochlorine pesticides and male genital anomalies in the child health development studies. Environ Health Perspect. 2005;113:220–4.
54. Danzo BJ. Environmental xenobiotics may disrupt normal endocrine function by interfering with the binding of physiological ligands to steroid receptors and binding proteins. Environ Health Perspect. 1997;105(3):294–301. Epub 1997/03/01.
55. Ying GG, Williams B, Kookana R. Environmental fate of alkylphenols and alkylphenol ethoxylates–a review. Environ Int. 2002;28(3):215–26.
56. Soto AM, Justicia H, Wray JW, Sonnenschein C. p-Nonyl-phenol: an estrogenic xenobiotic released from “modified” polystyrene. Environ Health Perspect. 1991;92:167–73.
57. Jobling S, Sumpter JP. Detergent components in sewage effluent are weakly oestrogenic to fish: An in vitro study using rainbow trout (Oncorhynchus mykiss) hepatocytes. Aquat Toxicol. 1993;27(3–4):361–72.
58. Jobling S, Sumpter JP, Sheahan D, Osborne JA, Matthiessen P. Inhibition of testicular growth in rainbow trout (Oncorhynchus mykiss) exposed to estrogenic alkylphenolic chemicals. Environ Toxicol Chem. 1996;15(2):194–202.
59. Renner R. European bans on surfactant trigger transatlantic debate. Environ Sci Technol. 1997;31(7):316A–20.
60. Bornman R, de Jager C, Worku Z, Farias P, Reif S. DDT and urogenital malformations in newborn boys in a malarial area. BJU Int. 2010;106(3):405–11. Epub 2009/10/24.
61. Inoue K, Kondo S, Yoshie Y, Kato K, Yoshimura Y, Horie M, et al. Migration of 4-nonylphenol from polyvinyl chloride food packaging films into food simulants and foods. Food Addit Contam. 2001;18(2):157–64. Epub 2001/04/06.
62. Soares A, Guieysse B, Jefferson B, Cartmell E, Lester JN. Nonylphenol in the environment: a critical review on occurrence, fate, toxicity and treatment in wastewaters. Environ Int. 2008;34(7):1033–49.
63. Muncke J. Exposure to endocrine disrupting compounds via the food chain: is packaging a relevant source? Sci Total Environ. 2009;407(16):4549–59.

64. Giger W, Brunner PH, Schaffner C. 4-Nonylphenol in sewage sludge: accumulation of toxic metabolites from nonionic surfactants. Science. 1984;225(4662):623–5.
65. Preuss TG, Gehrhardt J, Schirmer K, Coors A, Rubach M, Russ A, et al. Nonylphenol isomers differ in estrogenic activity. Environ Sci Technol. 2006;40(16):5147–53. Epub 2006/09/08.
66. vom Saal FS, Parmigiani S, Palanza PL, Everett LG, Ragaini R. The plastic world: sources, amounts, ecological impacts and effects on development, reproduction, brain and behavior in aquatic and terrestrial animals and humans. Environ Res. 2008;108(2): 127–30. Epub 2008/10/25.
67. Wetherill YB, Akingbemi BT, Kanno J, McLachlan JA, Nadal A, Sonnenschein C, et al. In vitro molecular mechanisms of bisphenol A action. Reprod Toxicol. 2007;24(2):178–98.
68. World Health Organization. Toxicological and health aspects of Bisphenol A. Geneva: Joint FAO/ WHO Expert Meeting; 2011.
69. Mendiola J, Jorgensen N, Andersson AM, Calafat AM, Ye X, Redmon JB, et al. Are environmental levels of bisphenol A associated with reproductive function in fertile men? Environ Health Perspect. 2010;118(9):1286–91. Epub 2010/05/25.
70. Meeker JD, Ehrlich S, Toth TL, Wright DL, Calafat AM, Trisini AT, et al. Semen quality and sperm DNA damage in relation to urinary bisphenol A among men from an infertility clinic. Reprod Toxicol. 2010;30(4):532–9. Epub 2010/07/27.
71. Li DK, Zhou Z, Miao M, He Y, Wang J, Ferber J, et al. Urine bisphenol-A (BPA) level in relation to semen quality. Fertil Steril. 2011;95(2):625–30. e1–4. Epub 2010/11/03.
72. Department of Health and Human Services, Centers for Disease Control and Prevention (CDC). Third national report on human exposure to environmental chemicals: phthalates. 2005. http://www.cdc.gov/exposurereport/ results_06.htm. Accessed 15 Nov 2013.
73. Dehnel LT. The effect of phtalates on the male reproductive system. Maryland: University of Maryland; 2008.
74. NICAS. A summary of physicochemical and human health hazard data for 24 *ortho*-phthalate chemicals existing chemical hazard assessment report. Sydney: National and Industrial Chemicals Notification and Assessment Scheme; 2008.
75. Silva MJ, Barr DB, Reidy JA, Malek NA, Hodge CC, Caudill SP, et al. Urinary levels of seven phthalate metabolites in the U.S. population from the National Health and Nutrition Examination Survey (NHANES) 1999-2000. Environ Health Perspect. 2004;112(3):331–8.
76. Rozati R, Reddy PP, Reddanna P, Mujtaba R. Role of environmental estrogens in the deterioration of male factor fertility. Fertil Steril. 2002;78(6):1187–94. Epub 2002/12/13.
77. Jonsson BA, Richthoff J, Rylander L, Giwercman A, Hagmar L. Urinary phthalate metabolites and biomarkers of reproductive function in young men. Epidemiology. 2005;16(4):487–93. Epub 2005/06/14.
78. Ritter L, Arbuckle TE. Can exposure characterization explain concurrence or discordance between toxicology and epidemiology? Toxicol Sci. 2007;97(2):241–52. Epub 2007/01/20.
79. Diamanti-Kandarakis E, Bourguignon J-P, Gludice L, Hauser R, Prins G, Soto A, Zoeller R, Gore A. Endocrine-disrupting chemicals: an endocrine society scientific statement. Endocr Rev. 2009;30(4): 293–342.
80. Swan SH, Elkin EP, Fenster L. The question of declining sperm density revisited: an analysis of 101 studies published 1934-1996. Environ Health Perspect. 2000;108(10):961–6.
81. Calafat AM, Ye X, Wong L-Y, Reidy JA, Needham LL. Urinary Concentrations of Triclosan in the U.S. Population: 2003–2004. Environ Health Perspect. 2008; 116(3):303–307.
82. Singer H, Muller S, Tixier C, Pillonel L. Triclosan: occurrence and fate of a widely used biocide in the aquatic environment: field measurements in wastewater treatment plants, surface waters, and lake sediments. Environ Sci Technol. 2002;36(23): 4998–5004.
83. Sharpe RM. Pathways of endocrine disruption during male sexual differentiation and masculinization. Best Pract Res Clin Endocrinol Metab. 2006;20(1):91–110. Epub 2006/03/09.
84. Toppari J, Larsen JC, Christiansen P, Giwercman A, Grandjean P, Guillette Jr LJ, et al. Male reproductive health and environmental xenoestrogens. Environ Health Perspect. 1996;104 Suppl 4:741–803. Epub 1996/08/01.
85. Sharpe R, Skakkebaek NE. Male reproductive disorders and the role of endocrine disruption: advances in understanding and identification of areas for future research. Pure Appl Chem. 2003;75(11–12):2023–38.
86. Sharpe RM, Skakkebaek NE. Testicular dysgenesis syndrome: mechanistic insights and potential new downstream effects. Fertil Steril. 2008;89(2 Suppl):e33–8. Epub 2008/03/20.
87. Toppari J, Virtanen HE, Main KM, Skakkebaek NE. Cryptorchidism and hypospadias as a sign of testicular dysgenesis syndrome (TDS): environmental connection. Birth Defects Res A Clin Mol Teratol. 2010;88(10):910–9. Epub 2010/09/25.
88. Toppari J, Kaleva M, Virtanen HE. Trends in the incidence of cryptorchidism and hypospadias, and methodological limitations of registry-based data. Hum Reprod Update. 2001;7(3):282–6. Epub 2001/06/08.
89. Schnack TH, Poulsen G, Myrup C, Wohlfahrt J, Melbye M. Familial coaggregation of cryptorchidism and hypospadias. Epidemiology. 2010;21(1): 109–13. Epub 2009/11/11.
90. Skakkebaek NE, Rajpert-De Meyts E, Main KM. Testicular dysgenesis syndrome: an increasingly common developmental disorder with environmental aspects. Hum Reprod. 2001;16(5):972–8. Epub 2001/05/02.
91. Skakkebaek NE. Endocrine disrupters and testicular dysgenesis syndrome. Horm Res. 2002;57 Suppl 2:43. Epub 2002/06/18.
92. Kalfa N, Cassorla F, Audran F, Oulad Abdennabi I, Philibert P, Beroud C, et al. Polymorphisms of

MAMLD1 gene in hypospadias. J Pediatr Urol. 2011;7(6):585–91. Epub 2011/10/28.
93. Nassar N, Bower C, Barker A. Increasing prevalence of hypospadias in Western Australia, 1980-2000. Arch Dis Child. 2007;92(7):580–4. Epub 2007/04/05.
94. Paulozzi LJ. International trends in rates of hypospadias and cryptorchidism. Environ Health Perspect. 1999;107(4):297–302. Epub 1999/03/25.
95. Klip H, Verloop J, van Gool JD, Koster ME, Burger CW, van Leeuwen FE. Hypospadias in sons of women exposed to diethylstilbestrol in utero: a cohort study. Lancet. 2002;359(9312):1102–7. Epub 2002/04/12.
96. Brouwers MM, Feitz WF, Roelofs LA, Kiemeney LA, de Gier RP, Roeleveld N. Hypospadias: a transgenerational effect of diethylstilbestrol? Hum Reprod. 2006;21(3):666–9. Epub 2005/11/19.
97. Kalfa N, Philibert P, Sultan C. Is hypospadias a genetic, endocrine or environmental disease, or still an unexplained malformation? Int J Androl. 2009;32(3):187–97. Epub 2008/07/19.
98. Rocheleau CM, Romitti PA, Dennis LK. Pesticides and hypospadias: a meta-analysis. J Pediatr Urol. 2009;5(1):17–24. Epub 2008/10/14.
99. North K, Golding J. A maternal vegetarian diet in pregnancy is associated with hypospadias. The ALSPAC Study Team. Avon Longitudinal Study of Pregnancy and Childhood. BJU Int. 2000;85(1):107–13. Epub 2000/01/05.
100. Akre O, Boyd HA, Ahlgren M, Wilbrand K, Westergaard T, Hjalgrim H, et al. Maternal and gestational risk factors for hypospadias. Environ Health Perspect. 2008;116(8):1071–6. Epub 2008/08/19.
101. Christensen JS, Asklund C, Skakkebaek NE, Jorgensen N, Andersen HR, Jorgensen TM, et al. Assooiation between organic dietary choice during pregnancy and hypospadias in offspring: a study of mothers of 306 boys operated on for hypospadias. J Urol. 2013;189(3):1077–82. Epub 2012/10/06.
102. Sweet RA, Schrott HG, Kurland R, Culp OS. Study of the incidence of hypospadias in Rochester, Minnesota, 1940-1970, and a case-control comparison of possible etiologic factors. Mayo Clin Proc. 1974;49(1):52–8. Epub 1974/01/01.
103. Czeizel A. Increasing trends in congenital malformations of male external genitalia. Lancet. 1985;1(8426):462–3. Epub 1985/02/23.
104. Wennerholm UB, Bergh C, Hamberger L, Lundin K, Nilsson L, Wikland M, et al. Incidence of congenital malformations in children born after ICSI. Hum Reprod. 2000;15(4):944–8. Epub 2000/03/31.
105. Klemetti R, Gissler M, Sevon T, Koivurova S, Ritvanen A, Hemminki E. Children born after assisted fertilization have an increased rate of major congenital anomalies. Fertil Steril. 2005;84(5):1300–7. Epub 2005/11/09.
106. Kallen B, Bertollini R, Castilla E, Czeizel A, Knudsen LB, Martinez-Frias ML, et al. A joint international study on the epidemiology of hypospadias. Acta Paediatr Scand Suppl. 1986;324:1–52. Epub 1986/01/01.
107. Czeizel A, Toth J, Erodi E. Aetiological studies of hypospadias in Hungary. Hum Hered. 1979;29(3):166–71. Epub 1979/01/01.
108. Calzolari E, Contiero MR, Roncarati E, Mattiuz PL, Volpato S. Aetiological factors in hypospadias. J Med Genet. 1986;23(4):333–7. Epub 1986/08/01.
109. Raman-Wilms L, Tseng AL, Wighardt S, Einarson TR, Koren G. Foetal genital effects of first-trimester sex hormone exposure: a meta-analysis. Obstet Gynecol. 1995;85(1):141–9. Epub 1995/01/01.
110. Wahabi HA, Fayed AA, Esmaeil SA, Al Zeidan RA. Progestogen for treating threatened miscarriage. Cochrane Database Syst Rev. 2011;12, CD005943. Epub 2011/12/14.
111. Boisen KA, Kaleva M, Main KM, Virtanen HE, Haavisto AM, Schmidt IM, et al. Difference in prevalence of congenital cryptorchidism in infants between two Nordic countries. Lancet. 2004;363(9417):1264–9. Epub 2004/04/20.
112. Mathers MJ, Degener S, Roth S. [Cryptorchidism and infertility from the perspective of interdisciplinary guidelines]. Urologe A. 2011;50(1):20–5. Epub 2011/01/06. Hodenhochstand und Infertilitat unter besonderer Berucksichtigung der interdisziplinaren Leitlinie.
113. Lee PA, Coughlin MT. Fertility after bilateral cryptorchidism. Evaluation by paternity, hormone, and semen data. Horm Res. 2001;55(1):28–32.
114. Dieckmann KP, Pichlmeier U. Clinical epidemiology of testicular germ cell tumors. World J Urol. 2004;22(1):2–14. Epub 2004/03/23.
115. Lip SZ, Murchison LE, Cullis PS, Govan L, Carachi R. A meta-analysis of the risk of boys with isolated cryptorchidism developing testicular cancer in later life. Arch Dis Child. 2013;98(1):20–6. Epub 2012/11/30.
116. Rajpert-De Meyts E. Developmental model for the pathogenesis of testicular carcinoma in situ: genetic and environmental aspects. Hum Reprod Update. 2006;12:303–23.
117. Looijenga L, Gillis A, Stoop H, Biermann K, Oosterhuis J. Dissecting the molecular pathways of (testicular) germ cell tumor pathogenesis; from initiation to treatment resistance. Int J Androl. 2011;34:234–51.
118. Carlsen E, Giwercman A, Keiding N, Skakkebaek NE. Evidence for decreasing quality of semen during past 50 years. BMJ. 1992;305(6854):609–13.
119. Mendiola J, Stahlhut RW, Jorgensen N, Liu F, Swan SH. Shorter anogenital distance predicts poorer semen quality in young men in Rochester, New York. Environ Health Perspect. 2011;119(7):958–63. Epub 2011/03/08.
120. Eisenberg ML, Hsieh MH, Walters RC, Krasnow R, Lipshultz LI. The relationship between anogenital distance, fatherhood, and fertility in adult men. PLoS One. 2011;6(5):e18973. Epub 2011/05/19.
121. Irvine DS. Epidemiology and aetiology of male infertility. Hum Reprod. 1998;13 Suppl 1:33–44.
122. Jouannet P, Wang C, Eustache F, Kold-Jensen T, Auger J. Semen quality and male reproductive health: the controversy about human sperm concentration decline. APMIS. 2001;109(5):333–44.

123. Jorgensen N, Carlsen E, Nermoen I, Punab M, Suominen J, Andersen AG, et al. East-West gradient in semen quality in the Nordic-Baltic area: a study of men from the general population in Denmark, Norway, Estonia and Finland. Hum Reprod. 2002;17(8):2199–208. Epub 2002/08/02.
124. Jorgensen N, Asklund C, Carlsen E, Skakkebaek NE. Coordinated European investigations of semen quality: results from studies of Scandinavian young men is a matter of concern. Int J Androl. 2006;29(1): 54–61; discussion 105-8.
125. Jorgensen N, Vierula M, Jacobsen R, Pukkala E, Perheentupa A, Virtanen HE, et al. Recent adverse trends in semen quality and testis cancer incidence among Finnish men. Int J Androl. 2011;34(4 Pt 2):e37–48.
126. Jorgensen N, Joensen UN, Jensen TK, Jensen MB, Almstrup K, Olesen IA, et al. Human semen quality in the new millennium: a prospective cross-sectional population-based study of 4867 men. BMJ Open. 2012;2(4):1–13.
127. Andersson AM, Jorgensen N, Main KM, Toppari J, Rajpert-De Meyts E, Leffers H, et al. Adverse trends in male reproductive health: we may have reached a crucial 'tipping point'. Int J Androl. 2008;31(2): 74–80.
128. Skakkebaek NE, Andersson AM, Juul A, Jensen TK, Almstrup K, Toppari J, et al. Sperm counts, data responsibility, and good scientific practice. Epidemiology. 2011;22(5):620–1.
129. Bonde JP, Giwercman A, Ernst E. Identifying environmental risk to male reproductive function by occupational sperm studies: logistics and design options. Occup Environ Med. 1996;53(8):511–9. Epub 1996/08/01.
130. Tas S, Lauwerys R, Lison D. Occupational hazards for the male reproductive system. Crit Rev Toxicol. 1996;26(3):261–307. Epub 1996/05/01.
131. Abel EL, Moore C, Waselewsky D, Zajac C, Russell LD. Effects of cocaine hydrochloride on reproductive function and sexual behavior of male rats and on the behavior of their offspring. J Androl. 1989;10(1):17–27. Epub 1989/01/01.
132. Torres-Calleja J, Gonzalez-Unzaga M, DeCelis-Carrillo R, Calzada-Sanchez L, Pedron N. Effect of androgenic anabolic steroids on sperm quality and serum hormone levels in adult male bodybuilders. Life Sci. 2001;68(15):1769–74. Epub 2001/03/29.
133. Pasqualotto FF, Lucon AM, Sobreiro BP, Pasqualotto EB, Arap S. Effects of medical therapy, alcohol, smoking, and endocrine disruptors on male infertility. Rev Hosp Clin Fac Med Sao Paulo. 2004;59(6):375–82. Epub 2005/01/18.
134. Verajankorva E, Laato M, Pollanen P. Analysis of 508 infertile male patients in south-western Finland in 1980-2000: hormonal status and factors predisposing to immunological infertility. Eur J Obstet Gynecol Reprod Biol. 2003;111(2):173–8. Epub 2003/11/05.
135. Klaiber EL, Broverman DM. Dynamics of estradiol and testosterone and seminal fluid indexes in smokers and nonsmokers. Fertil Steril. 1988;50(4):630–4. Epub 1988/10/01.
136. Vine MF. Biologic markers of exposure: current status and future research needs. Toxicol Ind Health. 1996;12(2):189–200. Epub 1996/03/01.
137. Mortimer D, Barratt CL, Bjorndahl L, de Jager C, Jequier AM, Muller CH. What should it take to describe a substance or product as 'sperm-safe'. Hum Reprod Update. 2013;19 Suppl 1:i1–45. Epub 2013/04/12.
138. Aneck-Hahn NH, Schulenberg GW, Bornman MS, Farias P, Reif S, De Jager C. Impaired semen quality associated with environmental DDT exposure in young men living in a malaria area in the Limpopo Province, South Africa. J Androl. 2007;28:423–34.
139. Eimers JM, te Velde ER, Gerritse R, Vogelzang ET, Looman CW, Habbema JD. The prediction of the chance to conceive in subfertile couples. Fertil Steril. 1994;61(1):44–52. Epub 1994/01/01.
140. Hirano Y, Shibahara H, Obara H, Suzuki T, Takamizawa S, Yamaguchi C, et al. Relationships between sperm motility characteristics assessed by the computer-aided sperm analysis (CASA) and fertilization rates in vitro. J Assist Reprod Genet. 2001;18(4):213–8. Epub 2001/07/04.
141. Rignell-Hydbom A, Rylander L, Giwercman A, Jonsson BA, Nilsson-Ehle P, Hagmar L. Exposure to CB-153 and p, p'-DDE and male reproductive function. Hum Reprod. 2004;19(9):2066–75. Epub 2004/07/31.
142. De Jager C, Farias P, Barraza-Villarreal A, Avila MH, Ayotte P, Dewailly E, et al. Reduced seminal parameters associated with environmental DDT exposure and p, p'-DDE concentrations in men in Chiapas, Mexico: a cross-sectional study. J Androl. 2006;27(1):16–27. Epub 2006/01/10.
143. Dalvie MA, Myers JE, Thompson ML, Robins TG, Dyer S, Riebow J, et al. The long-term effects of DDT exposure on semen, fertility, and sexual function of malaria vector-control workers in Limpopo Province, South Africa. Environ Res. 2004;96(1):1–8. Epub 2004/07/21.
144. World Health Organization. World Health Organization laboratory manual for the examination of human semen and sperm-cervical mucus interaction. 4th ed. Cambridge: Cambridge University Press; 1999.
145. Parvinen M. Cyclic function of Sertoli cells. In: Russell LD, Griswold MD, editors. The Sertoli cell. Clearwater: Cache River Press; 1998. p. 331–47.
146. Duty SM, Silva MJ, Barr DB, Brock JW, Ryan L, Chen Z, et al. Phthalate exposure and human semen parameters. Epidemiology. 2003;14(3):269–77. Epub 2003/07/16.
147. Aitken RJ, Koopman P, Lewis SE. Seeds of concern. Nature. 2004;432(7013):48–52. Epub 2004/11/05.
148. Aitken RJ, Baker MA. Oxidative stress and male reproductive biology. Reprod Fertil Dev. 2004;16(5):581–8. Epub 2004/09/16.
149. Agarwal A, Sekhon LH. The role of antioxidant therapy in the treatment of male infertility. Hum Fertil (Camb). 2010;13(4):217–25. Epub 2010/12/02.
150. Jacobsen R, Moller H, Thoresen SO, Pukkala E,

Kjaer SK, Johansen C. Trends in testicular cancer incidence in the Nordic countries, focusing on the recent decrease in Denmark. Int J Androl. 2006;29(1):199–204. Epub 2005/12/24.
151. Moller H, Skakkebaek NE. Risk of testicular cancer in subfertile men: case-control study. BMJ. 1999;318(7183):559–62. Epub 1999/02/26.
152. Joensen UN, Jorgensen N, Skakkebaek NE. Testicular dysgenesis syndrome and carcinoma in situ of the testes. Nat Clin Pract Urol. 2007;4(8):402–3. Epub 2007/07/12.
153. Gerber GS, Brendler CB. Evaluation of the urologic patient: history, physical examination, and urinalysis. In: Wein AJ, Kavoussi LR, Novick AC, Partin AW, Peters CA, editors. Campbell-Walsh urology. 10th ed. Philadelphia: Elsevier-Saunders; 2012. p. 84.
154. American Cancer Society. Cancer facts and figures 2008. 2008. http://www.cancer.org/acs/groups/content/@nho/documents/document/2008cafffinalsecuredpdf.pdf. Accessed 6 Apr 2011.
155. Karim-Kos HE, de Vries E, Soerjomataram I, Lemmens V, Siesling S, Coebergh JW. Recent trends of cancer in Europe: a combined approach of incidence, survival and mortality for 17 cancer sites since the 1990s. Eur J Cancer. 2008;44(10):1345–89. Epub 2008/02/19.
156. Lichtenstein P, Holm NV, Verkasalo PK, Iliadou A, Kaprio J, Koskenvuo M, et al. Environmental and heritable factors in the causation of cancer–analyses of cohorts of twins from Sweden, Denmark, and Finland. N Engl J Med. 2000;343(2):78–85. Epub 2000/07/13.
157. Bostwick DG, Burke HB, Djakiew D, Euling S, Ho SM, Landolph J, et al. Human prostate cancer risk factors. Cancer. 2004;101(10 Suppl):2371–490. Epub 2004/10/21.
158. Jemal A, Center MM, DeSantis C, Ward EM. Global patterns of cancer incidence and mortality rates and trends. Cancer Epidemiol Biomarkers Prev. 2010;19(8):1893–907. Epub 2010/07/22.
159. Harkonen PL, Makela SI. Role of estrogens in development of prostate cancer. J Steroid Biochem Mol Biol. 2004;92(4):297–305. Epub 2005/01/25.
160. Prins GS, Korach KS. The role of estrogens and estrogen receptors in normal prostate growth and disease. Steroids. 2008;73(3):233–44. Epub 2007/12/21.
161. Ellem SJ, Risbridger GP. The dual, opposing roles of estrogen in the prostate. Ann N Y Acad Sci. 2009;1155:174–86. Epub 2009/03/03.
162. Alavanja MC, Samanic C, Dosemeci M, Lubin J, Tarone R, Lynch CF, et al. Use of agricultural pesticides and prostate cancer risk in the Agricultural Health Study cohort. Am J Epidemiol. 2003;157(9):800–14. Epub 2003/05/03.
163. Koutros S, Alavanja MC, Lubin JH, Sandler DP, Hoppin JA, Lynch CF, et al. An update of cancer incidence in the Agricultural Health Study. J Occup Environ Med. 2010;52(11):1098–105. Epub 2010/11/11.
164. Van Maele-Fabry G, Libotte V, Willems J, Lison D. Review and meta-analysis of risk estimates for prostate cancer in pesticide manufacturing workers. Cancer Causes Control. 2006;17(4):353–73. Epub 2006/04/06.
165. Ritchie JM, Vial SL, Fuortes LJ, Guo H, Reedy VE, Smith EM. Organochlorines and risk of prostate cancer. J Occup Environ Med. 2003;45(7):692–702. Epub 2003/07/12.
166. Ritchie JM, Vial SL, Fuortes LJ, Robertson LW, Guo H, Reedy VE, et al. Comparison of proposed frameworks for grouping polychlorinated biphenyl congener data applied to a case-control pilot study of prostate cancer. Environ Res. 2005;98(1):104–13. Epub 2005/02/22.
167. Parent ME, Siemiatycki J. Occupation and prostate cancer. Epidemiol Rev. 2001;23(1):138–43. Epub 2001/10/09.
168. Verougstraete V, Lison D, Hotz P. Cadmium, lung and prostate cancer: a systematic review of recent epidemiological data. J Toxicol Environ Health B Crit Rev. 2003;6(3):227–55. Epub 2003/05/15.
169. Sahmoun AE, Case LD, Jackson SA, Schwartz GG. Cadmium and prostate cancer: a critical epidemiologic analysis. Cancer Invest. 2005;23(3):256–63. Epub 2005/06/11.
170. Benbrahim-Tallaa L, Waalkes MP. Inorganic arsenic and human prostate cancer. Environ Health Perspect. 2008;116(2):158–64. Epub 2008/02/22.
171. Schuhmacher-Wolz U, Dieter HH, Klein D, Schneider K. Oral exposure to inorganic arsenic: evaluation of its carcinogenic and non-carcinogenic effects. Crit Rev Toxicol. 2009;39(4):271–98. Epub 2009/02/25.

14 电离辐射

康照鹏 译 谭 艳 审校

一、概述

不育症是指夫妇同居一年未采取避孕措施而未能成功妊娠。尽管科技进步的速度日新月异，但据估测仍有一半寻求生育治疗的夫妇未能生育。特发性男性不育（unexplained male infertility，UMI）被定义为：尽管男女双方的生育能力参数均在正常范围内，认为他们是能够成功生育的，但是却未能生育[1]。UMI 的发病率约为 6%～27%。有许多不同的机构正在进行关于 UMI 的进一步的研究，试图找出有可能导致 UMI 的原因，例如基因、生化分子和形态学缺陷等。然而，目前尚无理论能提出 UMI 发病的确切病因及有效治疗策略。因此，UMI 患者目前只能寄希望于以后能够自然生育这一缥缈的理想。

在过去的 50 年里，男性精液质量逐渐恶化，引起了研究人员的关注，他们认为 UMI 可能与这个情况有关。目前有许多关于人一生中环境变化和生活条件改变的研究，工业的发展及生活方式的变革使人类的生殖系统从胎儿、青春期直至成年期间持续受到毒素、环境恶化及不健康生活方式的严重影响。这样的外部因素可以引起生殖组织功能的形态学、遗传和（或）氧化损伤。精子发生过程非常敏感，很容易受到外界因素的干扰，导致精液参数变差[2]。电离辐射（ionizing radiation，IR）是这些因素之一，通过医疗、环境暴露、航空旅行和工业职业等途径而受到电离辐射的人数越来越多，电离辐射对人类生育能力的影响也越来越受到关注。

本章旨在通过简要讨论电离辐射的可能来源及电离辐射暴露的生物学效应，讨论电离辐射对男性生育的影响这一问题[3-4]。

二、电离辐射

电离辐射是一种有足够能量使电子离开原子所产生的辐射。电离辐射包含短波射线（X 射线、伽马射线、宇宙射线）或高能量微粒（α 射线、电子、中子）等[5]。微波、无线电波、紫外线和热辐射通常不被认为属于电离辐射。但是若长期暴露在以上因素下，也可产生足够的热量，造成与电离辐射暴露相似的影响[6]。电离辐射由核源（人工合成的或自然的）产生，能够使粒子加速处于高能量状态，例如闪电或太阳超新星反应。对人类有意义的典型的电离辐射根据来源可分为自然形成的和人工合成的两种。自然形成的电离辐射包括自然形成放射性同位素、铀元素衰减形成的伽马射线、大气层中氡气的衰变产物和外太空的宇宙射线等。人工合成的电离辐射包括医疗用的 X 射线、餐饮行业用的放射设施、核工业副产品产生的放射性垃圾和伽马射线、核试验产生的放射性粉尘。电离辐射可以向物质微粒转移能量或电离引起物体继发性释放电子，具有极其严重的危害。对生物而言，电离辐射通过水解水分子继发性释放电子，形成人们所熟知的活性氧自由基而损害细胞功能。自由基具有氧化作用，能够严重影响生物组织功能[7]。在世界范围内，人类所受到辐射的平均水平是 2.8 mSv（毫西弗特）。人体能够接受的最大辐射量取决于所接受辐射的类型、形式和人体不同的靶组织。人体可以承受最大辐射剂量即最小危害程度的剂量是 18.5 mSv，大多数西方科学家所采用的值为 15 mSv[8-10]。

三、电离辐射的来源

（一）自然来源

电离辐射在自然界中随处可见（图 14.1）。地球时常接收到具有辐射性的宇宙射线；大气层中放射性的氡气；并且地球本身也具有辐射性。虽然绝大多数人类受到这些来源的辐射影响，但科学家们认为这些辐射并不会危害到健康，因为在很早的时候这些辐射就已经存在了，似乎人类和动物们在这些辐射的影响下都进化了。然而，这些辐射暴露具有地域差别，在不同地区辐射强度不同，这对不同地区居民是非常重要的。在人口健康评估时，高强度的辐射暴露应该引起医生和居民的关注。人均自然辐射剂量约为人年均辐射剂量 2.8 mSv 中的 2.1 mSv。

（二）宇宙射线

宇宙射线是指外太空持续射向地球的放射性质子或微粒，这些微粒一般是太阳活动如太阳耀斑等所产生的。这些质子及带电微粒因受到地球磁场的影响，所以多分布在高频地磁区域及高纬度地区。当宇宙射线进入大气层后会发生复杂的反应而被空气微粒所吸收，因此射线强度随海拔高度降低而减弱。世界上大多数人生活在低纬度地区，只受到相对小剂量的宇宙射线影响。生活在高海拔地区的居民除外，如安第斯山脉、落基山脉、喜马拉雅山脉等地区。这些高海拔地区居民的年均辐射水平约为低海拔区域居民的数倍。全球人均宇宙射线辐射剂量约为 0.4 mSv[9-10]。

（三）环境来源

地壳的所有物质都含有维持其内部温度所必需的放射性核素，这些能量主要来源于铀元素及其放射性同位素的衰减活动。所有岩石和土壤中均含有铀元素及放射性同位素，这是一种较弱的放射性元素。这些放射性核素或多或少地通过伽马射线持续辐射人类，这部分辐射量是人均自然辐射总量（2.4 mSv）的最大组成部分。从土地中提取合成的建筑材料也具有辐射性而影响人类，这种放射强度在不同建筑类型及不同自然环境中的变化非常明显。在富含自然放射性核素的地区，如印度、法国和巴西，人们可能受到 20 倍全球人均土地相关放射剂量。在这些地区建设房屋当然是不合适的，但又无法阻止。

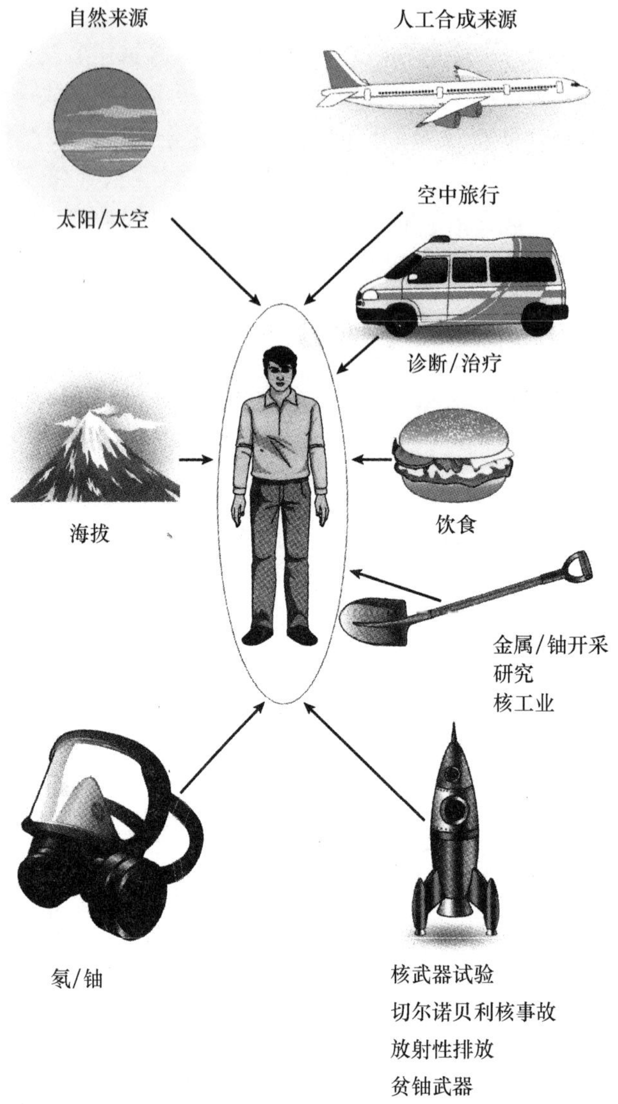

电离辐射来源	全球人年均剂量（mSv）
自然	
宇宙暴露	0.4 mSv
环境暴露	1.7 mSv
人工合成	
医学影像及治疗	0.4 mSv
职业暴露	1.3 mSv
饮食	0.3 mSv
环境暴露	0.007 mSv

图 14.1 电离辐射的来源

铀元素衰变的一种产物是具有放射性的氡气，氡被释放到大气层中进一步衰变成为更活跃的同位素。这种氡元素的直接产物具有相当短的半衰期，除非与空气微粒结合。在户外，由于空气微粒的弥散作用，氡气密度较低；但是，在室内尤其是空气流通较差的建筑内，氡气会通过地面进入室内并逐渐蓄积。这个问题在寒冷地区应特别引起关注，比如芬兰，这些地区房屋为御寒往往空气流通较差。当放射性的气体被吸入肺部，会产生 α 射线辐射肺脏，增加肺癌发病率。全球人均自然辐射总量约为 1.7 mSv[9-10]。

(四) 人工合成的辐射来源

西方国家在过去的一个世纪里工业和科技有了快速的发展，在饮食、医疗、垃圾处理和工作职业等方面改变了人类的生活方式。第一世界和第三世界的发展不可避免地导致了辐射暴露的增加，人工合成的辐射剂量约为人均辐射剂量 2.8 mSv 中的 0.7 mSv。

(五) 医学影像及治疗

电离辐射在医学领域的应用有两方面：诊断与治疗。在医学诊断方面，最常用于诊断的放射设施是 X 射线。机器发射出特定的 X 线穿透不同的人体组织后，由于不同组织的吸收强度不同而电子成像。这个过程被称作放射诊断学，常用于胸部、牙齿和四肢的透视。另一种较少用的诊断方法是向人体注入含有放射性核素的药物后外部显影。这种放射性药物通过口服、注射或吸入方式给药，并具有组织或器官特异性，这些放射性核素发出伽马射线被伽马射线接收器所摄取而显影。这就是核医学，核医学也可以用于治疗。核医学经常用于显示特定组织或器官的功能或用于治疗疾病，如甲状腺功能亢进。用于诊断的辐射水平是相当低的，但用于治疗肿瘤细胞时则相对增加。

当放射线被用于照射患病组织，治疗疾病时，这一医学过程被称作放射疗法（简称“放疗”）。放疗对现代医生是相当重要的，因为它可以用于治疗特定类型的癌症及缓解并发症。用于治疗恶性肿瘤的放射束包括 X 线、电子或伽马射线，这些射线从不同方向照射靶组织，达到最大程度地减轻外周组织损伤，杀灭免疫丧失的细胞。然而，放射治疗是一种有轻微争议的治疗方式，因为在治疗一种特定类型的组织时经常会引起其他组织恶变。放疗也常因应用高水平的放射线而影响个体的遗传状态，对其后代造成不利影响。因此，经常大多数接受放疗的人都已经度过了生育期，否则会存在生育风险。放疗仅用于疗效好，副作用最小且其他治疗无效的情况。全球人均医疗放射暴露总量约为 0.4 mSv，但是如果一个人接受了放射治疗则放射量会呈指数增加[9-14]。

(六) 职业暴露

职业放射暴露有两种：自然职业暴露和人工职业暴露。常见的人工来源职业电离辐射包括工业、科研、发电厂和医疗行业[15]。常见的自然职业暴露行业有采矿工业和航空旅行。在人工电离辐射工业方面，全球约有 80 万工人在核工业领域工作，超过 200 万人在金属业工厂上班。这些工人具有最高电离辐射暴露风险。如本章前文所述，土壤中含有大量的衰减性铀元素。含量超过千分之一铀的矿物即铀矿，应用于核工业，工人们会受到大量的电离辐射。铀矿工业的工人年均电离辐射暴露剂量约为 4.5 mSv，在其他行业工人年均电离辐射暴露总量分别为：医用同位素产业 1.9 mSV，放射影像专业 1.6 mSv，核反应堆行业 1.4 mSv。大部分涉及电离辐射风险的职业需要有专业部门监督，他们通过电子或热传感装置来监控特定的电离辐射暴露量。这有助于企业和政府官员控制全球工人的人年均职业电离辐射剂量，使该剂量低于 2 mSv。核工业的平均辐射水平略高于该值，但在过去的十年内，由于各种防范措施的实施使总体辐射剂量明显降低了[8-10,16-17]。

在自然来源电离辐射产业内，金属矿产开采行业的职业暴露风险最高，这是由于通风不畅引起氡气在矿洞内积聚引起的，而不是由金属辐射导致的。如本章前文所述，电离辐射暴露程度受海拔高度影响。因此，航空旅行使宇宙射线及其后续电离辐射的暴露强度大大增强。乘坐飞机的乘客所受到的辐射剂量可能为地面乘客的 100 倍，这对经常飞行的乘客和机组人员来说是一个极大的风险。飞行人员年均辐射暴露量约为 3 mSv，但对于长期飞行的人员辐射暴露可能翻倍。职业辐射暴露对于不是日复一日地受到辐射的人来说是微乎其微的，但对于核工业和航空工作人员是有意义的，全球年人均辐射总量约为 1.3 mSv。

（七）饮食

饮食中也含有放射性核素。环境和自然饮食中含有的铅、钋、钾是放射的来源。饮食来源的年均辐射暴露剂量为 0.3 mSv，但是，在不同个体之间差异较大。例如，年轻男性饮食吸收的辐射剂量是老年女性的两倍。这是因为饮食放射来源的一半是由钾元素引起的，这在生物学上取决于肌肉量。饮食相关的辐射暴露量约为人均 0.3 mSv[9-10]。

（八）环境

大气层中也存在着许多人类活动造成的电离辐射。核试验、切尔诺贝利核事故、核电站及军事设施核废物的不正确处理等形成放射性核素，这类放射物质弥散进入大气层、水、土地，甚至食物和饮食中。核武器试验产生了好几种放射性核素，并排放到了大气中。在 1963 年签署核试验限制条例之前，人类已经进行了 500 多次核试验。在此之后，环境中的核污染大幅降低。此项年均电离辐射值从 0.1mSv 降至 0.005 mSv。

1986 年 4 月 26 日，在乌克兰切尔诺贝利核电站发生了核事故，在 10 天内大量的放射性物质被排放进大气层中。这些放射性物质散布在整个欧洲地区，在部分暴雨地区，放射暴露情况更加严重。放射暴露导致 31 人死亡，主要是急救工作人员，他们所受辐射的剂量在 3～16Sv 之间。200 余人需要住院治疗，其中 109 人被诊断患有急性辐射病。超过 10 万人移民到乌克兰、白俄罗斯、俄罗斯等国家，污染最严重的地区严禁人类生活[20-25]。

核电站和军事设施产生的放射性核素被大量排放到大气中，这对于公众来说也是一种放射来源。核电站发电量占世界发电量的 20%，在核燃料循环的每个阶段都有多种核素被释放到环境中。正常情况下，这些核素辐射剂量较低，约为 1 μSv，但也需要持续的测量与监管。过去与现代的许多军事武器的子弹会使用到贫铀，军需供应时贫铀会被集中存放。当士兵使用这些武器或吸入子弹爆炸产生的粉尘时就会受到辐射，辐射暴露可高达 2.5 mSv/h。研究人员与公众都密切关注军队及战区附近区域居民有可能受到可能的健康危害[26-30]。全球人年均所受人造环境辐射剂量约为 0.007 mSv。

四、电离辐射对男性生殖系统的影响

（一）电离辐射诱导氧化应激

人体内存在一个细微且平衡的氧化与抗氧化相互作用。当由自由基组成的促氧化剂与细胞内稳态人体的自然清除能力（抗氧化作用）维持平衡的时候，细胞内稳态即达成。自由基是存在时间短暂的含有一个或多个未配对消自旋电子的原子或分子[31-32]。在生殖生物学研究领域，主要的氧化剂有以下几种化学物质：过羟基（ROO^-）、过氧化氢（H_2O_2）、超氧阴离子（O_2^-）和氢氧根（OH^-）[33]，这些物质都是正常生理活动的副产物[34-36]。当浓度较低时，活性氧具有生物积极作用；但是，浓度过高时会击溃人体自我防御机制而损害生物分子，引起氧化应激（OS）[31,34]。所有细胞成分，包括核酸、脂质和蛋白质都是超生理浓度活性氧导致可能氧化应激的作用靶点[32]。自由基主要攻击距离最近的稳定分子，随后将其转变为自由基；活性氧参与瀑布式生理反应，从而引起多种生物分子损害[35,37]。

外界环境如电离辐射等对人体的影响能够引起氧化应激的启动，从而引起一系列的细胞损害（图 14.2）。氧化应激是由缺乏失活效应的活性氧所引起的。电离辐射能够引起水分子分解产生 HO^- 和 H 原子，这会引起细胞抗氧化能力失衡[38]。许多研究显示高浓度的 ROS 会造成类固醇通路损害[39]。人类精子对氧化应激非常敏感，这些细胞容易受到像电离辐射等因素的侵害，引起自然抗氧化清除防御系统过载，降低各项基本精液参数。氧化应激能够介导核酸损害、蛋白质氧化、脂质过氧化等过程，最终引起细胞凋亡。

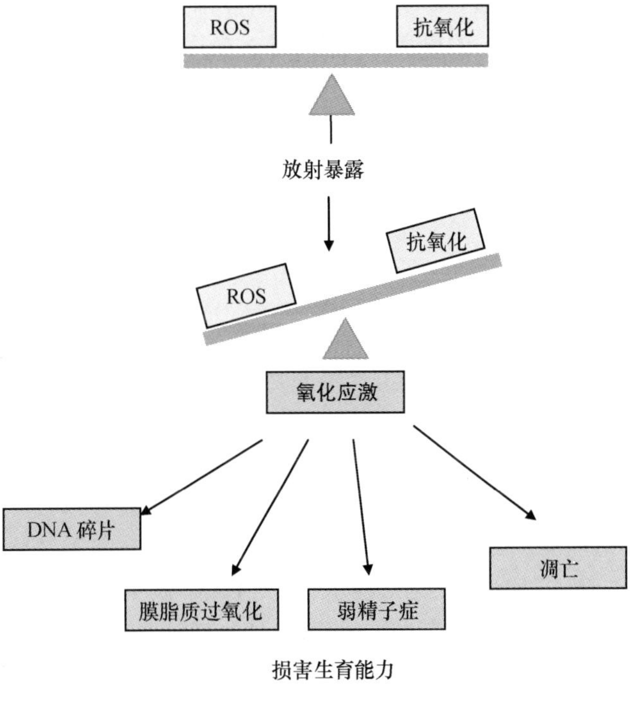

图 14.2　辐射暴露对男性生殖状态的影响。ROS，活性氧

（二）电离辐射损伤细胞的机制

1. 发育损伤（精子发生）

电离辐射暴露的损伤作用主要归因于男性生殖组织对于辐射的高敏感性。20 世纪 70 年代，美国科学家研究 X 线照射犯人志愿者的睾丸组织，并收集数据分析显示：X 线对男性生育能力有损害作用[12]。1986 年，Martin 等首次研究并报道辐射暴露可能会

引起染色体畸形增加[41]。男性睾丸组织被认为是对放射最敏感的器官之一，胚胎上皮和精原细胞对放射暴露极其敏感[24,42]。电离辐射能引起精原细胞和精母细胞的凋亡和有丝分裂终止[24]。精子发生是一个组织严密有序的发育及变异过程[7]。这是哺乳动物成年期唯一的减数分裂过程[43]。减数分裂的粗线期，发生染色体交叉，这一过程对异型生物质（包括电离辐射）极其敏感[41]。低剂量辐射（0.15～0.5Gy）会抑制精子发生过程，引起精子数目显著降低；2Gy 或更高的辐射剂量会引起长期甚至永久性无精子症[42,44]。

2. 生物分子损害

电离辐射可以通过以下两种机制损伤 DNA：①电离微粒与 DNA 的直接作用；②通过在 DNA 环绕区域产生自由基与 DNA 间接作用[45]。这可以引起 DNA 单链和双链过度断裂[46-47]，染色体重排[48-49]，染色质交换和 DNA 碱基氧化[50]。DNA 的完整性是指 DNA 单链和双链都没有断裂且核苷酸没有被修改[51]。尽管精子 DNA 对理化刺激的抵抗能力较强，但环形 DNA 内部核苷酸链断裂提示其功能在减弱[52]。

在评估男性生殖潜能指标方面，除了各项精液参数，WHO 还提出了精子 DNA 完整性检测这一综合指标[51]。随着不育症发病率的逐渐增加，科学家研究发现，在特发性男性不育症患者中，约 20%的患者存在精子 DNA 片段缺失[53]。精子的细胞膜由对氧化还原反应敏感的多聚不饱和脂肪酸（PUFA）组成，容易受到氧化应激影响，引起脂质过氧化反应[32,54-55]。二十二碳六烯酸（DHA）是多聚不饱和脂肪酸（PUFA）的主要成分，电离辐射介导的氧化应激反应引起脂质过氧化，影响细胞膜的渗透性[31,34,56]，进一步引起细胞膜脂质流动性降低[36]。这种过氧化反应会使精子活动能力降低，影响卵母细胞成功受精。

3. 下丘脑-垂体-睾丸轴

电离辐射除了损害睾丸组织引起男性不育之外，还会影响性激素的产生。头颅放射会损害中枢神经系统，包括下丘脑-垂体-性腺系统，从而引起男性不育[57]。精子发生过程受下丘脑的内分泌反馈调控（见图 14.3）。下丘脑接收到神经冲动后分泌促性腺激素释放激素（GnRH）[58]。GnRH 作用于垂体前叶（也称为腺垂体），垂体前叶细胞可以分泌以下两种促性腺激素：促黄体生成素（LH）（也可称为间质细胞刺激素），以及卵泡刺激素（FSH）[58]。这两种激素在结构上都是由两条肽链（α 和 β）组成的糖肽，是产生有受精能力的活动精子所必需的[57]。FSH 是一种脑垂体激素，是单倍体精子细胞转变成精子的最后阶段所必需的。FSH 作用于睾丸支持细胞，FSH 的释放受负反馈系统调控。负反馈系统受睾丸支持细胞分泌的一种多肽生长因子——抑制素所调控，调节垂体前叶促性腺激素的分泌[58]。当睾丸支持细胞受到辐射后，精子发生受损，垂体前叶分泌的 FSH 浓度升高[59]。

LH 是涉及精子发生反馈调节的另一种激素。LH 促进位于生精小管之间的睾丸间质细胞分泌睾酮[58]。睾酮的作用是作用于支持细胞促进精子发生，以及维持激素依赖的第二性征。0.78Gy 的辐射暴露剂量可以引起暂时性无精子症，超过 2 Gy 能够引起不可逆性无精子症[8]。相对而言，睾丸间质细胞具有更高的抗辐射能力[60]。因为睾酮通过反馈调节在下丘脑和垂体水平调控 LH 的分泌，电离辐射损害会造成睾酮释放减少以及 LH 水平代偿性升高[59]。

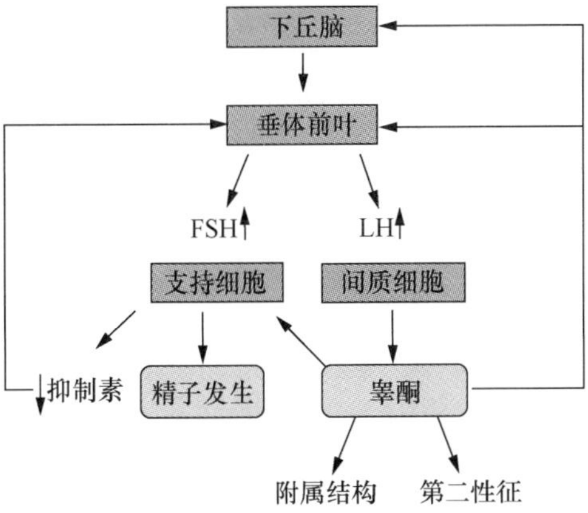

图 14.3　电离辐射对下丘脑-垂体-睾丸轴的影响

FSH，卵泡刺激素；LH，黄体生成素

4. 未来研究

研究发现接受放疗或放化疗联合治疗的患者容易出现并发症比如肾衰竭、心血管疾病以及不育症[60]。随着电磁辐射在医疗中的应用，人们更加关注无精子症以及暂时或永久性不育[44]。虽然癌症治疗措施的发展提高了罹患恶性肿瘤患者的存活率，但是将近 2/3 的患者会有长期不良健康后果[56,60-61]。男性患者接受放射治疗时会保护其睾丸组织。然而，一些特殊的接受放疗的患者仍会导致生殖系统的损害，例如在接受骨髓移植前的全身照射、睾丸恶性肿瘤的放射治疗[60]。直肠癌、前列腺癌和睾丸癌的男性患者接受放疗时会受到高剂量的骨盆照射。这种定位放疗会引起睾丸功能永久性损害以及勃起功能障碍[52]。睾丸癌和霍奇金淋巴瘤患者接受长约 2 年的放射治疗后会发生精子 DNA 损害[44,62]。

放射治疗的不同剂量与疗程所引起的细胞毒作用是可以预知的。有许多关于放疗对男性癌症患者生育状态影响的研究，研究表明放射剂量与精子产生成反比，当电离辐射暴露时间达 60～80 天时精子产量开始减少[63]。表 14.1 显示了一项不同剂量辐射对生精功能恢复的影响，即精子恢复到辐射暴露前的浓度所需的时间周期。收集因电离辐射引起不育的数据发现，引起不育的风险是局部辐射剂量超过 40Gy[63]。建议接受放疗的男性在放射暴露后 12～18 个月内不要使伴侣怀孕，因为 IR 对精子的生殖毒性作用尚未研究清楚[64]。辅助生殖技术（ART）的进展为接受放疗的男性患者带来了希望，可以通过精液冻存保留患者的生育能力[64]。多年以来，辅助生殖技术取得了显著的进步，例如体外受精技术和单精子卵泡浆内注射技术，为患者提供了一定程度的保障。这是因为，即使用于 ICSI 的精子在离开精液成分其活动力较低的情况下，也能够被注入卵细胞内完成受精[64]。低温冷藏技术可以维持精子使卵细胞受精的功能，有效期长达 28 年[65]。

表 14.1　睾丸放射暴露后精子发生恢复时间周期

放射剂量	恢复周期（恢复到患者放射前的精子浓度）
＜1 Gy	9～18 个月
2～3 Gy	30 个月
≥4 Gy	＞5 年

在细胞毒素疗法引起精子发生障碍的治疗方面，已经开展了一些保护及保存接受电离辐射治疗患者生殖细胞的研究。其中一种方法是在治疗前，查找并采集睾丸组织内的精原干细胞。这种精原干细胞移植方法在啮齿类动物实验中被证实，对于恢复精子发生是有效的[60]。第二种保存生育能力的方法是睾丸同种异体移植，通过提取供体小鼠的睾丸组织并克隆扩增后，移植到受体小鼠的睾丸组织中。一段时间后，供体生殖细胞占据了受体小鼠的生精小管，并且在一些其他啮齿类动物中，还可以诱导精子发生[66]。目前，对于接受放疗的患者，低温冻存技术是唯一可行的方案[60]。伦理也是研究电离辐射暴露对男性生育影响的一个挑战。关于电离辐射对男性生育力潜在毒性效应的研究数据较少[12]，大多数研究数据来源于实验动物模型。猴子和啮齿类动物的精子发生过程及其睾丸组织对电离辐射的分子反应与人类非常相似。因此，关于长期电离辐射对生育影响的研究常选用灵长类及啮齿类动物为研究对象[64]。

五、小结

夫妇双方的疾病因素都会导致生育力降低，据估测，男性生育力状态是不育症发病率的重要组成成分，单独因为女性因素造成不育的病例约占 1/3[2]。男性精液质量在过去的 50 年逐渐变差，远离引起这一现象的影响因素尤为重要。随着 21 世纪人类生活方式的改变，环境、工业因素等都会影响人类生殖功能，例如肥胖、吸烟、电离辐射。电磁辐射可以通过产生氧化应激反应和影响激素分泌等途径影响人类精子发生，导致暂时的或永久性不育。

参考文献

1. Hamada A, Esteves S, Agarwal A. Unexplained male infertility—looking beyond routine semen analysis. Euro Urol Rev. 2012;7(1):90–6.
2. World Health Organization. WHO manual for the standardized investigation and diagnosis of the infertile couple. Cambridge: Cambridge University Press; 2000.
3. Wilson JW, Goldhagen P, Rafnsson V, Clem JM, De Angelis G, Friedberg W. Overview of atmospheric ionizing radiation (AIR) research: SST-present. Adv Space Res. 2003;32(1):3–16.
4. Lipshultz L, Sigman M. Office evaluation of the subfertile male. In: Howards S, Lipshultz L, Niederberger C, editors. Infertility in the male. Cambridge: Cambridge University Press; 2009. p. 153–76.
5. Bullock J, Boyle J, Wang MB, Ajello RR. Physiology. Pennsylvania: Harwal Publishing Company; 1984.
6. Lancranjan I, Maicanescu M, Rafaila E, Klepsch I, Popescu HI. Gonadic function in workmen with long-term exposure to microwaves. Health Phys. 1975; 29(3):381–3.
7. Rowley MJ, Leach DR, Warner GA, Heller CG. Effect of graded doses of ionizing radiation on the human testis. Radiat Res. 1974;59(3):665–78.
8. Doyle P, Roman E, Maconochie N, Davies G, Smith PG, Beral V. Primary infertility in nuclear industry employees: report from the nuclear industry family study. Occup Environ Med. 2001;58(8):4.
9. International Atomic Energy Agency (IAEA). Radiation, people and the environment. Vienna: IAEA; 2004.
10. United Nations Scientific Committee on the Effects of Atomic Radiation. Sources and effects of ionizing radiation: sources (Vol 1). Vienna: United Nations Publications; 2000.
11. Clifton DK, Bremner WJ. The effect of testicular x-irradiation on spermatogenesis in man. A comparison with the mouse. J Androl. 1983;4(6):387–92.
12. Sharma OP, Oswanski MF, Sidhu R, Krugh K, Culler AS, Spangler M, et al. Analysis of radiation exposure in trauma patients at a level I trauma center. J Emerg Med. 2011;41(6):640–8.
13. Fleurian G, Perrin J, Ecochard R, Dantony E, Lanteaume A, Achard V, Sari-Minodier I. Occupational exposures obtained by questionnaire in clinical practice and their association with semen quality. J Androl. 2009;30(5):566–79.
14. Naysmith TE, Blake DA, Harvey VJ, Johnson NP. Do men undergoing sterilizing cancer treatments have a fertile future? Hum Reprod. 1998;13(11):3250–5.
15. Dias FL, Antunes LM, Rezende PA, Carvalho FE, Silva C, Matheus JM, Balarin MA. Cytogenetic analysis in lymphocytes from workers occupationally exposed to low levels of ionizing radiation. Environ Toxicol Pharmacol. 2007;23(2):228–33.
16. Sahin A, Tatar A, Oztas S, Seven B, Varoglu E, Yesilyurt A, et al. Evaluation of the genotoxic effects of chronic low-dose ionizing radiation exposure on nuclear medicine workers. Nucl Med Biol. 2009; 36(5):575–8.
17. Cardis E, Gilbert ES, Carpenter L, Howe G, Kato I, Armstrong BK, et al. Effects of low doses and low dose rates of external ionizing radiation: cancer mor-

tality among nuclear industry workers in three countries. Radiat Res. 1995;142(2):117–32.
18. De Angelis G, Caldora M, Santaquilani M, Scipione R, Verdecchia A. Radiation exposure of civilian airline crew members and associated biological effects due to the atmospheric ionizing radiation environment. Phys Med. 2001;17:258–60.
19. Iulu C, Cheburakova OP. Disorders of spermatogenesis in people working at the clean-up of the Chernobyl nuclear power plant accident. Radiats Biol Radioecol. 1993;33(6):1.
20. Moller AP, Mousseau TA. Biological consequences of Chernobyl: 20 years on. Trends Ecol Evol. 2006; 21(4):200–7.
21. Belyakov OV, Steinhäusler F, Trott KR. Chernobyl liquidators. The people and the doses. Tenth International Congress of the International Radiation Protection Association: Hiroshima; 2000.
22. Fairlie I. Chernobyl: consequences of the catastrophe for people and the environment. Radiat Protect Dosim. 2010;141(1):97–101.
23. Moller AP, Mousseau TA, Lynn C, Ostermiller S, Rudolfsen G. Impaired swimming behaviour and morphology of sperm from barn swallows Hirundo rustica in Chernobyl. Mutat Res. 2008;650(2):210–6.
24. Fischbein A, Zabludovsky N, Eltes F, Grischenko V, Bartoov B. Ultramorphological sperm characteristics in the risk assessment of health effects after radiation exposure among salvage workers in Chernobyl. Environ Health Perspect. 1997;105(6):1445–9.
25. Ferguson CD, Kazi T, Perera J. Commercial radioactive sources: surveying the security risks. Monterey: Monterey Institute of International Studies, Center for Nonproliferation Studies; 2003.
26. De la Calle JFV, Rachou E, le Martelot MT, Ducot B, Multigner L, Thonneau PF. Male infertility risk factors in a French military population. Hum Reprod. 2001;16(3):481–6.
27. Schrader SM, Langford RE, Turner TW, Breitenstein MJ, Clark JC, Jenkins BL, et al. Reproductive function in relation to duty assignments among military personnel. Reprod Toxicol. 1998;12(4):3.
28. Weyandt TB, Schrader SM, Turner TW, Simon SD. Semen analysis of military personnel associated with military duty assignments. Reprod Toxicol. 1996;10(6):521–8.
29. Saleh RA, Agarwal A, Kandirali E, Sharma RK, Thomas AJ, Nada EA, et al. Leukocytospermia is associated with increased reactive oxygen species production by human spermatozoa. Fertil Steril. 2002;78(6):1215–24.
30. Ochsendorf FR. Infections in the male genital tract and reactive oxygen species. Hum Reprod Update. 1999;5(5):399–420.
31. Maneesh M, Jayalekshmi H. Role of reactive oxygen species and antioxidants on pathophysiology of male reproduction. Indian J Clin Biochem. 2006; 21(2):80–9.
32. Aitken RJ, Buckingham D, Harkiss D. Use of a xanthine oxidase free radical generating system to investigate the cytotoxic effects of reactive oxygen species on human spermatozoa. J Reprod Fertil. 1993;97(2): 441–50.
33. Cocuzza M, Sikka SC, Athayde KS, Agarwal A. Clinical relevance of oxidative stress and sperm chromatin damage in male infertility: an evidence based analysis. Int Braz J Urol. 2007;33(5):603–21.
34. Makker K, Agarwal A, Sharma R. Oxidative stress & male infertility. Indian J Med Res. 2009;129(4): 357–67.
35. Sanocka D, Kurpisz M. Reactive oxygen species and sperm cells. Reprod Biol Endocrinol. 2004;2:12.
36. Gorczyca W, Gong J, Darzynkiewicz Z. Detection of DNA strand breaks in individual apoptotic cells by the in situ terminal deoxynucleotidyl transferase and nick translation assays. Cancer Res. 1993;53(8):1945–51.
37. Sharma RK, Agarwal A. Role of reactive oxygen species in male infertility. Urology. 1996;48(6):835–50.
38. Martin RH, Hildebrand K, Yamamoto J, Rademaker A. An increased frequency of human sperm chromosomal abnormalities after radiotherapy. Mutat Res. 1986;174(3):6.
39. Jennet S. Human physiology. 1st ed. London: Churchill Livingstone; 1989.
40. Hyer S, Vini L, O'Connell M, Pratt B, Harmer C. Testicular dose and fertility in men following I(131) therapy for thyroid cancer. Clin Endocrinol. 2002;56(6):755–8.
41. Moghbeli-Nejad S, Mozdarani H, Behmanesh M, Rezaiean Z, Fallahi P. Genome instability in AZFc region on Y chromosome in leukocytes of fertile and infertile individuals following exposure to gamma radiation. J Assist Reprod Genet. 2012;29(1):53–61.
42. Xu G, Intano GW, McCarrey JR, Walter RB, McMahan CA, Walter CA. Recovery of a low mutant frequency after ionizing radiation-induced mutagenesis during spermatogenesis. Mutat Res. 2008;654(2): 150–7.
43. Nikjoo H, O'Neill P, Wilson WE, Goodhead DT. Computational approach for determining the spectrum of DNA damage induced by ionizing radiation. Radiat Res. 2001;156:577–83.
44. Twigg J, Fulton N, Gomez E, Irvine DS, Aitken RJ. Analysis of the impact of intracellular reactive oxygen species generation on the structural and functional integrity of human spermatozoa: lipid peroxidation, DNA fragmentation and effectiveness of antioxidants. Hum Reprod. 1998;13(6):1429–36.
45. Aitken RJ, Krausz C. Oxidative stress, DNA damage and the Y chromosome. Reproduction. 2001;122(4): 497–506.
46. Duru NK, Morshedi M, Schuffner A, Oehninger S. Semen treatment with progesterone and/or acetyl-L-carnitine does not improve sperm motility or membrane damage after cryopreservation-thawing. Fertil Steril. 2000;74(4):715–20.
47. Ramos L, Wetzels AM. Low rates of DNA fragmentation in selected motile human spermatozoa assessed by the TUNEL assay. Hum Reprod. 2001;16(8): 1703–7.
48. Kullisaar T, Turk S, Punab M, Korrovits P, Kisand K, Rehema A, Zilmer M, Mandar R. Oxidative stress in leucocytospermic prostatitis patients: preliminary results. Andrologia. 2007;40:11.

49. Shamsi MB, Venkatesh S, Tanwar M, Talwar P, Sharma RK, Dhawan A, et al. DNA integrity and semen quality in men with low seminal antioxidant levels. Mutat Res. 2009;665(1–2):29–36.
50. Philpott A, Leno GH. Nucleoplasmin remodels sperm chromatin in Xenopus egg extracts. Cell. 1992; 69(5):759–67.
51. Nakayama K, Milbourne A, Schover LR, Champlin RE, Ueno NT. Gonadal failure after treatment of hematologic malignancies: from recognition to management for health-care providers. Nat Clin Pract Oncol. 2008;2:78–89.
52. Aydemir B, Onaran I, Kiziler AR, Alici B, Akyolcu MC. The influence of oxidative damage on viscosity of seminal fluid in infertile men. J Androl. 2008; 29(1):41–6.
53. Agarwal A, Prabakaran SA. Mechanism, measurement, and prevention of oxidative stress in male reproductive physiology. Indian J Exp Biol. 2005;43(11):963–74.
54. de Lamirande E, Gagnon C. Human sperm hyperactivation in whole semen and its association with low superoxide scavenging capacity in seminal plasma. Fertil Steril. 1993;59(6):1291–5.
55. Agarwal A, Ranganathan P, Kattal N, Pasqualotto F, Hallak J, Khayal S, et al. Fertility after cancer: a prospective review of assisted reproductive outcome with banked semen specimens. Fertil Steril. 2004;81(2): 342–8.
56. Ogilvy-Stuart AL, Shalet SM. Effect of radiation on the human reproductive system. Environ Health Perspect. 1993;101 Suppl 2:109–16.
57. Yau I, Vuong T, Garant A, Ducruet T, Doran P, Faria S, et al. Risk of hypogonadism from scatter radiation during pelvic radiation in male patients with rectal cancer. Int J Radiat Oncol Biol Phys. 2009;74(5): 1481–6.
58. Dohle GR. Male infertility in cancer patients: review of the literature. Int J Urol. 2010;17(4):327–31.
59. Lass A, Akagbosu F, Brinsden P. Sperm banking and assisted reproduction treatment for couples following cancer treatment of the male partner. Hum Reprod Update. 2001;7(4):370–7.
60. Tempest HG, Ko E, Chan P, Robaire B, Rademaker A, Martin RH. Sperm aneuploidy frequencies analysed before and after chemotherapy in testicular cancer and Hodgkin's lymphoma patients. Hum Reprod. 2008; 23(2):251–8.
61. Barber HR. The effect of cancer and its therapy upon fertility. Int J Fertil Steril. 1981;26(4):250–9.
62. Shin D, Lo KC, Lipshultz LI. Treatment options for the infertile male with cancer. J Natl Cancer Inst Monogr. 2005;34:48–50.
63. Feldschuh J, Brassel J, Durso N, Levine A. Successful sperm storage for 28 years. Fertil Steril. 2005; 84(4):1017.
64. Ohta H, Wakayama T. Generation of normal progeny by intracytoplasmic sperm injection following grafting of testicular tissue from cloned mice that died postnatally. Biol Reprod. 2005;73(3):390–5.
65. de Rooij DG, van de Kant HJ, Dol R, Wagemaker G, van Buul PP, van Duijn-Goedhart A, et al. Long-term effects of irradiation before adulthood on reproductive function in the male rhesus monkey. Biol Reprod. 2002;66(2):486–94.
66. Saalu LC. The incriminating role of reactive oxygen species in idiopathic male infertility: an evidence based evaluation. Pak J Biol Sci. 2010;13(9):413–22.

第三部分
影响男性生育的其他因素

15 医疗处置的风险

Yagil Barazani 和 Edmund S. Sabanegh Jr.
陆金春 译

一、概述

尽管目前对男性不育的理解和治疗取得一些进展，但仍有约四分之一的不育男性原因不明[1]。确定男性不育病因是非常具有挑战性的，这部分归因于男性不育是一种多因素的疾病，并具有不同的表型，而且许多患者的性腺功能障碍可能来自对低生育力的遗传易感性和某些环境因素的共同作用[2]。

同时，许多后天性因素已被作为男性不育的潜在原因，如环境污染物和生活习惯[3]。而且，不育也可能是非意愿性的临床治疗结果，这包括两方面，一是药物所致的男性不育，二是电离辐射导致的生精功能减弱。了解这些影响生殖的相关知识对正在希望获得后代的男性患者的治疗非常重要，因为必须考虑到可能的风险因素，并且尽可能选择对男性生育力有极少影响的治疗措施。

本章主要讨论男性不育的医源性原因，包括药物治疗和放射治疗引起的对生殖不利的后果。对此，我们的目的主要有三个：①有助于避免正在希望获得后代的患者进行可能导致不育相关的治疗；②作为广泛的男性不育评估的一部分，有助于诊断医源性原因；③有助于临床医生确定患者由于必需的治疗可能有不育的高风险，对这些患者可以选择生育保险，如在开始治疗之前应该讨论低温冷藏精子。

二、药物治疗的并发症

多种类别的药物对男性生育力有不利影响，这种影响一般取决于特异性药物、剂量和使用时间的长短。关于不同药物对人类生殖已知风险的详细信息见于《医师案头参考》和许多数据库，如 REPRORISK® 系统。

许多种类的药物对男性生育力有不利影响，这些药物一般通过几种常见机制之一发挥效应[4-6]。这首先是睾丸前的下丘脑-垂体-性腺（HPG）轴的改变。例如，HPG 轴的反馈机制可被激素治疗、外源性激素的使用和各种精神治疗药物干扰，从而改变促性腺激素或睾酮的浓度[4]。第二个基础机制是对睾丸的直接性腺毒性效应。损伤生殖细胞、支持细胞（Sertoli cell）和（或）Leydig 细胞的药物常常损伤精子发生[4]。最后是睾丸后机制，一些药物对性欲、勃起功能和（或）射精发挥效应，从而干扰精液正常射至女性生殖道内[4-5]。

表 15.1 总结了已知对男性生殖有不利影响的各类药物，在对这些药物开处方之前，考虑到患者未来希望生育时，临床医生应该谨慎对待。本表根据药物发挥效应的机制（睾丸前、睾丸和睾丸后）对每种药物进行分类，下面将以此为框架进行详细介绍。

表 15.1　对男性生育力有不利影响的药物

药物	改变 HPG 轴	性腺毒性	睾丸后		
			降低性欲	勃起功能障碍	受精潜能
抗高血压药物					
噻嗪类利尿剂	－	－	－	＋	－
螺内酯	＋	－	＋	＋	－
β 阻滞剂	－	－	＋	＋	－
钙通道阻滞剂	－	－	－	－	＋
α 肾上腺素能阻滞剂	－	－	－	＋	－
精神治疗药物					
抗精神病药	＋	－	＋	＋	－
三环类抗抑郁药	＋	－	＋	＋	－
MAOIs	－	－	－	＋	－
吩噻嗪系	＋	－	－	－	－
锂	－	－	＋	＋	－
化疗药物	－	＋	－	－	－
激素					
促同化激素类	＋	－	－	＋	－
睾酮	＋	－	－	＋	－
抗雄激素物质	＋	－	＋	－	－
孕酮衍生物	＋	－	＋	＋	－
雌激素	＋	－	＋	＋	－
抗生素					
呋喃妥因	＋	＋	－	－	－
琥乙红霉素	－	＋	－	－	－
四环素类	－	－	－	－	＋
庆大霉素	－	＋	－	－	－
杂类药物					
大麻	＋	＋	－	－	－
阿片制剂	＋	－	＋	－	－
西咪替丁	＋	－	－	－	－
环孢素	＋	－	－	－	－
秋水仙碱	－	－	－	－	＋
非那雄胺/度他雄胺	－	－	＋	＋	－
用于 IBD 的治疗药物					
柳氮磺吡啶	＋	＋	－	－	－
甲氨蝶呤	－	＋	－	－	－
英夫利昔单抗	－	＋	－	－	－

MAOIs，单胺氧化酶抑制剂；IBD，炎性肠病；＋，有影响；－，没有影响。（Adapted from Nudell DM，et al. Common medications and drugs：how they affect male fertility. Urol Clin North Am. 2002；29：965-973. With permission from Elsevier）

三、睾丸前机制（内分泌紊乱）

精子发生分别受下丘脑、垂体和睾丸的促性腺激素释放激素（GnRH）、促性腺激素（FSH/LH）和睾酮的脉冲式分泌和反馈调控。在一个或多个水平上，任何干扰此生殖轴的药物都会对性腺功能产生潜在不良影响。虽然仅3%～20%的不育男性发现有潜在的内分泌疾病[1,7-9]，但多种药物可以干扰HPG轴，并且导致内分泌性生育力低下。

（一）外源性激素、抗雄激素物质和GnRH激动剂

外源性激素类固醇（如睾酮、孕酮衍生物和雌激素）、抗雄激素物质和合成的GnRH激动剂均可通过直接作用于靶向HPG轴，对男性生育力产生不利影响，具体说明见图15.1[4,6]。这些药物中的一些为特定的处方药以产生阉割状态，如前列腺癌的治疗或变性过程中的激素替代治疗，其以削弱性腺功能为目的。然而，其他的一些药物，如外源性雄激素稍不注意就会抑制性腺功能。

外源性睾酮补充，不论是医疗处方还是用于娱乐，总是不可思议地抑制精子发生[1]。此效应直接来自睾酮对HPG轴的负反馈作用，导致FSH/LH降低和随后的睾丸内睾酮水平的降低。睾丸内睾酮水平的降低可以导致少精子症或无精子症、睾丸萎缩和形态异常精子百分率的增加[10]。此性腺功能减退症通常是可逆的，在终止药物3～6个月内可恢复，但偶尔也可能是不可逆的[4]。因此，在希望获得后代的性腺功能减退的男性应该避免睾酮替代治疗，可以考虑用氯米芬或他莫昔芬替代治疗[1]。

（二）抗癫痫药物

癫痫本身可以直接影响HPG轴，导致睾酮降低和雌激素水平增加[4,11]。然而，许多抗癫痫药物，如丙戊酸盐、奥卡西平和卡马西平，可以加重这些激素效应，并影响精液质量[4,12]。对一组服用丙戊酸盐或卡马西平作为单一疗法的男性癫痫病患者的研究显示，与年龄配伍的对照组相比FSH显著降低。而且，与对照组相比，丙戊酸盐治疗的患者有显著高的脱氢表雄酮水平和较低的FSH/LH浓度[13]。除了这些效应之外，抗惊厥药物还可增加性激素结合球蛋白（SHBG）水平并降低睾酮/SHBG比率，从而影响生物活性睾酮水平[1,13]。

动物研究已证实，使用不同的抗惊厥药物可以损害精液质量[14]，并且这些效应也已在人类研究中反映出来。例如，服用卡马西平、奥卡西平和丙戊酸盐的男性，相比于对照组更可能有形态异常的精子（如精子头异常）、较差的精子活动率和（或）较低的精子浓度[12,14]。

（三）精神治疗药物

许多精神治疗药物，包括选择性5-羟色胺再吸收抑制剂（SSRIs）、单胺氧化酶（MAO）抑制剂、抗精神病药物、吩噻嗪系、三环类抗抑郁药（TCAs）和锂，均能通过降低性欲、损伤勃起功能和（或）射精而影响男性生育力[1,4]。这将在“睾丸后机制”中进一步讨论。然而，一些类别的精神治疗药物也可以更加直接地通过显著抑制HPG轴而损害生育力，这一部分将在睾丸前机制中强调。

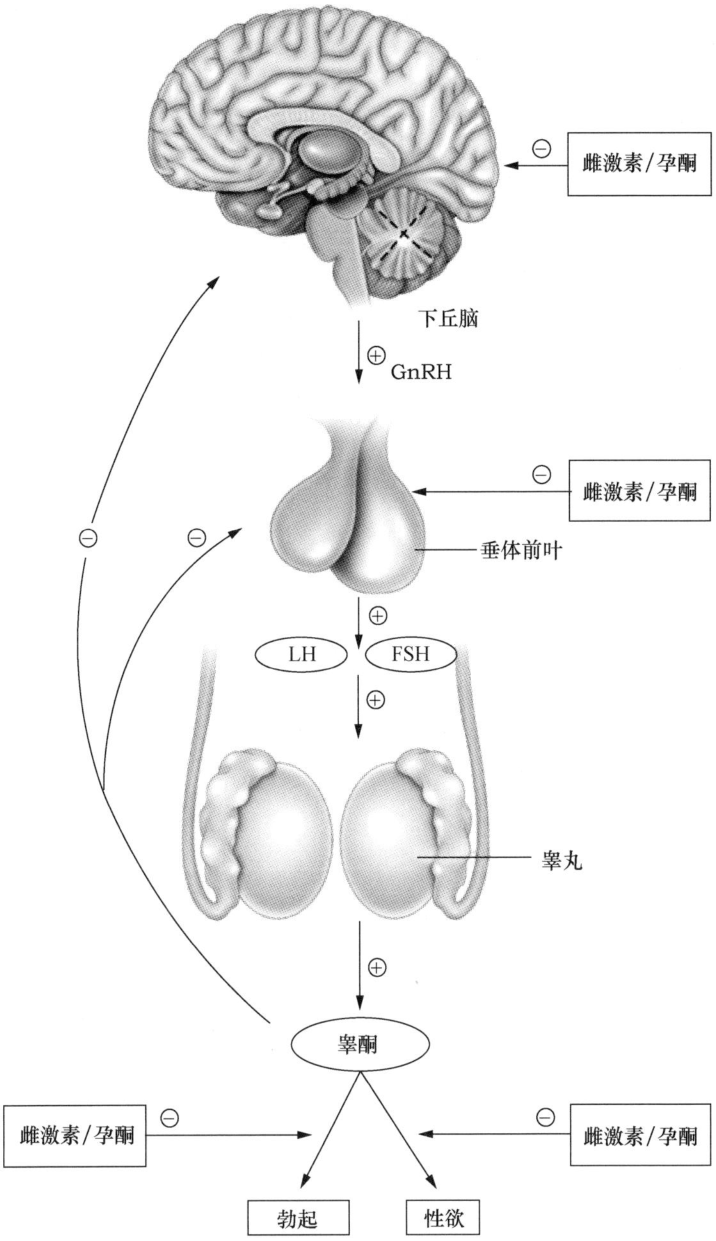

图 15.1　雌激素和孕酮衍生物对下丘脑-垂体-性腺轴的不利影响

缩写：GnRH，促性腺激素释放激素；FSH，卵泡刺激素；LH，黄体生成素

1. 抗精神病药

继发于高泌乳素血症的不育是传统抗精神病药物的已知不良反应[15-16]。神经镇静药有共同的阻断多巴胺受体的能力，进而减少多巴胺的传递。几乎有一半服用抗精神病药的患者，多巴胺的减少导致了循环泌乳素水平增加[17]，进而抑制 GnRH 产生。GnRH 分泌的减少导致 FSH 分泌减少，因而降低性腺类固醇激素的合成[15-16]。大约 28%的接受抗精神病药治疗的患者有低睾酮血症[18]，并且性腺功能减退的程度通常与泌乳素升高的程度成

正比[16]。尽管抗精神病药对男性生育力的确切影响还没有被系统地调查或报道，但其影响确实包括性欲降低、勃起功能障碍、男性乳房女性化、溢乳、精子生成减少和不育[16-17]。

2. 选择性5-羟色胺再吸收抑制剂

与抗精神病药类似，抗抑郁药SSRI与泌乳素水平升高相关，并随后抑制精子发生[4]。已有研究显示，5-羟色胺通过刺激泌乳素释放因子的活性和抑制多巴胺而增加泌乳素水平，并且导致的高泌乳素血症可通过上文所述的途径抑制HPG轴[19]。有一项研究比较了SSRIs治疗男性和未治疗对照组男性的精液样本，发现前者平均总精子数、精子活动率和正常形态精子百分率较低。而且，每种参数均与治疗时长显著相关，随着治疗时间的延长，SSRIs对精子计数、活动率和形态学的有害效应进一步增加[20]。另一项研究评估了抗抑郁药艾司西酞普兰治疗对终身性早泄男性精液参数的影响，证实在治疗第三个月与基线精液参数相比，平均精子浓度（68×10^6/ml降至26×10^6/ml）、活动率（58%降至23%）和正常形态精子百分率（19%降至7%）均显著降低[21]。幸运的是，泌乳素介导的对精液参数的效应在SSRI停止治疗的几周内似乎是可逆的[19]。

3. 三环类抗抑郁药

像SSRIs一样，TCAs也通过改变HPG轴而对男性生育力产生不利影响[4]。例如，已知氯米帕明和丙米嗪对精子存活率、活动率、数量、形态学和精液量均有负面影响[22]。一项研究比较了服用氯米帕明男性与年龄配伍的未服用氯米帕明对照组的精液参数，证实前者有显著增加的异常精液参数发生率，特别是精液量、精子活动率和精子形态学[23]。另外，也已报道用TCA地昔帕明连续治疗3周，导致精子存活率显著降低，但精子数和活动率未见显著改变[24]。已报道，三环类抗抑郁药的效应随着所用药物和剂量的不同而改变，但这些研究均提示精子质量与接触TCAs之间呈负相关[25]。

（四）阿片制剂

长效麻醉药通过抑制GnRH脉冲释放而抑制HPG轴，进而导致LH释放的抑制、雄激素缺乏和精子发生受损[10,26]。而且，SHBG在服用类阿片样物质的男性升高，进而降低生物可利用睾酮的水平[10]。

对非恶性肿瘤疼痛的男性患者长期鞘膜内、经皮或口服使用类阿片样物质的许多研究已证实，睾酮和LH水平相比于未使用者显著降低。在使用美沙酮维持治疗的男性中，由于药物的长期作用导致雄激素缺乏特别明显，这种由于其他麻醉药物所导致的低促性腺素功能减退症的药物剂量是相似的[10,26]。事实上，长期服用任何麻醉药的男性有较高性腺功能减退的发生率已引起2010内分泌学会临床实践指南委员会的重视，他们将长期接受类阿片样物质的男性作为低睾酮水平高发生率的候选人群，他们的血清睾酮水平应该被测定[26]。

临床上，服用麻醉药的男性性腺功能减退表现为性欲降低、阳痿和性腺功能受损。这些男性的精液分析揭示，相比于一般人群，这些男性有显著高的弱精子症、畸形精子症和少精子症发生率[27]。

(五) 糖皮质激素

糖皮质激素在 HPG 轴的多个水平影响性腺功能，包括下丘脑（抑制 GnRH 释放）、垂体（抑制 LH/FSH 释放）和睾丸（直接调节类固醇激素合成和配子发生）[26,28]。而且，糖皮质激素通过降低 SHBG 水平干扰正常生物可利用睾酮水平[1]。

临床上，HPG 轴各个水平的抑制均可导致联合性的原发性和继发性性腺功能减退[26]。糖皮质激素治疗的男性比年龄配伍的对照男性的睾酮水平显著低下，给予 5～7.5 mg/d 以上剂量的泼尼松或其同等物可增加对促性腺素和睾酮抑制的风险[26]。此类药物引起性腺功能减退的倾向也在 2010 内分泌学会临床实践指南中有所反映，其中指出长期接受糖皮质激素的男性可作为低睾酮水平高发生率的高危人群，他们具有较高概率出现低睾酮水平并推荐这些人群应该测定血清睾酮水平[26]。

(六) 引起内分泌紊乱的杂类药物

像前面提到的药物类别一样，许多其他药物也可在不同水平干扰 HPG 轴，产生对男性生殖潜能有负面影响的内分泌紊乱。

1. 螺内酯

醛固酮拮抗剂螺内酯被广泛用于治疗慢性疾病，如心血管和肝疾病。除了对盐皮质激素受体起作用外，螺内酯也可通过阻断睾酮合成和与睾酮竞争雄激素受体而起到抗雄激素作用。这些效应可以干扰睾酮负反馈调节环中的下丘脑和垂体组分[1,29]，尤其是在剂量超过每日 100 mg 时可导致男性乳房女性化和阳痿[30]。

HPG 反馈轴的干扰也可对精液参数产生负面影响。在 Caminos-Torres 等的一项研究中，每日给予健康年轻男性螺内酯达 24 周，可导致 22%的受试者精子浓度和活动率降低。在给予螺内酯之前，这些受影响的个体精液分析一直均正常，在开始给予螺内酯 4 周内精液分析显著降低至正常以下水平，而且在整个用药期间精液分析均处于正常以下水平，在螺内酯停药后精液分析恢复正常[30]。

2. 酮康唑

酮康唑，为咪唑的衍生物，在世界范围内被作为抗真菌药而广泛使用[31]。除了其抗真菌的特性外，酮康唑还可抑制肾上腺和睾丸类固醇合成[1,31-32]。这些抗雄激素效应在治疗前列腺癌、多毛症和库欣综合征时很有用[31]，但对男性生殖有不利影响。

当每日给予 200～600 mg 治疗剂量时，酮康唑可短暂地降低男性血清睾酮水平。事实上，睾酮浓度的降低甚至在单次剂量后也是真实存在的，但在 8～24 小时期间睾酮可恢复正常。酮康唑的常规抗真菌剂量可暂时地阻止睾酮合成和肾上腺对促肾上腺皮质激素的应答，但极少导致内分泌并发症[31]。然而，较高的治疗剂量（800～1 200 mg/d）可引起明显延长的和显著的激素抑制，并与少精子症、无精子症、阳痿、性欲降低和男性乳房女性化相关。幸运的是，此高剂量酮康唑对睾丸和肾上腺类固醇合成的明显抑制效应在治疗中止后表现为可逆[31,33]。

3. 西咪替丁

西咪替丁，一种组胺 H_2 受体拮抗剂，作为一种弱的抗雄激素药物，可通过竞争雄激素受体而抑制睾酮产生及其功能。像其他抗雄激素药物一样，西咪替丁通过睾酮来拮抗促性腺素分泌的负反馈调控而导致促性腺素水平升高[1,34]。已报道，西咪替丁具有抗雄激素效应，表现为男性乳房女性化和少精子症等一系列症状[4]。在一项临床研究中，给予西咪替丁的男性与安慰剂对照男性相比，精子浓度显著降低[35]。在另一项因慢性十二指肠溃疡接受西咪替丁治疗的男性中，在西咪替丁治疗期间相比于治疗前和治疗后，睾酮和 FSH 升高。而且，这些激素的改变与停药后平均精子数降低相关[34]。

4. 环孢素

在接受移植物的男性长期使用免疫抑制剂环孢素，由于激素的改变可引起多毛症和男性乳房女性化。引起这些效应的确切机制尚不清楚，推测可能与对成纤维细胞和腺细胞的作用有关，或者与体液和（或）免疫途径[36]，以及对下丘脑和（或）垂体作用有关[4,37]。

在动物模型中，由于激素改变而对性腺功能产生影响已有所记载。在一项实验中，给予环孢素的大鼠相比于未处理的对照组大鼠，血清睾酮水平、睾丸重量、精子数、单倍体睾丸细胞群及生育力显著降低[38]。在另一项大鼠研究中，给予环孢素导致与生殖器官重量、睾丸和附睾的精子数、精子活动率及受精能力降低相关的雄激素缺乏症[39]。

尽管人类研究数量有限以及受合并疾病的影响，但环孢素对男性的影响已显示与大鼠观察到的效应类似。例如，接受移植物的患者给予环孢素尽管睾酮水平较低，但证实有较低的基线血浆泌乳素水平以及低或正常的 LH/FSH 水平。此外，环孢素表现为直接拮抗性腺功能，具有较低的睾酮水平，其对 HCG 的给予不起作用[37]。

5. 医用大麻

大麻含有影响精神行为的大麻素 δ-9-四氢大麻酚（THC），已再三显示对男性生殖生理有负面影响。尤其是大麻素类可以阻止下丘脑释放 LHRH，进而降低垂体前叶 LH 的分泌。THC 也可增加下丘脑多巴胺（泌乳素的主要生理抑制物）的释放，进而减少腺垂体前叶泌乳素的释放和失去对生殖轴的调节[40]。此外，THC 可以活化精子上的内大麻素受体，以剂量依赖方式降低精子活动率并抑制顶体反应[10]。

在男性，THC 降低血清 LH 水平，并进而降低血浆睾酮水平[41]。不同的患者对大麻的敏感性不同，导致的雄激素缺乏症为剂量依赖性的，在停药后长达 2～3 个月才能恢复[4,10]。临床上，可表现为男性乳房女性化、缺乏性欲、阳痿和射精功能障碍以及精液白细胞升高[1,4,42]。

关于性腺功能，大麻降低睾丸内的睾酮合成，对精子发生过程有不利影响，从而抑制生殖细胞增殖和降低精子浓度[41]。在小鼠已显示，长期给予 THC 和其他大麻素类可在有丝分裂期和减数分裂期损害精子发生，结果成熟精子以严重的形态异常为特征[43]。类似的，有 1/3 以上的长期抽吸大麻的男性以少精子症为特征[10]。尽管对人类使用不同成分和剂量以及不同频率大麻的研究已被观察，但必须清醒地意识到，吸食大麻是违法的，或者必须开处方，且对男性生殖潜能有明确的负面影响。

四、对睾丸的影响（对性腺细胞的直接毒性效应）

已显示，不同的药物可通过对性腺的直接毒性效应而损害精子发生。这些药物列于

表 15.1，包括抗肿瘤药物、治疗炎性肠病（IBD）和痛风的常用药物，以及几种常见抗生素类[4]。这些药物通过不同的病理生理机制发挥作用，它们均有共同的干扰精子发生的能力。本节将详细回顾这些对性腺有毒性效应的药物类别，重点阐述每种药物对男性生殖潜力的影响。

（一）化疗药物

2010 年，在美国大约有 150 万男性和女性被诊断为癌，其中大约 1%的患者在诊断时年龄在 20 岁以下[44]。随着癌症治疗的进展，已大大增加了这些患者疾病特异的存活率，其中许多患者将面临治疗相关的疾病。由于化疗引起的医源性生殖障碍是经常遇到的远期效应，尤其是进行肿瘤治疗的年轻患者更加关注[45]。化疗对男性生育力有灾难性的效应，其继发于对生殖细胞的直接毒性效应。如果患者能够完全康复，而潜在的长期生精损伤仍可持续多年[1]。

低剂量的化疗可以耗尽正在分化的精原细胞，导致暂时的少精子症或无精子症。对细胞毒性损伤不太敏感的有丝分裂静止期精原干细胞的幸存，可以通过精原细胞分化重建生精小管，并最终恢复精子发生。然而，当精原干细胞池完全被高剂量治疗所破坏时，结果只剩下支持细胞，可导致永久性不育[44,46]。

生殖上皮对几类化疗药物特别敏感（表 15.2）。烷化剂（特别突出的是苯丁酸氮芥、丙卡巴肼、美法仑、环磷酰胺和白消安）和以铂为基础的药物，可直接引起 DNA 和 RNA 的损伤并诱导凋亡，这是对性腺有毒性特别影响的，可导致很高的长期无精子症的风险[46-47]。另一方面，抗代谢药、长春碱类、鬼臼毒素和抗肿瘤的抗生素对生殖细胞功能有较低程度的抑制作用[46]。

化疗药物对性腺毒性的不利影响较大程度地依赖于使用药物的类型和剂量。例如，烷化剂环磷酰胺在青春期后的患者损害生育力的阈剂量约为 10 g/m²。然而，在此剂量下精子发生的逐渐恢复仍可发生，永久性不育仅发生于 19～20 g/m² 剂量下或更高剂量[46]。而且，环磷酰胺多次低剂量刺激比单一高剂量刺激可以引起更大的损伤，结果对生精上皮初次损伤后有丝分裂变得活跃的储备的干细胞造成反复损伤。类似的引起长期无精子症的累积阈值剂量也已在其他烷化剂和铂剂被报道[46]。例如，顺铂为基础的化疗在大多数患者启动治疗后立即导致无精子症，此效应在至少 50%以上接受标准剂量化疗达 4 个周期的患者随后被逆转[48]。然而，在 500～600 mg/m² 剂量下，顺铂可导致长期的无精子症[46-47]。表 15.2 列出了不同烷化剂和铂剂相关的累积阈值剂量。

表 15.2　性腺毒性化疗药物

高或中等风险		低风险	
非细胞周期特异性药物		细胞周期特异性药物	非细胞周期特异性药物
药物	导致长期无精子症的累积剂量	药物	药物
烷化剂		抗代谢药	抗肿瘤抗生素
环磷酰胺	19 g/m²	甲氨蝶呤	博来霉素
白消安	600 mg/kg	巯基嘌呤	放线菌素 D
美法仑	140 mg/m²	长春碱类	

续表

高或中等风险		低风险	
非细胞周期特异性药物		细胞周期特异性药物	非细胞周期特异性药物
药物	导致长期无精子症的累积剂量	药物	药物
卡莫司汀		长春新碱	
洛莫司汀		长春碱	
苯丁酸氮芥	1.4 g/m^2	鬼臼毒素	
异环磷酰胺	42 g/m^2	门冬酰胺酶	
丙卡巴肼	4 g/m^2		
铂试剂			
Cic-铂	600 mg/m^2		
作用机制		作用机制	作用机制
—DNA/RNA 损伤		—抑制 DNA/RNA 合成	—诱导 DNA 链断裂
—诱导凋亡		—抑制有丝分裂	
		—蛋白脱氨作用	

[Reprinted from Jahnukainen K, Ehmcke J, Hou M, Schlatt S. Testicular function and fertility preservation in male cancer patients. *Best Pract Res Clin Endocrinol Metab*. 2011 Apr; 25 (2): 287-302. With permission from Elsevier]

早期已提示，相比于大男孩和年轻成年男性，小男孩的生殖细胞对化疗的毒性效应不那么敏感。最新的研究已证实，在青春期前接受性腺毒性药物治疗的男孩，治疗后也难免发生性腺功能障碍[49-50]。事实上，一些对青春期后男性生精功能表现为可逆性损伤的化疗药物，当在青春期前男孩使用时可导致永久性的无精子症[47]。青春期前的睾丸似乎表现得特别脆弱，因为其早期生殖细胞在不断地增殖分化[46]。Thomson 等报道，仅 33％的男性儿童期肿瘤幸存者有正常的精液质量[51]。在对 6 224 例男性儿童肿瘤幸存者（在诊断时均低于 21 岁且没有外科手术所致不育）的回顾性研究中，Green 等证实，相比于他们的同胞几乎一半的幸存者有可能使女伴妊娠。特别的是，用环磷酰胺或丙卡巴肼治疗使女伴妊娠的危害比降低，并与累积烷化剂剂量（AAD）得分呈逆相关。重要的是，在用丙卡巴肼或较高剂量的环磷酰胺治疗，且总的 AAD 得分小于 2 的参与者，使女伴妊娠的机会与他们的同胞类似[52]。在另一项包括 565 例儿童肿瘤幸存者的大样本研究中，Tromp 等报道，1/3 的男性儿童肿瘤幸存者在随访 15 年（中位数）后有较高的 FSH 水平（提示精子发生功能障碍）。在不同的抗肿瘤药物中，作者鉴定出丙卡巴肼、环磷酰胺、长春碱类或烷化剂可作为 FSH 水平升高的独立药物治疗相关风险因子[45]。

与睾丸生殖上皮相比，间质细胞以较慢的更新率为特征，这使得它们极少受到抗肿瘤药物的损伤。化疗诱导的间质细胞损伤，进而导致雄激素缺乏并需要补充睾酮，这在临床上极为罕见。一些研究已提示，在用烷化剂治疗后间质细胞功能障碍可以被观察到，有 10％～88％的男性受试者血清 LH 水平升高。然而，大多数男性经历正常青春期并产生正常成年男性水平的睾酮。因此，间质细胞功能障碍即使存在，也一般是亚临床型的[44,46,53]。

（二）炎性肠病的治疗

许多研究已显示，IBD 的治疗与男性生殖功能的可逆性损伤有关，包括精子浓度和活动率的降低[1]。这些治疗对生殖的影响特别重要，因为一半的患者诊断为 IBD 时在 35 岁以下，且 1/4 的患者在诊断后首次授孕[54]。已确信，一些特殊药物，如柳氮磺胺吡啶、甲氨蝶呤和英夫利昔单抗可损害男性生育力。

（三）柳氮磺胺吡啶

通常用于治疗溃疡性结肠炎、Crohn 病和类风湿性关节炎的柳氮磺胺吡啶是由与 5-氨基水杨酸（5-ASA）通过偶氮键相连的磺胺吡啶组成。5-ASA 为柳氮磺胺吡啶的活性治疗组分，此药物的不利影响大多数归于非治疗作用的磺胺吡啶组分[55]。因柳氮磺胺吡啶引起的男性不育首次由 Levi 等于 1979 年报道，患者因溃疡性结肠炎而用柳氮磺胺吡啶治疗[56]。自那时起，许多临床研究证实，柳氮磺胺吡啶的性腺毒性效应包括少精子症、精子活动率降低和精子形态学改变[54]。而且，多项研究已证实，当其他不含磺胺吡啶成分的 5-ASA 制剂替代柳氮磺胺吡啶时，精液质量（精子数、形态学和活动率改善）恢复并且成功授孕[54,57-58]。柳氮磺胺吡啶对精子发生的毒性效应的确切机制尚未完全阐明，使用大鼠模型进行的研究已提示，柳氮磺胺吡啶诱导的氧化应激可能起重要作用[55]。

（四）甲氨蝶呤

免疫抑制药物甲氨蝶呤为叶酸拮抗剂，其结合二氢叶酸还原酶，干扰 DNA、RNA 和蛋白质合成[59]。在男性，较高剂量的甲氨蝶呤用于治疗恶性肿瘤，较低剂量的甲氨蝶呤用于治疗许多自身免疫性疾病，如类风湿性关节炎、牛皮癣、牛皮癣性关节炎、狼疮和 IBD。对甲氨蝶呤对男性生育力和妊娠结果影响的关注起源于此事实——甲氨蝶呤损伤或杀死正在进行分裂的细胞，而此过程在精子发生期间连续进行[59]。

动物研究已显示，使用甲氨蝶呤可改变精子发生、产生细胞毒性和使精母细胞、支持细胞和间质细胞变性退化。然而，甲氨蝶呤对男性生殖的影响有矛盾的结果[57,59-60]。一些研究未能证实甲氨蝶呤的使用可抑制精子发生或损害精液质量[60-61]，而其他一些研究已证实，服用此免疫抑制剂的男性有可逆的少精子症和（或）不育[57,59]。其他关心的焦点是甲氨蝶呤对女性的致畸效应，FDA 已将甲氨蝶呤分类为妊娠类别 X（Pregnancy Category X）[54,57]。然而，目前仍无男性用甲氨蝶呤治疗其女性配偶有不良妊娠结果的报道[54,59-60]。

尽管低剂量甲氨蝶呤的性腺毒性效应还不清楚，并且没有男性服用甲氨蝶呤诱导其婴儿先天性异常的报道，然而，权威部门建议在授孕前应该停止使用甲氨蝶呤。也有一些人主张在准备授孕前至少应停药 3～4 个月，因为甲氨蝶呤有较长的组织结合特性[54,57,60]。

（五）英夫利昔单抗

肿瘤坏死因子（TNF）拮抗剂英夫利昔单抗被广泛用于治疗患有 IBD 的育龄男性，并且一些研究已报道此药物对性腺有不利影响。在一项前瞻性研究中，比较了 IBD 男性接受英夫利昔单抗治疗前后的精液参数，作者发现英夫利昔单抗治疗后精子活动率和正常卵圆形精子数降低[62]。而且，病例报道也描述用英夫利昔单抗治疗的强直性脊柱炎患者的精子活动率降低[63]。然而，在一项给予脊椎关节炎男性患者 TNF 阻滞剂（英夫利昔单抗、依那西普或阿达木单抗）的研究中，作者发现接受长期 TNF 抑制的患者精子质量与健康对照组相当[64]。由于英夫利昔单抗对精液参数的影响有不一致的报道，并且基于此事实——没有研究特别评估英夫利昔单抗对生育力的影响，专家建议 IBD 男性在准备授孕前英夫利昔单抗不必停药[57]。

（六）抗生素

对于患各种各样常见病的男性，抗生素被常规处方使用，常常不会关注到生育力的问题。不幸的是，所有主要类别的抗生素中的一些已被明确对男性生育力有不利影响，包括损害精子发生和精子功能[1,3-4,65]。

许多动物研究已证实，对生殖能力的不利影响与接触抗生素有关。使用 DNA 流式细胞术对睾丸抽吸物定量评估接受不同抗生素大鼠的睾丸功能的研究证实，甲氧苄啶-磺胺甲基异噁唑（复方新诺明）、呋喃妥因、氧氟沙星和多西环素显著影响精子发生[66]。Hargreaves 等用递增浓度的不同抗生素培养精子以调查它们对精子运动特性和存活力的影响。在此项体外实验中，四环素是被测试的最强效药物，在浓度低至 2.5 μg/ml 下可对精子运动产生显著影响，此剂量在其适宜的治疗剂量水平内。另一方面，红霉素在浓度＜100 μg/ml 下对精子运动没有任何影响，而阿莫西林在超过使用剂量下对精子运动特性也没有影响。由于血清中约 60％的四环素类可渗透至精液中，四环素体外对精子运动产生的不利影响在四环素治疗期间也可能在体内发生[3]。

体外和动物实验的数据提示，多种类别的抗生素可对生育力产生不利影响，但在人类缺乏体内作用的记载[4]。然而，已经确定许多抗生素可削弱男性精子发生和（或）精子功能。例如，在用呋喃类药物治疗后精液参数有显著改变[65]，已报道高剂量的呋喃妥因可引起初级精母细胞期早期成熟障碍[4]。其他已知有性腺毒性作用的抗生素包括红霉素和庆大霉素[4]。另一方面，四环素类对精子发生相对没有毒性，它们主要对成熟精子功能和活动率产生影响，正如上述体外实验所阐述的[3]。

未来的研究需要确定抗生素的相对毒性和它们发挥作用的确切机制，而临床医生必须意识到许多抗生素可能损害男性的生殖潜能。

（七）秋水仙碱

秋水仙碱，一种用于治疗痛风性关节炎、家族性地中海热和白塞病的生物碱，是在细胞骨架水平调节微管的一种物质[67]。在体外，高剂量秋水仙碱可以阻止有丝分裂于细胞分裂中期，因此其也可能阻止减数分裂[68]。然而，关于秋水仙碱对体内精子产生的不利效应有矛盾的结果。散在的报道已描述，秋水仙碱对精子产生和功能有不利影响，可表现为少精子症和无精子症，或者精子数正常但精子活动力受到影响[69]。其他一些研究也已报道，白塞病患者长期接触秋水仙碱可导致少精子症并影响受精潜能，然而，健康男性短期接触秋水仙碱并不能再现这些效应[4]。基于不一致的精子病理学结果，意见比较一致的是用经典剂量的秋水仙碱（＜2 mg/d）治疗对精子产生和功能没有显著的不良影响[67-68]。然而，有可能一些潜在的因素使某些男性的生殖上皮对秋水仙碱的细胞毒性效应特别敏感，这也可解释在少数病例秋水仙碱的使用与可逆性不育相关[68]。

(八) 钙通道阻滞剂 (精子功能缺陷)

钙通道阻滞剂已被系统研究，它们具有抑制精子受精过程的能力。两个机制已被提出：①钙通道阻滞剂可以直接阻止钙内流，而钙为顶体反应必需组分；②亲脂的钙通道阻滞剂可以插入精子膜的脂质双分子层，从而改变正常受精所需的表面分子[70-71]。

许多病例报道和人类实验已证实，治疗性使用钙通道阻滞剂导致可逆的男性不育，以及与正常精液分析参数相关的 IVF 失败。而且，停用钙通道阻滞剂已显示可恢复与精子受精潜能相关的参数，如自发性顶体反应的恢复和体外表面甘露糖配体结合的增加[70,72]。然而，其他临床研究未能证实钙通道阻滞剂对生育力有不利影响[71]。尽管有这些不一致的结果，临床医生对准备生育的男性在选择抗高血压药物时还是应该谨慎的。

五、睾丸后机制（损害性欲、勃起和射精功能）

许多药物在睾丸前或睾丸水平抑制精子产生，但也有一些其他类别的药物在睾丸后水平起作用，干扰精子输送到女性生殖道。这些作用包括对性欲、勃起功能、泌精和射精的影响。许多药物可降低男性性欲，通过中枢神经系统的作用降低性冲动而间接影响生育力。其他一些药物可干扰正常勃起功能所必需的神经或血管介导的活动。最后，有一些药物通过抑制射精和（或）引起逆行射精而干扰精子进入阴道[4]。本节将介绍与男性生育力降低的睾丸后原因有关的最常用的药物类别，以及每种药物损害生育力的详细总结。

(一) 用于治疗下尿路症状的药物

下尿路症状（LUTS）和男性性功能障碍均为老年男性常见病症，两者之间的联系已很明确。此种联系很大一部分归于 5α 还原酶抑制剂和 α 阻滞剂对性的不利影响，因为两者均被用于治疗良性前列腺增生症（BPH）[73]。

1. 5α 还原酶抑制剂

5α 还原酶抑制剂非那雄胺和度他雄胺通常被用于治疗 BPH 和男性型秃发，两者均可抑制睾酮向具有代谢活性的双氢睾酮转变[1,4]。随机的安慰剂对照试验已证实，每种 5α 还原酶抑制剂对精子发生的临床效应均不明显[74]，但使用它们与性功能障碍强烈相关。5α 还原酶抑制剂已被显示对性欲和勃起功能有不利影响，并增加低射精量的发生率[1,4,73]，而非那雄胺和度他雄胺有类似的特征和不良性事件的发生率[75]。

许多研究已证实，性欲降低与非那雄胺和度他雄胺两者都相关。已报道，度他雄胺可导致 4.2％的性欲降低发生率，而安慰剂组约为 2％[75-76]。在另一项研究中报道，约 2.8％的给予度他雄胺的患者性欲降低，且此组患者中 1.3％完全无性欲[76]。类似的，非那雄胺与 6.4％的性欲降低相关，而安慰剂组为 3.4％[75]。

这两种药物对勃起功能的影响也类似，度他雄胺有 7.3％的 ED 发生率相关（安慰剂组为 4.0％），而非那雄胺可致 8.1％的 ED 发生率，安慰剂组为 3.7％[75]。几项其他研究已报道，约 6％～8％的使用 5α 还原酶抑制剂的患者发生 ED，且此不良反应常常是导致停药的最常见不良事件[76]。

射精功能障碍也是接受5α还原酶抑制剂患者的不良事件，度他雄胺可引起2.2%的射精功能障碍（安慰剂组为0.8%），而非那雄胺可引起4.5%的射精功能障碍，安慰剂组为0.9%[75]。射精功能障碍的症状在CombAT研究中被细分，其报道在使用度他雄胺的患者中逆行射精的发生率为0.6%，射精失败的发生率为0.5%，精液量减少的发生率为0.3%[77]。

2. α受体阻滞剂

α_1肾上腺素受体阻滞剂（α_1受体阻滞剂）被广泛作为LUTS一线治疗药物使用，也偶尔用于治疗高血压。然而，α_1阻滞剂的使用已被清楚地显示可引起不同程度的射精功能障碍，从射精量减少至完全不射精。这些效应通过丧失泌精功能和膀胱颈松弛导致的逆行射精而介导[78]。

目前有多种α阻滞剂可用，如阿夫唑嗪、多沙唑嗪、坦索罗辛、特拉唑嗪和西洛多辛，它们中的每一种泌尿选择性程度不同，因而不良的性事件的相关风险也不同。报道的非选择性α阻滞剂，如多沙唑嗪和特拉唑嗪引起的射精功能障碍发生率总体低于1.5%，不良射精效应更常见于坦索罗辛和西洛多辛，因为它们对α_1肾上腺素受体亚型A受体有最高度的泌尿选择性[75]。据报道，坦索罗辛与4%～26%的射精功能障碍发生率相关，发生率与使用剂量和使用时间不同有关[75]。在一项随机、安慰剂对照研究中，每日一次给予健康志愿者坦索罗辛0.8 mg，在几乎90%的受试者中平均射精量显著降低，且35%的受试者不射精[73]。西洛多辛，在2008年得到FDA认可，是一种最新的和选择性最高的α_1A阻滞剂。已报道，针对α_1A肾上腺素受体亚型的西洛多辛的选择性是坦索罗辛的38倍[78]。此泌尿选择性使其报道的射精功能障碍发生率在α阻滞剂中最高，从28%至100%[75,78]。在一项双盲、安慰剂对照、随机研究中将男性随机分为西洛多辛和安慰剂组，尽管在基线水平均有正常的平均精液量，但每个接受西洛多辛的参与者完全缺乏射精且精液从尿道排出[78]。

（二）抗高血压药

越来越强调对血压的控制使得越来越多的年轻患者服用抗高血压药，其是一类通常与性欲降低和勃起功能障碍相关的药物。对服用选择性抗高血压治疗药物（噻嗪类利尿剂、β阻滞剂、螺内酯、甲基多巴和可乐定）的高血压男性的回顾性研究证实，本组男性的完全性ED发生率是正常血压男性的3倍，是未服用抗高血压药的高血压男性的2.4倍[79]。

在各类抗高血压药物中，最常使用的两类——利尿剂和β肾上腺素受体拮抗剂与引起性功能障碍的相关性最大，这将在下面详细叙述[80-81]。老一代的抗高血压药（作用于中枢的β受体阻滞剂和利尿剂）对勃起功能有不利影响，而新一代的药物（钙通道阻滞剂、血管紧张素转换酶抑制剂和血管紧张素受体阻滞剂）对勃起功能没有影响甚至起有益作用[82]。α肾上腺素能受体阻滞剂，尽管如今更常用于治疗BPH而非高血压，但研究证实其对射精功能有不利影响，正如上一节所描述的。前面提到的抗高血压药并不直接影响生育力，抗高血压药螺内酯通过抗雄激素起作用，进而改变HPG轴和导致除性欲降低和勃起功能障碍外的精液质量降低（参照“引起内分泌紊乱的杂类药物”一节）[4]。

1. β 受体阻滞剂

传统上，β 受体阻滞剂被认为是引起勃起功能障碍的主要原因，且其效应为剂量依赖性的，老一代的 β 受体阻滞剂如普萘洛尔比新一代的 β 受体阻滞剂如塞利洛尔和卡维地洛有更高的勃起功能障碍发生率[81-82]。最近一项对 1 000 多例高血压男性使用 β 受体阻滞剂的观察性研究证实，勃起功能障碍发生率为 71%。在此研究中，美托洛尔和卡维地洛的勃起功能障碍发生率和程度最高，阿替洛尔和比索洛尔有中度勃起功能障碍发生率，而奈必洛尔的勃起功能障碍发生率和程度最低[83]。研究也证实，使用此类药物的勃起功能障碍发生率在临床上也表现为每月的性交次数降低[81-82]。阿替洛尔显著降低每月的性交次数，在一项随机、双盲的研究中从每月 7.8 次降至 4.2 次，在另一项研究中从 6.0 次降至 4.2 次。类似的，卡维地洛已显示每月的性交次数从 8.2 次降至 3.7 次[82]。因此，β 受体阻滞剂并不妨碍绝大多数男性进行射精，但它们可能通过引起性交障碍而使生育力降低。

2. 利尿剂

噻嗪类利尿剂为治疗高血压最常用的处方抗高血压药物，也是与勃起功能最相关的一类抗高血压药物[82,84]。多项随机、安慰剂对照实验已报道，使用噻嗪类利尿剂的患者比对照组患有显著增加的性功能障碍，包括性欲降低、难以获得和维持勃起以及难以射精[38,84]。在抗高血压药物干预和治疗试验研究中，28%的使用氯噻酮（噻嗪类）的男性勃起功能明显降低，而使用阿替洛尔的男性为 11%，安慰剂组仅为 3%[38]。类似的，在轻度高血压治疗的研究中，随机使用氯噻酮的参与者勃起功能障碍发生率在 2 年时为 17.1%，而使用安慰剂的患者为 8.1%[38]。像 β 受体阻滞剂一样，由于报道的对性活动不利的影响，试图授孕的男性应该考虑停止使用噻嗪类利尿剂。

（三）精神治疗药物

整体而言，此类药物包括抗精神病药物、TCAs、SSRIs、选择性去甲肾上腺素再摄取抑制剂（SNRI）、单胺氧化酶抑制剂（MAOIs）、酚噻嗪类和锂剂，它们可抑制 HPG 轴并对性欲、勃起功能和射精产生不利影响[1,4,85]。对 HPG 轴的抑制可导致精子发生受损，正如前面所述的（见“睾丸前机制——精神治疗药物”），对性腺的不利影响可导致睾丸后水平的生育力低下。

抗精神病药物可引起循环泌乳素水平升高，进而抑制 GnRH 释放和性腺类固醇合成[15-16]。高泌乳素血症（>25 ng/ml）和继发性的性腺功能减退在接受治疗的精神分裂症患者中非常普遍，分别占受治疗男性的 51% 和 28%[16,86]。这些内分泌异常在临床上表现为性欲降低和勃起功能障碍[16]。服用神经镇静药的男性精神分裂症患者的横断面比较性研究已报道，性功能障碍发生率高达 50%～70%[86]。特别是诱导高泌乳素血症的药物，如利培酮与较高的性问题发生率（40%～60%）显著相关，而像喹硫平、齐拉西酮和阿立哌唑等不引起泌乳素升高的药物性问题发生率相对较低（<30%）[86]。

抗抑郁药，特别是选择性 SSRIs、文拉法辛（一种 SNRI）和氯米帕明（一种 TCA），也常与性功能障碍相关[85]。这些药物均有升高 5-羟色胺水平的能力，可增加泌乳素水平和导致对性的不良作用。Montejo 等在一项多中心、前瞻性研究中分析了抗抑郁药相关的性功能障碍发生率，本研究由西班牙精神相关的性功能障碍研究协作组进行。在此研究中以往性功能正常的412名男性接受抗抑郁药治疗，作者报道此组男性中性功能障碍总体发生率为62.4%。服用西酞普兰的男性性功能障碍发生率最高（73%），其次为帕罗西丁（71%）、文拉法辛（67%）、舍曲林（63%）、氟伏沙明（62%）、氟西汀（58%）和米氮平（24%）[85]。

精神治疗药物对性功能的影响并非绝对地阻碍生殖，它们可导致进行精神疾病治疗的患者生育力降低，因此，临床医生应该考虑对受影响的被评估为不育的男性改变治疗策略，以保证临床安全。

（四）外源性激素、抗雄激素药物和GnRH激动剂

外源性激素类固醇（如孕酮衍生物和雌激素）、抗雄激素药物（如氟他胺、尼鲁米特、比卡鲁胺）和组成性GnRH激动剂（如亮丙瑞林）均可直接靶向HPG轴[4,6]，导致的低促性腺性的性腺功能减退症可损害精子发生（见“睾丸前机制”），内分泌改变也可显著降低性欲和勃起功能[4]。此效应的大小和特性根据所用药物、剂量和时间长短而不同，但临床医生应该意识到这类广泛使用的药物除了前面提到的对精子发生的影响外，还可对生殖产生实实在在的睾丸后障碍。

（五）放射疗法的并发症

被诊断为癌症的男性必须常常面对多种模式的强烈治疗带来的长期生殖后果[53]。与化疗一样，睾丸对电离辐射极度敏感，表现为甚至接触低剂量电离辐射后睾丸功能也显著损害[87]。这样的接触可来自直接对睾丸的特定照射（如对睾丸CIS的治疗）或者对邻近组织，如盆腔或腹部的直接治疗期间引起的侧辐射。不论靶向何组织，对性腺的辐射可引起生殖上皮损伤，较少程度地影响间质细胞，从而分别影响精子发生和睾酮产生[88]。而且，辐射介导的生殖损伤是一种完全不同的形式：继发于头颅照射引起的下丘脑-垂体功能障碍，导致中枢性的性腺功能减退和精子发生障碍。本节将详细综述下列放射治疗观察到的生殖影响，包括来自睾丸照射引起的精子发生和内分泌损伤，以及来自下丘脑和（或）垂体放射损伤引起的低促性腺性的性腺功能减退症。

1. 放射诱导的生殖上皮损伤

生精上皮在所有生存期对放射效应都十分敏感，功能受损伤程度依赖放射剂量，可从轻度少精子症至完全无精子症[45,87,89]。如同化疗一样，低剂量的辐射可破坏分化的精原细胞，导致暂时的少或无精子症。不太敏感的精原干细胞幸存，但必须重新住入分化的精原细胞池，以恢复精子产生。然而，在较高剂量辐射时，精原干细胞损失，导致唯支持细胞结构和永久性的不育[46]。

精原细胞恢复的时限依赖接受的辐射剂量，在0.2 Gy剂量辐射后6个月可检测到残存精原细胞再生成，在1 Gy剂量后需9～18个月，而10 Gy剂量后需4年多方可检测到残存精原细胞再生成[46]。恢复是否完全发生也依赖接受的辐射剂量，当辐射剂量低至0.1 Gy时，可导致暂时的无精子症，2～3 Gy时可致长期无精子症，而6 Gy或更高剂量（如因睾丸CIS而直接行睾丸辐射）时可导致永久性不育[44,46]。注意到分次放射治疗比单一剂量辐射毒性效应更高是很重要的，因为反复损伤确实可破坏储备的干细胞

系，而这些干细胞可重新发生生殖上皮[52,88]。

辐射效应大大依赖剂量和间隔，也因辐射的特定区域而各不同。例如，在一项急性淋巴细胞性白血病长期存活者的研究中，作者报道，生殖细胞功能障碍的发生率在颅脊柱＋腹部 RT 后显著增加，在颅脊柱 RT 后性腺的生殖细胞功能障碍发生率比单独颅 RT 后更高[90]。盆腔放疗可产生特有的生殖风险，因为此区接近睾丸。在一项测定接受放疗的直肠癌男性患者辐射到睾丸的剂量的研究中，作者证实，依据睾丸和辐射区域下缘距离的不同，平均约 7.1％的处方剂量散射到睾丸。在此研究中，在盆腔放疗期间睾丸接受平均 3.6 Gy 的辐射剂量，并在 73％的患者睾丸接受 2 Gy 以上的剂量，此剂量与长期无精子症相关。对前列腺癌患者的盆腔放疗期间散射至睾丸的剂量也已被测量出来。在前列腺癌的常规放疗期间，睾丸接受 2％～8％的靶剂量，相当于前列腺癌接受 60～66 Gy 外照射时患者睾丸的辐射剂量为 1.8～2.4 Gy[88,91]。

2. 放射诱导的睾丸间质细胞损伤

睾丸间质细胞对放射治疗的损伤不及生殖细胞敏感，因为它们的更新率相对较低。然而，间质细胞在较高剂量时易受影响，放射诱导损伤的可能性直接与辐射剂量相关，并且与患者治疗时的年龄呈负相关。剂量超过 20 Gy 可导致大多数青春期前男性的间质细胞衰竭，而剂量超过 30 Gy 通常必会引起青少年期男孩和年轻成年男性间质细胞衰竭[53]。因此，在儿童期高剂量的辐射对成年间质细胞功能的损伤确实比成年睾丸的辐射损伤大得多[44]。

在较低剂量时，间质细胞损伤导致代偿性的亚临床的性腺功能减退。例如，在睾丸仅接受 1 Gy 分次照射的患者中约 20％的患者 LH 水平升高。然而，大多数接受 20 Gy 或以下剂量分次睾丸照射的男性持续产生正常水平的睾酮，因而并不出现任何性腺功能减退的症状[88]。

当使用高剂量睾丸辐射时，特别是在较年轻的患者，可以发生间质细胞衰竭。在一项对急性淋巴细胞性白血病男孩进行 24 Gy 睾丸辐射的研究中，83％的患者被证实在治疗后的中位年份数 5 年时存在间质细胞功能障碍[44]。当间质细胞衰竭发生时，可导致性腺功能减退，表现为性欲和勃起功能丧失。而且，由于生殖上皮对电离辐射的效应比间质细胞更加敏感，故导致间质细胞功能障碍的剂量必定也会引起生精功能衰竭和精液异常（见“放射诱导的生殖上皮损伤”）。

3. 垂体照射引起的垂体功能减退

最近几年，由于恶性肿瘤进行头颅照射治疗的患者已获得很大的生存机会，然而，这些进步一直受到妨碍，如放射诱导的垂体功能减退等的长期效应[46,92]。在因白血病接受全身放疗、预防性头颅照射的患者，以及因颅内、颅底、鼻窦和鼻咽部肿瘤进行放疗的患者中，下丘脑和少部分垂体稍不注意就会受到影响[93-94]。辐射影响多个下丘脑-垂体-终末器官轴，而生长激素轴是辐射最敏感的，随后为性腺轴。因此，辐射除可导致促性腺激素分泌不足的性腺功能减退外，还可导致生长激素缺乏的垂体功能减退[93]。

尽管辐射诱导空蝶鞍或垂体萎缩的效应通常是隐匿的、进展的和不可逆的，但诱导时限依赖辐射剂量、次数和患者治疗时的年龄而不同[93-94]。垂体功能减退可一直进展至辐射后 10 年[95]。例如，据报道，因鼻咽肿瘤治疗的患者垂体衰竭的发生率在 1 年后为

6%，2年后为35%，3年后为56%，4～5年后达62%。而且，不同的垂体轴可按照可预料的顺序连续衰竭，在平均2.6年后表现为生长激素缺乏，在3.8年后为HPG轴衰竭，6年后为ACTH缺乏，最终在11年后出现TSH缺乏[92]。

辐射诱导的垂体损伤发生率和程度也依赖辐射剂量、次数和患者年龄[93-94]。尽管垂体功能减退的临床表现在年长的成年人越来越多被观察到，但在儿童和年轻的成年人更严重[94]。在不同研究之间报道的不良反应发生率显著不同，部分是由于对患者的随访间隔时间较长。垂体功能减退见于大约1/2至2/3的以往进行过头颅照射治疗的成年患者，并且低促性腺素功能减退症已被报道见于30%的非垂体性肿瘤进行放疗的患者，包括30%～82%接受治疗的鼻咽癌患者和38%～61%接受大脑内肿瘤治疗的患者[92]。类似的，2/3的接受预防性头颅照射或全身照射以准备进行骨髓移植的非白血性白血病患者，在照射后10～20年之间遭受垂体萎缩的痛苦[93]。这些结果在2010内分泌学会临床实践指南中有所反映，其将蝶鞍区接受照射史的男性作为低睾酮水平发生率较高的候选者[26]。

如果放疗诱导的蝶鞍损伤发生率很高，那么对任何有头颅照射或全身照射史的患者进行不育评估时都应该包括垂体功能的评估。特别是，在精液参数异常且伴有低LH和FSH水平时，往往提示下丘脑和（或）垂体功能障碍导致精子发生的中枢抑制[5]。

六、小结

约有15%的未采取避孕措施的夫妇在婚后1年仍未受孕，其中单纯因男性因素的不育约占20%，单纯因女方因素的不育约占30%～40%[4]。大约23%的不育或生育力低下的男性原因不明[1]，许多不育男性生育力降低可归于先前或正在进行的药物和放射治疗。为了避免医源性原因引起的男性不育，临床医生要关注男性患者的未来生育意愿，并知晓这些治疗对随后生育潜能的影响是非常关键的。一旦与将来的生育能力相比较要优先选择治疗时（如恶性肿瘤的治疗），讨论其对预期的生殖影响十分重要，并应包括男性生育力保存的选择，如果可能，在开始治疗之前可对精液或睾丸组织进行低温贮藏。

参考文献

1. Sabanegh Jr E, Agarwal A. Male infertility. In: Wein AJ, Kavoussi LR, Novick AC, Partin AW, Peters CA, editors. Campbell-Walsh urology. 10th ed. Philadelphia, PA: Saunders; 2011.
2. Krausz C. Male infertility: pathogenesis and clinical diagnosis. Best Pract Res Clin Endocrinol Metab. 2011;25(2):271–85.
3. Hargreaves CA, Rogers S, Hills F, Rahman F, Howell RJ, Homa ST. Effects of co-trimoxazole, erythromycin, amoxycillin, tetracycline and chloroquine on sperm function in vitro. Hum Reprod. 1998;13(7):1878–86.
4. Sigman M. Medications that impair male fertility. A clinical publication of the American Society for Reproductive Medicine 2007;5(2). http://www.srm-ejournal.com/article.asp?AID=7104. Accessed 29 Oct 2013.
5. Shindel AW, Smith JF. Evaluation of male factor infertility. AUA Update Series 2011;30. Lesson 16.
6. Buchanan JF, Davis LJ. Drug-induced infertility. Drug Intell Clin Pharm. 1984;18(2):122–32.
7. Baker HWG, et al. Relative incidence of etiologic disorders in male infertility. In: Santen RJ, Swerdloff RS, editors. Male reproductive dysfunctions. NY: Marcel Dekker; 1986. p. 341–72.
8. Jequier AM, Holmes SC. Primary testicular disease presenting as azoospermia or oligozoospermia in an infertility clinic. Br J Urol. 1993;71(6):731–5.
9. de Kretser DM. Male infertility. Lancet. 1997;349(9054):787–90.
10. Fronczak CM, Kim ED, Barqawi AB. The insults of illicit drug use on male fertility. J Androl. 2012;33(4):515–28.
11. Hamed SA. Neuroendocrine hormonal conditions in

epilepsy: relationship to reproductive and sexual functions. Neurologist. 2008;14(3):157–69.
12. Isojärvi JI, Löfgren E, Juntunen KS, Pakarinen AJ, Päivänsalo M, Rautakorpi I, Tuomivaara L. Effect of epilepsy and antiepileptic drugs on male reproductive health. Neurology. 2004;62(2):247–53.
13. Røste LS, Taubøll E, Mørkrid L, Bjørnenak T, Saetre ER, Mørland T, Gjerstad L. Antiepileptic drugs alter reproductive endocrine hormones in men with epilepsy. Eur J Neurol. 2005;12(2):118–24.
14. Røste LS, Taubøll E, Haugen TB, Bjørnenak T, Saetre ER, Gjerstad L. Alterations in semen parameters in men with epilepsy treated with valproate or carbamazepine monotherapy. Eur J Neurol. 2003;10(5):501–6.
15. Currier GW, Simpson GM. Antipsychotic medications and fertility. Psychiatr Serv. 1998;49(2):175–6.
16. Cookson J, Hodgson R, Wildgust HJ. Prolactin, hyperprolactinaemia and antipsychotic treatment: a review and lessons for treatment of early psychosis. J Psychopharmacol. 2012;26(5 Suppl):42–51.
17. Haddad PM, Wieck A. Antipsychotic-induced hyperprolactinaemia: mechanisms, clinical features and management. Drugs. 2004;64(20):2291–314.
18. Howes OD, Wheeler MJ, Pilowsky LS, Landau S, Murray RM, Smith S. Sexual function and gonadal hormones in patients taking antipsychotic treatment for schizophrenia or schizoaffective disorder. J Clin Psychiatry. 2007;68(3):361–7.
19. Koyuncu H, Serefoglu EC, Ozdemir AT, Hellstrom WJ. Deleterious effects of selective serotonin reuptake inhibitor treatment on semen parameters in patients with lifelong premature ejaculation. Int J Impot Res. 2012;24(5):171–3.
20. Safarinejad MR. Sperm DNA, damage and semen quality impairment after treatment with selective serotonin reuptake inhibitors detected using semen analysis and sperm chromatin structure assay. J Urol. 2008;180(5):2124–8.
21. Koyuncu H, Serefoglu EC, Yencilek E, Atalay H, Akbas NB, Sarıca K. Escitalopram treatment for premature ejaculation has a negative effect on semen parameters. Int J Impot Res. 2011;23(6):257–61.
22. Relwani R, Berger D, Santoro N, Hickmon C, Nihsen M, Zapantis A, Werner M, Polotsky AJ, Jindal S. Semen parameters are unrelated to BMI but vary with SSRI use and prior urological surgery. Reprod Sci. 2011;18(4):391–7. Epub 2010 Oct 19.
23. Maier U, Koinig G. Andrological findings in young patients under long-term antidepressive therapy with clomipramine. Psychopharmacology (Berl). 1994; 116(3):357–9.
24. Levin RM, Amsterdam JD, Winokur A, Wein AJ. Effects of psychotropic drugs on human sperm motility. Fertil Steril. 1981;36(4):503–6.
25. Hall E, Burt VK. Male fertility: psychiatric considerations. Fertil Steril. 2012;97(2):434–9.
26. Bhasin S, Cunningham GR, Hayes FJ, Matsumoto AM, Snyder PJ, Swerdloff RS, Montori VM. Testosterone therapy in men with androgen deficiency syndromes: an Endocrine Society clinical practice guideline. J Clin Endocrinol Metab. 2010;95(6):2536–59.
27. Ragni G, De Lauretis L, Bestetti O, Sghedoni D, Gambaro V. Gonadal function in male heroin and methadone addicts. Int J Androl. 1988;11(2):93–100.
28. Whirledge S, Cidlowski JA. Glucocorticoids, stress, and fertility. Minerva Endocrinol. 2010;35(2):109–25.
29. Santen RJ, Kulin HE, Loriaux DL, Friend J. Spironolactone stimulation of gonadotropin secretion in boys with delayed adolescence. J Clin Endocrinol Metab. 1976;43(6):1386–90.
30. Caminos-Torres R, Ma L, Snyder PJ. Gynecomastia and semen abnormalities induced by spironolactone in normal men. J Clin Endocrinol Metab. 1977;45(2): 255–60.
31. Feldman D. Ketoconazole and other imidazole derivatives as inhibitors of steroidogenesis. Endocr Rev. 1986;7(4):409–20.
32. Soriano-Guillén L, Lahlou N, Chauvet G, Roger M, Chaussain JL, Carel JC. Adult height after ketoconazole treatment in patients with familial male-limited precocious puberty. J Clin Endocrinol Metab. 2005; 90(1):147–51.
33. Pont A, Graybill JR, Craven PC, Galgiani JN, Dismukes WE, Reitz RE, Stevens DA. High-dose ketoconazole therapy and adrenal and testicular function in humans. Arch Intern Med. 1984;144(11):2150–3.
34. Wang C, Lai CL, Lam KC, Yeung KK. Effect of cimetidine on gonadal function in man. Br J Clin Pharmacol. 1982;13(6):791–4.
35. Van Thiel DH, Gavaler JS, Heyl A, Susen B. An evaluation of the anti-androgen effects associated with H2 antagonist therapy. Scand J Gastroenterol Suppl. 1987;136:24–8.
36. Iaria G, Urbani L, Catalano G, De Simone P, Carrai P, Petruccelli S, Morelli L, Coletti L, Garcia C, Liermann R, Mosca F, Filipponi F. Switch to tacrolimus for cyclosporine-induced gynecomastia in liver transplant recipients. Transplant Proc. 2005;37(6):2632–3.
37. Ramirez G, Narvarte J, Bittle PA, Ayers-Chastain C, Dean SE. Cyclosporine-induced alterations in the hypothalamic hypophyseal gonadal axis in transplant patients. Nephron. 1991;58(1):27–32.
38. Srinivas M, Agarwala S, Datta Gupta S, Das SN, Jha P, Misro MM, Mitra DK. Effect of cyclosporine on fertility in male rats. Pediatr Surg Int. 1998;13(5–6): 388–91.
39. Seethalakshmi L, Flores C, Diamond DA, Menon M. Reversal of the toxic effects of cyclosporine on male reproduction and kidney function of rats by simultaneous administration of hCG+FSH. J Urol. 1990;144(6):1489–92.
40. Rettori V, De Laurentiis A, Fernandez-Solari J. Alcohol and endocannabinoids: neuroendocrine interactions in the reproductive axis. Exp Neurol. 2010;224(1):15–22.
41. Park B, McPartland JM, Glass M. Cannabis, cannabinoids and reproduction. Prostaglandins Leukot Essent Fatty Acids. 2004;70(2):189–97.
42. Bari M, Battista N, Pirazzi V, Maccarrone M. The manifold actions of endocannabinoids on female and male reproductive events. Front Biosci. 2011;16:498–516.
43. Patra PB, Wadsworth RM. Quantitative evaluation of spermatogenesis in mice following chronic exposure to cannabinoids. Andrologia. 1991;23(2):151–6.

44. Holoch P, Wald M. Current options for preservation of fertility in the male. Fertil Steril. 2011;96(2):286–90.
45. Tromp K, Claessens JJ, Knijnenburg SL, van der Pal HJ, van Leeuwen FE, Caron HN, Beerendonk CC, Kremer LC. Reproductive status in adult male long-term survivors of childhood cancer. Hum Reprod. 2011;26(7):1775–83.
46. Jahnukainen K, Ehmcke J, Hou M, Schlatt S. Testicular function and fertility preservation in male cancer patients. Best Pract Res Clin Endocrinol Metab. 2011;25(2):287–302.
47. Meistrich ML. Male gonadal toxicity. Pediatr Blood Cancer. 2009;53(2):261–6.
48. Abouassaly R, Fossa SD, Giwercman A, Kollmannsberger C, Motzer RJ, Schmoll HJ, Sternberg CN. Sequelae of treatment in long-term survivors of testis cancer. Eur Urol. 2011;60(3):516–26.
49. Kenney LB, Laufer MR, Grant FK, Grier H, Diller L. High risk of infertility and long term gonadal damage in males treated with high dose cyclophosphamide for sarcoma during childhood. Cancer. 2001; 91(3):613–21.
50. van Casteren NJ, van der Linden GH, Hakvoort-Cammel FG, Hählen K, Dohle GR, van den Heuvel-Eibrink MM. Effect of childhood cancer treatment on fertility markers in adult male long-term survivors. Pediatr Blood Cancer. 2009;52(1):108–12.
51. Thomson AB, Campbell AJ, Irvine DC, Anderson RA, Kelnar CJ, Wallace WH. Semen quality and spermatozoal DNA integrity in survivors of childhood cancer: a case-control study. Lancet. 2002;360(9330): 361–7.
52. Green DM, Kawashima T, Stovall M, Leisenring W, Sklar CA, Mertens AC, Donaldson SS, Byrne J, Robison LL. Fertility of male survivors of childhood cancer: a report from the childhood cancer survivor study. J Clin Oncol. 2010;28:332–9.
53. Sklar C. Reproductive physiology and treatment-related loss of sex hormone production. Med Pediatr Oncol. 1999;33(1):2–8.
54. Heetun ZS, Byrnes C, Neary P, O'Morain C. Review article: reproduction in the patient with inflammatory bowel disease. Aliment Pharmacol Ther. 2007;26(4): 513–33.
55. Alonso V, Linares V, Bellés M, Albina ML, Sirvent JJ, Domingo JL, Sánchez DJ. Sulfasalazine induced oxidative stress: a possible mechanism of male infertility. Reprod Toxicol. 2009;27(1):35–40.
56. Levi AJ, Fisher AM, Hughes L, Hendry WF. Male infertility due to sulphasalazine. Lancet. 1979;2: 276–8.
57. Feagins LA, Kane SV. Sexual and reproductive issues for men with inflammatory bowel disease. Am J Gastroenterol. 2009;104(3):768–73.
58. Zelissen PM, van Hattum J, Poen H, Scholten P, Gerritse R, te Velde ER. Influence of salazosulphapyridine and 5-aminosalicylic acid on seminal qualities and male sex hormones. Scand J Gastroenterol. 1988;23(9):1100–4.
59. French AE, Koren G. Effect of methotrexate on male fertility. Can Fam Physician. 2003;49:577–8.
60. Kalb RE, Strober B, Weinstein G, Lebwohl M. Methotrexate and psoriasis: 2009 National Psoriasis Foundation Consensus Conference. J Am Acad Dermatol. 2009;60(5):824–37.
61. Grunnet E, Nyfors A, Hansen KB. Studies of human semen in topical corticosteroid—treated and in methotrexate-treated psoriatics. Dermatologica. 1977; 154:78–84.
62. Mahadevan U, Terdiman JP, Aron J, Jacobsohn S, Turek P. Infliximab and semen quality in men with inflammatory bowel disease. Inflamm Bowel Dis. 2005;11(4):395–9.
63. Montagna GL, Malesci D, Buono R, Valentini G. Asthenoazoospermia in patients receiving anti-tumour necrosis factor {alpha} agents. Ann Rheum Dis. 2005;64(11):1667.
64. Villiger PM, Caliezi G, Cottin V, Förger F, Senn A, Østensen M. Effects of TNF antagonists on sperm characteristics in patients with spondyloarthritis. Ann Rheum Dis. 2010;69(10):1842–4.
65. Schlegel PN, Chang TS, Marshall FF. Antibiotics: potential hazards to male fertility. Fertil Steril. 1991;55(2):235–42.
66. Crotty KL, May R, Kulvicki A, Kumar D, Neal Jr DE. The effect of antimicrobial therapy on testicular aspirate flow cytometry. J Urol. 1995;153(3 Pt 1): 835–8.
67. Haimov-Kochman R, Ben-Chetrit E. The effect of colchicine treatment on sperm production and function: a review. Hum Reprod. 1998;13(2):360–2.
68. Kastrop P, Kimmel I, Bancsi L, Weima S, Giltay J. The effect of colchicine treatment on spermatozoa: a cytogenetic approach. J Assist Reprod Genet. 1999;16(9):504–7.
69. Kirchin VS, Southgate HJ, Beard RC. Colchicine: an unusual cause of reversible azoospermia. BJU Int. 1999;83(1):156.
70. Benoff S, Cooper GW, Hurley I, Mandel FS, Rosenfeld DL, Scholl GM, Gilbert BR, Hershlag A. The effect of calcium ion channel blockers on sperm fertilization potential. Fertil Steril. 1994;62(3):606–17.
71. Pasqualotto FF, Lucon AM, Sobreiro BP, Pasqualotto EB, Arap S. Effects of medical therapy, alcohol, smoking, and endocrine disruptors on male infertility. Rev Hosp Clin Fac Med Sao Paulo. 2004;59(6):375–82.
72. Hershlag A, Cooper GW, Benoff S. Pregnancy following discontinuation of a calcium channel blocker in the male partner. Hum Reprod. 1995;10(3):599–606.
73. Giuliano F. Impact of medical treatments for benign prostatic hyperplasia on sexual function. BJU Int. 2006;97 Suppl 2:34–8; discussion 44–5.
74. Amory JK, Wang C, Swerdloff RS, Anawalt BD, Matsumoto AM, Bremner WJ, Walker SE, Haberer LJ, Clark RV. The effect of 5alpha-reductase inhibition with dutasteride and finasteride on semen parameters and serum hormones in healthy men. J Clin Endocrinol Metab. 2007;92(5):1659–65.
75. Mirone V, Sessa A, Giuliano F, Berges R, Kirby M, Moncada I. Current benign prostatic hyperplasia treatment: impact on sexual function and management of related sexual adverse events. Int J Clin Pract. 2011;65(9):1005–13.
76. Traish AM, Hassani J, Guay AT, Zitzmann M, Hansen

ML. Adverse side effects of 5α-reductase inhibitors therapy: persistent diminished libido and erectile dysfunction and depression in a subset of patients. J Sex Med. 2011;8(3):872–84.
77. Roehrborn CG, Siami P, Barkin J, Damião R, Major-Walker K, Morrill B, Montorsi F. The effects of dutasteride, tamsulosin and combination therapy on lower urinary tract symptoms in men with benign prostatic hyperplasia and prostatic enlargement: 2-year results from the CombAT study. J Urol. 2008;179(2):616–21.
78. Kobayashi K, Masumori N, Kato R, Hisasue S, Furuya R, Tsukamoto T. Orgasm is preserved regardless of ejaculatory dysfunction with selective alpha1A-blocker administration. Int J Impot Res. 2009;21(5):306–10.
79. Francis ME, Kusek JW, Nyberg LM, Eggers PW. The contribution of common medical conditions and drug exposures to erectile dysfunction in adult males. J Urol. 2007;178(2):591–6; discussion 596. Epub 2007 Jun 13.
80. Düsing R. Sexual dysfunction in male patients with hypertension: influence of antihypertensive drugs. Drugs. 2005;65(6):773–86.
81. Manolis A, Doumas M. Antihypertensive treatment and sexual dysfunction. Curr Hypertens Rep. 2012; 14(4):285–92.
82. Doumas M, Douma S. The effect of antihypertensive drugs on erectile function: a proposed management algorithm. J Clin Hypertens (Greenwich). 2006;8(5): 359–64.
83. Cordero A, Bertomeu-Martínez V, Mazón P, Fácila L, Bertomeu-González V, Conthe P, González-Juanatey JR. Erectile dysfunction in high-risk hypertensive patients treated with beta-blockade agents. Cardiovasc Ther. 2010;28(1):15–22.
84. Chang SW, Fine R, Siegel D, Chesney M, Black D, Hulley SB. The impact of diuretic therapy on reported sexual function. Arch Intern Med. 1991;151(12): 2402–8.
85. Montejo AL, Llorca G, Izquierdo JA, Rico-Villademoros F. Incidence of sexual dysfunction associated with antidepressant agents: a prospective multicenter study of 1022 outpatients. Spanish Working Group for the Study of Psychotropic-Related Sexual Dysfunction. J Clin Psychiatry. 2001;62 Suppl 3:10–21.
86. Kikuchi T, Iwamoto K, Sasada K, Aleksic B, Yoshida K, Ozaki N. Sexual dysfunction and hyperprolactinemia in Japanese schizophrenic patients taking antipsychotics. Prog Neuropsychopharmacol Biol Psychiatry. 2012;37(1):26–32.
87. Kim JS, Heo K, Yi JM, Gong EJ, Yang K, Moon C, et al. Genistein mitigates radiation-induced testicular injury. Phytother Res. 2012;26(8):1119–25.
88. Hermann RM, Henkel K, Christiansen H, Vorwerk H, Hille A, Hess CF, Schmidberger H. Testicular dose and hormonal changes after radiotherapy of rectal cancer. Radiother Oncol. 2005;75(1):83–8.
89. Lavranos G, Balla M, Tzortzopoulou A, Syriou V, Angelopoulou R. Investigating ROS sources in male infertility: a common end for numerous pathways. Reprod Toxicol. 2012;34(3):298–307.
90. Sklar CA, Robison LL, Nesbit ME, Sather HN, Meadows AT, Ortega JA, Kim TH, Hammond GD. Effects of radiation on testicular function in long-term survivors of childhood acute lymphoblastic leukemia: a report from the Children Cancer Study Group. J Clin Oncol. 1990;8(12):1981–7.
91. King CR, Lo A, Kapp DS. Testicular dose from prostate cyberknife: a cautionary note. Int J Radiat Oncol Biol Phys. 2009;73(2):636–7.
92. Appelman-Dijkstra NM, Kokshoorn NE, Dekkers OM, Neelis KJ, Biermasz NR, Romijn JA, Smit JW, Pereira AM. Pituitary dysfunction in adult patients after cranial radiotherapy: systematic review and meta-analysis. J Clin Endocrinol Metab. 2011;96(8): 2330–40.
93. Nishi Y, Hamamoto K, Fujita N, Okada S. Empty sella/pituitary atrophy and endocrine impairments as a consequence of radiation and chemotherapy in long-term survivors of childhood leukemia. Int J Hematol. 2011;94(4):399–402.
94. Sathyapalan T, Dixit S. Radiotherapy-induced hypopituitarism: a review. Expert Rev Anticancer Ther. 2012;12(5):669–83.
95. Livesey EA, Brook CG. Gonadal dysfunction after treatment of intracranial tumours. Arch Dis Child. 1988;63(5):495–500.

16 男性的衰老：长寿及其后续影响

Sonja Grunewald 和 UwePaasch
汤育新 译

一、概述

正如衰老本身一样，衰老对生育能力的影响也是十分复杂的。对女性来说，功能性卵细胞的损失导致她们在将近四十岁时便开始出现怀孕能力下降甚至不孕。然而对男性来说，随着年龄增长，精子发生的功能依然良好，因此，男性直至衰老时都能够保有生育的能力。最近几十年，晚育这一社会趋势在各个国家尤其是在西方国家有所上升。基于这一原因，针对年龄相关因素对女性生育问题及小孩健康风险的影响，大量的研究进行了有意义的探索，并为此发明了诸如冷冻卵母细胞以使超过生育年龄女性保有生育的功能等技术。尽管年龄对男性生育能力的影响相对而言不明显，但近年来已有年龄相关因素影响男性生育功能及后代的数据公之于众，并有越来越多的论文发表。

本章主要关注年龄因素对男性生育的潜在影响，并进一步为老龄准爸爸们提供一些有关生育及后代的危险和益处的循证支持建议。

二、年龄对男性生育能力的影响

（一）年龄对精液参数的影响

目前已经有许多关于男性衰老对精液参数影响的研究。但并非所有的研究都对混淆因素诸如禁欲时间、吸烟嗜好进行了调整，其中一些研究也同时调查了健康捐赠者和不育患者。总的来说，精子发生的改变是较小的[1-2]；从捐赠者总体来看，其变化始终处于正常范围以内[3]。表 16.1 提供了一个概览。

表 16.1 年龄因素对标准精液参数影响的文献概览

精液参数	随年龄变化	文献	备注
精液量	↓	[4]	效应随着禁欲时间的调整而更明显
精子密度	↔/↑	[1，4，6]	在大量研究中，精子密度随禁欲时间的调整出现轻微但显著的上升
精子总数	↔/↓	[1，4，6]	
精子运动	↔/↓	[1，7]	在一些研究中，年龄因素对精子运动的影响在不育患者中表现得稍为明显；另外一些研究则否认在不育患者中有这一效应[6]

续表

精液参数	随年龄变化	文献	备注
精子形态	↔/↓	[4，6-7]	结果因为不同染色方法和参考值而有所不同，但大多数研究都可以观察到因为生殖上皮退化而导致的正常形态精子数量减少
精子活力	↓	[4]	

箭头分别指精液参数减少（↓），不变（↔）和上升（↑）

除了标准的精子发生[3]，男性衰老与精子质量的亚细胞标志物的关系也被进行了研究；这其中最重要的有精子 DNA 损伤，细胞凋亡信号，以及氧化应激。

无论是自然授精，还是人工授精，精子核 DNA 损伤常被认为与卵细胞受精失败，胚胎植入子宫前受损以及怀孕结果较差有关[8]。多个大型研究对男性衰老与精子 DNA 碎片率之间的关系做了评估[9]。在一组由 508 位夫妻中的男性成员参与的不育研究中，Vagnini 等通过 TUNEL 法（原位末端标记法）发现了在年龄大于 35 岁的男性人群中，精子 DNA 的损伤明显上升[10]。相似的是，Wyrobek 等也报道了 80 岁男性与 20 岁男性相比，精子 DNA 碎片率要上涨 5 倍，并且 Moskovtsev 等为参与生育能力评估的 1125 位 45 岁男性设定了精子 DNA 损伤显著增多的阈值（小于 30 岁男性的指标为 15.2% *vs*. 大于 45 岁男性的指标为 33.0%）[11-12]。然而，DNA 碎片检查的结果可能取决于采用的检查方法[13]。

与年龄因素造成精子 DNA 碎片增多关系最大的似乎是氧化应激。在精子生理活动过程，比如获能、超活化、顶体反应中，少量的活性氧（reactive oxygen species，ROS）是必需的[14]。但是，因为精子细胞膜上含有大量的多不饱和脂肪酸，精子对高浓度级别的氧化应激十分敏感。40 岁以上男性精液的 ROS 浓度有显著上升[15]。线粒体 ROS 产物不断增多，与细胞衰老有关，同时也是导致人体衰老的因素。不幸的是，即使说明这是主要因素[16]，精子线粒体内 ROS 产物与男性衰老之间的关系仍缺乏足够的数据。

精子凋亡信号的激活对男性生育能力低下有显著的影响[17]。在 2010 年，一项针对 20 岁至 68 岁间，能够提供生育证明的 25 位健康志愿者的研究表明，在衰老的过程中，细胞质膜会发生更多的磷脂酰丝氨酸异位，同时 DNA 碎片率也会更高[18]。我们实验室证明的随年龄增长细胞凋亡信号的激活更强烈的数据也支持上述这一发现[19]。

（二）年龄对生殖激素的影响

卵泡刺激素（follicle-stimulating hormone，FSH）和抑制素 B 是精子生成过程中重要的血清标志物。在最近一项对包含 2448 名男性在内的大样本非选择性的不孕不育父母组合的研究显现，在 20～40 岁间，FSH 与年龄的关系呈明显的 U 型依赖曲线。抑制素 B 和抑制素 B/FSH 比率（IFR）也有相同的结果（对年龄的依赖性呈现相反的 U 型曲线）。然而，对于精子发生正常的男性来说，只有在大于 40 岁男性的血清中 FSH 出现轻微的上升，抑制素 B 浓度出现轻微的下降（$p > 0.05$）[20]。而在精子发生改变的不育人群中，年龄对生殖激素的效应显得很温和却又更加显著。下图展示了在前来我科进行不育治疗的未经选择的 2263 名男性血清中抑制素 B 浓度与年龄的关系（图 16.1）。

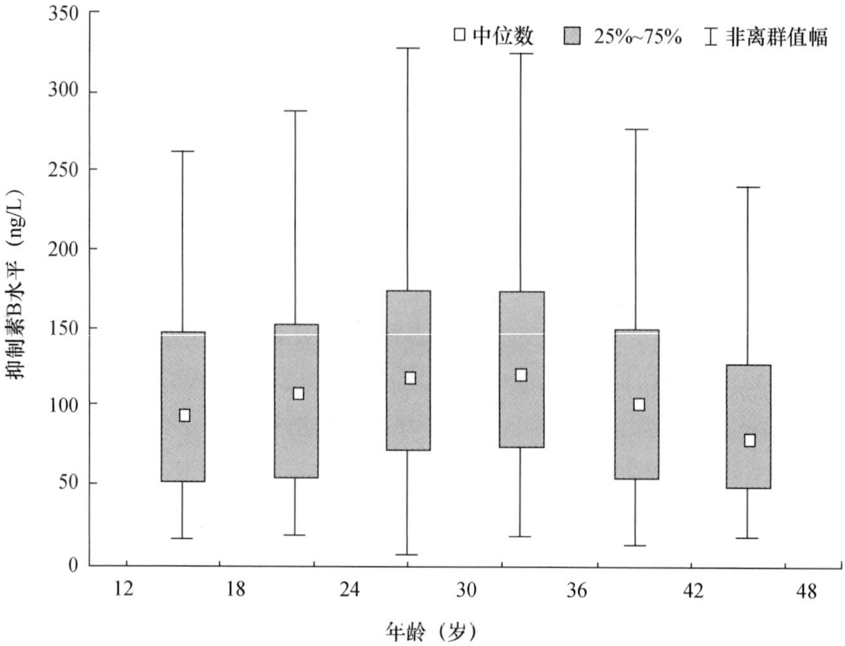

图 16.1　年龄相关抑制素 B 简况：我院非选择性连续 2263 名男科患者随年龄变化的抑制素 B 变化情况

（三）年龄对睾酮和性功能的影响

从一些研究结果众所周知，随着男性年龄增长，睾酮水平呈显著的下降[21]。低睾酮水平与性功能障碍有关，同时也是迟发型性腺功能减退的重要决定因素[22]。

在中年和老年男性群体，体重增长与睾酮水平下降存在明显的关系。肥胖相关的下丘脑-垂体-睾丸轴激素分泌的改变，被发现随着体重的减轻，这一过程是可逆的。基于这一原因，在维持老年男性睾酮水平中，体重管理是十分重要的[23]。

尽管正常的睾酮水平是调控精子生成所必需的，高水平的睾酮会抑制精子生成，这一影响仅是部分可逆的。在仍希望成为父亲且病情较轻的迟发型男性性腺功能减退患者中，可能并不会考虑应用睾酮替代疗法。

（四）基于人群的研究和来自生殖辅助工程的结果

许多关于自然怀孕夫妻的研究提示了父亲年龄对怀孕概率的影响。一份来自 ALSPAC 的 8515 对怀孕夫妇的数据分析提示，大于 40 岁的男性使怀孕成功的所需时间明显增多[5]。相似的是，Hassan 等对 2112 例相继怀孕案例的研究发现，父亲大于 45 岁的案例所需怀孕的时间明显较长。相较于年龄低于 25 岁男性，年龄大于 45 岁的男性有 4.6 倍的可能需要大于一年才能使怀孕成功，且有 12.5 倍的可能需要大于两年的时间使怀孕成功[24]。另一个包含 782 对夫妻的小型研究中指出了高龄父亲对怀孕率的不利影响，但把男性的危险年龄设置在了更早的 35 岁[25]。

尽管上文提到的所有研究都调整了母方年龄，其他的混淆因素，如肥胖、糖尿病等，仍然可能会影响到实验结果。基于这一原因，来自生殖辅助工程，尤其是来自卵细胞捐献程序的数据也许具有更深刻的意义。

正如所预期的一样，大部分对接受人工授精（intrauterine insemination，IUI）或体外授精（in vitro fertilization，IVF）/用自体卵细胞进行卵泡腔内单精子注射（intracytoplasmic，ICSI）周期（总共超过 20 000 个周期）治疗的不孕夫妻的研究证实，父方年龄的增长会导致怀孕概率的降低，这个结果与从自然怀孕的夫妻进行推断而得到的结果相似。然而，高龄的阈值在 35～50 岁之间有各种不同的划分说法[26-30]。对 IUI 或 IVF/ICSI 周期的研究提供了不同的结果。在一项对 2204 个 IUI 周期的分析中，未发现父方年龄的影响[31]。Spandorfer 等对 398 对进行 ICSI 的夫妻且女方小于 35 岁的夫妇进行分析，作者报道父方年龄对怀孕结果没有影响[32]。然而这群夫妻中仅有 9 名男性年龄低于 40 岁。另外一项包含 1 024 对夫妇接受 ICSI 治疗的病例对照研究中，在男方精液正常的夫妇中，未观察到男性年龄的影响。与之相反，同一研究在男方患有少精子症的夫妇中，随着父方年龄每大一岁怀孕的概率就降低 5%[33]。

直到现在，在大于 5 000 周期的捐献卵细胞过程中，已有 6 项关于父方高年龄影响的研究。因为捐献的卵细胞通常是来自年轻的健康女性，年龄或其他母方混淆因素被降至最低。6 项研究中只有一项包括 1 023 个捐献卵母细胞周期的研究显示，在大于 50 岁的男性组中，出生率显著降低大约 15%[34]。一项包括 672 个周期的研究支持了以上这些发现，这一研究结果显示在大于 60 岁男性组中，受精率和胚胎植入率都明显降低[35]。然而，这两个研究都未对卵细胞受者的年龄影响做调整。另外 4 个有关捐献卵细胞的研究均未发现任何父方年龄的影响[31,36-37]。最近一项研究，包括 1 083 对夫妇并调整了卵细胞受者的年龄，也未发现任何父方高龄的影响[38]。

三、父亲的年龄：对后代的影响？

（一）父亲的年龄对疾病风险的影响

父方的高龄常被与发生一些少见自发的、先天的疾病的风险联系起来，比如阿佩尔综合征、软骨发育不全、致死性骨发育不全、先天性水疱综合征，这些疾病就是俗称的父亲年龄效应（paternal age effect，PAE）疾病[39-40]。近来对 PAE 疾病中精子和睾丸突变的系统研究显示 PAE 受到生长因子受体-RAS 信号转导通路的调节。尽管检测到的 PAE 突变很少升高，但它们在所有男性正常睾丸中都会被正选择和克隆扩增。这种扩增会导致突变精子随着时间相对增多，并可以表达出明显的与这些疾病相关的 PAE。

在许多不同的生物背景下 RAS 和其他中介物对细胞增殖和生存的调节过程十分重要；例如，在肿瘤发生、器官内稳态、神经发生，睾丸内的自私突变截断了这一过程，其可能导致的后果从先天性骨骼障碍到复杂疾病，诸如神经认知障碍和癌症易感[41]。尽管这一假设仍存在很多的推测，但基于人群调查的数据提示常见复杂疾病在高龄父亲的后代中表现得较为常见。在文献中描述的例子有精神分裂症[42]、双向情感障碍[43]、自闭症[44]，以及一些癌症[45]。然而，对这种联系的观点并未达成一致，还需要进一步的辩证讨论[46-48]。

（二）端粒假说

我们倾向于假设父方的高龄对生育有负面影响，但正如美国体质人类学学会指出的："高龄父亲拥有比你所想象的更健康的孩子"[49]。

在每一次细胞分裂 DNA 合成的过程中，有少量染色体末端的 DNA 未能被复制，端粒作为可处理掉的帽结构，保护染色体内部富含基因的 DNA 免受末端复制问题。端粒数量的不足将导致染色体脱帽、细胞衰老和死亡。端粒的长度被认为是可遗传的特质；它会随着年龄增长而缩短，可以作为生物年龄的一个替代标志物[50]。惊奇的是，一些大型的研究报告描述了父方生育年龄和后代白细胞端粒长度之间存在正相关[51-52]。

四、男性衰老过程中的疾病对生殖功能的影响

老年男性的一些特定疾病会对生殖功能造成影响，并且主要是通过影响性功能。

（一）前列腺：良性前列腺增生和前列腺癌

良性前列腺增生症（benign prostatic hyperplasia，BPH）在老年男性中十分常见，且流行病学研究已经证实其与性功能障碍有密切联系。另外，现在的治疗方式包括 α 受体阻滞剂和 5α 还原酶抑制剂会导致性欲降低、勃起功能障碍和射精障碍[53]。

前列腺癌的手术治疗常导致性功能障碍。尽管口服磷酸二酯酶-5（phosphodiesterase-5，PDE5）抑制剂已被常规使用，特别是在神经保留根治性前列腺切除术后，术后性功能障碍的治疗仍十分困难[54]。一些研究发现了西地那非对精子活力的有益效应[55]，但 PDE5 抑制剂也存在副作用，诸如西地那非会诱发顶体反应[56]，他达那非会降低精子活力[57]。然而，ICSI 周期的怀孕率并不受用伐地那非治疗的影响[58]。已发表的研究显示前列腺近距离放射疗法会显著地损害精子发生。具体的精液参数，如精液体积、总精子浓度和精子活力等都显著低于正常参考值，且出现了高 DNA 碎片率（均值 46.4％）[59]。出于这一原因，对前列腺癌患者接受任何治疗前都应该常规作精液分析并冷冻保存精液，尤其是如果患者有为人父的意愿。

（二）高血压和动脉粥样硬化

高血压和其导致的盆腔器官动脉粥样硬化会直接损害性功能[60]。另外，勃起功能障碍是一些降压药的常见副作用，比如噻嗪类利尿剂、β 受体阻滞剂、螺内酯和血管紧张素转化酶抑制剂等，但不包括髓袢利尿剂[61]。血管紧张素Ⅱ受体Ⅰ型阻滞剂是个例外，它甚至能提高高血压患者的性功能[62]。

除了性功能以外，降压药物治疗也会损伤精子功能。多项研究表明钙通道阻滞剂能显著影响精子受精能力[63]，但此效应是可逆的。硝苯地平类似物仍被讨论作为潜在的非激素男用避孕药[64]。高血压本身也可以改变精子质量。最近一项初探性研究发现 25 名男性高血压患者组比正常组存在更高的 DNA 碎片率和凝集素免疫标志物[65]。

（三）超重和糖尿病

在亚细胞水平看来，相较于健康的、精液正常的男性来说，糖尿病患者的精液中线粒体膜电位发生改变的精子数量，激活的半胱天冬酶-3、ROS 和 DNA 碎片显著增多。在伴有高龄和高 BMI 的 2 型糖尿病男性患者中，这一效应表现得尤为明显。所有的测量指标（激活的凋亡信号、氧化应激和 DNA 碎片）都与精子受精潜能呈负相关，这提

示了导致这些患者生育能力低下的一种可能的机制[19]。更进一步，精子表现出凋亡信号（如：线粒体膜电位发生改变的精子和激活的半胱天冬酶-3）、DNA碎片与临床指标如年龄、腹围、BMI和HbA1c之间被发现存在显著的正相关[66-68]。除了与精子质量相关以外，超重、糖尿病和代谢综合征还与勃起功能障碍以及性腺功能减退症有着密切关系[60,69]。

（四）精神疾病

抑郁症的发病率随年龄的增加而上升。选择性5-羟色胺再吸收抑制剂（selective serotonin reuptake inhibitors，SSRI）是治疗选择。这种药物降低性欲，且相较于精液指标的基线检测值，艾司西酞普兰也会显著降低精子浓度、活力和型态[70]。含氯三环类抗抑郁药物也出现同样的结果[71]。帕罗西汀会导致异常的精子DNA碎片增多，但不会对精液指标有任何影响[72]。在进行抗抑郁治疗时，男性的生育潜能可能会因为这些治疗而出现不利的影响。

五、讨论与小结

（一）要点

相较于女性更年期出现的相对比较突然的激素改变，男性的生殖功能随年龄的进程而逐步降低。精子发生的改变更加缓慢一点；然而，通过检查诸如DNA碎片率等额外的参数为评估年龄相关影响提供了优势。PAE基因疾病只发生极少数病例，而关于高龄父亲的后代是否更容易出现精神疾病的研究结果并不一致。但一些对生育能力和性功能不利的疾病常出现于高龄男性，这些疾病包括超重、糖尿病、高血压以及前列腺疾病。因此通过分析联合用药，对应性地避免它们对男性生育功能造成不利影响是很重要的。近来，也有一些研究发表了高龄父亲积极的一面（例如，后代的端粒长度有所增加，因此后代的期待寿命会有所增加）。

（二）本章优势和不足之处

评估高龄父亲潜在生育能力的指南并未确定，而且极少有研究对高龄男性特殊的生育治疗措施的效果来进行评估。此外，也很难对夫妇提供关于高龄父亲的后代发生异常的潜在风险的建议。高龄确实会带来一些风险，但这些风险从什么年龄开始出现仍不能明确[73]。

虽然年龄所带来的风险貌似很微弱，但基于现有的知识，本章提供了多种方法来更特异地研究高龄父亲的影响（例如，精子DNA碎片，监控ROS水平，凋亡信号，优化联合用药，以及为夫妇提供基于现有科学文献报道的建议）。

（三）5年展望

未来的研究的方向

由于在发达国家晚育已经成为一种强烈的社会趋势，以及维持女性生殖功能（如卵冷冻）的潜在辅助生育技术，未来关于年龄与男性生育能力的关系以及对后代影响的研究是迫切需要的。这些包括年龄的影响能否降至最低以及该怎样降至最低的研究正在进行中。

临床方面的进一步研究包括在ART中心发展对PAE疾病进行特殊的胚胎检查。扩展精子低温贮藏指征的其他途径也需要开发。此外，考虑到过往激烈的讨论，需要进一步的研究来阐明父亲高龄对后代精神健康的影响（例如，用更多与他们出生有较长时间间隔的兄弟姐妹来对照研究）。

一个将年龄对男性生育能力影响降至最低的例子也许是通过调控精子氧化应激水平从而减少精子DNA碎片的治疗。虽然添加抗氧化剂的益处仍有争议[74]，改善生活方式也许是保持生育能力的关键。健康的生活方式能保护男性生育能力，包括健康饮食、运动以及避免接触有毒污染物[75]。尽管这一建议能提高患者的健康度，但仍需要更多的研究来显示其对生育能力的影响。另一方法可以清除含大量DNA碎片的精子（例如，使用电泳的方法）[76]。基于膜联蛋白V技术可以显著减少凋亡信号激活的精子，例如MACS® GMP膜联蛋白V试剂盒（MiltenyiBiotec，Bergisch，Gladbach，Germany），可以增加IVF/ICSI中的受孕成功率[77-78]。这一方法需通过研究来确认在男方年龄较大的夫妻中是否也能够提高怀孕率。

参考文献

1. Fisch H, Goluboff ET, Olson JH, Feldshuh J, Broder SJ, Barad DH. Semen analyses in 1,283 men from the United States over a 25-year period: no decline in quality. Fertil Steril. 1996;65:1009–14.
2. Rolf C, Behre HM, Nieschlag E. Reproductive parameters of older compared to younger men of infertile couples. Int J Androl. 1996;19:135–42.
3. World Health Organization (WHO). WHO laboratory manual for the examination and processing of human semen. 5th ed. Geneva, Switzerland: WHO; 2010.
4. Ng KK, Donat R, Chan L, Lalak A, Di Pierro I, Handelsman DJ. Sperm output of older men. Hum Reprod. 2004;19:1811–5.
5. Ford WC, North K, Taylor H, Farrow A, Hull MG, Golding J. Increasing paternal age is associated with delayed conception in a large population of fertile couples: evidence for declining fecundity in older men. Hum Reprod. 2000;15:1703–8.
6. Berling S, Wolner-Hanssen P. No evidence of deteriorating semen quality among men in infertile relationships during the last decade: a study of males from Southern Sweden. Hum Reprod. 1997;12:1002–5.
7. Pasqualotto FF, Sobreiro BP, Hallak J, Pasqualotto EB, Lucon AM. Sperm concentration and normal sperm morphology decrease and follicle-stimulating hormone level increases with age. BJU Int. 2005;96:1087–91.
8. Aitken RJ, De Iuliis GN. Value of DNA integrity assays for fertility evaluation. Soc Reprod Fertil Suppl. 2007;65:81–92.
9. Humm KC, Sakkas D. Role of increased male age in IVF and egg donation: is sperm DNA fragmentation responsible? Fertil Steril. 2013;99:30–6.
10. Vagnini L, Baruffi RL, Mauri AL, Petersen CG, Massaro FC, Pontes A, Oliveira JB, Franco Jr JG. The effects of male age on sperm DNA damage in an infertile population. Reprod Biomed Online. 2007;15:514–9.
11. Wyrobek AJ, Eskenazi B, Young S, Arnheim N, Tiemann-Boege I, Jabs EW, Glaser RL, Pearson FS, Evenson D. Advancing age has differential effects on DNA damage, chromatin integrity, gene mutations, and aneuploidies in sperm. Proc Natl Acad Sci U S A. 2006;103:9601–6.
12. Moskovtsev SI, Willis J, Mullen JB. Age-related decline in sperm deoxyribonucleic acid integrity in patients evaluated for male infertility. Fertil Steril. 2006;85:496–9.
13. Schmid TE, Eskenazi B, Baumgartner A, Marchetti F, Young S, Weldon R, Anderson D, Wyrobek AJ. The effects of male age on sperm DNA damage in healthy non-smokers. Hum Reprod. 2007;22:180–7.
14. de Lamirande E, O'Flaherty C. Sperm activation: role of reactive oxygen species and kinases. Biochim Biophys Acta. 2008;1784:106–15.
15. Cocuzza M, Athayde KS, Agarwal A, Sharma R, Pagani R, Lucon AM, Srougi M, Hallak J. Age-related increase of reactive oxygen species in neat semen in healthy fertile men. Urology. 2008;71:490–4.
16. Koppers AJ, De Iuliis GN, Finnie JM, McLaughlin EA, Aitken RJ. Significance of mitochondrial reactive oxygen species in the generation of oxidative stress in spermatozoa. J Clin Endocrinol Metab. 2008;93:3199–207.
17. Grunewald S, Said TM, Paasch U, Glander HJ, Agarwal A. Relationship between sperm apoptosis signalling and oocyte penetration capacity. Int J Androl. 2008;31:325–30.
18. Colin A, Barroso G, Gomez-Lopez N, Duran EH, Oehninger S. The effect of age on the expression of apoptosis biomarkers in human spermatozoa. Fertil

Steril. 2010;94(7):2609–14.
19. Roessner C, Paasch U, Kratzsch J, Glander HJ, Grunewald S. Sperm apoptosis signalling in diabetic men. Reprod Biomed Online. 2012;25:292–9.
20. Grunewald S, Glander HJ, Paasch U, Kratzsch J. Age-dependent inhibin B concentration in relation to FSH and semen sample qualities: a study in 2448 men. Reproduction. 2013;145:237–44.
21. Wang C, Nieschlag E, Swerdloff R, Behre HM, Hellstrom WJ, Gooren LJ, Kaufman JM, Legros JJ, Lunenfeld B, Morales A, Morley JE, Schulman C, Thompson IM, Weidner W, Wu FC. ISA, ISSAM, EAU, EAA and ASA recommendations: investigation, treatment and monitoring of late-onset hypogonadism in males. Int J Impot Res. 2009;21:1–8.
22. Corona G, Rastrelli G, Vignozzi L, Mannucci E, Maggi M. How to recognize late-onset hypogonadism in men with sexual dysfunction. Asian J Androl. 2012;14:251–9.
23. Gamacho EM, Huhtaniemi IT, O'Neill TW, Finn JD, Pye SR, Lee DM, Tajar A, Bartfai G, Boonen S, Casanueva FF, Forti G, Giwercman A, Han TS, Kula K, Keevil B, Lean ME, Pendleton N, Punab M, Vanderschueren D, Wu FC. Age-associated changes in hypothalamic-pituitary-testicular function in middle-aged and older men are modified by weight change and lifestyle factors: longitudinal results from the European Male Ageing Study. Eur J Endocrinol. 2013;168:445–55.
24. Hassan MA, Killick SR. Effect of male age on fertility: evidence for the decline in male fertility with increasing age. Fertil Steril. 2003;79 Suppl 3: 1520–7.
25. Dunson DB, Colombo B, Baird DD. Changes with age in the level and duration of fertility in the menstrual cycle. Hum Reprod. 2002;17:1399–403.
26. Mathieu C, Ecochard R, Bied V, Lornage J, Czyba JC. Cumulative conception rate following intrauterine artificial insemination with husband's spermatozoa: influence of husband's age. Hum Reprod. 1995;10:1090–7.
27. Belloc S, Cohen-Bacrie P, Benkhalifa M, Cohen-Bacrie M, De MJ, Hazout A, Menezo Y. Effect of maternal and paternal age on pregnancy and miscarriage rates after intrauterine insemination. Reprod Biomed Online. 2008;17:392–7.
28. Klonoff-Cohen HS, Natarajan L. The effect of advancing paternal age on pregnancy and live birth rates in couples undergoing in vitro fertilization or gamete intrafallopian transfer. Am J Obstet Gynecol. 2004;191:507–14.
29. de la Rochebrochard E, de Mouzon J, Thepot F, Thonneau P. Fathers over 40 and increased failure to conceive: the lessons of in vitro fertilization in France. Fertil Steril. 2006;85:1420–4.
30. Aboulghar M, Mansour R, Al-Inany H, Abou-Setta AM, Aboulghar M, Mourad L, Serour G. Paternal age and outcome of intracytoplasmic sperm injection. Reprod Biomed Online. 2007;14:588–92.
31. Bellver J, Garrido N, Remohi J, Pellicer A, Meseguer M. Influence of paternal age on assisted reproduction outcome. Reprod Biomed Online. 2008;17:595–604.
32. Spandorfer SD, Avrech OM, Colombero LT, Palermo GD, Rosenwaks Z. Effect of parental age on fertilization and pregnancy characteristics in couples treated by intracytoplasmic sperm injection. Hum Reprod. 1998;13:334–8.
33. Ferreira RC, Braga DP, Bonetti TC, Pasqualotto FF, Iaconelli Jr A, Borges Jr E. Negative influence of paternal age on clinical intracytoplasmic sperm injection cycle outcomes in oligozoospermic patients. Fertil Steril. 2010;93:1870–4.
34. Frattarelli JL, Miller KA, Miller BT, Elkind-Hirsch K, Scott Jr RT. Male age negatively impacts embryo development and reproductive outcome in donor oocyte assisted reproductive technology cycles. Fertil Steril. 2008;90:97–103.
35. Luna M, Finkler E, Barritt J, Bar-Chama N, Sandler B, Copperman AB, Grunfeld L. Paternal age and assisted reproductive technology outcome in ovum recipients. Fertil Steril. 2009;92:1772–5.
36. Paulson RJ, Milligan RC, Sokol RZ. The lack of influence of age on male fertility. Am J Obstet Gynecol. 2001;184:818–22.
37. Gallardo E, Simon C, Levy M, Guanes PP, Remohi J, Pellicer A. Effect of age on sperm fertility potential: oocyte donation as a model. Fertil Steril. 1996;66:260–4.
38. Whitcomb BW, Turzanski-Fortner R, Richter KS, Kipersztok S, Stillman RJ, Levy MJ, Levens ED. Contribution of male age to outcomes in assisted reproductive technologies. Fertil Steril. 2011;95: 147–51.
39. Orioli IM, Castilla EE, Scarano G, Mastroiacovo P. Effect of paternal age in achondroplasia, thanatophoric dysplasia, and osteogenesis imperfecta. Am J Med Genet. 1995;59:209–17.
40. Tolarova MM, Harris JA, Ordway DE, Vargervik K. Birth prevalence, mutation rate, sex ratio, parents' age, and ethnicity in Apert syndrome. Am J Med Genet. 1997;72:394–8.
41. Goriely A, Wilkie AO. Paternal age effect mutations and selfish spermatogonial selection: causes and consequences for human disease. Am J Hum Genet. 2012;90:175–200.
42. Malaspina D. Paternal factors and schizophrenia risk: de novo mutations and imprinting. Schizophr Bull. 2001;27:379–93.
43. Frans EM, Sandin S, Reichenberg A, Lichtenstein P, Langstrom N, Hultman CM. Advancing paternal age and bipolar disorder. Arch Gen Psychiatry. 2008;65:1034–40.
44. Grether JK, Anderson MC, Croen LA, Smith D, Windham GC. Risk of autism and increasing maternal and paternal age in a large north American population. Am J Epidemiol. 2009;170:1118–26.
45. Yip BH, Pawitan Y, Czene K. Parental age and risk of childhood cancers: a population-based cohort study from Sweden. Int J Epidemiol. 2006;35:1495–503.
46. Chen XK, Wen SW, Krewski D, Fleming N, Yang Q, Walker MC. Paternal age and adverse birth outcomes: teenager or 40+, who is at risk? Hum Reprod. 2008;23:1290–6.

47. Petersen L, Mortensen PB, Pedersen CB. Paternal age at birth of first child and risk of schizophrenia. Am J Psychiatry. 2011;168:82–8.
48. Grigoroiu-Serbanescu M, Wickramaratne PJ, Mihailescu R, Prelipceanu D, Sima D, Codreanu M, Grimberg M, Elston RC. Paternal age effect on age of onset in bipolar I disorder is mediated by sex and family history. Am J Med Genet B Neuropsychiatr Genet. 2012;159B:567–79.
49. Gibbons A. American Association of Physical Anthropologists. Older dads have healthier kids than you think. Science. 2012;336:539.
50. Kalmbach KH, Fontes Antunes DM, Dracxler RC, Knier TW, Seth-Smith ML, Wang F, Liu L, Keefe DL. Telomeres and human reproduction. Fertil Steril. 2013;99:23–9.
51. Kimura M, Cherkas LF, Kato BS, Demissie S, Hjelmborg JB, Brimacombe M, Cupples A, Hunkin JL, Gardner JP, Lu X, Cao X, Sastrasinh M, Province MA, Hunt SC, Christensen K, Levy D, Spector TD, Aviv A. Offspring's leukocyte telomere length, paternal age, and telomere elongation in sperm. PLoS Genet. 2008;4:e37.
52. Eisenberg DT, Hayes MG, Kuzawa CW. Delayed paternal age of reproduction in humans is associated with longer telomeres across two generations of descendants. Proc Natl Acad Sci U S A. 2012; 109:10251–6.
53. Mirone V, Sessa A, Giuliano F, Berges R, Kirby M, Moncada I. Current benign prostatic hyperplasia treatment: impact on sexual function and management of related sexual adverse events. Int J Clin Pract. 2011;65:1005–13.
54. Chung E, Brock G. Sexual rehabilitation and cancer survivorship: a state of art review of current literature and management strategies in male sexual dysfunction among prostate cancer survivors. J Sex Med. 2013;10 Suppl 1:102–11.
55. Dimitriadis F, Giannakis D, Pardalidis N, Zikopoulos K, Paraskevaidis E, Giotitsas N, Kalaboki V, Tsounapi P, Baltogiannis D, Georgiou I, Saito M, Watanabe T, Miyagawa I, Sofikitis N. Effects of phosphodiesterase-5 inhibitors on sperm parameters and fertilizing capacity. Asian J Androl. 2008;10:115–33.
56. Glenn DR, McVicar CM, McClure N, Lewis SE. Sildenafil citrate improves sperm motility but causes a premature acrosome reaction in vitro. Fertil Steril. 2007;87:1064–70.
57. Pomara G, Morelli G, Canale D, Turchi P, Caglieresi C, Moschini C, Liguori G, Selli C, Macchia E, Martino E, Francesca F. Alterations in sperm motility after acute oral administration of sildenafil or tadalafil in young, infertile men. Fertil Steril. 2007;88:860–5.
58. Dimitriadis F, Tsampalas S, Tsounapi P, Giannakis D, Chaliasos N, Baltogiannis D, Miyagawa I, Saito M, Takenaka A, Sofikitis N. Effects of phosphodiesterase-5 inhibitor vardenafil on testicular androgen-binding protein secretion, the maintenance of foci of advanced spermatogenesis and the sperm fertilising capacity in azoospermic men. Andrologia. 2012;44 Suppl 1:144–53.
59. Singh DK, Hersey K, Perlis N, Crook J, Jarvi K, Fleshner N. The effect of radiation on semen quality and fertility in men treated with brachytherapy for early stage prostate cancer. J Urol. 2012;187:987–9.
60. Ryan JG, Gajraj J. Erectile dysfunction and its association with metabolic syndrome and endothelial function among patients with type 2 diabetes mellitus. J Diabetes Complications. 2012;26:141–7.
61. Reffelmann T, Kloner RA. Sexual function in hypertensive patients receiving treatment. Vasc Health Risk Manag. 2006;2:447–55.
62. Ferrario CM, Levy P. Sexual dysfunction in patients with hypertension: implications for therapy. J Clin Hypertens (Greenwich). 2002;4:424–32.
63. Enders G. Clinical approaches to male infertility with a case report of possible nifedipine-induced sperm dysfunction. J Am Board Fam Pract. 1997;10:131–6.
64. Waghmare A, Kanyalkar M, Joshi M, Srivastava S. In-vitro metabolic inhibition and antifertility effect facilitated by membrane alteration: search for novel antifertility agent using nifedipine analogues. Eur J Med Chem. 2011;46:3581–9.
65. Muciaccia B, Pensini S, Culasso F, Padula F, Paoli D, Gandini L, Di VC, Bianchini G, Stefanini M, D'Agostino A. Higher clusterin immunolabeling and sperm DNA damage levels in hypertensive men compared with controls. Hum Reprod. 2012;27:2267–76.
66. Amiri I, Karimi J, Piri H, Goodarzi MT, Tavilani H, Khodadadi I, Ghorbani M. Association between nitric oxide and 8-hydroxydeoxyguanosine levels in semen of diabetic men. Syst Biol Reprod Med. 2011; 57:292–5.
67. La Vignera S, Condorelli R, Vicari E, Calogero AE. Negative impact of increased body weight on sperm conventional and non-conventional flow cytometric sperm parameters. J Androl. 2012;33(1):53–8.
68. Karimi J, Goodarzi MT, Tavilani H, Khodadadi I, Amiri I. Relationship between advanced glycation end products and increased lipid peroxidation in semen of diabetic men. Diabetes Res Clin Pract. 2011;91:61–6.
69. Lee RK, Chughtai B, Te AE, Kaplan SA. Sexual function in men with metabolic syndrome. Urol Clin North Am. 2012;39:53–62.
70. Koyuncu H, Serefoglu EC, Yencilek E, Atalay H, Akbas NB, Sarica K. Escitalopram treatment for premature ejaculation has a negative effect on semen parameters. Int J Impot Res. 2011;23:257–61.
71. Maier U, Koinig G. Andrological findings in young patients under long-term antidepressive therapy with clomipramine. Psychopharmacology (Berl). 1994; 116:357–9.
72. Tanrikut C, Feldman AS, Altemus M, Paduch DA, Schlegel PN. Adverse effect of paroxetine on sperm. Fertil Steril. 2010;94:1021–6.
73. Stewart AF, Kim ED. Fertility concerns for the aging male. Urology. 2011;78:496–9.
74. Hamada AJ, Montgomery B, Agarwal A. Male infertility: a critical review of pharmacologic management. Expert Opin Pharmacother. 2012;13:2511–31.
75. Girela JL, Gil D, Johnsson M, Gomez-Torres MJ, De JJ. Semen parameters can be predicted from environmental factors and lifestyle using artificial intelli-

gence methods. Biol Reprod. 2013;88(4):99.

76. Ainsworth C, Nixon B, Jansen RP, Aitken RJ. First recorded pregnancy and normal birth after ICSI using electrophoretically isolated spermatozoa. Hum Reprod. 2007;22:197–200.
77. Grunewald S, Reinhardt M, Blumenauer V, Said TM, Agarwal A, Abu HF, Glander HJ, Paasch U. Increased sperm chromatin decondensation in selected non-apoptotic spermatozoa of patients with male infertility. Fertil Steril. 2009;92:572–7.
78. Dirican EK, Ozgun OD, Akarsu S, Akin KO, Ercan O, Ugurlu M, Camsari C, Kanyilmaz O, Kaya A, Unsal A. Clinical outcome of magnetic activated cell sorting of non-apoptotic spermatozoa before density gradient centrifugation for assisted reproduction. J Assist Reprod Genet. 2008;25: 375–81.